老年疾病护理学

主　　编　姚蕴伍
副主编　黄　回　　冯志仙　　姚玉娟
编　　者　王招娣　　王美钗　　冯　怡
　　　　　许　瑛　　冯志仙　　汪四花
　　　　　胡一宇　　姚玉娟　　姚蕴伍
　　　　　黄　回　　楼高波

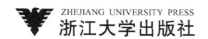
ZHEJIANG UNIVERSITY PRESS
浙江大学出版社

前　言

　　中国老龄人口规模大、发展速度快、高龄化显著,老年人口数量持续上升,由于老年人生理功能退化,免疫功能及抵抗力下降,老年疾病有其发病率高、慢性病多、病情复杂、住院时间长、医疗需求高等特点。老年疾病护理范围广,包括住院护理、社区护理、家庭护理以及社会护理。老年疾病护理是以老年人为主体,从老年人身心、社会、文化的需要出发,去考虑他的健康问题及护理措施,解决老年人的实际需要,让老年人及其照顾者共同参与护理活动,满足老年人的护理需求,适时给老年人及其照顾者以护理知识技能的教育及监督指导,提高老年人自护能力和生活质量。

　　本书为老年疾病护理学,共分十二章,主要介绍老龄化社会发展概况、老年病护理学基本理论,如何对老年人的身体、心理及社会进行健康评估,认识老年人常见症状的原因分析和处理。本书重点介绍心血管、呼吸、神经、泌尿、消化、内分泌、运动、感官等系统有关老年疾病的危险因素、病理生理变化、临床特征、治疗和护理。本书第十二章介绍老年人的最后阶段,如何进行临终关怀。本书主要是为远程教育护理本科生编写的教材,每章设学习目标和复习题,便于学生的自我学习,也适合专科生和临床、社区在职护士学习。

　　本书在浙江大学远程教育学院教学管理与服务部的关心和指导下完成。各位作者共同努力、通力合作而完成本教材的编写。由于编者水平有限,难免有不足之处或不能与科学技术的迅猛发展相适应,恳请各位专家以及读者不吝赐教。

编　者

目　录

第一章 绪 论

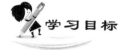 学习目标

1.明确老龄化、健康老龄化、积极老龄化概念和老年人的年龄划分标准。
2.明确老年护理和老年护理学概念。
3.了解中国老龄化的特点。
4.知道发展老年护理需抓几方面工作。
5.解释与衰老有关的理论及其在老年护理中的应用。

"十三五"时期是我国全面建成小康社会的决胜阶段,老龄事业发展既面临重大机遇又面临严峻挑战。目前老年人口绝对规模大,高龄、独居空巢、失能半失能等弱势老年人数量快速增加,养老照料需求巨大。随着人们年龄的增长,机体功能的下降,患急慢性病的概率增加,就诊率、住院率因此上升。老年人由于生理上的衰老变化和外界环境的改变,在思想、情绪、生活习惯和人际关系等方面,往往不能适应而产生不同程度的心理变化和心理问题,这必然给社会、家庭、医疗保健带来巨大的压力,同时对老年护理事业提出了新的挑战。应对人口老龄化是全社会的共同责任,政府、社会、家庭和个人都应承担起各自应尽的责任。政府十分重视人口老龄化问题,初步形成以政府主导、社会参与、全民关怀的共同发展老龄事业。我国老年护理起步晚、发展滞后、专业人才严重短缺,我们必须发展老年护理事业,探索我国目前家庭养老、机构养老和社区居家养老三种基本的老年护理模式;加快培养老年护理专业人才,我们不但要培养临床老年护理专家,而且要培养不同层次高素质、专业化的老年服务和管理人才,大力开展与老年护理相关的课题研究,促进老年护理事业的发展。

第一节 概 述

人达到一定年龄成为老年人,社会老年人达到一定比例为老龄化,以下对有关老化、老龄化以及老年人的年龄划分标准等作简单表述。

一、老年人与老龄化

（1）老化：又称衰老，人体自出生到成熟期后，随着年龄的增长，在形体和功能上所发生的进行性、衰退性的变化。

（2）老年人：达到或超过老年年龄的人。老年人的人体结构和生理上的衰老，受生物学规律和周围环境的制约，与机体生长、成熟这一序列同步，随着时间的推移必然老化，具有不可逆转性。但是，由于人的生活环境不同、个人自身的生长条件和先天机体发育的差异，判断老年人的标准也有所不同，根据人的生理机能、心理状态和角色作用，可以分别从生理年龄、心理年龄和社会年龄来衡量。

（3）老龄化：老龄化不是某个长寿高龄的人，而是人类群体老化的社会现象。所谓人口老龄化，是指社会总人口中老年人数量达到一定比例，并持续增长的过程，是对在人口总数中老年人口比例动态上升趋势的描述，是反映特定人口年龄结构变动的一种概念。人口老龄化有两个方面含义：一是指老年人口相对增多，在总人口中所占比例不断上升的过程；二是指社会人口结构呈现老年状态，进入老龄化社会。人口老龄化不仅取决于老年人口的绝对数量，而且取决于老年人口数与其他年龄人口数的相对比值，是指老年人在总人口中的相对比例上升。按国际通行的标准，60 岁或 65 岁以上的老年人口在总人口中的比例分别超过 10％和 7％，便是达到了人口老龄化。如果 65 岁以上人口所占比重达到 15％以上，则为"超老年型"社会。我国第六次人口普查显示，60 岁及以上人口占全国总人口的 13.26％。我国迈入老龄化社会以来，老年人口数量持续上升，预计到 2050 年，老年人口比例将增长至 29.9％的高水平。

（4）健康老龄化：在老龄化社会中，多数老年人的生理、心理和社会功能均处于健康状态，同时社会和经济发展不受过度人口老龄化的影响。

（5）积极老龄化：在老年时为了提高生活质量，使健康、参与和保障尽可能获得最佳机会的过程。

二、人口老龄化的常用指标

（1）老年人口系数：老年人口数占总人口数的比例，它是反映人口老龄化的主要指标。

（2）年龄中位数：按年龄自然顺序所排列的总人口构成一个连续的变量数列，而年龄变量数列的中间值，即为年龄中位数。

（3）老少比：又称老龄化指数，指老年人口与少年人口数之比。

（4）老年人口负担系数：又称老年人口指数，指老年人口占劳动人口的百分比。

三、老年人的年龄划分标准

根据世界卫生组织（World Health Organization，WHO）的规定，发展中国家的老年起点为 60 岁，发达国家的老年起点为 65 岁。

WHO 老年期的年龄段划分标准：60～74 岁为年轻老人（the young old），75～89 岁为老老年人（the old old），≥90 岁为长寿老年人（the longevous）。

我国老年期的年龄段划分标准(根据中国医学会的规定):45～59岁为老年前期(中老年人),60～89岁为老年期(老年人),90～99岁为长寿期,≥100岁为寿星(长寿老人)。

老龄化社会的划分标准见表1-1。

表 1-1　老龄化社会的划分标准

年龄结构类型	发达国家	发展中国家
老年界定年龄	65 岁	60 岁
青年型(老年人口系数)	<4%	<8%
成年型(老年人口系数)	4%～7%	8%～10%
老年型(老年人口系数)	≥7%	≥10%

四、中国人口老龄化三个阶段

全国老龄工作委员会办公室 2006 年发布了《中国人口老龄化发展趋势预测研究报告》,报告指出:中国已于 1999 年进入老龄社会,是较早进入老龄社会的发展中国家之一。中国是世界上老年人口最多的国家,报告认为,21 世纪的中国将是一个不可逆转的老龄社会。从 2001 年到 2100 年,中国的人口老龄化发展趋势可以分为三个阶段。第一阶段从 2001 年到 2020 年是快速老龄化阶段,中国将平均每年新增 596 万老年人口,到 2020 年老年人口将达到 2.48 亿,其中 80 岁及以上老年人口将达 3067 万人。第二阶段从 2021 年到 2050 年是加速老龄化阶段,平均每年增加 620 万老年人口,到 2023 年,老年人口数量将增加到 2.7 亿。到 2050 年,老年人口总量将超过 4 亿,其中,80 岁及以上老年人口将达 9448 万。第三阶段,从 2051 年到 2100 年是稳定的重度老龄化阶段。2051 年,中国老年人口规模将达到峰值 4.37 亿,约为少儿人口数量的 2 倍,这一阶段,老年人口规模将稳定在 3 亿～4 亿,老龄化水平基本稳定在 31% 左右,80 岁及以上老人占老年人口的比重将保持在 25%～30%,进入一个高度老龄化的平台期。到时每 4 个 60 岁以上老年人中,就有 1 个将是高龄老人。

五、老年护理和老年护理学

老年护理是一个广义的概念,包括住院护理、家庭护理、社区护理以及社会护理。老年护理是以老年人为主体,从老年人身心、社会、文化的需要出发,去考虑他的健康问题及护理措施,解决老年人的实际需要。让老年人及其照顾者共同参与护理活动,以护理程序为框架,满足老年人的护理需求,适时给老年人及其照顾者以护理知识技能的教育及监督指导,而不是让老年人被动接受护理,从而避免心理上产生"无用"的压力,并使老年人出院回归社会后仍能获得连续的自我护理及家人的护理。经由自我照顾而满足自身生活需求则有助于老年人生理、心理及社会的健康。因此,老年护理应重视强化个体自我照顾能力,在尽可能保持个人独立及自尊的情况下提供协助,适时给予全补偿、部分补偿的护理服务,实现健康老龄化的目标。

老年护理学(Gerontological Nursing)是以老年人和老年社会为研究对象,认识老年人生理、病理、心理变化规律及社会与老人的关系,从而进行研究、诊断和处理老年人对自身现存的和潜在的健康问题的反应的学科。老年护理学研究的内容包括老人生理、心理、社会适应能力,延缓衰老,提高老人生活质量,老年保健教育,培养老年护理人才,开展对老人及老年患者问题的研究。老年护理的目标是提高老人自护能力,人性临终关怀,延缓恶化衰退,提高生活质量。老年护理的原则是满足需求,社会护理、个体化护理,早期防护、持之以恒。老年护理人员的素质要求具有责任心、爱心、耐心和奉献精神,具有专业知识、观察力、判断力、沟通能力。老年护理面临的问题是老龄人口剧增,高龄老人增多、自理能力下降,患病老人增多、健康需求提高,但缺乏护理,不能保障老年人的自我护理需要。

第二节　人口老龄化的现状和发展趋势

随着我国经济建设和社会事业的快速发展,以及人们生育观念的转变和人均寿命的提高,我国人口老龄化问题已日益凸显,并成为社会普遍关注的热点问题之一。中国一直是世界上老年人口最多的国家之一,占世界老年人口总量的五分之一。20世纪下半叶,中国也还是仅次于印度的第二老年人口大国。人口老龄化问题将给中国的政治、经济、社会、文化和人民生活等领域带来深刻而广泛的影响。

一、中国老龄化特点

中国老龄化具有老龄人口规模大、发展速度快、人口"未富先老"及地区间发展不平衡等特点。

1. 老龄人口规模大　中国是世界上老年人口最多的国家,《中国人口老龄化发展趋势预测研究报告》指出,从20世纪70年代末开始,中国老年人口规模巨大、发展迅速,以60岁作为老龄化标准,中国已于1999年开始进入老龄化社会。2004年年底,中国60岁及以上老年人口为1.43亿;2014年达到2.03亿;到2020年,老年人口将达到2.48亿;到2025年,中国老年人口总数将达到3亿;到2050年,我国将有4.3亿老年人,也即每三个人中就有一个是老年人。我国老年人口占世界老年人口总量的21.04%,是美国、日本、德国、英国、法国、澳大利亚六国之和。

2. 发展速度快　中国65岁以上人口比例由7%增长到14%只用了27年,发达国家大多用了45年以上的时间。2001—2100年,中国的人口老龄化发展趋势可以划分为三个阶段:第一阶段,2001—2020年的快速老龄化阶段;第二阶段,2021—2050年是加速老龄化阶段,其中2020—2034年为老龄化的快速发展阶段,2039年将以每年3.2%的速度递增;第三阶段,2051—2100年是稳定的重度老龄化阶段。到2051年,中国老年人口规模将达到峰值4.37亿,约为少儿人口数量的2倍,老龄人口比重将在2059年达到顶峰。中国老龄化进程的加快是由于中国实行计划生育政策造成人口出生率下降、科学技术的进步及医疗条件的改善,人的健康水平有了提高,寿命延长,出生死亡率、自然死亡率大幅下降等多种原因所致。

3. 地区间发展不平衡 各地区的经济社会发展水平差异较大，人口老龄化发展形势也表现出明显的区域不平衡性。我国东部和中部地区的人口老龄化形势相对严峻，西部地区的人口压力相对较小。从时间走势来看，东部地区人口老龄化正逐渐向中部和西部地区转移。中国农村的老龄化水平高于城镇，到 21 世纪后半叶，城镇的老龄化水平将超过农村。

4. 老年人口中女性超过男性 老年男性死亡率高于女性，性别间的死亡差异使女性老年人成为老年人中的绝大多数。美国女性老人的平均预期寿命比男性老人高 6.9 岁，日本为 5.9 岁，法国为 8.4 岁，中国为 3.8 岁。

5. 人口"未富先老" 发达国家先有经济的高速发展和物质财富的充分积累，才进入老龄化社会，有足够的物质条件，而我国是在经济不发达情况下提前进入老龄化社会，即"未富先老"。由于社会财富不充足，经济实力和物质基础比较薄弱，因此要解决众多人口的养老问题还缺乏雄厚的物质基础和条件。

因此，中国的人口老龄化具有老年人口规模巨大，老龄化人口绝对值为世界之最；人口老龄化发展速度快、来势猛，人口高龄化趋势十分明显；地区发展不平衡，城乡倒置显著；女性老年人口数量多于男性；老龄化超前于现代化，人口"未富先老"，经济压力加大等五个主要特征。

我国人口老龄化产生的根本原因：我国人口老龄化的进程（见表 1-2）既受到人口转变等一般因素（即出生率下降、人口寿命提高）影响，也受到计划生育等特殊因素影响。人口转变是指在现代化进程中，人口的再生产类型从高出生率和高死亡率逐渐向低出生率和低死亡率转变的过程。

表 1-2 我国人口老龄化发展进程

阶段	年份	老龄化进程	增长幅度
第一阶段	1982—1999	过渡阶段	增至 1.26 亿
第二阶段	2000—2024	发展阶段	增至 2.84 亿
第三阶段	2025—2050	快速增长阶段	增至 3.8 亿

二、如何面对超前的人口老龄化问题

随着老年人口高龄化、高龄老人丧偶率上升、生活不能自理人数增加，老龄化负担的增大引起老年退休金、养老金、老年医疗保健费用、社会福利基金和社会保险基金等国家财政支出的急剧增加，加重国家的财政负担，需要提供社会福利、老年医疗以及老年福利设施等多种社会服务。养老问题是社会面临的最主要的经济和社会问题。养老资源最少包括经济供养、健康维护、生活照护和心理慰藉四个方面。家庭养老的经济负担和生活照料负担日益加重，子女养老的人均负担成倍增长，但生活节奏越来越紧张的中青年夫妇常常难以兼顾对老人的赡养与对子女的抚养。伴随着父母年龄的提高，子女的年龄也在相应提高，导致低龄老年人供养高龄老年人，家庭供养能力有所下降，因此要提高社会化服务功能，弥补家庭养老功能的缺失，满足日益增强的社会养老需求。目前我国劳动力供给总量正持续增长,这被称为中国人口老龄化过程中的"人口红利"时期。所谓"人口红利"是生育率迅速下降致人口老龄化加速的同时,也使少儿抚养比例迅速下降,劳动年龄人口比例上升,在老年人口比例达到较高水平之前,将形成一个劳动力资源相对比较丰富,少年与老年抚养负担均相对较轻,对经济发展十分有利的黄金时期。我们要充分利用当前"人口红利"期,以较短的时间建立起多层次、广覆盖的社会保障体系和养老保险制度。我国还是一个发展中国家,综合国力不强,人均国民生产总值不高,还有相当一部分贫困人口。包括社会保障在内的社会养老对老年人负有很大的责任,但也不可能全面取代家庭养老。养老责任不能全部推给政府,但要由政府主导、组织全社会参与的社会养老服务体系来承担愈来愈多的责任。养老服务体系是社会化的,包括政府、企业、社会组织(含慈善公益组织)、志愿者、社区等,共同承担责任。老年人本人及其家庭成员在养老方面仍然负有责任,特别是在提高老年人生活质量,发挥老年人的潜能,提高自养能力、生活自理能力和照料护理等方面。中国城市老年人绝大多数享有退休金,但其经济收入受所在企业的经营状况和物价等因素影响较大,生活水平难以提高;农村老年人则主要依赖家庭成员资助养老,其生活水平不仅受农村经济发展水平制约,而且受子女实际供养能力的制约。老年人尤其是农村老年人的医疗需求还难以满足,为此面对人口老龄化问题需做好以下几方面:

(1)建立和完善老年社会福利保障体系:养老保险、医疗保险、老年社会福利、老年社会救济。

(2)建立以社区为中心的老年服务体系:老年福利服务、生活照料、医疗保健、体育健身、文化教育和法律服务的硬件和软件建设。

(3)建立和完善老年法规体系、老年人权益保障法。

(4)建立有中国特色的安老、养老安全网:家庭保障安全网、社区养老服务安全网、社会养老保障制度和政策安全网,以居家养老为基础、社区服务为依托、社会机构养老为补充的养老机制。

(5)进一步大力兴建公共养老设施、扩大老年活动场所、增加老年服务项目、提升老年服务水平、发展老年服务产业。

第三节　老年护理现状和发展

老年人由于生理上的衰老变化和外界环境的改变,不但患有慢性疾病,而且在思想、情绪、生活习惯和人际关系等方面,往往不能适应而产生不同程度的心理变化,大大增加了对护理的需求,也对老年护理提出了新的要求。因此,探索老年人的健康护理已是刻不容缓,也是护理工作者应尽的责任,使我国老年人能老有所养、健康长寿,社会和谐。

一、国内外老年护理发展

全球老年人长期照护的发展可以追溯到 12 世纪,从 12 世纪至 15 世纪,英国为老年人建立了 700 个庇护所。1546 年,英国各地市民组成委员会管理照护机构。1870 年,荷兰成立了第一个居家护理组织,以后居家护理组织在荷兰各地相继建立。德国的老年护理始于 18 世纪,英国 1859 年开始地段访问护理。18—19 世纪,养老院已经十分普遍,20 世纪 90 年代为扩张阶段。日本 1963 年成立了老人养护院,1967 年创办世界第一所临终关怀医院。瑞典 20 世纪 90 年代初期就建立了健康护理管理委员会。日本从 1961 年开始实行全民健康保健,1973 年开始,65 岁以及以上的老人医疗费用全部由政府承担。德国的《全民长期照料社会保险法》于 1995 年正式生效,规定了"护理保险跟随医疗保险"的原则,社会保险模式筹资通常由国家和(或)地方的税收,以及使用者自付的费用组成,只有少数人可以获得享受公共资源的资格。美国与英国则是基本安全网模式的代表,这种模式下的美国的姑息照护为面对不治之症的老人提供服务,缓解他们的痛苦,服务方式主要有居家、社区、机构照护三种。英国于 1989 年发布《社区照护白皮书》,强调以"促进选择与独立"为总目标,现已建成分工明确、条理清晰的老年照护体系。日本颁布的《社会福利法》规定对长期照护服务需要者提供必要的护理机构,开创了日本设施护理服务的模式。2000 年日本开始实行"长期照护保险制度",为老年人的医疗和照顾提供服务。日本的老龄化程度最高,其包括的服务也最为完善,不仅涵盖如来访护理、来访看护、居家康复训练、居家护理、痴呆老年人的生活护理指导、居家疗养指导等 13 类居家护理项目,还涉及老年人保健设施等 3 类设备护理项目,同时制定了老年保障法,建立城市、农村三级保健管理机构,解决老年人就医难的问题,设立老年门诊、老年医院、康复医院等,建立家庭病床,加强地段保健工作和老年病的护理培训工作,重视老年康复和心理护理。我国 20 世纪 80 年代中期,北京、上海等地设立了老年病门诊与专科医院,1988 年在上海建立了第一所老年护理医院,1997 年在上海成立老人护理院,随后深圳、天津等地成立了社区护理服务机构,服务对象主要是老年人。目前我国老年护理机构主要有老年护理院、养老院、家庭病床,并开展居家养老。1996 年 5 月,中华护理学会倡导要发展和完善我国的社区老年护理。

二、老年护理教育的发展

1900 年,老年护理成为美国一个独立的专业,1961 年设立老年护理专科小组,1966 年美国护理协会老年护理分会成立,1975 年颁发老年护理专科证书,创刊《老年护理杂志》,1976 年提出发展老年护理学。自 20 世纪 70 年代以来,美国老年护理教育开始发展并培养高级临床护士(Advanced Practice Nurse,APNs)及高级执业护士包括老年病开业护士(Geriatric Nurse Practitioners,GNPs)、老年病学临床护理专家(Clinical Nurses Specialists,CNSs)。1987 年美国护士协会(American Nurses Association,ANA)提出用"老年护理学(Gerontological Nursing)"概念代替"老年病护理(Geriatric Nursing)"概念。1900 年,老年护理在德国成为一种正式职业。我国 20 世纪 50 年代后期开展了现代老年学和老年医学的研究,先后建立了老年医学研究机构、老龄问题委员会,组织成立了各种老年协会。中国老年学学会于 1986 年成立,2015 年更名为"中国老年学和老年医学学会",下设养老与护理专业委员会,由专门致力于中国养老服务、照料护理事业研究工作的专家学者以及开展机构养老、社区养老和居家养老服务的单位、团体和个人组成,组织开展机构、社区和居家养老照料护理服务的经验交流活动。我国各地开办了老年大学,讲授文学艺术、医疗保健等内容。我国老年护理教育严重滞后,1994年各大专院校增设社区护理学课程。1998年后,老年护理学课程在华西医科大学等高等护理学院开设,老年护理学的本科教材于2000年12月正式出版,同时医学院校均开设老年护理学课程。目前我国一些护理院校开设护理专业老年护理方向,培养老年护理专业人才。

三、我国老年护理现状和发展趋势

进入老年期后,由于生理、心理的变化,机体功能下降,易发生不同的疾病;同时老年人面临退休、丧偶、慢性病折磨、身体功能下降、经济状况改变等人生大事,容易产生焦虑、抑郁、孤独等心理问题,对社会、生活的适应能力下降,患急慢性病的概率增加,就诊率、住院率因此上升,对护理服务的需求急剧增加。如何保持老年人的身心健康对护理是一个挑战。现代老年护理的目标是:延缓衰老及恶化,增强自我照顾能力,支持濒死患者并保持其舒适及尊严,提高老年人的生活质量。老年人照顾需要连续性(如医院外的预防性照顾、理疗、精神护理、家庭护理等),为老年人提供居住选择的需求也不断增加,如起居协助中心、日间照护中心、老人院、宁养院等。护理对象从个体老年患者扩大到全体老年人,护理内容从老年疾病的临床护理扩大到全体老年人的生理、心理、社会、生活能力和预防保健,工作范围从医院扩展到了社会、社区和家庭。其特点是尊重老年人的宗教信仰、生活习惯及个性,注重老年人的心理护理,使老年人的精神、心理、身体三者合一。为满足老年护理的发展需要,我们需要着手抓好以下几方面工作。

(一)树立为老年人服务的理念

传统观念一直把老人看成是衰弱、无价值、贫困的社会边缘人群,是社会和家庭的沉重负担。这种负面、消极的老年歧视观也严重影响着医疗护理服务业,表现为治疗护理环境较差、资金投入不足、设备简陋、医护人员素质低,老年人受歧视、被忽视,得不到公正的待遇和应有的尊重,更谈不上优先权和高质量的医疗护理。1991年第46届联合国大会提出了老年人"独立、照顾、自我实现、尊严"四大原则,明确指出老年人的健康保健要在既符合人道又安全可靠的环境中得到保护和恢复,老年人有权利对照顾的方式和生活质量做出自己的选择,老年人应当享有人道关怀、远离歧视,过着尊严、健康的生活。要求老年护理执业者改变对待老年人的态度,尊重、重视老年人,提供高质量、个性化的老年护理,真正提高老年人的生活质量。1993年,我国提出宣传健康老龄化的新观念,健康的老年人不单指个体身体状况良好、生理年龄延长,也包括老年人心理年龄、社会年龄的延长。对护理人员强调更多的是耐心与献身精神,依据老年护理的目标,以人为本,促使老年人日常活动能力达到最佳水平,促进、保持或者恢复健康,包括精神健康,防止和尽量减少急慢性疾病造成的失能;在老年人临终过程中帮助其维持生命,维持其尊严,减轻其痛苦。

(二)建立长期照护服务体系

赡养老人不仅由社会的道德伦理所规范,而且也被列入法律,在宪法中明确家庭作为养老主要承担者的角色。1996年制定的《中华人民共和国老年人权益保障法》进一步在法律上强调了成年子女对老年人的赡养义务。现代化生产、生活节奏不断加快,社会竞争日益激烈,劳动强度增加,受时间、精力所限,成年子女无暇照顾老人,且越来越感到照料老人的担子沉重。虽然大多数成年子女仍然认为照顾老年人是他们的责任,但他们也越发感到力不从心。对于卧床不起的老人来说,他们的子女更难以承担长期照料老人的责任。解决这一问题的根本出路是建立完整的长期照护服务体系。

长期照护指对身心功能障碍者,在一段时间内提供医疗与生活护理支持。长期护理主要服务对象是社区或家庭中身体功能障碍且需要依赖他人帮助进行日常生活的人;目标是增进或维持身体功能及独立生活能力;服务内容包括诊断、预防、治疗、康复、支持或维持一系列服务。老年人长期照护是相对于临时或短期照护而言,一般认为一个较为合理的长期应为 6 个月以上。其主要依据是 6 个月以内一般家庭还可以承担照护工作,时间再长则成为家庭异常沉重甚至难以承受的负担。

1. 中国现有的老年护理模式　家庭养老、机构养老和社区居家养老是我国目前三种基本的养老护理模式,这几种养老护理模式在不同家庭中发挥着各不相同的重要作用。家庭养老是传统的养老模式;机构养老是社会化的养老模式;社区居家养老是一种兼顾家庭和社会的养老模式。

(1)家庭养老:长期以来我国形成了家庭养老的传统模式,养儿防老、家长的主导地位、几代同堂等传统观念根深蒂固。老年人居住在家庭环境中,感到熟悉和自由,经济上也比较划算,家庭成员承担了对老年人经济支持、生活照料和精神慰藉的全部责任。这种模式符合我国传统的"孝道"文化,是我国老年人首选的长期护理模式。然而,随着社会经济的发展,我国的家庭规模、结构和功能都在发生变化,现代社会竞争加剧,生活节奏加快,工作负担加重,住房条件变化及家庭成员专业知识不足等,据第六次全国人口普查数据显示,生活在独居、空巢家庭中的老人多达 6200 万,超过老年人口总数的三分之一。有调查显示,部分大城市老年人空巢率高达 70%。因此,老年人无法得到足够的照料,家庭养老这一传统养老方式必将随家庭结构的变化而逐步向社会养老过渡。

(2)机构养老:①政府资助养老机构起源于 20 世纪 50 年代后期,农村的敬老院集中供养五保户(保吃、保穿、保住、保医、保葬),城市的福利院主要收养三无老人(无劳动能力、无生活来源、无赡养人和抚养人)。这些机构均为非营利性福利机构。随着社会经济的发展,出现了多种性质和形式的老年人长期护理机构,如老年公寓、护老院、护养院、托老所、老人服务中心等,在服务对象、服务内容和服务层次上都有了极大的拓展,服务对象早已超出了"三无""五保"的范畴。机构所提供的服务可分为日常生活照料服务、医疗护理服务、特别照顾服务三大类,以日常生活照料为主,康复、日常保健等服务尚未很好开展。长期护理机构内对于服务对象的照护分级制度仍不规范,医疗护理服务则主要依托于就近的医疗机构。②私营老年护理机构,从 20 世纪 80 年代末期起陆续建立,其中一部分开办了托老所。私营养老机构的运营费用主要来自收取日托和上门服务费用,服务人员多是正式工,也有为数不少农民工。这些私营老年护理机构为老年人提供接送服务,开展老年人体育锻炼活动,还提供午餐及休息场所。这种双重服务具有潜在的优点,既让入住的老年人与社区保持一定的接触,同时也让社区内的老年人熟悉护理院。目前养老机构普遍规模不大,对于养老机构的设立应向专业化、标准化、规范化和职业化方向发展。

(3)社区居家养老:社区居家养老的基本做法是:①在城市各个社区建立养老护理服务中心,老年人居住在家中。②护理活动多发生在老年人居住地,即家庭和所在社区。③服务内容包括老年人的日常生活照料、医疗护理服务以及精神慰藉,分为专业人员提供的专业性服务和非专业人员提供的协助照料服务、营养和医疗护理以及心理咨询,并由服务中心派出经过训练的养老护理员按约定定时到老人家中为老人提供做饭、清扫、整理房间等家务服务和陪护老人、倾听老人诉说的亲情服务。④长期护理服务由社会或社区的专门组织和机构中的专业人员与从业人员及少量志愿者提供,是社会化的服务形式。

2.进一步完善我国老年长期护理　进一步完善我国老年长期护理需建立贫困老年人长期护理制度,贫困老年人位于社会底层,生活面临着沉重的负担,根本没有能力获得额外长期护理服务。探求如何建立贫困老年人的长期护理服务的支持体系,这对缩小居民收入差距、维护社会稳定、构建和谐社会具有十分重要的作用。建立贫困老年人长期护理依托于医疗救助的制度,筹资渠道实施中央政府、地方政府相结合的模式。严格规范贫困老年人长期护理的申请和给付程序,申请人必须经过严格的收入审核。申请人可享受政府提供的居家护理和机构护理的服务,居家护理和机构护理都有额度的限制,并且贫困老年人只能在指定的机构里接受护理。

3.扩展日托所功能　目前,许多新开办的日托所使用率还很低。大多数日托所不提供交通服务,活动十分有限,收费却相对高,因此老年人和他们的家人宁愿在家里请一个计时的保姆。日托所的功能应旨在更好地服务社区里的老年人,提供实用的照料服务,如定时体检、通过讨论会和小册子等宣讲健康信息。

(三)建立规范的质量监督体系

目前,老年人需要接受何种医疗或护理服务,没有严格明确的标准,因而不能根据老年人的不同情况进行分级分流,以致综合医院、康复院、护理院、敬老院、社区护理界限不清、职责不明,造成老年医疗护理服务中资源的浪费。完善质量监控机制是长期照料体系的一个重要部分,建立规范的质量监督系统及对顾客的健康评价标准,包括制定规章制度、建立规范的质量监督体系及执行标准的健康评价标准。构建老年人长期护理模式评价指标体系,其意义在于为长期护理模式的发展提供一个衡量的尺度和引导的方向。对长期护理模式的评价,应以满足老年人的不同需要为原则,包括长期护理机构的评价、机构结构及人员配置要求、从业人员的资格准入评价、护理对象评价、服务内容及质量标准评价、服务管理模式评价、财政保障模式评价等。引导长期护理朝着"社会化""去机构化""专业化"的方向发展。

(四)完善老年护理教育体系,重视在职人员培训

老年人是一个特殊的群体,老年疾病有发病率高、慢性病多、病情复杂、住院时间长、医疗需求高、住院花费多等特点。同时在老年患者中,因为多种疾病的互相作用以及同时伴有心理问题,使得老年患者在住院期间的护理显得更为复杂。部分老年患者在出院后其一种或者多种日常生活自理能力出现下降,老年人的护理难度较大,面临更严峻的挑战。目前从事老年护理的护士数量不足,与实际需要量相比缺口很大;老年护理人员培养及与老年相关的知识教育和训练也明显不足,制约了老年护理的发展。老年护理的场所还局限于医院,而老年人的家庭、敬老院等都需要老年护理专业人员的服务且不能得到满足。目前老年人的护理基本只针对老年人的某种疾病而采取护理措施,然而老年人对疾病的反应,各种疾病症状有着不同表现,以及这些疾病所导致的身体、心理的反应及所产生的后果等与其他人群有明显的区别。为此,急需加快老年护理人才的培养,改革目前护

理课程的设置,加强师资队伍建设,编撰适合我国特点的老年护理学教材,关注老年医学和老年护理领域的新动向、新观念、新业务、新技术,使老年护理专门人才的培养规范化、专业化、科学化,培养一批有较深理论基础、专业理论和多种技术与能力的老年护理专业人才。以医院、社区养老机构和社区为依托,建立老年护理实训实习基地,培养能独立担当老年护理的专业护士,树立坚定的专业思想和应具备的职业素质,有爱心、同情心、责任心,有良好的沟通技巧和团队合作精神,掌握老年护理的理论知识和技能,以便能为老年护理做出贡献。同时要重视在职人员培训,培养不同层次老年护理人才,培养具有渊博专业知识、敏锐观察力和较强判断力和沟通能力,能独立解决老年专科护理工作中出现的疑难问题,并可指导其他护士的老年护理专家。对在职人员的培训要制度化,通过各种继续教育、网络教育的形式,提高老年护理人员水平。然而养老机构、社区居家养老大量基础工作要靠养老护理人员完成,我们不仅在数量上而且在质量上要大力培训不同层次养老护理人员,掌握促进老年人健康的知识和方法,以维护老年人的最佳的功能状态。除培养护理人员外,还要适当培养从事老年护理的管理人才和科研人才,使老年护理能得到长足发展。

第四节 衰老理论在老年护理中应用

衰老(Ageing;Senescence),又称老化,是指随着时间机体细胞分裂、生长和功能丧失的过程,最后引起生命不相容性而死亡。衰老通常是指在正常状况下生物发育成熟后,随年龄增加,自身机能减退,内环境稳定能力与应激能力下降,结构、组织、细胞逐步退行性变化,趋向死亡,不可逆转的现象。生物体的衰老过程,包含了整体衰老、器官衰老、细胞衰老乃至生物大分子的衰老。随年龄增加,器官、组织的实质细胞数、反应敏感性及功能均逐步下降。但不同器官老化速度及老化方式有所不同。衰老时细胞增殖能力下降,功能细胞数逐渐减少,蛋白酶活性降低,胶原、弹力蛋白与结缔组织充斥其间、互相交联,使脏器萎缩,功能下降。有关衰老学说繁多,衰老学说是应用生理学、心理学、社会学理论解释老化现象,同龄个体衰老程度因人而异。衰老的机制揭示衰老的本质,采取有效的防治措施可延缓衰老。

一、老化的生物学理论

分子生物学与细胞生物学理论与技术为衰老机理及老年病防治的基础研究带来了生机,从根本上逐步弄清衰老过程,注意从细胞水平和分子水平进行基本原理的探讨。生物学理论学说如遗传控制、自由基损伤、代谢产物交联、体细胞突变、差错积累、免疫紊乱等,从不同角度和深度反映了衰老这一复杂的生命现象。衰老过程往往不是随意的、杂乱的,而是在中枢神经系统的"统帅"下,进行全身性的综合协调,使人体各组织、器官、系统之间仍保持相对的平衡,这就是生理性衰老的特征。随着年龄的继续增长,老年人的内环境就可能处于"衡"的边缘,此时如果一些组织、器官、系统的结构与功能发生特异性变化,就可能引起老年性疾病,这就是病理性衰老的表现。细胞是生物体的基本单位,也是生物衰老的基本单位。细胞衰老是老年病发病的共同基础。细胞衰老引起的细胞增殖能力下降是器官衰老、萎缩、机能减退的根本原因之一。细胞衰老时细胞体积增大、染色体畸变及溶酶体增多。生长停滞是细胞衰老的突出表现，也是引起生物衰老诸因素中重要一环。

衰老过程由遗传论、环境论和综合论持不同观点。遗传论认为衰老过程是由遗传所决定的，生物的生长、发育、成熟、衰老和死亡，都是由自身的遗传程序展开的必然结果，如生物钟学说、细胞分裂学说等。环境论主要观点认为，遗传虽有一定作用，但主要是强调环境因素的影响，认为环境中的不良因素，如污染、药物、疾病、辐射等，会造成细胞的损伤，而损伤的积累导致衰老，如"中毒学说""交联学说""自由基学说""免疫学说""体细胞突变学说"等。综合论综合了各种衰老学说的有关内容，从代谢失调或细胞信息受损等角度出发而形成衰老学说，如"内分泌功能减退学说""中枢神经系统衰退学说""差错灾难学说""衰老色素学说"等。

（一）有关衰老的生物学理论

1. 与遗传基因有关的基因程控理论学说　认为衰老在机体内类似一种"定时钟"，即衰老过程是按一种既定程序逐渐推进的，不同物种又各有其特定的生物钟。人的细胞分化次数为 $40 \sim 60$ 次，人的最高寿命相当于细胞分化次数的 2.4 倍。细胞衰老过程中，细胞形态与功能发生一系列退行性变化，包括蛋白质合成速度下降、错误率上升等。这些不正常的 DNA 与蛋白质，势必会影响衰老细胞的正常生长调控和自身稳态平衡，从而引起诸多的衰老表现。Werner 早老综合征是一种隐性遗传病，患者的 DNA 损伤修复、转录等都有异常表现，现知该综合征是位于 8 号染色体短臂的一种 DNA 解旋（Helicase）基因突变所致。某些老年病相关基因，亦可看作是衰老基因。例如载脂蛋白（Apolipoprotein，ApoE）4 水平升高时，发生冠状动脉粥样硬化性心脏病与阿尔茨海默病的可能性增高，由此影响寿命。衰老并非单一基因决定，犹如肿瘤发病过程中癌基因与抑癌基因以及凋亡过程中促凋亡基因与抑凋亡基因相互制约一样，衰老相关基因亦应有正（"长寿基因"）、负（"衰老基因"）之分。衰老相关基因很可能是一个基因群，已知危害老年人身心健康的阿尔茨海默病至少与 5 种基因及其产物相关。

2. 环境因素　影响人体的环境因素既包括外环境，也包括体液、激素、免疫体系等共同形成的内环境。内、外环境对衰老进程与寿限都有重要影响。同卵孪生子出生时基因表达谱几无差异，50 岁时 1/3 的基因表达出现差异，可见环境影响的重要性。环境常常通过损伤、负荷、疾病等方式影响衰老进程。神经系统的稳定性对衰老进程有重要影响。环境中氧自由基可损伤蛋白质、DNA、生物膜、线粒体等，加快衰老。血糖浓度对衰老进程亦有重要影响。蛋白质和 DNA 等生物大分子均可与葡萄糖缓慢非酶促结合而糖基化。这些糖基可逐渐氧化，使蛋白质、脂类与核酸易于聚集，并广泛交联，形成脂褐质（老年斑的重要成因）。胶原与弹力蛋白等交联，脱水，使结缔组织与心肌僵硬，皮肤、肌腱、血管失去弹性。

（1）神经—内分泌理论认为老化现象是由大脑和内分泌腺体的改变所致。随增龄下丘脑（内分泌换能器的作用）发生老年性改变，新陈代谢减慢及生理功能减退。神经受体数量减少、酶合成功能减退。脑细胞数量减少，感觉和运动神经元传导的速度减慢而逐渐脑萎缩，可发生多疑、忧郁、孤独等症状。衰老时多种激素浓度下降，如性成熟后雌激素水平逐步下降。机体除神经、内分泌、免疫系统共同组成整体防御机制外，细胞亦有一套抵御不良环境、维持内环境稳定的应激能力。这套能力包括氧化应激能力、DNA 损伤修复能力以及热休克应答能力等。此种分子水平损伤因素的化解能力及损伤修复能力是细胞存活所必需的，也是决定生物寿命的关键因素之一。应激能力因衰老而下降，它又可转而影响衰老进程。

（2）自由基理论认为衰老是细胞成分积累性氧化损伤的结果，人细胞在代谢过程中，产生一系列自由基，其中以羟自由基和氧自由基对人体损害最大，同时污染的环境也可以产生大量的自由基。自由基对蛋白质的不利影响是其对人体危害的最重要方面，首先是自由基直接对蛋白质的氧化破坏和引起的交联变性，这是衰老形成的重要原因之一。对蛋白质直接破坏的后果主要是使酶蛋白失活成为另一种催化错误反应的酶；出现某些具有异质性的蛋白质，从而引起自身免疫反应的靶子；自由基可使结缔组织结构蛋白发生广泛交联，使其理化性质发生改变，导致血液和组织间的交换减少，使其中的器官组织加速衰老退化。自由基氧化能力极强，它可以破坏细胞膜、蛋白质及 DNA，造成染色体畸变、细胞突变，导致恶性肿瘤；可使胶原蛋白交联变性，导致骨质疏松、血管硬化、皮肤皱缩。

（3）体细胞突变理论认为体细胞突变可由射线引起，也可由化学物质引起，体细胞的突变意味着细胞中功能基因的减少，从而使由该基因产生的功能蛋白质减少，于是一些正常生理活动受到破坏，进而威胁动物或人类的寿命。

（4）脂褐质和游离放射理论认为游离放射物质、X 射线、自由基新陈代谢废物、环境污染（臭氧、杀虫剂）、电磁波使脂褐质沉积，脂褐素与体内氧自由基生成有关。过度加剧的脂质过氧化反应产生过量的脂褐素，从而出现脂褐素沉着。脂褐素可在神经、肌肉等组织器官系统广泛沉着，这种沉着对机体是相当有害的，是机体衰老的原因之一。

（二）有关衰老理论的启示

1.微量元素　微量元素虽量微但对人体具有极其重要的生理作用，广泛涉及人体生长发育、新陈代谢、神经活动、免疫功能、酶及内分泌活性等几乎所有生命活动过程，一旦这些微量元素摄入不足、在体内过量聚集或者微量元素间比例失调，都将引起严重后果。微量元素就是某些酶的组成成分或活性基团，一旦相应微量元素摄入不足，这些酶的活性就会下降而出现严重病理变化。以往，人们多注意微量元素的摄入不足，而忽视了微量元素间的比例失调。老年期以后，由于摄入、代谢以及排泄等功能的紊乱，微量元素的正常含量、比例都易于发生对机体的有害性改变，从而引起一系列衰老性表现。例如 Zn、Mn、Se 和 Cr 等可以从基因表达水平来影响谷胱甘肽过氧化物酶（Glutathione peroxidase，GSHPx）、高密度脂蛋白胆固醇（HDL-C）以及超氧化物歧化酶（Superoxide Dismutase，SOD）和 IgA 等的含量水平，当这些物质含量低于正常水平时，可从多种途径引起衰老。研究证明，Zn、Mn、Se、Cr、Co、Ge（锗）、V（钒）等对脂代谢，Cr、Mn、Ni 等对糖代谢，Zn、Se 等对蛋白质代谢都具有重要作用。Zn、Mn、Se、Cr 等微量元素较为重要，与保护生物膜、提高人体免疫功能、清除自由基、维护正常的代谢功能、调节血脂代谢防止动脉硬化以及维护脑细胞能量代谢和改善脑细胞功能等具有密切关系。

2.根据实验结果，具有抗氧化作用的药物或制剂都具有抗衰老作用　具有抗氧化作用的药物或制剂很多，褪黑素（Melatonin，MT）是一种由松果腺分泌的重要的激素，MT 的自由基清除能力在众多自由基清除剂中表现特别突出，因而对保护细胞膜及核酸等有明显作用,具有明显的抗细胞凋亡作用。其作用机理为 MT 对自由基的直接清除作用和 MT 对脂质过氧化反应的抑制作用。但老年人 MT 分泌量降低,可通过适当给予 MT 制剂部分解决;老年人细胞 MT 受体退化,MT 利用率降低,这严重影响了 MT 的利用和作用的发挥。MT 受体的退化所造成的 MT 利用率下降目前未能解决。

3.适当地限制热量摄入 一般均采取限制动物能量摄入的同时提供低热量营养素。限食延长寿命是由于延缓了免疫系统的衰老。免疫化学佐剂,如多核苷酸、多阴离子以及胸腺等,具有提高非特异性免疫功能的作用。

4.应用抗氧化剂、膜稳定剂与超氧化物歧化酶等 多数学者认为维生素 E 为体内一种外源性、脂溶性的强抗氧化剂,可溶解于生物膜的脂质中,当氧与膜磷脂发生过氧化反应时,维生素 E 可清除膜内损伤的自由基,抑制膜的过氧化,从而达到稳定生物膜目的。维生素 E 用于抗衰老之剂量问题,多数学者主张小剂量,如每天 3 次,每次 10 mg,在正常人体血液及组织内维生素 E 保持在正常水平。清除机体代谢过程中产生的过量超氧阴离子自由基,延缓由于自由基侵害而出现的衰老现象,即延缓皮肤衰老和脂褐素沉淀的出现。

二、老化的心理学理论

老化不仅受生物因素,还受心理、社会性因素的影响。人进入老年期后,由于工作环境、经济来源和身体状况发生了变化,在人的基本需求、自我概念、人格特征等方面也有所改变。

(一)人的需求理论

人的基本需要是所有人类得以生存的共同需要,无论其种族、文化和年龄有何差别,其基本需要具有共同的特性。根据马斯洛的人类基本需要层次理论的生理、安全、爱与归属、尊敬与自尊和自我实现的五个层次需要,老年人同样有这五个层次需要,无非不同老人对这五个层次需要的侧重不同。1977 年,理查德·凯利希对马斯洛的基本需要层次理论进行了修改和补充,增加了刺激的需要层次,包括性、活动、探索、新奇和操作。该理论也适用于老年人,不同老年人的文化、兴趣、理想、信念区别于他人,需要的内容、水平不同,满足方式也有差异。但有些人为了满足好奇心,常在探索或操作各项事物时忽略了自身的安全性,对老年人更要引起重视。因此要评估老年人的不同需求和具体条件,尽最大的可能满足他们的需要。

(二)自我概念理论

James 是自我概念的创始人,他认为,自我概念是自己对自己的存在及其状态、特点等的观察和认识,是一种意识和心理过程。由于自我是自己对自己的认识,因而自我被分为纯粹自我(I)和经验自我(Me)。纯粹自我又被称作主动的我、能动的我,是自我概念中的动力部分,为经验自我提供方向和指导,而经验自我则是纯粹自我的内容。经验自我具有层次结构性,可以分为由低到高的三个层次,依次为物质的我、社会的我和精神的我。物质的我是指对自己身体的认识,它的核心是身体;社会的我则是自己在别人心目中的形象,是他人对自己的认识;精神的我的实质是心理能力,是对自己的意识状态和心理倾向的认识。纯粹自我和经验自我并非相互对立的两极,它们实质上是经验同一体的两面,此时的纯粹自我就是下一时期的经验自我,处于不断的转化之中。

自我概念是个人对自己各个方面特质的知觉与判断,是个人认为自己所具有的种种特质,诸如对能力、成就、外貌、身体、人际关系、道德等方面的认知判断。自我概念主要体现了一种事实判断,是自我的认知部分。自我概念是变化的,也就是说它随着情境、自我评定的行为类型和文化的不同而不同。文化和群体的信念与价值深深地影响着个体如何看待自己和未来,甚至自我的概念和定义也有很大的文化差异。积极的自我概念到成年中期一直在提高,在成年晚期(60 岁以后)开始下降。

而自尊是对自我概念中所包含的信息做出的评价。自尊是个体在自我价值判断中产生和形成的一种自我情感或自我体验。自尊是自我的情感部分。自尊是一个人对自己的自我认可和自我价值感,反映了一个人喜欢自己的程度,自尊是一个人相信自己,对自己的自信程度。因此,自尊涵盖了自我满意、自我悦纳和自我价值等。自尊体现了个体对自己所持有的特质的评价、感受和态度,它表达了一种肯定或否定的自我态度和情感,表明个体在多大程度上相信自己是有能力的、重要的、成功的和有价值的。

老年人由于社会角色的变化,工作角色发生转变,家庭角色由原来的主要经济收入者变为次要经济收入者,从照顾者逐渐转变成被照顾者,从父母逐渐转换成祖父母,加上生理健康的衰退,对自己角色功能的认知与评价的减弱,出现老化心态。

(三)艾瑞克森的人格发展理论

艾瑞克森是在弗洛伊德性心理发展学说的基础上,于 1950 年提出了解释整个生命历程的心理社会发展理论。他强调文化及社会环境在人格发展中的重要作用,认为人的发展包括生物、心理、社会三方面的变化过程,此过程由八个发展阶段组成,每一阶段都有一个发展危机或中心任务。到了老年阶段,老年人处在晚年期,是一个人回顾和评价自己一生的时期。如果对自己一生的评价是自我整合,则展现出对老年生活适应且满足的生活态度;若是对以往懊悔,失去完整自我,则会对老年生活产生失望、愤怒与惊恐的不适应现象与行为表现。老年阶段的任务是发展自我整合:回顾一生,评价自己的人生是否有价值,寻找生命价值,能以成熟的心态面对老年、面对死亡,对过去发生的事情不存在懊悔。如果个体在老年时期觉得其一生不如愿,但又没有机会重新选择可以接受的生活,以后也不会有什么值得追求的,则会充满失望及无力感,进而绝望。

因此,应协助老年人适应角色的改变,使其对自己角色功能做出正确的认知与评价;协助老年人完成生命总结回顾的过程,忘掉悲伤和懊悔,促进老年人的心理健康发展,提高老年人的生活质量。

三、老化的社会学理论

老化的社会学理论有隐退理论、活跃理论、持续理论、次文化理论、相互作用理论、角色理论、现代化理论等。

1.隐退理论 卡明(E. Cumming)和亨利(W. Henry)于 1961 年提出隐退理论(Disengagement Theory),认为社会平衡状态的维持,决定于社会与老年人退出相互作用所形成的彼此有益的过程。这一过程是社会自身发展的需要,也是老年人本身衰老的必然要求。他们认为老年期不是中年期的延续,老年期有自身的特殊性,老年人逐步走向以自我为中心的生活,生理、心理以及社会等方面的功能也逐步丧失,与社会的要求正在渐渐拉大距离,因此,对老年人最好的关爱应该是让老年人在适当的时候以适当的方式从社会中逐步疏离,从社会角色隐退,这是成功老化所必须经历的过程,也是一种有制度、有秩序、平稳的权利与义务的转移。此理论可指导老年人适应退休带来的各种生活改变。该理论的缺陷是,很容易使人将老年人等同为无权、无能、无力的人,使社会对老年人的漠视合情化、排斥合法化、歧视合理化。

2. 活跃理论 1963年,Havighurst等提出活跃理论(Activity Theory),认为社会活动是生活的基础,人们对生活的满意度是与社会活动紧密联系在一起的。社会活动是老年人认识自我、获得社会角色、寻找生活意义的主要途径。老年人若能保持参与社会活动的最佳状态,就可能充分地保持老年人生理、心理和社会等方面的活力,更好地促进老年人生理、心理和社会等方面的健康发展。"越活越年轻"的老年人常常有一种急迫的"发挥余热"的冲动,老年人仍期望能积极参与社会活动,维持原有角色功能,以证明自己生活的价值,而失去原有角色功能常常使老年人失去生活的信心与意义。活跃理论建议个体社会结构所失去的活动必须被新角色、新关系、新嗜好与兴趣所取代。老年人参加自己有兴趣的非正式的活动,比参加许多工作更能提高其生活品质与满意度。现实情况是一些老年人因退出社会主流生活而导致老年抑郁症,有些老年人因枯坐家中无人交谈而提前脑退化。活跃理论认为,老年人越是活跃,他们的老化过程就越好。活跃理论把老年人的活跃程度与其幸福感联系在一起。活动在晚年是至关重要的,能恢复一个人的正面"自我"和提高一个人的幸福感。在年龄增长的同时尽可能地保持忙碌,并寻找已经丧失的角色的替代者,人们需要且实际上应该从事其他活动发展替代的角色。社会不仅在态度上应鼓励老年人积极参与他们力所能及的一切社会活动,而且应努力为老年人参与社会活动提供条件。活跃理论没有注意到老年人之间的个体差异,不同的老人对社会活动的参与要求是不同的,年轻老人与高龄老人在活动能力和活动愿望上差别是很大的,不可一概而论。

3. 持续理论 1968年,Neugarten等人提出持续理论(Continuity Theory)。持续理论更加注意的是老年人的个体性差异,它以对个性的研究为理论基础。该理论主要探讨老年人在社会文化约束其晚年生活的行为时,身体、心理及人际关系等方面的调适。个体在成熟过程中会将某些喜好、特点、品位、关系及目标纳入自己人格的一部分。Neugarten认为人的人格会随着老化过程而持续地动态改变。如个体能适时改变人格,适应人生不同阶段的生活,则能较成功地适应老化过程。研究报告指出,一般人认为老年人常有的人格行为,可能是一种适应年龄增长后,人格改变所表现出来的行为。老年人会觉得自我精力、自我形态以及性别角色知觉降低。持续理论认为老年不是一个独立的阶段,而是人生延续的一部分。老年人若能延续一生所从事的活动的水平就能在社会中生活得很好。中年时社会生活活跃的人,进入老年若能保持活跃的社会生活,就会感到幸福。根据持续理论的观点,割裂地看待老年阶段,认为老年的标志是脱离社会或活力水平下降,这是过于机械地简单化、片面化地理解人的生命。此外,持续理论与活跃理论不同,其重视老年人的体力活动和社会活动,同时也考虑到了个性与价值观的差异。持续理论认为,人们年老时,不是自然而然地退出工作和社会生活,相反他们选择让自己继续获得满足感的生活方式,终止那些没有带来满足感的生活方式。

4. 次文化理论(老年亚文化群理论) 罗斯提出老年群体的共同特征,并认为老年亚文化群是老年人重新融入社会的最好方式。只要同一领域成员之间的交往超出和其他领域成员的交往,就会形成一个亚文化群。老年人口群体正是符合这个特征的一种亚文化群体。罗斯指出了老年人活动和地位的一般特征:老年人加入老年人的次文化群体,发展出有别于主流文化的亚文化,可使老年人保持自尊,保持较高的士气。随着老年人数量和交往的增加,老年人不再满足现有的社会地位,一些老年组织开始组建,构成了社会的部分动力。

5. 相互作用理论 相互作用理论主要探讨环境、个体及其相互作用对老龄化的影响。这个理论包括象征性相互作用理论、社会损害理论和社会重建理论等。

象征性相互作用理论的社会环境模式有三个关键要素:对起源于特定环境的规范期望的重视、对个人交往作用能力的重视、对特定环境下的能力与期望之间主观评价的一致性的重视。人们在其社会环境中通过与其他人的交往来认识自我,自我认识源于交往模式。交往模式的基本原则是以最小的代价从相互联系中得到最大的报酬。该理论认为人们是在他们的社会环境中,在与他人的交往中获得自我概念,人们是根据他人对自己的评判、态度来思考自身。如果整个社会对老年人采取歧视的态度,必然会对老人的自我认知产生影响。如果老年人每天听到的广播、看到的电视、外出购物所目睹到的一切,都把老人描绘成昏庸、老朽、无用,那么这些信息的积累,自然会使老人的自我观念产生否定性的认识,让他们感到自己不再有能力,对家人和社会都是负担,从而使他们与社会产生隔离感。

相互作用理论又派生出了社会损害理论和社会重建理论。社会损害理论指已有心理问题的个人所产生的消极反馈。有时老年人一些正常的情绪反应,会被他人视为病兆而做出过分的反应,从而对老人的自我认知带来损害。譬如,一位因丧偶心情痛苦的老人,询问子女自己是否应该搬过去与其同住。这种询问就很可能被子女视为老人无能力再做出任何决定的表现,从此凡事处处为老人作决定。这种关心久而久之就会让老人觉得自己的确缺乏能力而把一切决定权都交给子女,即接受消极标志的老人随后进入消极和依赖的地位,丧失原先的独立自主能力。对老年人的过分关心导致老年人产生自己无用的错误认知,从而对老年人的身心带来损害。社会重建理论则认为增加老年人的自信心和独立意识,改变老年人生存的客观环境可以帮助老年人重建自信心。社会重建理论的基本模式是:让老人了解到社会上存在对老年人之偏见及错误观念,从而改善老年人生活的客观环境,通过提倡政府资助的服务来解决老年人的住房、医疗、贫困等问题;同时鼓励老人自我计划、自我决定,增强老人自我解决问题的能力。

6. 角色理论 角色是个人与社会相互接纳的一种形式。个体通过角色形成自我概念,获取相应的社会地位和社会回报,社会通过角色赋予个人相应的权利、义务、责任和社会期望。角色是个人以自身对社会的贡献满足自身物质需求和精神需求的一种形式,满足程度随角色变更而提高。老年人的角色变化表现为角色丧失或中断,由此引起老年人心理失衡,进而损害其健康状况。因此,角色理论认为,老年人适应衰老的途径:一是正确认识角色变换的客观必然性;二是积极参与社会,寻求新的次一级角色。老年人成功与否在很大程度上取决于对角色变化和角色丧失的调整适应。

7. **现代化理论** 现代化理论是由美国学者考吉尔(Cowgill)和赫尔姆斯(Holmes)提出的,描述了现代化与老年人角色和地位变化的关系。该理论认为,现代化社会与老年人的关系具有两重性:一方面推进了人口老龄化和老年人数的增加;另一方面又削弱了老年人的社会地位。由于社会日益现代化,老年人的地位不断下降,他们拥有的领导角色和权力减少,越来越多地脱离社区生活。有四个渗透到社会生活中的现代化因素与老年人的社会地位较低有关:健康技术、经济技术、都市化和教育。老年人被迫退休,他们的社会地位便会有所下降。经济和工业技术的应用与发展为年轻人带来新职业,子女所受到的高等教育比父母多,社会资源直接向年轻人倾斜而远离老年人,加剧了老年人地位的下降。年轻人与老年父母的距离增大,老年人饱受依赖他人和社会地位下降之苦。因此,要关注老年人自己对生活的理解和追求,特别要注意一般公众对老年生活的理解。

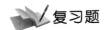 复习题

一、单选题

1. WHO 对老年期的年龄段划分标准,75～89 岁是属于:

A. 中年人   B. 年轻老人   C. 长寿老年人   D. 老老年人

2. 人口老龄化可以分为三个阶段,从 2001 年到 2020 年是属于哪一阶段?

A. 常规老龄化阶段   B. 加速老龄化阶段

C. 快速老龄化阶段   D. 重度老龄化阶段

3. 所谓"人口红利",哪一观点是错误的?

A. 生育率迅速下降,使少儿抚养比例迅速下降

B. 劳动年龄人口比例下降

C. 少年与老年抚养负担均相对较轻

D. 对经济发展十分有利的黄金时期

4. 建立规范的质量监督体系是引导长期护理朝着以下方向发展,除哪项以外?

A. 社会化   B. 去机构化   C. 专业化   D. 一体化

5. 可以从基因表达水平来影响谷胱甘肽过氧化物酶(GSH-Px)、高密度脂蛋白胆固醇(HDL-C)以及 SOD 和 IgA 等的含量水平,这些物质除以下哪项外?

A. Zn   B. Mn   C. Mg   D. Se

6. 体内一种外源性、脂溶性的强抗氧化剂,可溶解于生物膜的脂质中,当氧与膜磷脂发生过氧化反应时,它可清除膜内损伤的自由基,抑制膜的过氧化,从而达到稳定生物膜目的,这一物质是:

A. 维生素 A   B. 维生素 B   C. 维生素 C   D. 维生素 E

7. 人们年老时,不是自然而然地退出工作和社会生活,相反他们选择让自己继续获得满足感的生活方式,终止那些没有带来满足感的生活方式。这一理论是老化的社会学理论中的哪一理论的观点?

A. 隐退理论   B. 活跃理论   C. 持续理论   D. 现代化理论

8. 现代化理论认为,有四个渗透到社会生活中的现代化因素与老年人的社会地位较低有关,下列哪项不是?

    A. 健康技术   B. 计算技术   C. 都市化   D. 教育

9. 自我概念中的动力部分,为经验自我提供方向和指导,经验自我具有层次结构性,可以分为三个层次,不包括:

    A. 物质的我   B. 文化的我   C. 社会的我   D. 精神的我

10. 自尊是个体在自我价值判断中产生和形成的一种自我情感或自我体验,自尊不涵盖以下哪一情感部分?

    A. 自我形态   B. 自我满意   C. 自我悦纳   D. 自我价值

11. 按国际通行的标准,达到了人口老龄化,60 岁或 65 岁以上的老年人口在总人口中的比例分别超过:

    A. 10% 和 15%   B. 10% 和 7%   C. 15% 和 7%   D. 15% 和 10%

12. 对蛋白质的氧化破坏和引起的交联变性,是衰老形成的重要原因之一。这一观点是哪一个理论的看法:

    A. 神经-内分泌理论   B. 自由基理论

    C. 体细胞突变理论   D. 游离放射理论

13. 60 岁及以上或 65 岁及以上的人口数占总人口数的比例,是反映人口老龄化程度的主要指标之一,称之为:

    A. 老年人口系数   B. 人口年龄中位数

    C. 老年人口负担系数   D. 老少比

14. 王太太,76 岁,依照 WHO 关于人的年龄界线新的划分标准,王太太为:

    A. 中年人   B. 年轻老年人   C. 老老年人   D. 长寿老年人

15. 在老化的社会学理论中,忽视老年人之间的个体差异以及年轻老年人和高龄老年人在活动能力和活动愿望上差别的理论是:

    A. 活跃理论   B. 次文化理论   C. 持续理论   D. 年龄阶层理论

二、问答题

1. 何谓人口老龄化?中国人口老龄化有哪些特点?

2. 构建老年人长期护理模式评价指标体系有什么意义?评价哪些内容?

3. 影响人体的环境因素有哪些理论?它们各自的主要观点是什么?

4. 老化的社会学理论中的活跃理论和现代化理论各有哪些主要观点?

(姚蕴伍)

第二章 老年人健康评估

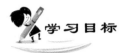学习目标

1. 简述老年人躯体健康的评估内容。
2. 解释老年人身心变化的特点。
3. 能运用日常生活活动能力进行评估。
4. 能运用肌力、平衡、步态、吞咽功能的评估方法，明确注意事项。
5. 简述老年人认知状态的变化和评估方法。
6. 简述老年人情感状态的评估方法。
7. 简述老年人人格变化和生活质量的特点。

人类健康的本质是世界卫生组织所定的"健康不仅没有疾病，还包括躯体健康、心理健康、社会的适应良好和道德健康"。因此，护理人员对老年人进行健康评估时，应该全面考虑。老年人健康评估的内容主要包括躯体、心理、社会健康评估，是综合反映老年人健康功能和生活质量的评估。

第一节 老年人躯体健康评估

老年人健康的评估主要包括躯体健康、心理健康、社会功能以及综合反映这三方面功能的生活质量评估。躯体健康评估包括健康史、身体评估及躯体功能评估。老年人心理变化个体差异性大，老年人可有不同程度的认知功能障碍，情感上容易产生焦虑、抑郁的变化。对老年人生活质量评价是评估老年人对身体、精神、家庭和社会生活满意的程度，是老年人对生活的全面评价。

一、健康史评估

健康史评估资料：一般资料、主诉、现病史、既往史、目前用药史。在收集资料过程中

需要注意环境、时间、方法和沟通技巧。

（一）资料收集内容

1．一般资料　姓名、性别、年龄、民族、婚姻状况、文化程度、职业、出生地、现住址、电话号码、联系人及其联系方式、医疗费支付形式、资料来源及可靠程度和会谈日期等。

许多疾病的发生与性别、年龄、婚姻状况有关；不同的民族往往有不同的饮食、生活习惯；根据不同的文化程度可选择适宜的健康教育方式，同时还可以帮助我们了解和预测被评估者对其健康状况变化的反应；过去职业可判断疾病与职业的关系；婚姻状况及出生地、现住址可提供与疾病相关的信息；电话号码、联系人及其联系方式等便于与其家人联系和今后的随访。

2．主诉　主诉是被评估者感觉最明显的症状或体征及其性质和持续时间。

3．现病史　被评估者患病后的全过程及健康问题包括：发生的时间、地点，发生的缓急、原因或诱因等；主要症状的部位、性质、持续时间、发作频率及严重程度、发作的型态（渐进性或突发性），有无加重或缓解的因素，与主要症状相关的伴随症状；接受过的诊疗及护理；目前健康状况对被评估者其生理、心理、家庭以及社会等各方面的影响。

4．既往史　了解被评估者过去所存在的健康问题、求医经过及其对本身健康状况的态度等。既往史包括过去患病史（含传染病史）、住院史、手术史、外伤史、预防接种史，特别要注意询问所患疾病的时间、诊断、治疗护理经过及转归等情况。有过敏史者，应了解过敏原、过敏时间及临床表现等。

5．目前用药史　详细询问被评估者曾服用药物的名称、剂量、用法、时间、效果及不良反应等。

（二）资料收集时应注意的问题

1．提供适宜的环境　老年人的感觉功能降低、血流缓慢、代谢率及体温调节功能降低，容易受凉感冒，所以体检时应注意调节室内温度，以 22～24℃ 为宜。老年人视力和听力下降，评估时应避免对老年人直接光线照射，环境尽可能要安静、无干扰，注意保护老年人的隐私。

2．安排充分的时间　老年人由于感官的退化，反应迟钝，行动迟缓，表述不清，思维能力下降，记忆不确切，因此所需评估时间较长，加之老年人往往患有多种慢性疾病，很容易感到疲劳，所表述的主诉与症状不符。护理人员应根据老年人的具体情况，分次进行健康评估，让其有充足的时间回忆过去发生的事件。这样既可以避免老年人疲惫，又能获得详尽的健康史。

3．选择得当的方法　对老年人进行躯体评估时，应根据评估的要求，选择合适的体位。检查口腔和耳部时，要取下义牙和助听器。有些老年人部分触觉功能消失，需要较强的刺激才能引出，在进行感知觉检查，特别是痛觉和温觉检查时，注意不要损伤老年人。

4．运用沟通的技巧　老年人听觉、视觉功能逐渐衰退，交谈时会产生不同程度的沟通障碍。为了促进沟通，建立良好的护患关系，护理人员应尊重老年人，采用关心、体贴的语气提出问题，语速减慢，语音清晰，选用通俗易懂的语言，适时注意停顿和重复；适当运用耐心倾听、触摸、拉近空间距离等技巧，注意观察非语言信息，增进与老年人的情感交流，以便收集到完整而准确的资料。对于重听老年人，讲话时可贴近其耳部，切勿大声讲话。

有些老年人害怕治疗或怕花钱,有不同的顾虑,往往隐瞒症状,这时需要耐心引导、认真分析。对含糊不清、存在疑问或矛盾的内容仔细核实。对记忆功能障碍或语言表达障碍的老年人求助于其家属或照顾者。

二、身体评估

(1)一般健康状况:身高、体重,有无乏力、发热、多汗、睡眠障碍及体重改变等。

(2)生命体征、智力、意识状态。

(3)头面、颈部:有无眼睑松弛、皱纹、老视、视力障碍;有无老年性耳聋、耳鸣、眩晕;有无黏膜萎缩、干燥,鼻出血,嗅觉迟钝;是否味蕾萎缩、数量减少,食而无味;有无牙齿缺失或假牙、牙痛、牙龈出血;有无咽喉痛及声嘶;颈部活动范围、静脉充盈与血管杂音、动脉斑块、甲状腺。

(4)呼吸系统:有无咳嗽、咳痰、咯血、胸痛及呼吸困难等。

(5)循环系统:有无心悸、气促、心前区疼痛、端坐呼吸及血压增高,有无杂音、心肌肥厚、心脏扩大等。

(6)消化系统:有无食欲减退、吞咽困难、腹痛、腹胀、腹泻、恶心、呕吐、呕血、便血及黄疸等。腹部有无压痛、有无包块,听诊肠鸣音有无异常等。

(7)泌尿系统:有无尿频、尿急、尿痛、血尿、排尿困难、尿潴留、尿失禁及尿量改变等。男性有无前列腺增生;女性有无外阴瘙痒、外阴炎、老年性阴道炎。

(8)内分泌系统与代谢:有无多饮、多食、多尿、怕热、多汗、显著肥胖或消瘦、色素沉着及月经失调等。

(9)造血系统:有无乏力、头昏、皮肤苍白、出血点、瘀斑、淋巴结肿大及肝脾肿大等。

(10)肌肉与骨关节系统:有无肌痛、肌肉萎缩、关节肿痛、畸形及运动障碍等。

(11)神经精神系统:有无头痛、记忆力减退、语言障碍、意识障碍、抽搐及瘫痪、反应迟钝、动作协调能力下降、小脑萎缩、前庭平衡运动觉紊乱、步态蹒跚、老年性震颤、幻觉、妄想、定向力障碍、情绪异常等。脊髓感觉神经根和大脑的躯体感觉皮质的衰退,导致立体判断能力损害,位置觉的分辨力下降而跌倒。

(12)体表:皮肤组织有无弹性、色斑,头发是否稀少、白、秃,指甲是否厚、黄、硬、灰甲。

三、躯体功能评估

老年躯体功能评估主要包括日常生活活动能力,运动功能,平衡,步态,吞咽功能,视、听功能等评估,了解老年人生活起居及判断功能缺失情况,采取有效的治疗康复护理措施,防止进一步的残疾,提高生活的独立性和生活质量。

(一)日常生活活动能力评估

日常生活活动(Activities of Daily Living,ADL)是指人们为独立生活而每天必须反复进行的、最基本的、具有共性的身体动作,即进行衣、食、住、行、个人卫生等基本动作和技巧。日常生活活动能力的评估可准确了解老年人日常生活的各项基本功能状况,是否能独立或者在帮助下完成日常活动,难以完成的是哪些项目及功能障碍的程度。

1.分类 日常生活活动能力的评估内容包括基本日常生活活动能力、工具性日常生活活动能力、高级日常生活活动能力三个层次。

(1)基本日常生活活动能力又称为躯体日常性生活活动,是指人们为了维持基本的生存、生活需要而每天必须反复进行的基本活动,包括进食、更衣、个人卫生等自理活动和转移、行走、上下楼梯等身体活动。

(2)工具性日常生活活动能力是指人们为了维持独立的社会活动所需的较高级的活动,完成这些活动需要借助工具进行,包括购物、炊事、洗衣、交通工具的使用、处理个人事务、休闲活动等。

(3)高级日常生活活动能力是反映老年人的智能能动性和社会角色功能的能力,主要包括参加社交、娱乐活动、工作等,是反映老年人整体健康状况的指标之一。一旦发现老年人高级日常生活活动能力下降,则需进一步做基本日常生活活动能力和工具性日常生活活动能力的评估。

2.评估内容　日常生活活动能力评估的内容很多,依其发展来看,有不断增加且更加具体、全面的趋势。目前临床上常用的日常生活活动能力评估内容有以下几个方面:

(1)体位转移能力:①床上体位及活动能力;②坐起及坐位平衡能力;③站立及站位平衡能力。

(2)个人卫生自理能力:①更衣,如自己穿脱不同样式的上衣、裤子、袜子和鞋;②个人卫生,如洗脸、刷牙、修饰、洗澡、大小便及便后卫生;③进餐,如准备食物和使用餐具等。

(3)行走及乘坐交通工具的能力:①室内行走;②室外行走;③上下楼梯;④上下汽车;⑤使用轮椅。

(4)交流能力:①阅读书报;②书写;③使用辅助交流用具,如写字板、图片、打字机、电脑等;④与他人交流;⑤理解能力。

(5)社会认知能力:①社会交往;②解决问题;③记忆能力。

3.评估方法　在具体操作过程中可结合实际情况选择直接观察法或间接评定法。

(1)直接观察法:在患者实际生活环境中或在 ADL 功能评定室,由检查者直接观察日常生活活动的完成情况。

(2)间接评定法:有些不便完成或不易按指令完成的动作,如大小便、洗澡等,可通过询问患者或家属来间接评定。此法虽较简单,但准确性不如直接观察法。

4.评估工具

(1)基本日常生活活动能力评估量表:Barthel 指数(BI)见附表 2-1。日常生活能力评价:总分 100 分,得分越高,独立性越好,依赖性越小。评定标准:100 分=独立,75~95 分=轻度依赖,50~70 分=中度依赖,25~45 分=重度依赖,0~20 分=完全依赖。

(2)工具性日常生活活动能力量表:①工具性日常生活活动能力评估量表(Lawton-Brody IADL scale)见附表 2-2,共 8 项。评定时按表格逐项询问,如被试者因故不能回答或不能正确回答(如痴呆或失语)则可根据家属、护理人员等知情人的观察评定。②社会功能活动问卷(FAQ)见附表 2-3。

(3)日常生活能力评估量表见附表 2-4。主要评估老人的生活能力。

5.注意事项

(1)加强医患合作:评估前应与患者交流,使其明确评定的目的,取得患者的理解与配合。

（2）了解相关功能情况：评估前应了解患者的一般病情和肌力、肌张力、关节活动范围、平衡能力、感觉、知觉及认知状况等整体情况。

（3）选择恰当的评估环境和时间：评估应在患者生活环境中或 ADL 功能评估室中进行，以避免环境因素的影响。评估的内容若是日常生活中的实际活动项目，应尽量在患者实际实施时进行，避免重复操作带来的不便。

（4）正确选择评估方法和内容。

（5）注意患者安全，避免疲劳。

（二）运动功能评估

运动指骨骼肌的活动，包括随意运动和不随意运动。随意运动（Voluntary Movement）又称自主运动，是指意识支配下受大脑皮层运动区直接控制的躯体运动；不随意运动（Involuntary Movement）是患者意识清醒时（有时也可发生在轻度意识障碍或浅昏迷时），出现不能控制的骨骼肌不正常运动，表现形式多样，一般在情绪激动时加重，睡眠时停止。运动功能可以从肌力、肌张力、不随意运动、共济失调等方面进行评估。

1.肌力　肌力指肌肉主动运动时的力量、幅度和速度。

（1）检查方法：检查时令患者做肢体伸缩动作，检查者从相反方向给予阻力，测试患者对阻力的克服力量，并注意两侧比较。

（2）等级分级：根据肌力的情况，一般均将肌力分为 0～5 级，共 6 个级别。

0 级　完全瘫痪，测不到肌肉收缩。

1 级　仅测到肌肉收缩，但不能产生动作。

2 级　肢体能在床上平行移动，但不能抵抗自身重力，即不能抬离床面。

3 级　肢体可以克服地心引力，能抬离床面，但不能抵抗阻力。

4 级　肢体能做对抗外界阻力的运动，但不完全。

5 级　肌力正常。

2.肌张力　肌张力指静息状态下肌肉的紧张度。

（1）检查方法：触摸肌肉测试其硬度，并测试完全放松的肢体被动活动时的阻力大小，两侧对比。

（2）异常分类：肌张力减低见于：①牵张反射弧中断时，如下运动神经元性瘫痪和后根、后索病变等。②上运动神经元性瘫痪的休克期。③小脑病变。④某些锥体外系病变，如舞蹈症等。肌张力增高：①痉挛性肌张力增高：见于锥体束病变，系牵张反射被释放而增强所致。上肢屈肌张力增高，呈折刀状；下肢伸肌张力增高。②强直性肌张力增高：见于锥体外系病变，如震颤麻痹等。伸、屈肌张力均增高，呈铅管样或齿轮状。

3.不随意运动　患者意识清醒时（有时也可发生在轻度意识障碍或浅昏迷时），出现不能控制的骨骼肌不正常运动，表现形式多样，一般在情绪激动时加重，睡眠时停止。其病变大多发生在锥体外系，大脑皮质运动区、脑干、小脑、脊髓、周围神经甚至肌肉病变时也可引起锥体外系病变导致的姿势、运动异常。出现不随意运动的类型主要包括：①帕金森病患者可出现静止性震颤（Static Tremor）。②患帕金森病时伸肌与屈肌张力均增高，可导致肌强直（Rigidity）。③小舞蹈病、Huntington 舞蹈病及应用神经安定剂等，常可导致舞蹈症(Chorea);偏侧舞蹈症(Hemichorea)局限于身体一侧,常见于脑卒中、脑肿瘤等。④Huntington 舞蹈病、Wilson 病、肝性脑病、Hallervorden-Spatz 病、酚噻嗪类及氟哌啶醇慢性中毒等可导致手足徐动症(Athetosis);偏侧手足徐动症多见于脑卒中。⑤偏身投掷运动(Hemiballismus)为丘脑底核及与其联系的苍白球外侧部急性病变所致。⑥锥体外系病变(如肝豆状核变性)多可出现肌张力障碍(Myodystonia)。⑦抽动秽语综合征,多数学者倾向认为是一种特殊的癫痫类型。

4.共济失调 机体任意动作的完成都必须有一定的肌群参加,如主动肌、对抗肌、协调肌和固定肌等,这些肌群的协调一致主要靠小脑的功能,前庭神经、视神经、深感觉、锥体外系等均一起参与,此时动作才能准确无误。

(1)检查方法:指鼻试验、对指试验、轮替动作、跟—膝—胫试验、起坐试验、闭目难立(Romberg's)征、反击征等。

(2)临床意义:正常人动作协调、稳准,如动作笨拙和不协调,则称为共济失调。按病损部位,共济失调分为小脑性、感觉性及前庭性。

(三)平衡评估

平衡(balance)是指身体处于某一姿态,在运动或受到外力作用时,能自动调整以恢复稳定的能力。日常生活中各种动作依赖于有效的平衡功能。老年人或偏瘫患者由于某些器官受损,自身调节平衡功能低下,容易跌倒并导致一系列威胁生活质量的问题。

1.平衡状态分类

(1)静态平衡:①人体或人体某一部位处于某种特定姿势;②坐或站等姿势时保持稳定状态的能力。

(2)动态平衡:①自动态平衡是人体在进行各种自主运动时,重新获得稳定状态的能力。如从一种姿势调整到另一姿势的过程。②他动态平衡是人体对外界干扰,如推、拉等产生反应、恢复稳定状态的能力。

(3)反应性平衡:当身体重心或支持面发生变化时,为了维持身体平衡所做出的应对反应,也是身体为恢复平衡而做出的保护性反应。

2.评估方法 老年人平衡评估可以通过量表进行,在具体操作中可结合实际情况选择直接观察法和间接评定法。

(1)传统的观察法:如 Romberg 检查法、单腿直立检查法及强化 Romberg 检查法。观察被检者在静止状态下和在活动状态下能否保持平衡。例如,睁眼坐、站,闭眼坐、站,并足站立,足跟碰足尖站立,单足交替站立,坐、站立时移动身体,足跟行走,足尖行走,走直线,侧方走,倒退走,走圆圈,绕过障碍物行走等。

(2)量表评定法:不需要专门的仪器设备,结果量化,评分简单,应用方便,临床医护人员普遍接受。信度和效度较好的量表主要有 Berg 平衡量表 、Tinetti(Performance-oriented assessment of mobility)量表等,以及"站起—走"计时测试。

(3)平衡测试仪:平衡测试仪是定量评估平衡能力的一种测试仪器,采用高精度的压力传感器和电子计算机技术,配有专用的软件。通过系统控制及分离各种感觉信息的输入来评估躯体感觉、视觉、前庭系统对平衡的作用与影响。平衡测试仪是近年来国际上测试平衡发展较快的定量评定平衡能力的一种测试仪器,其种类包括平衡测试仪(Balance

Performance Monitor，BMP)、动态平衡仪（Balance Master)、动态姿势平衡仪（Smart Equitest Balance Master)等。

3. 评估原则

(1)客观评价：老年人及其家属往往会高估或低估老年人的能力。评估人员不能因此影响评价结果，必须真实客观评价，正确判断其功能状态。

(2)避免主观判断的偏差：进行评估时，必须直接观察或向知情人询问老年人的功能状态，避免主观判断。

(3)避免霍桑效应：进行评估时，应避免霍桑效应，即老年人在做某项活动时，表现得很出色而掩盖了平时状态，要进行全面真实的评价。

4. 评估工具

(1) Berg 平衡量表（Berg Balance Scale，BBS)：应用时需要一块秒表、一根皮尺、两把椅子（其中一张无扶手)、台阶。Berg 平衡量表评定标准见附表 2-5。有 14 个项目，需要 20min 完成，满分 56 分，低于 40 分表明有摔倒的危险。Berg 平衡量表评价记录表见附表 2-6。

(2)Tinetti 量表：该测试包括平衡（10 项)和步态（8 项)两个部分，不到 15min 即可完成，满分 44 分，低于 24 分提示有摔倒的危险性。

(3)"站起—走"计时测试（The Timed "up & go" Test，TUG)：主要评定被测试者从座椅站起向前走 3 米，折返回来的时间以及在行走中的步态平衡。

(4)功能性前伸（Functional Reach)：通过测定被测试者向前伸臂的能力来评定其平衡功能状况，由于功能性前伸距离与压力中心的最大偏离度有显著的相关性，并且该方法简单易行，直接提供客观动态观察数据，被认为有很好的应用价值。此测量方法在国外广泛应用于评价老年人平衡能力及预测跌倒。

(5)跌倒危险指数（Fall Risk Index)仪器：采用 Tetrax 平衡测试系统，测定简单无伤害，被测试者站在平衡测定仪上，通过 8 种姿势进行测量，包括在自然站立情况下睁眼、闭眼、头左右、前后转向、左右脚步同步性（脚下垫有泡沫橡胶脚垫)等，5~10min 测定完毕。检查前向被测试者充分解释检查目的和注意事项，检查时尽量保持检测环境的安静。测定结果以姿势的总结表（BSS)和跌倒指数（FIA)的形式表示。跌倒指数的评价标准：跌倒概率范围为 0~100，0 表示没有跌倒风险，100 表示极有可能跌倒，按照低跌倒风险（0~35)、中跌倒风险（36~57)、高跌倒风险（58~100)划分级别。

(四)步态评估

正常步态在时空间参数应该是对称的，双下肢垂直力量及时间参数差异<6%。老年人或偏瘫患者步态的特点是不对称、分离运动控制差、平衡反应延迟及破坏、患肢负重减少、身体不能平滑且对称前行，在恢复过程中偏瘫步态变化很大，偏瘫侧肢体出现共同运动，需要骨盆及非瘫痪侧肢体来代偿。进行步态分析时常常采用时间及空间参数，偶尔也需要分析运动学及运动力学。时间参数主要指标有摆动相时间、支撑相时间、摆动相与支撑相之间比值；空间参数主要是步幅，通过正常老年人的肌力、关节活动度、痉挛状态等指标进行评定。

1.特点

(1)步行的基本功能:从某一地方安全、有效地移动到另一地方。①自然步态的要点:合理的步长、步宽、步频;上身姿势稳定;最佳能量消耗。②自然步态的生物力学因素:具备控制肢体前向运动的肌力或机械能;可以在足触地时有效地吸收机械能,以减小撞击,并控制身体的前向进程;支撑相有合理的肌力及髋膝踝角度(重力方向),以及充分的支撑面(足的位置);摆动相有足够的推进力、充分的下肢地面廓清和合理的足触地姿势控制。

(2)步态周期:支撑相是足接触地面和承受重力的时相,占步态周期的60%;摆动相是足在空中向前摆动的时相,占步态周期的40%。

2.评估方法 老年人的步态评估包括直接行走步态观察、足迹观察和肌肉动力学角度计算等方法,测得具体的数据,以进行正确的评估。

(1)直接观察法:由评估者直接观察老年人行走的姿势、步态、行走路线及距离等情况。此种方法简单有效,但年老体弱者要注意判断能操作的可行性及安全性。

(2)间接评定法:向被评估者或其家属、陪护人员询问,了解步行能力情况。

3.评估原则 与平衡评估相同。

4.评估工具

(1)临床分析:临床分析的内容包括病史回顾,体格检查侧重于神经反射、肌力和肌张力、关节活动度、感觉、压痛、肿胀、皮肤状况等。步态观察注意患者全身姿势,包括动态和静态姿势;步态概况包括步行节律、稳定性、流畅性、对称性、身体重心偏移、手臂摆动、各关节在步行周期的姿态与角度、患者神态与表情、辅助装置的作用等。观察应该包括前面、侧面和后面,注意对称比较,注意疼痛对步态的影响。患者要充分暴露下肢,并可以显示躯干和上肢的基本活动。受试者一般采取自然步态,必要时可以使用助行器。在自然步态观察的基础上,可以要求患者加快步速,减少足接触面(踮足或足跟步行)或步宽(两足沿中线步行),以凸现异常;也可以通过增大接触面或给予支撑(足矫形垫或支具),以改善异常,从而协助评估。步态分析评估量表(Tinetti Gait Analysis)见附表2-7。

(2)运动学分析:运动学(Kinematics)分析是步行时肢体运动时间和空间变化规律的研究方法,主要包括步行整体时间与空间测定和肢体节段性运动方向测定。

(3)动力学分析:动力学(Kenetics)分析是对步行时作用力、反作用力强度、方向和时间的研究方法。

(五)吞咽功能评估

正常吞咽生理过程包括准备阶段、自主阶段、咽阶段、食管阶段。吞咽功能测定可通过饮水、唾液吞咽试验等方法评价吞咽功能障碍的程度。老年人由于多种疾病甚至机体协调功能下降,易因吞咽功能下降导致吸入性肺炎、呛咳、脱水、营养不良甚至窒息的发生。为了保证老年患者的饮食安全,我们需要对此类患者进行吞咽功能评估。确定吞咽障碍是否存在需提供吞咽障碍解剖和生理学依据,确定患者吞咽相关的风险因素(误吸等),确定是否需要改变提供营养的方式,为吞咽障碍进一步检查和治疗提供依据。

1.概念 误吸指进食(或非进食)时,有数量不一的食物、口腔内分泌物或胃食管反流物等进入到声门以下的气道,而不是像通常那样全部随着吞咽动作顺利地进入食管。老年人由于受到器官功能的退化、疾病、药物等多种因素的影响,成为误吸发生的高危人群,且误吸发生的频率与年龄因素呈正相关。

2.评估方法　对误吸的高危人群进行筛查,如高龄、有脑血管疾病、老年智障、咳嗽多痰、喘息、鼻咽癌放疗后及使用鼻饲的老年患者。

(1)直接观察法:可采用询问病史、反复唾液吞咽试验、饮水吞咽试验、简易吞咽激发试验、咳嗽反射试验。

(2)口咽部测压检查:目前能定量分析咽和食管力量的手段之一。

(3)视频透视吞咽检查(Video Fluoroscopic Swallowing Study,VFSS):可提供吞咽过程中食团在口咽部的转运,咽部收缩、松弛和气道保护动作等信息,是目前首选的检查方法。

3.评估原则　与平衡评估相同。

4.评估工具

(1)洼田饮水试验:该试验是日本学者洼田俊夫提出的评定吞咽障碍的试验方法,分级明确,操作简单,利于选择有治疗适应证的患者。该检查根据患者主观感觉,与临床和实验室检查结果不一致的很多,要求患者意识清楚并能够按指令完成试验。患者端坐,喝下 30mL 温开水,观察所需时间、呛咳情况。

1级(优):能顺利地 1 次将水咽下;

2级(良):分 2 次以上,能不呛咳地咽下;

3级(中):能 1 次咽下,但有呛咳;

4级(可):分 2 次以上咽下,但有呛咳;

5级(差):频繁呛咳,不能全部咽下。

正常:1 级,5 秒之内;可疑:1 级,5 秒以上或 2 级;异常:3~5 级。

疗效判断标准:

治愈:吞咽障碍消失,饮水试验评定 1 级。

有效:吞咽障碍明显改善,饮水试验评定 2 级。

无效:吞咽障碍改善不显著,饮水试验评定 3 级以上。

洼田吞咽能力评定法　该方法提出 3 种能减少误吸的条件,根据患者需要条件的多少及种类逐步分级,分为 1~6 级,级别越高吞咽障碍越轻,6 级为正常。

评定条件:帮助的人、食物种类、进食方法和时间。

1级:任何条件下均有吞咽困难和不能吞咽;

2级:3 个条件均具备则误吸减少;

3级:具备 2 个条件则误吸减少;

4级:如选择适当食物,则基本上无误吸;

5级:如注意进食方法和时间基本上无误吸;

6级:吞咽正常。

疗效判定标准:

无效:治疗前后无变化;

有效:吞咽障碍明显改善,吞咽分级提高 1 级;

显效:吞咽障碍缓解 2 级,或接近正常。

（2）反复唾液吞咽试验：受检者采取放松体位。检查者将手指放在受检者的喉结和舌骨位置，让受检者尽量快速反复吞咽。观察喉结及舌骨随着吞咽运动越过手指，向前上方移动再复位的次数。当受检者口腔过于干燥无法吞咽时，可在舌面上注入约1mL水后再让其吞咽。计算30秒内完成的次数。健康成人至少能完成 5～8 次。如果少于 3 次/30s，那就提示需要进一步检查。

（3）简易吞咽激发试验：如果在滴注蒸馏水后 3 秒内能够诱发吞咽反射，则判定为吞咽正常；如果超过 3 秒，则为不正常。该试验适用于卧床不起者。

（4）咳嗽反射试验：患者吸入喷雾后导致喉部咳嗽感受器受到刺激，引发咳嗽反射。咳嗽反射的存在表示患者能够通过该反射防止食物进入气道深处。咳嗽反射的减弱或消失则意味着误吸或误咽的可能性大大增加。

（5）口咽部测压检查：目前能定量分析咽和食管力量的手段之一。

（6）视频透视吞咽检查（Video Fluoroscopic Swallowing Study，VFSS）：该检查不仅能准确发现误吸的原因，尤其对隐匿性吸入的诊断有决定性意义。采用医用诊断 X 线遥控透视摄影系统进行透视检查。该透视系统能够实时采集透视过程中的数字图像，可随时反复播放，测量吞咽各个阶段的时间。

5. 吞咽功能评定注意事项

（1）Glasgow 昏迷量表评分小于 6 分或即使在帮助下也不能维持坐位的患者不适合采用饮水吞咽测试评定。

（2）在本检查之前，需要先实施口面部评定。

（3）如口腔内有可脱卸假牙，务必将假牙卸下之后再行检查。

（4）检查前需要确认患者口中无食物残留。

（5）饮水吞咽试验使用的应为温开水，不能用冰水，更不能用饮料或汤汁代替。

（六）视、听功能评估

老年人由于神经衰弱、年龄大或本身基本原因会导致视、听功能下降，老年人易得白内障、青光眼、老视眼和老年聋等。视力的评估包括视敏度、色盲测试、视野、眼压测定等。听力的评估有耳语和一般交谈。

1. 视力的评估

（1）视敏度：眼辨别物体形态细节的能力，即视觉的角分辨力。视力表就是以分视角为单位进行设计的。国际标准视力表是以"E"字为视标，其笔画宽度与间隔均为 1 分视角，视标"E"的边宽为 5 分视角，缺口宽度为 3 分视角，视标排列共 12 行，视标的递增率为调和集数，视力为等差级数（0.1～1.0），以小数记录。

（2）视野：视野大小和形状与视网膜上感觉细胞的分布状况有关，可以用视野计来测定视野的范围。电脑控制的静态定量视图 3-3G01dmann 视野计，有针对青光眼、黄斑疾病、神经系统疾病的特殊检查程序。

（3）眼压测定：①指压测量是无法使用眼压计进行眼压测量时估计眼压的方法。检查时让患者向下看，检查者以两手食指尖置于上睑，交替按压眼球，借指尖触知的抵抗感觉估计眼压的高低。记录方法：眼压（T）Tn＝正常、T＋1＝稍高、T＋2＝较高、T＋3＝很高（眼球硬如石头）、T－1＝稍低、T－2＝较低、T－3＝很低（眼球软似棉花）。②Schiotz 眼压计检查法用于协助青光眼的诊断,观察青光眼的治疗效果。用 0.5% 盐酸丁卡因溶液表面麻醉,眼压计足板垂直放在角膜面上,观察眼压计上指针的刻度,查对表,即可得到眼压的毫米汞柱值。

2. 听力的评估

(1)耳语及一般交谈的检测法:通过耳语及一般交谈并根据他听懂的程度进行判断。规则:这种测试必须在安静的环境下进行,避免交通噪声及回响。说话者必须保证测试的单词发音平和,响度一致。说话时不宜做深呼吸,避免头几个单词声音过响。两个耳朵应分开测试,不被测试的耳朵用手指压住耳屏,堵住传输声音的耳道。

(2)估算患者的听力损失:国际卫生组织(WHO-1997)将听力损失分级如下:

平均听力损失≤25dB 为正常;

平均听力损失介于 26~40dB 为轻度听力损失;

平均听力损失介于 41~60dB 为中度听力损失;

平均听力损失介于 61~80dB 为重度听力损失;

平均听力损失≥81dB 为极重度听力损失。

(3)言语听力测验:言语听力测验可以了解个体言语听力的损失程度、个体需要的舒适的响度范围、不同语言声音的辨别能力。言语听力测验的结果对于选配助听器、评估助听效果和制订个别化的语言训练计划,非常有参考价值。

第二节　老年人心理、社会健康的评估

心理健康受时代、社会、生活等条件的制约,也受民族风俗习惯、个人具体生活环境的影响。心理学家认为:心理健康的老年人,必须能进行正常的生活;有良好的人际关系,包括同配偶、子女、媳婿、儿孙等;有良好的情绪,对生活充满信心,心情愉快;有正常的行为,应符合他扮演的社会角色和当时的社会环境;有健全的人格,情绪、性格稳定,意志坚强,言行一致。老年人应该正确认识自己,自觉地去适应主客观条件的变化,调整自己的生活方式,这是心理健康的重要标志。

一、认知状态的评估

认知是个人完成各种活动所需要的基本能力,反映个体的思维活动,达到一定年龄阶段的老年人均会不同程度地伴有认知功能障碍,故认知能力是心理健康评估的重要内容之一。

(一)老年人认知的变化

1. 感觉(Sensation)是当前直接作用于感觉器官的客观事物个别属性在人脑中的反映,包括视、味、嗅、皮肤、平衡觉等。

2. 知觉(Perception)是人脑对当前直接作用于感觉器官的客观事物的各种属性及其外部相互关系的综合反应。老年人感觉器官的变化:知觉反应相对减慢,但由于经验丰富,正确性仍较高;定向力(时间、地点、人物辨别)障碍。

3.记忆(memory)是人脑对过去经历过的事物的反映,分为识记、保持、再认和重现(回忆)。包括:①初级记忆、次级记忆;②再认、回忆;③机械记忆、逻辑记忆;④有意识记忆、无意识记忆;⑤远事记忆、近事记忆。

(1)老年人记忆的变化:①初级记忆保持较好,次级记忆减退明显。②再认能力保持远比回忆能力好。③机械记忆较差,40岁开始减退,60岁后明显减退。逻辑记忆较好,一般60岁逐渐减退。④有意识记忆处于主导地位,无意识记忆能力下降。⑤远事记忆良好,近事记忆较差。

(2)记忆的病理性老化:由于疾病的影响而引起的记忆障碍,属于异常老化,往往是某些疾病的症状,多见于老年痴呆患者。

(3)记忆策略与可塑性:记忆减退出现有早有晚、速度有快有慢、程度有轻有重,个体差异很大。

注意:自我保健、适当用脑、情绪稳定、心情愉快、有信心,可延缓记忆衰退。

4.智力(Intelligence)是一种整体的、综合的能力,主要包括注意、记忆、想象、思维、观察、实践操作和环境适应等能力。

(1)液态智力:获得新观念、洞察复杂关系的能力,主要与人的神经系统的生理结构和功能有关,如整合能力、近事记忆能力及注意力等。液态智力减退较早,老年期下降明显。

(2)晶态智力:与后天的知识、文化及经验的积累有关,如词汇、理解力和常识等。健康成年人晶态智力并不随年龄的增长而逐渐减退,而是随后天的学习、经验的积累不断提高。

5.思维(Thinking)是人的中枢神经系统在对感知觉的信息进行分析、综合、比较、抽象、概括以后,对客观事物所进行的间接、概括的反映过程。

(1)老年人的思维特点:不能集中精力思考问题、思维迟钝、联想缓慢、计算速度减慢、计算能力减退(尤其是心算能力)。

(2)思维衰退较晚,特别是与自己熟悉的专业有关的思维能力在年老时仍能保持。思维的衰退对老年人的影响很大,如对语言的理解速度减慢,讲话逐渐变慢、不流畅,词不达意。思维的敏捷度、流畅性、灵活性、独特性、创造性比中年时期差。

(二)认知状态的评估方法

1.认知状态的评估范围和内容

(1)外观与行为:意识状态、姿势、穿着、打扮。

(2)语言:音量、速度、流畅性、理解力、复述能力。

(3)思考知觉:判断力、思考内容、知觉。

(4)记忆力和注意力:短期记忆、长期记忆、学习新事物的能力、定向力。

(5)高等认知功能:知识、计算能力、抽象思考能力、结构能力。

2.评定量表 简易智能精神状态检查(Mini-Mental State Examination,MMSE)量表见附表2-8。

二、情感状态的评估

老年人的情感变化特点:在表现喜悦、悲伤、愤怒和厌恶情绪方面,不倾向于控制自己的情感。对害羞控制及对恐惧情绪的态度无明显差异。描述喜悦时用词少于中青年人。忧郁感更多源于对健康的关注。对个人得失、不合心意的事情、不愉快的遭遇表现出气愤的情绪。

（一）焦虑的评估

焦虑是人们对环境中一些即将面临的、可能会造成危险和威胁的重大事件或者预示要做出重大努力的情况进行适应时，心理上出现紧张和一种不愉快的期待情绪，表现为紧张、不安、急躁等，但又说不出具体明确的焦虑对象。老年人因为退休、丧偶、患慢性疾病等对自己未来生活的担忧常有焦虑情绪表露。常用的评估焦虑量表：

焦虑自评量表（Self-rating Anxiety Scale，SAS）见附表 2-9，是用于测量焦虑状态轻重程度及其在治疗过程中变化情况的心理量表，是最常用的心理测量工具之一。SAS 采用 4 级评分，主要评定项目所定义的症状出现的频度。

结果分析：结果给出的标准分，分数越高，表示这方面的症状越严重。一般来说，焦虑总分低于 50 分者为正常；51～60 分者为轻度，61～70 分者为中度，71 分以上者为重度。

（二）抑郁的评估

抑郁是个体失去某种所重视或追求的东西时产生的情绪体验，是一种最常见的情绪反应。老年人常因为退休、子女长大后离家、身患某种慢性疾病等而出现情绪低落、失眠等。抑郁显著特征是情绪低落，表现为兴趣减退甚至消失，对前途悲观失望、无助，精神疲惫，缺乏动力，自我评价低，严重时感到生活或生命本身没有意义。常伴有失眠、悲哀、行动受限、自责、性欲减退等，严重者出现自杀行为。常用的抑郁评估量表：

（1）抑郁自评量表（Self-rating Depression Scale，SDS）见附表 2-10，SDS 按症状出现频度评定，分很少、有时、经常、持续 4 个等级。

（2）老年抑郁量表（Geriatric Depression Scale，GDS）见附表 2-11，为 56 岁以上者的专用抑郁筛查量表，而非抑郁症的诊断工具，每次检查需 15 分钟左右。临床主要评价情绪低落、活动减少、易激惹、退缩，以及对过去、现在和将来的消极态度等症状。但 56 岁以上者主诉食欲下降、睡眠障碍等症状属于正常现象，使用该量表有时易误评为抑郁症。因此分数超过 11 分者应做进一步检查。

评分标准：30 个条目中每项表示抑郁的回答得 1 分，得分在 0 至 30 分之间。按不同的研究目的（要求灵敏度还是特异性）用 9～14 分作为存在抑郁的界线分。一般地讲，得 0～10 分可视为正常范围，即无抑郁症；11～20 分显示轻度抑郁，21～30 分为中重度抑郁。

三、人格评估

人格（Personality）是指个体在适应社会生活的成长过程中，经遗传与环境交互作用形成的稳定而独特的身心结构。人格是社会化过程中形成的综合性的心理特征，是在大量情境中表现出来的各种行为和情感反应，且具有持久性。性格特点是人格的特征表现。个体形成的性格特点与身心障碍有关，某些性格特点常是许多疾病发生的基础。人格测评预先假定人与人之间的人格特征有差异，这种差异可通过科学的方法给予精确测量。

（一）老年人人格变化特点

由于老化和衰老,老年人的人格特征也会在诸多方面发生某些重要的变化。

1.不安全感 老年人的不安全感主要表现在身体健康和经济保障两个方面。人到了老年,身体的各个系统和器官逐渐发生器质性和机能性变化,常患各种疾病,所以他们担心自己的健康,对身体功能的变化很敏感,据调查这类人占半数还多。在经济方面,老年人主要表现在对生活保障和疾病的医疗及护理保障的担忧。

2.孤独感 老年人的孤独感较为普遍,且来自各个方面。失落感和信息缺乏是多数退休者对退休生活的不适应所致。老年人以自我为中心,情绪化倾向,情感需求增加,感情脆弱,易冲动,多愁善感,郁结在心。最普遍的是老年人在家庭关系中的失落感。老年人渴望并追求天伦之乐,良好的家庭关系是他们的精神寄托。如果子女由于种种原因忽略或忽视了对他们的关心,很少与他们沟通,家庭中的老年人就会感到孤独。

3.适应性差 老年人不容易适应新环境和新情境,他们对周围环境的态度也逐渐趋于被动,依恋已有的习惯,较少主动地体验和接受新的方式。高级神经的灵活性减弱,活动水平下降;生活节奏性强,行为的可预见性强;常逃避新奇的刺激而且对新刺激反应的阈值增高;对新的情境适应需要更多时间或根本不能适应;对事物的反应强度减弱或谨慎从事;从事某一活动的持久性增长,注意的广度缩小;学习新东西有困难,对意外事件应变性也较差。

4.拘泥刻板并趋于保守 老年人心理倾向拘泥于刻板行为,有研究发现人到 50 岁后,刻板性就逐条增强,老年人对事、对人的态度一经形成就不易改变;固执己见,任性,难以被别人说服;批评常多于赞扬,爱发牢骚,认为今不如昔;好发号施令,倚老卖老,权威主义态度;老年人经验丰富,也注重自己的经验,并希望子女接受自己的经验方式,对由此而引发的矛盾不易理解。

5.回忆往事 老年人的心理世界逐渐表现出由主动向被动、由朝向外部世界向朝向内部世界转变,因此很容易回忆往事,遇到事情也容易联想到往事。越是高龄,这种回忆往事的趋势越明显。

6.对行为的控制性 老年人对自己已形成的行为模式仍然有较好的坚持性,如起居生活规律,守时;对自己行为的控制性下降,不修边幅,生活不拘小节,随意性增大;对别人的依赖性增加,独立性减弱。

（二）评估方法

1.投射法 投射是一种常见的心理防御机制,是个体不自觉地把自己的思想、态度、愿望、情绪等反映于外界事物和他人的一种潜意识心理表现。常用的评估工具是用投射技术的联想法的罗夏墨迹测验(Rorschach Inkblot Method,RIM),它是最古老的、使用最广泛的投射测验之一。罗夏墨迹测验图是由瑞士精神病学家罗夏于 1921 年编制的,罗夏墨迹测验的原理与精神分析理论密切相关。另外,罗夏墨迹测验还与刺激反应理论和知觉理论有关。罗夏墨迹测验由十张墨迹图构成。在这十张图片中,有五张是深浅不同的黑白的(1、4、5、6、7),另有两张是黑白和鲜红的(2、3),其余的三张是淡彩色的(8、9、10)。每张图片中的墨迹都是形状对称的。它主要是通过观察被试者对一些标准化的墨迹图形的自由反应,评估被试者所投射出来的个性特征。

2.问卷法　自陈式人格问卷和人格检查表,常用的评估工具:①明尼苏达多相人格调查表(Minnesota,Maltiphasic,Peronality,MMPI),明尼苏达多相个性测验是美国明尼苏达大学教授郝兹威与莫金利于 20 世纪 40 年代初期编制的。MMPI 法有 566 个自我报告形式的题目,其中 16 个为重复题目(主要用于检验被试者反映的一致性,看作答是否认真),实际上只有 550 题。题目的内容范围很广,包括身体各方面的情况、精神状态以及对家庭、婚姻、宗教、政治、法律、社会等问题的态度。② 艾森克人格问卷(Eysenck Personality Questionnaire,EPQ),艾森克人格问卷包括:精神质(P),分数高者可能是孤独、不关心他人;低分者能与人相处,能较好地适应环境。内外向(E),分数高表示人格外向,可能是好交际;分数低表示人格内向,可能是好静。神经质(N),分数高者常常焦虑、担忧、郁郁不乐、忧心忡忡;分数低者情绪反应缓慢且轻缓,很容易恢复平静,稳重、性情温和、善于自我控制。掩饰性(L),成人随年龄增加而升高。

四、社会健康评估

(一)角色功能的评估

角色是在一定文化背景下,处于某一特定位置的社会成员遵循一定社会规范所表达的社会行为,是社会对个体或群体在特定场合下职能的划分,代表了个体或群体在社会中的地位以及社会期望表现出的符合其地位的行为,又称社会角色。

老年人一生中经历了多重角色的转变,从出生到老年,从学生到工作,最后退休,从做儿女到做父母再做祖父母(外祖父母),发生多重角色的变更,适应对其角色功能起着相当重要的作用。个体对老年角色的适应情况与性别、个性、文化背景、家庭背景、社会地位、经济状况等因素有关。了解老年人个体文化背景、过去职业、退休日期、现在有无工作,承担的角色及角色行为是否恰当,对承担的角色是否满意,有无角色适应不良,角色改变对其生活方式、人际关系的影响等,以便找出原因和影响因素,及时采取干预措施,避免角色功能障碍给老年人带来的生理和心理两方面的不良影响。

(二)家庭评估

家庭评估主要了解家庭成员的基本资料、家庭类型、家庭成员的关系、家庭功能、家庭对其健康的影响,家庭对老年人能否提供全部或部分经济支持和日常生活照顾,或为老年人提供精神支持。家庭功能评估:APGAR 家庭功能评估表(Adaptation Partnership Growth Affection Resolve,APGAR),主要内容是适应度、合作度、成熟度、情感度和亲密度。

(三)文化评估

广义的文化是指一个社会及其成员所特有的物质财富和精神财富的总和。狭义的文化则为精神文化,包括思想意识、宗教信仰、文字艺术、道德规范、习俗、知识等。文化是在某一地域内大多数社会成员所必须遵循的社会规范。文化在一定背景下产生和发展,并被人们自觉地、广泛地接受。

了解老年人的文化差异,老年人的价值观、信念和信仰、习俗是文化的核心要素,与健康密切相关,决定着人们对健康、疾病、老化和死亡的看法及信念。

第三节　老年人生活质量评估

老年人的生活质量逐渐得到社会的关注。对生命质量及健康相关生命质量的研究伴随着人们对健康、疾病及生命意义的不断深入认识而发展。了解人群健康状况的变化,评价由于疾病带来的负担和对生活质量造成的影响,为卫生政策制定和卫生资源的合理利用提供依据。

一、生活质量概念

生活质量(Quality of Life,QOL)的概念目前尚不完全统一。1993 年由 20 多个国家和地区参与的世界卫生组织生活质量研究组将生活质量定义为:"不同文化和价值体系中的个体对于他们的目标期望标准以及所关心的事情有关生活状况的体验。"中国老年医学会关于生活质量的定义:"老年人生活质量是指 60 岁或 65 岁以上的老年人群身体、精神、家庭和社会生活满意的程度和老年人对生活的全面评价。"

(一)生活质量的特点

1.生活质量是一个包含生理、心理、社会功能的综合概念,从单一地强调个体生活的客观状态发展到同时注意其主观感受。

2.生活质量具有文化依赖性,其评价是根植于个体所处的文化和社会环境中的,既测量个体健康的不良状态,又反映健康良好的方面。

3.老年人生活质量测量中公认的是躯体健康、心理健康、社会功能、综合评价四个维度。

(二)生活质量的综合评估

(1)生活满意度的评估:生活满意度是指个人对生活总的观点以及现在实际情况与希望之间、与他人之间的差距。生活满意度指数是老年研究中的一个重要指标,用来测量老年人心情、兴趣、心理、生理主观完美状态评估的一致性。

(2)主观幸福感的评估:主观幸福感是反映某一社会中个体生活质量的重要心理学参数,包括认知和情感两个基本成分。Kozma 于 1980 年制定的纽芬兰纪念大学幸福度量表,作为老年人精神卫生状况的恒定的间接指标,已经成为老年人精神卫生测定和研究的有效工具之一。

(3)生活质量的综合评估:生活质量是一个带有个性的和易变的概念,老年人的生活质量不能单纯从躯体、心理、社会功能等方面获得,评估时最好以老年人的体验为基础,既要评定受试者生活的客观状态,同时还要注意其主观评价。

二、生活质量评估工具

1.老年幸福度量表　纽芬兰纪念大学幸福度量表(Memorial University of Newfoundland Scale of Happiness,MUNSH)的理论结构是情感平衡理论。这一理论把幸福理解为两种对立而同样重要的、彼此独立的情感之间的平衡,即正性情感和负性情感之间的平衡。正性情感增加一个人的幸福度,负性情感降低一个人的幸福度,总的幸福度是两者之间平衡的结果。

MUNSH 见附表 2-12,由 24 个条目组成,10 个条目反映正性和负性情感,其中 5 个条目反映正性情感(PA),5 个条目反映负性情感(NA);14 个条目反映正性和负性体验,其中 7 个条目反映正性体验(PE),7 个条目反映负性体验(NE)。总的幸福度＝PA－NA＋PE－NE。

评分时,对每项回答"是",记 2 分;答"不知道",记 1 分;答"否",记 0 分。第 19 项答"现在住地",记 2 分;答"别的住地",记 0 分。第 23 项答"满意",记 2 分;答"不满意",记 0 分。总分＝PA－NA＋PE－NE,得分范围为－24～＋24。为了便于计算,常加上常数 24,记分范围 0～48。PA 正性情感,NA 负性情感,PE 一般正性体验,NE 一般负性体验。

2.生活满意度指数　生活满意度指数(Life Satisfaction Index,LSI)是老年研究中应用最广泛的一个量表,也是一个重要指标。生活满意度指个人对生活总的观点及现实情况与希望之间、与他人之间的差距,主要反映老年人心情、兴趣、心理、生理主观状态。LSI 包括三个独立的分量表,其一是他评量表,即生活满意度评定量表(Life Satisfaction Rating Scales,LSR);另两个分量表是自评量表,分别为生活满意度指数 A(Life Satisfaction Index A,LSIA)和生活满意度指数 B(Life Satisfaction lndex B,LSIB),见附表 2-13 和 2-14。LSR 又包含有 5 个 1～5 分制的子量表。

附表 2-1　Barthel 指数(BI)

填表说明	项目	评分(分)
1.指 1 周内情况("偶尔"指 1 周 1 次)	大便	0＝失禁　5＝偶尔失禁　10＝能控制
2.指 24～48h 情况("偶尔"指＜1 次/天),插尿管的患者能独立完全管理尿管也给 10 分	小便	0＝失禁　5＝偶尔失禁　10＝能控制
3.指 24～48h 情况,由看护者提供工具,也给 5 分;如挤好牙膏、准备好水等	修饰	0＝需要帮助　5＝独立洗脸、梳头、刷牙、剃须
4.患者应能自己到厕所及离开,5 分指能做某些事	用厕	0＝依赖别人　5＝需部分帮助　10＝自理
5.能吃任何正常饮食(不仅是软饭),食物可由其他人做或端来。5 分指别人夹好菜后患者自己吃	吃饭	0＝依赖　5＝需部分帮助(夹菜、盛饭) 10＝全面自理
6.指从床到椅子然后回来。0 分指坐不稳,须两个人搀扶;5 分指 1 个强壮的人或熟练的人/2 人帮助,能站立	移动	0＝完全依赖,不能坐　5＝需大量帮助(2人)能坐　10＝需少量帮助(1人)或指导 15＝自理
7.指在院内、屋内活动,可以借助辅助工具。如果用轮椅,必须能拐弯或自行出门而不须帮助,10 分指 1 个未经训练的人帮助,包括监督或看护	活动 (步行)	0＝不能动　5＝在轮椅上独立活动 10＝需 1 人帮助步行(体力或语言指导) 15＝独自步行(可用辅助工具)

续表

填表说明	项目	评分（分）
8. 应能穿任何衣服，5 分指需别人帮助系扣、拉拉链等，但患者能独立披上外套	穿衣	0＝依赖　5＝需部分帮助　10＝自理（系开纽扣、拉拉链、穿鞋等）
9. 10 分指可独立借助辅助工具上楼	上楼梯	0＝不能　5＝需帮助（体力或语言指导）10＝自理
10. 5 分指必须能自己进出浴室，自己擦洗；淋浴不须帮助或监督，独立完成	洗澡	0＝依赖　5＝自理

附表 2-2　工具性日常生活活动能力（IADL）评估量表（以最近 1 个月的表现为准）

项目	评分
1. 上街购物【□不适用（勾选"不适用"者，此项分数视为满分）】 □3. 独立完成所有购物需求 □2. 独立购买日常生活用品 □1. 每一次上街购物都需要有人陪 □0. 完全不会上街购物	勾选 1 或 0 者，列为失能项目
2. 外出活动【□不适用（勾选"不适用"者，此项分数视为满分）】 □4. 能够自己开车、骑车 □3. 能够自己搭乘大众运输工具 □2. 能够自己搭乘计程车但不会搭乘大众运输工具 □1. 当有人陪同可搭计程车或大众运输工具 □0. 完全不能出门	勾选 1 或 0 者，列为失能项目
3. 食物烹调【□不适用（勾选"不适用"者，此项分数视为满分）】 □3. 能独立计划、烹煮和摆设一顿适当的饭菜 □2. 如果准备好一切佐料，会做一顿适当的饭菜 □1. 会将已做好的饭菜加热 □0. 需要别人把饭菜煮好、摆好	勾选 0 者，列为失能项目
4. 家务维持【□不适用（勾选"不适用"者，此项分数视为满分）】 □4. 能做较繁重的家事或偶尔需家事协助（如搬动沙发、擦地板、洗窗户） □3. 能做较简单的家事，如洗碗、铺床、叠被 □2. 能做家事，但不能达到可被接受的整洁程度 □1. 所有的家事都需要别人协助 □0. 完全不会做家事	勾选 1 或 0 者，列为失能项目
5. 洗衣服【□不适用（勾选"不适用"者，此项分数视为满分）】 □2. 自己清洗所有衣物 □1. 只清洗小件衣物 □0. 完全依赖他人	勾选 0 者，列为失能项目
6. 使用电话的能力【□不适用（勾选"不适用"者，此项分数视为满分）】 □3. 独立使用电话，含查电话簿、拨号等 □2. 仅可拨熟悉的电话号码 □1. 仅会接电话，不会拨电话 □0. 完全不会使用电话	勾选 1 或 0 者，列为失能项目

续表

项目	评分
7.服用药物【□不适用(勾选"不适用"者,此项分数视为满分)】 □3.能自己负责在正确的时间用正确的药物 □2.需要提醒或少许协助 □1.如果事先准备好服用的药物分量,可自行服用 □0.不能自己服用药物	勾选 1 或 0 者,列为失能项目
8.处理财务能力【□不适用(勾选"不适用"者,此项分数视为满分)】 □2.可以独立处理财务 □1.可以处理日常的购买,但需要别人的协助与银行的往来或大宗买卖 □0.不能处理钱财	勾选 0 者,列为失能项目

注:上街购物、外出活动、食物烹调、家务维持、洗衣服等五项中有三项以上需要协助者即为轻度失能。

附表 2-3　社会功能活动问卷(FAQ)

项目	正常或从未做过,但能做(0 分)	困难或从未做过,但可单独完成(1 分)	需要帮助(2 分)	完全依赖他人(3 分)
1.每月平衡收支的能力,算账的能力				
2.老年人的工作能力				
3.能否到商店买衣服、杂货和家庭用品				
4.有无爱好? 会不会下棋和打扑克				
5.会不会做简单的事情,如点炉子、泡茶等				
6.会不会准备饭菜				
7.能否了解最近发生的事件(时事)				
8.能否参加讨论和了解电视、书和杂志的内容				
9.能否记住约会时间、家庭节日和吃药				
10.能否拜访邻居、自己乘公共汽车				
总分				

注:≤5 分为正常;≥5 分表示该老年人在家庭和社区中不可能独立。

附表 2-4 日常生活能力评估量表

序号	项目	自己完全可以做（1分）	有困难但自己尚能完成（2分）	需要帮助（3分）	根本无法做（4分）
1	乘坐公共车				
2	步行外出到家附近的地方				
3	做饭（包括生火）				
4	做家务				
5	吃药				
6	吃饭				
7	穿、脱衣服				
8	梳头、刷牙等				
9	洗衣				
10	室内行走				
11	上下楼梯				
12	上下床、坐起或站起				
13	提水煮饭、洗澡				
14	沐浴（水已放好）				
15	剪指甲				
16	购物				
17	走着上厕所				
18	打电话				
19	处理自己的财务				
20	独自在家				

评价标准：75 岁以下，总分≥23 分，提示痴呆；75 岁以上，总分≥25 分，提示痴呆。

附表 2-5 Berg 平衡量表评定标准

项目	评分
（1）从坐位站起	4 分 不用手扶能够独立地站起并保持稳定 3 分 用手扶着能够独立地站起 2 分 几次尝试后自己用手扶着站起 1 分 需要他人少量的帮助才能够站起或保持稳定 0 分 需要他人中等或大量的帮助才能站起或保持稳定
（2）无支持站立	4 分 能够安全地站立 2min 3 分 在监视下能够站立 2min 2 分 在无支持的条件下能够站立 30s 1 分 需要若干次尝试才能无支持地站立 30s 0 分 无帮助时不能站立 30s

续表

项目	评分
（3）无靠背坐位,但双脚着地或放在一个凳子上	4 分　能够安全地保持坐位 2min 3 分　在监视下能够保持坐位 2min 2 分　能坐 30s 1 分　能坐 10s 0 分　没有靠背支持不能坐 10s
（4）从站立位坐下	4 分　最小量用手帮助安全地坐下 3 分　借助于双手能够控制身体的下降 2 分　用小腿后部顶住椅子来控制身体的下降 1 分　独立地坐,但不能控制身体的下降 0 分　需要他人帮助坐下
（5）转移	4 分　稍用手扶就能够安全地转移 3 分　绝对需要用手扶着才能够安全地转移 2 分　需要口头提示或监视才能够转移 1 分　需要一个人的帮助 0 分　为了安全,需要两个人的帮助或监视
（6）无支持闭目站立	4 分　能够安全地站立 10s 3 分　监视下能够安全地站立 10s 2 分　能站 3s 1 分　闭眼不能达 3s,但站立稳定 0 分　为了不摔倒而需要两个人帮助
（7）双脚并拢无支持站立	4 分　能够独立地将双脚并拢并安全地站立 1min 3 分　能够独立地将双脚并拢并在监视下站立 1min 2 分　能够独立地将双脚并拢,但不能保持 30s 1 分　需要别人帮助将双脚并拢,但能够双脚并拢站 15s 0 分　需要别人帮助将双脚并拢,双脚并拢站立不能保持 15s
（8）站立位时上肢向前伸展并向前移动	上肢向前伸展达水平位,检查者将一把尺子放在指尖末端,手指不要触及尺子。测量的距离是被检查者身体从垂直位到最大前倾位时手指向前移动的距离。如有可能,要求被检查者伸出双臂以避免躯干的旋转。 4 分　能够向前伸出＞25cm 3 分　能够安全地向前伸出＞12cm 2 分　能够安全地向前伸出＞5cm 1 分　上肢能够向前伸出,但需要监视 0 分　在向前伸展时失去平衡或需要外部支持
（9）站立位时从地面捡起物品	4 分　能够轻易地且安全地将鞋捡起 3 分　能够将鞋捡起,但需要监视 2 分　伸手向下达 2～5cm,且独立地保持平衡,但不能将鞋捡起 1 分　试着做伸手向下捡鞋的动作时需要监视,但仍不能将鞋捡起 0 分　不能做伸手向下捡鞋的动作,或需要帮助以免失去平衡或摔倒

续表

项目	评分
（10）站立位转身向后看	4分 从左右侧向后看,体重转移良好 3分 仅从一侧向后看,另一侧体重转移较差 2分 仅能转向侧面,但身体的平衡可以维持 1分 转身时需要监视 0分 需要帮助以防身体失去平衡或摔倒
（11）转身360°	4分 在≤4s的时间内安全地转身360° 3分 在≤4s的时间内仅能从一个方向安全地转身360° 2分 能够安全地转身360°但动作缓慢 1分 需要密切监视或口头提示 0分 转身时需要帮助
（12）无支持站立时将一只脚放在台阶或凳子上	4分 能够安全且独立地站立,在20s时间内完成8次 3分 能够独立地站,在20s时间内完成8次 2分 无须辅助且在监视下能够完成4次 1分 需要少量帮助能够完成>2次 0分 需要帮助以防止摔倒或完全不能做
（13）一只脚在前无支持站立	4分 能够独立地将双脚一前一后地排列(无间距)并保持30s 3分 能够独立地将一只脚放在另一只脚的前方(有间距)并保持30s 2分 能够独立地迈一小步并保持30s 1分 向前迈步需要帮助,但能够保持15s 0分 迈步或站立时失去平衡
（14）单腿站立	4分 能够独立抬腿并保持>10s 3分 能够独立抬腿并保持5～10s 2分 能够独立抬腿并保持>3s 1分 试图抬腿,但不能保持3s,不过可以维持独立站立 0分 不能抬腿或需要帮助以防摔倒

表 2-6 Berg 平衡量表评价记录表

姓名		性别		年龄		病案号	
科室		病房/床			临床诊断		

检查序号	检查内容	得分(0～4分)		
		月 日	月 日	月 日
1	从坐位站起			
2	无支持站立			
3	无靠背坐位,但双脚着地或放在一个凳子上			
4	从站立位坐下			
5	转移			
6	无支持闭目站立			
7	双脚并拢无支持站立			

续表

检查序号	检查内容	得分(0~4分)					
		月	日	月	日	月	日
8	站立位时上肢向前伸展并向前移动						
9	站立位时从地面捡起物品						
10	站立位转身向后看						
11	转身 360°						
12	无支持站立时将一只脚放在台阶或凳子上						
13	一只脚在前无支持站立						
14	单腿站立						
总分							

检查者:_____

评分标准及临床意义:最高分 56 分,最低分 0 分,分数越高平衡能力越强。0~20 分,提示平衡功能差,患者需要乘坐轮椅;21~40 分,提示有一定平衡能力,患者可在辅助下步行;41~56 分,说明平衡功能较好,患者可独立步行;< 40 分提示有跌倒的危险。

附表 2-7 步态分析评估量表

以舒适速度,使用辅具_____,走 3 米,需_____秒。

测试项目	___年___月___日	___年___月___日
1.起步 (0)有迟疑,或须尝试多次方能启动 (1)正常启动		
2.抬脚高度 a.左脚跨步 (0)脚拖地,或抬高大于 5~10cm (1)脚完全离地,但不超过 5~10cm		
b.右脚跨步 (0)脚拖地,或抬高大于 5~10cm (1)脚完全离地,但不超过 5~10cm		
3.步长 a.左脚跨步 (0)跨步的脚未超过站立的对侧脚 (1)跨步的脚有超过站立的对侧脚		
b.右脚跨步 (0)跨步的脚未超过站立的对侧脚 (1)跨步的脚有超过站立的对侧脚		
4.步态对称性 (0)两脚步长不等 (1)两脚步长相等		
5.步伐连续性 (0)步伐与步伐之间不连续或中断 (1)步伐连续		

测试项目	___年___月___日	___年___月___日
6.走路路径(行走大约3米长) (0)明显偏移到某一边 (1)轻微/中度偏移或使用步行辅具 (2)走直线,且不需辅具		
7.躯干稳定 (0)身体有明显摇晃或需使用步行辅具 (1)身体不晃,但需屈膝或有背痛或张开双臂以维持平衡 (2)身体不晃,无屈膝,不需张开双臂或使用辅具		
8.步宽(脚跟距离) (0)脚跟分开(步宽大) (1)走路时两脚跟几乎靠在一起		

总分(满分12分):

治疗师签名:

无法施测请打"×",并请写出由于_____而无法施测。

附表 2-8　简易智能精神状态检查(MMSE)量表

		分数	最高分
定向力			
现在是(星期几)(几日)(几月)(什么季节)(哪一年)		(　　)	5
我们现在在哪里(省市)(区或县)(街道或乡)(什么地方)(第几层楼)		(　　)	5
记忆力		(　　)	3
现在我要说三样东西的名称,在我讲完以后,请您重复一遍。			
请您记住这三样东西,因为几分钟后要再问您的。			
(请仔细说清楚,每样东西1s)			
"皮球""国旗""树木"			
请您把这三样东西说一遍(以第一次的答案记分)			
注意力和定向力		(　　)	5
请您算一算100减7,然后从所得的数目再减去7,如此一直计算下去,请您将每减一个7后的答案告诉我,直到我说停为止。			
(若错了,但下一个答案是对的,那么只记一次错误)			
93,86,79,72,65			
回忆力		(　　)	3
现在请您说出刚才我让您记住的三样东西("皮球""国旗""树木")			
语言能力			
(出示手表)这个东西叫什么?		(　　)	1
(出示铅笔)这个东西叫什么?		(　　)	1
现在我要说一句话,请您跟着我清楚地重复一遍		(　　)	1
"四十四只石狮子"			
我给您一张纸请您按我说的去做,现在开始:"用右手拿着这张纸,用两只手将它对折起来,放在您的大腿上。"(不要重复说明,也不要示范)		(　　)	3

请您念一念这句话,并且按照上面的意思去做(见背面:闭上您的眼睛)	( )		1
您给我写一个完整的句子(句子必须有主语、动词,有意义)	( )		1
记下所叙述句子的全文			
(见背面)这是一张图,请您在同一张纸上照样把它画下来	( )		1

(对:两个五边形的图案,交叉处有个小四边形)

分数在 27～30 分:正常

分数<27 分:认知功能障碍　　　　　　　　　　　　　　　　　　总分( )

临床印象:_____　　　　　　　　　　　　　评定人签名:

附表 2-9　焦虑自评量表(SAS)

指导语:下面有 20 条文字,请仔细阅读每一条,把意思弄明白,然后根据您最近一星期的实际情况在适当的括号里打勾,每一条文字后有四个括号,表示:A 没有或很少时间;B 小部分时间;C 相当多时间;D 绝大部分或全部时间。

1.我觉得比平时容易紧张或着急	(A)	(B)	(C)	(D)
2.我无缘无故在感到害怕	(A)	(B)	(C)	(D)
3.我容易心里烦乱或感到惊恐	(A)	(B)	(C)	(D)
4.我觉得我可能将要发疯	(A)	(B)	(C)	(D)
5.我觉得一切都很好	(A)	(B)	(C)	(D)
6.我手脚发抖打颤	(A)	(B)	(C)	(D)
7.我因为头疼、颈痛和背痛而苦恼	(A)	(B)	(C)	(D)
8.我觉得容易衰弱和疲乏	(A)	(B)	(C)	(D)
9.我觉得心平气和,并且容易安静坐着	(A)	(B)	(C)	(D)
10.我觉得心跳得很快	(A)	(B)	(C)	(D)
11.我因为一阵阵头晕而苦恼	(A)	(B)	(C)	(D)
12.我有晕倒发作,或觉得要晕倒似的	(A)	(B)	(C)	(D)
13.我吸气呼气都感到很容易	(A)	(B)	(C)	(D)
14.我的手脚麻木和刺痛	(A)	(B)	(C)	(D)
15.我因为胃痛和消化不良而苦恼	(A)	(B)	(C)	(D)
16.我常常要小便	(A)	(B)	(C)	(D)
17.我的手脚常常是干燥温暖的	(A)	(B)	(C)	(D)
18.我脸红发热	(A)	(B)	(C)	(D)
19.我容易入睡并且一夜睡得很好	(A)	(B)	(C)	(D)
20.我做噩梦	(A)	(B)	(C)	(D)

【计分】

正向计分题 A、B、C、D 按 1、2、3、4 分计;反向计分题按 4、3、2、1 计分。反向计分题号:5、9、13、17、19。

总分乘以 1.25 取整数,即得标准分,分值越小越好,分界值为 50。

附表 2-10　抑郁自评量表(SDS)

请仔细阅读每一条,把题目的意思看明白,然后按照自己最近一周以来的实际情况,对下面的 20 个条目按 1～4 级评分:①很少;②有时;③经常;④持续。

1.我感到情绪沮丧,郁闷	①很少	②有时	③经常	④持续

2. 我感到早晨心情最好　　　　　　　①很少　　②有时　　③经常　　④持续

3. 我要哭或想哭　　　　　　　　　　①很少　　②有时　　③经常　　④持续

4. 我夜间睡眠不好　　　　　　　　　①很少　　②有时　　③经常　　④持续

5. 我吃饭像平时一样多　　　　　　　①很少　　②有时　　③经常　　④持续

6. 我的性功能正常　　　　　　　　　①很少　　②有时　　③经常　　④持续

7. 我感到体重减轻　　　　　　　　　①很少　　②有时　　③经常　　④持续

8. 我为便秘烦恼　　　　　　　　　　①很少　　②有时　　③经常　　④持续

9. 我的心跳比平时快　　　　　　　　①很少　　②有时　　③经常　　④持续

10. 我无故感到疲劳　　　　　　　　①很少　　②有时　　③经常　　④持续

11. 我的头脑像往常一样清楚　　　　①很少　　②有时　　③经常　　④持续

12. 我做事情像平时一样不感到困难　①很少　　②有时　　③经常　　④持续

13. 我坐卧不安，难以保持平静　　　①很少　　②有时　　③经常　　④持续

14. 我对未来感到有希望　　　　　　①很少　　②有时　　③经常　　④持续

15. 我比平时更容易激怒　　　　　　①很少　　②有时　　③经常　　④持续

16. 我觉得决定什么事很容易　　　　①很少　　②有时　　③经常　　④持续

17. 我感到自己是有用的和不可缺少的人　①很少　②有时　③经常　④持续

18. 我的生活很有意义　　　　　　　①很少　　②有时　　③经常　　④持续

19. 假若我死了别人会过得更好　　　①很少　　②有时　　③经常　　④持续

20. 我仍旧喜爱自己平时喜爱的东西　①很少　　②有时　　③经常　　④持续

计分方式：

1. ①②③④依次计 1、2、3、4 分；

2. 第 2、5、6、11、12、14、16、17、18、20 题反向计分，即①、②、③、④依次计 4、3、2、1 分。

统计结果：

总分（20 个项目所得分之和）：（标准分＝原始总分×1.25，四舍五入取整数）

SDS 按症状出现频度评定，分 4 个等级：没有或很少时间、少部分时间、相当多时间、绝大部分或全部时间。若为正向评分题，依次评为 1、2、3、4 分；反向评分题，则评为 4、3、2、1 分。评定时间为过去一周内，把每个题的得分相加为初分，初分乘以 1.25，四舍五入取整数即得到标准分。抑郁评定的临界值为 $T=53$ 分，分值越高，抑郁倾向越明显。中国常模：分界值为 53 分，53～62 分为轻度抑郁，63～72 分为中度抑郁，72 分以上为重度抑郁。

附表 2-11　老年抑郁量表（GDS）

选择过去一周内最适合你的答案

序号	选择最切合您最近一周以来的感受的答案	答案	
		是	否
1	你对生活基本上满意吗？	0	1
2	你是否已经放弃了许多活动和兴趣？	1	0
3	你是否觉得生活空虚？	1	0
4	你是否常感到厌倦？	1	0
5	你觉得未来有希望吗？	0	1
6	你是否因为脑子里有一些想法摆脱不掉而烦恼？	1	0

续表

序号	选择最切合您最近一周以来的感受的答案	答案	
		是	否
7	你是否大部分时间精力充沛？	0	1
8	你是否害怕会有不幸的事落到你头上？	1	0
9	你是否大部分时间感到幸福？	0	1
10	你是否常感到孤立无援？	1	0
11	你是否经常坐立不安，心烦意乱？	1	0
12	你是否希望待在家里而不愿意去做些新鲜事？	1	0
13	你是否常常担心将来？	1	0
14	你是否觉得记忆力比以前差？	1	0
15	你觉得现在生活很惬意？	0	1
16	你是否常感到心情沉重、郁闷？	1	0
17	你是否觉得像现在这样生活毫无意义？	1	0
18	你是否常为过去的事忧愁？	1	0
19	你觉得生活很令人兴奋吗？	0	1
20	你开始一件新的工作困难吗？	1	0
21	你觉得生活充满活力吗？	0	1
22	你是否觉得你的处境毫无希望？	1	0
23	你是否觉得大多数人比你强得多？	1	0
24	你是否常为些小事伤心？	1	0
25	你是否常觉得想哭？	1	0
26	你集中精力困难吗？	1	0
27	你早晨起得很快活吗？	0	1
28	你希望避开聚会吗？	1	0
29	你做决定很容易吗？	0	1
30	你的头脑像往常一样清晰吗？	0	1

表现为抑郁的评分为：

回答为"否"的被认为是抑郁反应的问题：1,5,7,9,15,19,21,27,29,30。

回答为"是"的被认为是抑郁反应的问题：2,3,4,6,8,10,11,12,13,14,16,17,18,20,22,23,24,25,26,28。

一般地讲，在最高分30分中，得：0～10分可视为正常范围，即无抑郁症；11～20分显示轻度抑郁；21～30分为中重度抑郁。

附表 2-12 MUNSH

以下问题如果符合你的情况,请回答"是",记 2 分,答"不知道"记 1 分,答"否"记 0 分。最近几个月里,你感到:

1. 满意到极点(PA)　　　　　　　　　　2. 情绪很好(PA)

3. 对你的生活特别满意(PA)　　　　　　4. 很走运(PA)

5. 烦恼(NA)　　　　　　　　　　　　　6. 非常孤独或与人疏远(NA)

7. 忧虑或非常不愉快(NA)　　　　　　　8. 担心,因为不知道将来会发生什么情况(NA)

9. 感到你的生活处境变得艰苦(NA)　　　10. 一般来说,生活处境变得使你感到满意(PA)

11. 这是你一生中最难受的时期(NE)　　　12. 你像年轻时一样高兴(PE)

13. 你所做的大多数事情都令人厌烦或单调(NE)

14. 你做的事像以前一样使你感兴趣(PE)

15. 当你回顾你的一生时,你感到相当满意(PE)

16. 随着年龄的增加,一切事情更加糟糕(NE)

17. 你感到孤独的程度如何?(NE)

18. 今年一些事情使你烦恼(NE)

19. 如果你能到你想住的地方去住,你愿意到那儿去住吗?(PE)

20. 有时你感到活着没意思(NE)

21. 你现在像你年轻时一样高兴(PE)

22. 大多数时候你感到生活是艰苦的(NE)

23. 你对你当前的生活满意吗?(PE)

24. 你的健康情况和你的同龄人比与他们相同甚至还好些(PE)

附表 2-13 生活满意度指数 A

下面的一些陈述涉及人们对生活的不同感受。请阅读下列陈述,如果你同意该观点,就请在"同意"之下做一记号;如果不同意该观点,请在"不同意"之下做一记号;如果无法肯定是否同意,则在"?"之下做一记号。请务必回答每一个问题。(A 为正序记分项目,同意计 1 分,不同意计 0 分;D 为反序记分项目,同意计 0 分,不同意计 1 分。)

* 1. 当我老了以后发现事情似乎要比原先想象得好。(A) 　　　　同意　不同意　?

* 2. 与我所认识的多数人相比,我更好地把握了生活中的机遇。(A) 　同意　不同意　?

* 3. 现在是我一生中最沉闷的时期。(D) 　　　　　　　　　　同意　不同意　?

* 4. 我现在和年轻时一样幸福。(A) 　　　　　　　　　　　　同意　不同意　?

5. 我的生活原本应该是更好的时光。(D) 　　　　　　　　同意　不同意　?

* 6. 现在是我一生中最美好的时光。(A) 　　　　　　　　　同意　不同意　?

* 7. 我所做的事多半是令人厌烦和单调乏味的。(D) 　　　　同意　不同意　?

8. 我估计最近能遇到一些有趣的令人愉快的事。(A) 　　　同意　不同意　?

* 9. 我现在做的事和以前做的事一样有趣。(A) 　　　　　　同意　不同意　?

10. 我感到老了、有些累了。(D) 　　　　　　　　　　　　同意　不同意　?

11. 我感到自己确实上了年纪,但我并不为此而烦恼。(A) 　　同意　不同意　?

* 12. 回首往事,我相当满足。(A) 　　　　　　　　　　　　同意　不同意　?

13. 即使能改变自己的过去,我也不愿有所改变。(A) 　　　同意　不同意　?

14. 与其他同龄人相比,我曾做出过较多的愚蠢的决定。(D) 　同意　不同意　?

15. 与其他同龄人相比,我的外表年轻。(A) 　　　　　　　同意　不同意　?

＊16.我已经为一个月甚至一年后该做的事制订了计划。（A）　　　　　同意　不同意　？

＊17.回首往事,我有许多想得到的东西均未得到。（D）　　　　　　　同意　不同意　？

＊18.与其他人相比,我惨遭失败的次数太多了。（D）　　　　　　　　同意　不同意　？

＊19.我在生活中得到了相当多我所期望的东西。（A）　　　　　　　　同意　不同意　？

＊20.不管人们怎么说,许多普通人是越过越糟,而不是越过越好了。（D）　同意　不同意　？

注：＊项目被 Wood(1969)等人列入了生活满意度指数 Z(LSIZ)。

附表 2-14　生活满意度指数 B

请就以下问题随意发表意见。

1.你这个年纪最大的好处是什么?

2 没有任何好处　1 积极的答案

2.今后五年你打算做什么? 你估计今后的生活会有什么变化?

2 变好,或无变化　1 无法预料,"各种可能性都有"　0 变坏

3.你现在生活中最重要的事情是什么?

2 任何自身之外的事情,或令人愉快的对未来的解释　1 "维持现状"、保持健康或工作

0 摆脱现在的困境或"目前什么重要的事情也没有"或提起以往的经历

4.与早期的生活相比,你现在是否幸福?

2 现在是最幸福的时期,过去和现在同样幸福;或无法比较出何时更幸福

1 最近几年有些不如以前了　0 以前比现在好,目前是最糟糕的时期

5.你是否曾担心人们期望你做的事你却不能胜任——你无法满足人们对你的要求?

2 不曾担心　1 略有些担心　0 担心

6.如果你想怎样就能怎样,那么你最喜欢生活在哪里(国家名)?

2 目前所在地　0 任何其他地方

7.你感到孤独的时间有多少?

2 从未有过　1 有时　0 经常,十分频繁

8.你感到生活无目的的时间有多少?

2 从未有过　1 有时　0 经常,十分频繁

9.你希望将来与好朋友在一起的时间更多一些还是自己独处的时间更多一些?

2 现在这样很好　1 与好朋友在一起的时间更多一些　0 自己独处的时间更多一些

10.你在目前的生活中发现多少不幸的事情?

2 几乎没有　1 有一些　0 许多

11.当你年迈之后,事情比原先想象得好还是不好?

2 好　1 和预期的差不多　0 不好

12.你对自己生活的满意程度如何?

2 非常满意　1 相当满意　0 不太满意

结果参考:LSIA 得分从 0(满意度最低)到 20(满意度最高);LSIB 得分从 0(满意度最低)到 22(满意度最高)。

复习题

一、单选题

1. 老年人健康评估不包括：

A. 兴趣爱好 　　　　　　　　　　B. 心理健康

C. 社会功能以及综合反映 　　　　D. 躯体健康

2. 老年人健康评估资料收集时注意事项不正确的是：

A. 提供适宜的环境 　　　　　　　B. 安排规定的时间

C. 选择得当的方法 　　　　　　　D. 运用沟通的技巧

3. 日常生活活动(ADL)的评估内容不包括：

A. 基本日常生活活动能力 　　　　B. 工具性日常生活活动能力

C. 高级日常生活活动能力 　　　　D. 日常生活活动能力

4. 老年人运动功能评估不包括：

A. 肌力 　　　　B. 肌张力 　　　　C. 随意运动 　　　　D. 共济失调

5. 肌力描述错误的是：

A. 1级：仅测到肌肉收缩，但不能产生动作

B. 2级：肢体能在床上平行移动，但不能抵抗自身重力，即不能抬离床面

C. 3级：肢体可以克服地心引力，能抬离床面，但不能抵抗阻力

D. 4级：肢体能做对抗外界阻力的运动

6. 以下哪种疾病不会出现不随意运动：

A. 帕金森 　　　　B. 小舞蹈病 　　　　C. 肝性脑病 　　　　D. 发热

7. 当身体重心或支持面发生变化时，为了维持身体平衡所做出的应对反应，是指哪种平衡：

A. 静态平衡 　　　　B. 自动态平衡 　　　　C. 他动态平衡 　　　　D. 反应性平衡

8. 老年人平衡状态及步态评估的原则正确的是：

A. 传统观察 　　　　B. 避免霍桑效应 　　　　C. 他人评价 　　　　D. 自我评价

9. 正常的吞咽生理过程不包括：

A. 准备阶段 　　　　B. 咀嚼阶段 　　　　C. 咽阶段 　　　　D. 食管阶段

10. 吞咽功能评估首选的检查方法：

A. 直接观察法 　　　　　　　　　B. 口咽部测压检查

C. 视频透视吞咽检查 　　　　　　D. 吞咽激发法

11. 通过洼田饮水试验显示患者吞咽功能障碍明显改善的表现是：

A. 2级(良)分2次以上，能不呛咳地咽下

B. 3级(中)能1次咽下，但有呛咳

C. 4级(可)分2次以上咽下，但有呛咳

D. 5级(差)频繁呛咳，不能全部咽下

12. 吞咽功能评估工具适用于卧床患者的是：

A. 洼田饮水试验 　　　　　　　　B. 反复唾液吞咽试验

C. 简易吞咽激发试验   D. 咳嗽反射试验

13. 属于重度听力损失的平均听力损失是：

A. 小于等于 25dB   B. 26～40dB

C. 41～60dB   D. 61～80dB

14. 吞咽功能评定注意事项不正确的是：

A. Glasgow 昏迷量表评分小于 7 分的患者不适合采用饮水吞咽测试评定

B. 在本检查之前，需要先实施口面部评定

C. 如口腔内有可脱卸假牙，务必将假牙卸下之后再行检查

D. 检查前需要确认患者口中无食物残留

15. 以下不会出现肌张力减低的是：

A. 牵张反射弧   B. 小脑病变

C. 震颤麻痹   D. 上运动神经元性瘫痪的休克期

二、问答题

1. 简述老年人人格变化特点。

2. 简述老年人生活质量的特点。

三、案例题

案例一

李某，男，66 岁，与老伴一起生活美满，女儿事业有成。3 个月前老伴因车祸去世。近日李某变得郁郁寡欢，不喜外出，在马路上感到恐惧，总觉得车辆向他撞过来，食欲减退，失眠多梦，感到自己患了绝症。在多家医院做了详细的检查后得知自己身体一切正常，但他并不相信这些结果。为此他经常担心自己和家人遭遇不幸，不敢走出家门，也强烈阻拦女儿外出，为一点小事乱发脾气。李某变得越来越消沉，行动迟缓，表情淡漠，对平时最喜欢的下棋也感到索然无味，感到生不如死，认为老伴在呼唤他。他企图割腕自杀，但自杀未遂。家里人万分焦急。请问此患者最可能的诊断是什么？有何依据？简述主要的护理诊断和护理措施。

案例二

患者张某，男，70 岁，有高血压、陈旧性脑梗史，左侧肢体活动不便。在拐杖辅助下可在平地行走，大小便能自主控制，起居由保姆照顾。现因家中如厕时不慎跌倒至右股骨颈骨折入院，经过诊治患者采取保守治疗，请分析该患者入院前后的 Barthel 指数、相应的护理问题及措施。

（王招娣）

第三章 老年综合征评估及护理

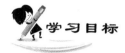学习目标

1. 陈述跌倒的危险因素,跌倒的预防与护理。
2. 简述谵妄、眩晕及晕厥的临床特点及护理。
3. 陈述疼痛评估、药物止痛的基本原则及护理。
4. 简述便秘的并发症护理和腹泻的治疗及护理。
5. 陈述大便失禁、尿失禁的护理。
6. 简述压疮的危险因素及护理。
7. 简述多重用药的不良后果及管理。

老年综合征是指老年人由于多种疾病或多种原因造成的同一种临床症状或问题的综合征,是一组影响老年人患病率和死亡率的特定症状。正确认识、评估并尽早干预老年综合征是老年医疗工作者的一项重要任务,由此可以维护老年人的健康并提高生存质量,对当代社会老年人医疗工作具有重要意义。本章着重介绍跌倒、谵妄、眩晕、晕厥、疼痛、尿失禁、便秘、腹泻、压疮和多重用药等常见症状的评估和护理。

第一节 跌倒的护理

跌倒是我国 65 岁以上老年人伤害及死亡的首要原因,老年人跌倒死亡率随增龄而急剧上升。老年人一旦跌倒会造成生活质量下降、残疾,严重者甚至死亡。老年患者跌倒的发生是多种因素相互作用的结果,跌倒的危险性是内在因素和环境因素及其相互作用的结果。老年患者预防跌倒的自我保护意识较弱,预防老年患者跌倒应采取积极的综合防护措施,防患于未然,尽量减少跌倒事故的发生,提高老年人的生活质量。

一、概述

WHO 将跌倒定义为"不自主的、非故意的体位改变,倒在地上或更低的平面上,不包括靠在家具或墙壁上的情况"。按照国际疾病分类第十次修订版(简称 ICD-10)对跌倒的分类,跌倒包括同一平面的跌倒和从一平面至另一平面的跌倒。随着老年人口数量的增加,跌倒严重威胁着老年人的身心健康、日常活动及独立生活能力,也增加了家庭和社会的负担。老年人跌倒的发生并不是一种意外,而是潜在的危险因素,老年人跌倒是可以预防和控制的。

二、跌倒的危险因素

引起老年人跌倒的原因是多方面的,与衰老相关的神经、肌肉、感知以及肌肉生理功能下降及环境、疾病状态等因素相关。住院的老年跌倒患者中,内在原因占 45%,外在原因占 39%,原因不明者为 16%。住院老年患者跌倒危险因素评估见表 3-1。

表 3-1　住院老年患者跌倒危险因素评估

危险因素(可多选)	分数	评估日期			
最近一年曾有不明原因跌倒经历	1				
意识障碍	1				
视力障碍(单盲、双盲、弱视、白内障、青光眼、眼底病、复视等)	1				
活动障碍、肢体偏瘫	2				
年龄(≥65 岁)	1				
体能虚弱(生活能部分自理,白天过半时间要卧床或座椅)	1				
头晕、眩晕、体位性低血压	1				
服用影响意识或活动的药物: □镇静安眠剂□降压剂□利尿剂□散瞳剂 □麻醉止痛剂□阵挛抗癫剂□降糖剂□其他	1				
住院中无家人或其他人陪伴	1				
总分:	10				
评估者签名:					
患者或家属签名:					

注:1. 最高分 10 分,最低分 1 分。经评估患者有上表中所列任何一种情况即视为有跌倒的风险,无此种情况时即在相应评分栏内标记"0"。总评分小于 2 分为低度危险;2~3 分为中度危险;评分≥4 分为高度危险,需列为护理问题——高危性伤害/跌倒/坠床,执行相关护理措施。

2. 患者入院初次评估后,每周评估一次,患者病情变化随时进行评估。

1.内在因素　如有跌倒病史,肌力减弱致步伐不稳、失衡;患有关节炎、抑郁、认知障碍,服用 4 种及以上药物;使用辅助设施;日常生活协助未能满足;年龄≥80 岁,正在服用抗精神病药物等。

2.外在因素

(1)环境因素:包括室内和室外因素。室内灯光昏暗、地面潮湿,行走途中有障碍物,不合适的家具高度和摆放位置,楼梯台阶及卫生间无扶栏、把手等都可增加跌倒的风险,不合适的鞋子及行走辅助工具也与跌倒有关。室外危险因素包括台阶和人行道缺乏修缮,雨雪天气、拥挤等多种环境因素都可能引起老年人跌倒。

(2)社会因素:卫生保健水平、享受社会服务和卫生服务的途径、室外环境的安全设计,以及老年人是否独居、与社会的交往和联系程度都与其跌倒的发生有关。

三、老年跌倒的评估

1.一般评估　任何能导致步态不稳、肌肉功能减退(如脑血管疾病、帕金森病、小脑综合征、神经疾病、肌病、骨关节炎等)或晕厥前期状态、晕厥的急慢性疾病(如主动脉供血不足、心律失常、直立性低血压、血管迷走神经性晕厥、败血症、代谢紊乱、肿瘤等)都可能导致跌倒的发生。患有神经系统疾病(如眩晕、偏瘫、癫痫、老年痴呆等)和影响运动与平衡的骨科疾病(如严重的关节炎、颈椎病、肌力减退、石膏管形、腋杖、假肢等)的患者也易发生跌倒。因此,老年跌倒的一般医学评估应针对引起老年跌倒的可能疾病进行相应器官或系统的医学检查和诊断,从而发现疾病和治疗疾病,尽可能消除引发老年跌倒的躯体疾病。

2.躯体功能评估　老年人随年龄增长,维持肌肉骨骼运动系统的生理功能均有减退,造成步态的协调性、平衡的稳定性和肌肉力量的下降。另外,老年人视觉、听觉、前庭功能、本体感觉下降,判断外在环境的能力下降,加上活动越来越少,跌倒风险随之增大。因此,在老年跌倒的综合评估中,对老年躯体功能的评估显得尤为重要(躯体功能的评估详见第二章)。此外,直立性低血压是跌倒常见的重要原因。低血压可能是药物或脱水引起,在自主神经病变或帕金森病患者中也可能发生。评价体位性低血压的方法是平卧 5min 后测量血压,站立后立刻和 2min 后再测血压,在站立后收缩压下降＞20mmHg 和(或)舒张压下降 10mmHg 时考虑此症。

3.精神心理评估　痴呆或精神病患者尤其容易发生跌倒。有研究证明频繁跌倒可能是老年痴呆最早期的特征,该病发展到一定程度会涉及运动协调能力的改变。自信心过强和跌倒后的害怕情绪是影响老年人跌倒的重要心理因素。精神病患者在服用抗精神病药期间也容易发生跌倒。因此,老年跌倒的综合评估应注重老年精神心理状况的评估,尤其是应进行老年认知功能和抑郁或焦虑的评估。

4.社会评估　经济水平低下、缺乏有效的社会支持和生活质量差的老年人也容易发生跌倒。因此,在老年跌倒的综合评估中也应注意老年社会功能和老年生活质量方面的评估。

5.环境评估　不良的环境因素是诱发老年跌倒的常见原因。常见的环境危险因素有:①地面因素:过滑、不平、潮湿、过道上有障碍物;②家具及设施因素:座椅过高或过低,椅背过低,楼梯、走廊、卫生间缺少扶手,厨房吊柜、燃具过高,床过高或床垫过于松软,坐便器过低,台阶间距过高,室内光线过暗或过明;③居住环境的改变,尤其是搬迁使老年人进入陌生环境。因此,在老年跌倒的综合评估中尤其应注意老年居家环境的安全评估,家庭危险因素评估工具(Home for Hazards Assessments,HFHA)见表3-2。

表3-2 家庭危险因素评估工具

序号	分类	评估内容	评估结果	建议
1	室内灯光	居家灯光是否合适	□是 □否	灯光不宜过亮或过暗
2		楼道与台阶的灯光是否明亮	□是 □否	在通道和楼梯处使用60瓦的灯泡。通道上宜装有光电效应的电灯
3		电灯开关是否容易打开	□是 □否	应轻松开关电灯
4		在床上是否容易开灯	□是 □否	在床上应很容易开灯
5		存放物品的地方是否明亮	□是 □否	在黑暗处应安装灯泡。从亮处到暗处应稍候片刻
6	地面(板)	地面是否平整	□是 □否	地面不宜高低不平,如有不平应以斜坡代替。室内不应有门槛
7		地面上是否放置杂乱的东西	□是 □否	地面上应整洁,尽可能不放或少放东西,应清除走廊障碍物
8		通道上是否没有任何电线	□是 □否	通道上不应有任何电线
9	卫生间	在浴缸或浴室内是否使用防滑垫	□是 □否	湿的地面易滑倒,浴室内应使用防滑垫,在浴缸内也应使用防滑材料
10		洗刷用品是否放在容易拿到的地方	□是 □否	洗刷用品应放在容易拿到的地方,以免弯腰或伸得太远
11		在马桶周围、浴缸或淋浴间是否有扶手	□是 □否	应安装合适的扶手
12		是否容易在马桶上坐下和站起来	□是 □否	如马桶过低,或老人不易坐下和站起来,应加用马桶增高垫,并在周围装上合适的扶手
13	厨房	是否需要以攀爬、弯腰或影响自己的平衡取到常用的厨房用品	□是 □否	整理好厨房,以便能更容易取到最常用的厨具。可配用手推托盘车。如必须上高处取物,请用宽座和牢靠的梯子
14		厨房内灯光是否明亮	□是 □否	灯光应明亮
15		是否有良好的通风设备来减少眼睛变模糊的危险性	□是 □否	留置通风口,安装厨房抽油烟机或排气扇,做饭时更应通风

续表

序号	分类	评估内容	评估结果	建议
16	客厅	是否可以容易地从沙发椅上站起来	□是　□否	宜用高度适宜又有坚固扶手的椅子
17		过道上是否放置任何电线、家具和凌乱的东西	□是　□否	不可在过道上放置电话线、电线和其他杂物
18		家具是否放置在合适的位置,使您开窗或取物时不用把手伸得太远或弯腰	□是　□否	家具应放置在合适的位置,地面应平整、防滑和安全
19		窗帘等物品的颜色是否与周围环境太相近	□是　□否	窗帘等物品的颜色尽可能鲜艳,与周围环境应有明显区别
20	楼梯、台阶、梯子	是否能清楚地看见楼梯的边缘	□是　□否	楼梯与台阶处需要额外的照明,并应明亮。楼梯灯尽量使用自动开关
21		楼梯与台阶的灯光是否明亮	□是　□否	
22		楼梯上下是否有电灯开关	□是　□否	
23		每一级楼梯的边缘是否安装防滑踏脚	□是　□否	在所有阶梯上必须至少一边有扶手,每一级楼梯的边缘应安装防滑踏脚
24		楼梯的扶手是否坚固	□是　□否	扶手必须坚固
25	老人衣服和鞋子	是否穿有防滑鞋底的鞋子	□是　□否	鞋子或拖鞋上应有防滑鞋底和凸出的纹路
26		鞋子是否有宽大的鞋跟	□是　□否	鞋子上应有圆形宽大的鞋跟
27		在房间以外的地方是否穿的是上街的鞋子而不是拖鞋	□是　□否	避免只穿袜子、宽松的拖鞋、皮底或其他滑溜鞋底的鞋子和高跟鞋
28		穿的衣服是否合身和没有悬垂的绳子或揻边	□是　□否	衣服不宜太长,以免绊倒(尤其是睡衣)
29		是否坐着穿衣	□是　□否	穿衣应坐下,而不要一条腿站立穿
30	住房外面	阶梯的边缘是否已清除标明	□是　□否	应在阶梯的前沿漆上不同的颜色,确保所有外面的阶梯极易看到
31		阶梯的边缘是否有自粘的防滑条	□是　□否	阶梯边缘应贴上防滑踏脚
32		阶梯是否有牢固且容易抓的扶手	□是　□否	阶梯应有牢固且容易抓的扶手
33		房子周围的小路情况是否良好	□是　□否	应保持小路平坦无凹凸。清除小路上的青苔与树叶,路潮湿时要特别小心

续表

序号	分类	评估内容	评估结果	建议
34	卧室	室内是否有安全隐患,如过高或过低的椅子、杂乱的家居物品等	□是　□否	卧室的地板上不要放东西。要把卧室内松动的电线和电线系好,通道上不得有杂乱物品。椅子高度应合适
35		室内有无夜间照明设施,是否可以在下床前开灯	□是　□否	床边安一盏灯,考虑按钮灯或夜明灯。夜晚最好在床边放一把手电筒
36		是否容易上、下床	□是　□否	床高度应适中,较硬的床垫可方便上、下床。下床应慢,先坐起再缓慢站立
37		卧室内是否有电话	□是　□否	卧室应装部电话或接分机,放在床上就可够得着的地方
38		如果您使用拐杖或助行器,它们是否放在您下床前很容易够得着的地方	□是　□否	将拐杖或助行器放在较合适的地方

结论:

注:上述量表各项评估结果,勾选"是"得 1 分,"否"不得分,将各项分值相加,得分总值越大,说明居家环境越安全,反之要根据"建议"进行居家环境改进。

6. 跌倒风险评估　老年人因功能衰退,平衡机能随之下降,易发生跌倒性损伤。由于老年人常常伴有骨质疏松和软组织退行性改变,因此,老年人跌倒后,骨与软组织的损伤率高,而且跌倒一次后有可能再次跌倒。跌倒造成意外损伤是 65 岁以上老年人的第 6 位死亡原因。近年来调查发现,70％以上老人的跌倒发生在家中,10％左右发生在楼梯上。其中约 15％跌倒者起因于老年自发性步态紊乱症,这是因为当老年人伴有视力障碍或处于黑暗环境时,即使两足站立,其平衡能力也明显下降。易跌倒的老年人视力下降和前庭迷路部分老化,这些退行性变化使姿态调节能力减退,使老年人的姿态平衡功能受损。老年人平衡功能及步态评估详见第二章第一节。

四、老年人跌倒的预防与护理

实施老年跌倒的干预具有挑战性,尤其是对既往有跌倒史的老年人。其护理目标是明确原因、减少跌倒的发生,并减轻跌倒所致伤害的严重程度。

（一）跌倒的预防

老年跌倒的发生是由许多危险因素引起的,采取针对性的预防措施能在较大程度上降低跌倒的发生率。

1. 评估老年人的活动能力　通过对"止步交谈"现象的观察、平衡功能的测试及跌倒预测指数等多项检查,筛选出易跌倒的危险人群,帮助其分析可能的诱发因素,提出预防措施,并将其分等级标记,以便于外出时得到防护照顾。

2. 改善居住环境　房间布局简洁,家具摆放适当,卫生间靠近卧室,紧急情况下需用的电话号码、电话机或远距离警报器取用便捷。地面平坦、无水迹、避免打蜡,卫生间洗手盆、浴缸、坐厕周围及厨房水池附近铺设防滑砖、防滑胶布或防滑垫。走廊宽阔,无障碍物。楼梯设置扶手,台阶平整无破损、高度合适,上下台阶分明。照明开关方便,高度适宜,老人易触及,室内光线充足且分布均匀、不闪烁,尤其是浴室、卧室和楼梯处。卫生间安设高度适宜、有扶手的坐便器。床高度和床垫的松软度适宜。

3.指导日常生活 衣裤、鞋要合适,不穿过长、过宽及易绊脚的裙衫、长裤或睡衣。走动时尽量不穿拖鞋。宜坐着穿裤、鞋袜。走动前先站稳再起步。小步态的老人,起步时腿要抬高些,步子要大些。变换体位时动作要慢。老年人起床法:先眨眼数秒钟;分别活动手和脚各10s;缓慢坐起,活动颈肩臂30s;坐在床沿上,双腿下垂,活动膝、踝关节30s;站起后靠近床沿活动腰部30s(左右或旋转活动,但不可做弯腰动作);慢慢迈步向前走几步后再用正常速度行走,绝不可站起来就跑。避免从事重体力劳动和危险性活动,避免过度劳累,不要在人多的地方走动。活动不便者,进行日常活动时要有人照顾,外出时要有人陪同,可使用安全的辅助工具如轮椅、助步器等。有感知障碍者,可佩戴老花镜和助听器。睡前排空大小便,必要时将便器置于床旁、使用有护栏的床或专人陪护。

4.运动锻炼 有规律的运动锻炼可降低10%的跌倒发生率。运动锻炼的形式可根据老年人的年龄、活动能力和个人兴趣选取,如散步、慢跑、太极拳、平衡操、运动操等。

5.重视相关疾病的防治 患有慢性疾病是老年患者跌倒的主要因素,积极防治易诱发跌倒的疾病,对患有高血压、冠心病、糖尿病、体位性低血压、颈椎病、脑外伤、骨质疏松、脑卒中、帕金森病、共济失调及非颈性眩晕的老年患者,了解其病情及可能跌倒的危险因素,预防跌倒的发生。

6.合理用药 避免给老年人使用易引起跌倒危险的药物,若必须使用,尽量减少用药的种类和剂量,缩短疗程。对服用镇静催眠药的老年人,在用药前告诉老人在未完全清醒时不要独自下床活动。

7.心理护理 不服老的心理成为跌倒的隐患。对于这个年龄段的老年患者应给予必要的安全防护宣教,使老年人了解自身的健康状况和活动能力,克服不服老、不愿麻烦别人的心理,在有困难时能及时主动地向他人求助,以减少跌倒的发生。

8.健康指导 加强社区健康教育,向跌倒高危人群、家属及照顾者讲授跌倒的危险因素、不良后果及防治措施。教导老年人定期体检,及时治疗相关疾病,不乱用药物,少饮酒。指导家属及照顾者给予老年人充足的时间进行日常活动。

(二)跌倒后的处理

虽然部分跌倒可以预防和避免,但是有些跌倒却是不可预知、无法避免的。跌倒可导致皮肤破损、骨折甚至死亡。所以要教会老年人在无人帮助的情况下及时求救和安全起身的方法。

1.寻求帮助 紧急呼救系统可以帮助老人在跌倒后寻求帮助。跌倒后,按动呼叫按钮,就可以与急救中心联系,并获得救护。

2.跌倒后起身 教会老年人跌倒后如何起身非常重要。在家中或室外无人的地方跌倒后不要紧张,先放松,深呼吸。检查身体有无损伤,能否移动,头部有无撞伤,肢体有无疼痛、畸形等,如果受伤不严重,能够自行爬起,可以采用6个步骤:①转至侧身,用手推起身体坐起来。②转身用手和膝盖按着地面,然后爬向离身体最近的家具及其他容易借力的物体,例如床、椅子、搁脚凳、马桶或树木、长椅、假山等。③用双手按着座椅或其他固定物。④单膝跪地。⑤身体向前倾斜,然后用跪在地上的脚支撑着站起来。⑥坐下休息,然后向他人讲述跌倒的经过。如果受伤严重,不能自行爬起,则应采取以下措施:①找人帮忙。②注意保暖,用任何可随手拿到的物品保暖,如床单、衣服、台布等。如果跌倒在有水的地方,则需设法挪动身体离开潮湿处,尽量保暖。③活动手脚,轻轻摆动,以助血液循环,防止身体局部过度受压。

(三)跌倒后的处理原则

发现老年人跌倒后,首先要上前询问,判定意识是否清醒,粗略判断摔倒的环境与原因,是主观摔倒还是客观因素造成的。可先询问姓名、年龄、摔倒的原因与当时的感受;其次判断摔倒着地手脚能否活动,最好可先让其试着自己站起来,方法是先让其平躺,再屈膝,能坐起后翻转成跪姿,然后慢慢地双手支撑缓慢站起。如上述任何一项都不能做,则直接打"120"求救,不可擅自贸然行动。跌倒后的护理措施:

1.观察病情 监测老年人的生命体征和神志,协助医生进行全身检查,确定有无损伤、损伤的类型及程度。

2.针对损伤的程度给予相应的护理 如疼痛、骨折和自理缺陷的护理。

3.心理护理和健康指导 安慰、疏导老人,减少老人对跌倒的恐惧感,鼓励老人早期活动,防止卧床休息综合征的发生。

五、住院患者预防跌倒管理体系

1.建立健全预防跌倒三级管理体系,落实护理安全检查措施 建立护理部—护士长—责任护士三级监控组织管理体系,提高护理人员对护理安全重要性的认识,责任护士对患者正确评估,对跌倒的高危患者及时采取积极有效的措施,制订实施安全护理计划,每班做好交接,护士长每日督查,护理部随机督查措施落实情况,并将检查的问题及时反馈,不断完善防范措施,使护理安全管理工作做到层层把关、环环相扣,从组织形式上确保护理安全工作有效运行。

2.完善跌倒风险度评估制度 采用《住院患者跌倒危险因素评估表》,对所有入院患者进行跌倒风险度评估。对于跌倒风险高的患者,除医院的常规预防跌倒措施外,制定相应的专科预防跌倒措施,如对于体位性低血压的患者,避免快速改变体位。指导正确改变体位的方法,医护人员能根据病情,及时调整药物。实施连续评估制度,在患者病情变化时,责任护士重新评估跌倒风险,规范活动范围及注意事项。

3.强化护理人员专项培训,规范专科预防跌倒的健康教育 举办跌倒相关知识和连续评估制度专题讲座,分析专科疾病和患者人群特点及易致跌倒环节。规范专科预防跌倒健康教育内容和环节,老年科室在病区走廊、房间悬挂清晰的图文并茂的防跌倒预防知识宣教图,医院宣教手册中加入预防跌倒的内容。

4.实施不良事件报告制度 患者一旦发生坠床或跌倒,护士应立即汇报护士长,同时填写护理不良事件报告表,报表内容包括跌倒具体经过、原因、事后处置情况、对患者造成的影响、采取的补救措施等。护士长详细了解具体情况,及时组织科内人员进行讨论,制定整改措施并填写跌倒事件分析反馈表,记录事件发生的具体时间、地点、情形、危险因素、环境因素、采取的措施和以后要注意的问题等内容并提交护理部。护理部每季度组织一次讨论,查找原因,总结经验,对共性问题在全院范围内采取针对性整改措施,预防和减少事件的发生,鼓励主动报告,坚持非处罚性主动报告的原则,根据发生事件的性质,对非主观原因引起且无不良后果的事件不予处理。

第二节 谵妄、眩晕及晕厥的护理

谵妄,也称急性意识混乱,是一种急性脑功能下降,以急性发作、病程波动、意识改变和认知障碍为特征的一种疾病。眩晕是一种常伴以客观的平衡障碍的疾病,如旋转、运动沉浮、晃动、头晕、头重姿势失衡等,个别剧烈的眩晕发作时伴有瞬间意识丧失。晕厥(Syncope)是一种常见的临床复杂综合征,以短暂的意识丧失为表现,常常伴随跌倒并可以自发缓解,具有致残甚至致死的危险。

一、谵妄

老年期谵妄是指发生在老年期的谵妄状态或意识模糊状态。该病常发生在一些衰弱的患者中或老年患者患急性感染性疾病时,虽然发热不高,但也可产生谵妄。老年人谵妄起病急,病程短速,临床特征以意识障碍为主。根据美国《精神疾病诊断与统计手册(第四版)》(The Diagnostic and Statistical Manual of Mental Disorders-Ⅳ,DSM-Ⅳ),谵妄的定义是:急性发作的意识混乱,伴注意力不集中,思维混乱、不连贯,以及感知功能异常。特点是可以由多种原因诱发,急性起病,以定向力障碍、幻觉、焦虑、言语散乱、烦躁不安及妄想为其主要临床表现,呈日轻夜重的波动特点,常被称之为"日落现象",是需要临床紧急处理的一种综合征。

(一)病因

引起老年患者发生谵妄的原因很多,任何体内外环境的改变或不适当均可促发谵妄,如躯体疾病、脑器质性疾病、精神创伤及药物的中毒和不良反应等。

1.生理功能减退 老年人体组织的形态和各系统器官的生理功能逐渐老化,使各内脏系统的功能受影响,适应能力和抵抗力降低,以及机体稳定性差等,这些都是造成老年期谵妄的原因,如骨折手术后的并发症、疼痛及药物的使用而诱发谵妄。

2.躯体的疾病 任何影响脑血流或脑供氧的疾病和能引起体内代谢紊乱的疾病都可能导致谵妄状态的出现,如心血管系统的疾病影响了脑部的血液供应,呼吸道的疾病造成的脑供氧不足,以及器官缺氧造成的某些代谢产物对大脑的作用,肝脏疾病造成的氨代谢障碍,肾脏疾病造成的氮质血症,内分泌疾病导致的糖代谢紊乱等,又如高血压脑病、严重贫血、水电解质紊乱及B族维生素缺乏,甚至流感等传染病也可造成大脑功能紊乱。谵妄的发生常取决于躯体疾病的严重程度和脑对躯体疾病侵袭的耐受程度。

3.脑器质性因素 由于老年人脑细胞的逐渐衰老,心脏的排血量逐渐下降,老年人脑血液供给逐年减少,以及脑动脉粥样硬化等原因造成脑生理功能减退,调节适应能力下降,对各种不良刺激极为敏感,这也是老年期谵妄发生率高最主要的原因之一,另外,大脑器官直接受到损害无疑会造成大脑功能的严重紊乱,如脑血管病、颅内感染、颅脑外伤、脑肿瘤等均可引起不同程度的谵妄,特别是血管性痴呆患者的夜间谵妄更具代表性。

4. 精神创伤或刺激 老年人由于精神创伤或受到刺激,可使丘脑下部受损,加之老年人脑部退行性改变和乙酰胆碱合成减少,容易导致谵忘。常见的强烈精神刺激,如亲人的突然死亡而受到惊吓、自然灾害、环境改变等。

5. 药物性因素 药物的不良反应或中毒是引起老年期谵妄的原因之一,一般认为,药物不良反应的发生率随着年龄的增高而明显上升,包括大脑在内的靶器官对药物的耐受性低下,肝肾功能减退,药物容易在体内蓄积,因而,老年人谵妄的发生率明显高于青壮年。

(1)由于药物剂量过大引起的中毒性谵妄,如镇静剂、安眠药、阿托品等任何对中枢神经系统的功能及代谢有影响的药物过量时,均可产生谵妄等意识障碍。

(2)药物依赖患者戒断药物出现的症状也可表现为谵妄,如安眠药依赖时的突然停药、长期吸烟的老年人,在突然戒烟时也可出现戒断性谵妄状态,乙醇依赖患者戒酒中均可出现谵妄,水杨酸钠、地高辛、利多卡因、西咪替丁、甲氧氯普胺、抗生素(青霉素)、降压药、麻醉药、通便药、抗肿瘤药、抗组胺药、解热药等均可引起谵妄。

(二)临床表现

谵妄是一种急性高级神经系统功能活动失调的状态,是大脑皮质功能的障碍。谵妄的前驱症状是突然出现注意力不集中、坐立不安,意识清晰度降低,其精神活动普遍抑制,感知觉清晰度降低,反应迟钝,感觉阈值升高,表情呆板、茫然,对周围的事物很难专心注意,思维迟钝而不连贯,时间、人物、地点定向障碍,记忆障碍时常伴有虚构。谵妄严重时可有自我定向障碍,如自己的性别、年龄、职业不能辨认,有时还伴有大量的错觉、幻觉、焦虑、易激惹、行为紊乱,常出现继发于幻觉和错觉基础上的妄想观念,被害妄想较常见。做事缺乏目的而又带重复性,有时则表现为意识障碍完全消失或处于清醒状态,几种状态可交替出现,症状的波动常有昼轻夜重的特点,当意识恢复后,患者对病中的经历全部遗忘或部分遗忘。谵妄发生时,可伴有自主神经系统功能障碍的临床表现,如脉搏加速、多汗、瞳孔散大、体温升高等。谵妄可分为 3 型:①活动亢进型谵妄:表现为高度警觉状态,不安,对刺激过度敏感,可有幻觉或妄想;②活动抑制型谵妄:表现为嗜睡及活动减少,此型在老年人中较常见,因症状不易被察觉常被漏诊;③混合型谵妄:混合型谵妄症状常在不断变化,患者精神状态也随时在改变,认知缺陷发生快,消失也快,患者可能在一段时间内情感淡漠,短时间又变得不安宁、焦虑或易激惹。活动抑制型谵妄和混合型谵妄需要与抑郁状态和痴呆鉴别。抑郁患者常表现为情绪、心境低落,至少持续 2 周,痴呆患者为慢性渐进性改变,两者病情均无明显波动。而谵妄患者往往急性起病,病情波动较大。

(三)治疗

对于谵妄的治疗主要包括病因治疗、支持治疗和对症治疗。

1. 病因治疗 是指针对原发脑部器质性疾病或躯体疾病的治疗。

2. 支持治疗 维持水电解质平衡,适当补充营养。

3. 对症治疗 给予精神药物治疗,为避免药物加深意识障碍,应尽量给予小剂量的短期治疗。抗精神病药如氟哌啶醇,因其嗜睡、低血压等副作用较轻,可首先考虑,常小剂量给药,每次 1～2.5mg,可间隔 4h 后再次给药。所有的镇静类药物包括苯二氮䓬类药物,都会加重意识障碍,甚至是抑制呼吸,宜慎用。

（四）护理

1.环境支持　保持病室安静,调整病房环境,加强患者的定向能力,使其对环境更熟悉。在病房内挂有时钟、日历,有医生和护士的名字以及当天要做的检查和治疗等。让亲人陪伴,鼓励亲友探视,但避免探视者的人数过多和探视时间过长。允许保留喜爱的物品或图画。佩戴度数合适的眼镜或助听器,看适合的电视节目,听喜欢的音乐和广播、新闻节目等。

2.激活认知能力　鼓励患者讨论时事,追忆往事,让家属带一些患者日常熟悉的物品如照片、报刊等。

3.确保充足睡眠　夜间协调和限制各种护理操作,减少噪音,最大限度地降低各种监护仪报警声和电话铃声,减少夜间叫醒患者次数,确保患者充足的睡眠。

4.保证营养　避免营养不良和脱水,遵医嘱进行静脉输液及药物等治疗,维持水电解质、酸碱平衡。患者通常生活不能自理,有的到处乱跑甚至食用不洁食物,进食量少,加之体力消耗大,常表现为营养不良。必须督促患者按时按量进食,给予易消化、高维生素、高蛋白食物,以保证营养。对双手震颤不能自行进食者要耐心喂饭,吞咽困难者指导其细嚼慢咽,以防呛咳或窒息。

5.心理护理　尊重患者人格,对患者的痛苦要移情,深入浅出地向患者讲解有关谵妄的治疗和药物反应等有关知识,使患者对所患疾病有正确认识,消除患者不必要的恐惧、紧张心理,使之主动配合治疗。加强社会支持系统支持,包括家庭、朋友、同事、单位等,除满足患者物质上的需要外,更重要的是给予情感上的支持,精神上的安慰,以利于病情的康复。

6.症状护理　对患者产生谵妄的常见原因进行动态评估,患者表现异常时应使用谵妄评定表进行谵妄症状的评定,发现异常告知医生,以便及时处理。①对极度兴奋躁动、情绪不稳、有毁物行为的患者,为了缩短兴奋过程,减少体力消耗,应及时采用隔离保护措施,移去环境中不安全的物品,防止跌倒的发生。避免其他人的围观和挑逗,以免增加其兴奋性或导致激惹冲动,同时报告医师及时处理,使其卧床休息。病床加床档防止意外伤害。②对伴有幻觉妄想的患者,做到勤巡视,密切观察患者幻觉出现的次数、时间以及幻觉、妄想的内容,以便更好地采取防范措施。③对伴有自主神经功能紊乱的患者,密切观察体温、脉搏、呼吸及血压的变化,准确记录出入量。发现异常及时报告医师,并做好抢救准备工作。保持患者呼吸道通畅,定时做好口腔护理,提醒或协助患者勤更衣、勤翻身,对尿潴留或大小便失禁者给予留置导尿护理,防止褥疮发生。④对步态不稳、肢体震颤及共济失调者,予以搀扶,同时耐心劝说患者减少活动,注意休息,以防跌伤。

二、眩晕

眩晕是急诊最常见的临床症状之一,眩晕是因机体对空间定位障碍而产生的一种动性或位置性错觉,是患者对于空间关系的定向感觉障碍或平衡感觉障碍,患者感到外界环境或自身在旋转、移动或摇晃,伴有恶心、呕吐、平衡失调的主观感觉障碍的综合征,是一种实际上并不存在的自身或外景运动错觉。眩晕临床分中枢性眩晕(脑性眩晕)、周围性眩晕(耳性眩晕)和其他原因的眩晕。

（一）病因

1. 旋转性眩晕 按其病因可分为周围性眩晕和中枢性眩晕两类,周围神经疾病的眩晕症常伴随有耳鸣、听力丧失,眼球震颤呈现特有的周边形式。中枢神经疾病的眩晕症,其眼球震颤呈现特定的脑干形式。

(1)周围性眩晕:由内耳迷路或前庭部分、前庭神经颅外段(在内听道内)病变引起的眩晕为周围性眩晕,包括急性迷路炎、梅尼埃病等。

(2)中枢性眩晕:是指前庭神经核、脑干、小脑和大脑及脊髓病变引起的眩晕。常见于椎基底动脉供血不足、颅内肿瘤、颅内感染、多发性硬化、眩晕性癫痫及外伤性眩晕等。椎底动脉循环障碍是脑部血管循环障碍所造成的,所以发作的时候,偶尔会伴随着类似中风的相关症状,例如语言障碍、视觉障碍、感觉神经麻痹、肢体无力或麻痹等。许多中枢神经抑制药物过量服用就会导致眩晕症的发生。

2. 一般性眩晕 心律失常、心脏功能不全、高血压或低血压、贫血、颈椎病、急性发热、胃肠炎、内分泌紊乱及神经官能症等均可引起眩晕。动脉硬化患者自觉头晕,且经常失眠、耳鸣、情绪不稳、健忘、四肢发麻。脑动脉硬化使血管内径变小,脑内血流减少,脑供血、供氧不足,引起头晕。高血压或低血压均可引起眩晕。

（二）临床表现

眩晕可分为真性眩晕和假性眩晕。

1. 真性眩晕 是由眼、本体觉或前庭系统疾病引起的,有明显的外物或自身旋转感。常伴有平衡失调、站立不稳、眼球震颤、指物偏向及倾倒,并有恶心、呕吐、面色苍白、出汗、脉搏及血压改变等自主神经功能障碍等症候群。

2. 假性眩晕 多由全身系统性疾病引起,如心、脑血管疾病,贫血,尿毒症,药物中毒,内分泌疾病及神经官能症等几乎都有轻重不等的头晕症状,患者感觉头昏眼花、头重脚轻,也可有摇晃不稳,"飘飘荡荡",没有明确转动感,且不出现眼球震颤。

老年性眩晕通常表现为眩晕感、平衡紊乱及失衡感。患者睁眼时感觉自身旋转、晃动,犹如坐车船一般。发作时不能站立,伴有恶心、呕吐、耳鸣、出汗、心动过缓及血压下降等迷走神经张力增高症状,一般持续数分钟至数小时,有时达数天。当内耳的前庭系统、视觉系统及位于关节的本体感受器传入到位于前庭神经节的信号不对称时,可使位于小脑和大脑皮质的控制中枢产生眩晕感。中枢性眩晕常可出现共济失调,根据症状可判断皮质脊髓束受损,可引起肢体随意运动的软弱无力或完全麻痹以及巴宾斯基征阳性,伴有强直现象和折刀样痉挛。

（三）治疗

1. 抗眩晕 眩晕剧烈者,可选用异丙嗪50mg、地西泮(安定10mg)、苯巴比妥钠0.1g、苯海拉明20mg等任一种药物肌注一次,同时可给予改善脑部血液循环的药物,如低分子右旋糖酐250～500mL中加入丹参20mL/d静滴,输液速度不宜过快,以免加重病情。有脑出血者,不能给予改善脑部血液循环的药物,可用山莨菪碱10mg肌注或加至250mL液体中静脉滴注,以尽快控制眩晕,注意一次药量不宜过大并警惕血压的下降。眩晕控制后可继续使用敏使朗或氟桂利嗪,睡前口服一次。

2.止呕吐　呕吐者可选用甲氧氯普胺 10mg,2 次/d 肌注,症状较轻者可连续使用至症状消失,症状较重者持续使用数日以缓解症状。

3.其他治疗　给予适量利尿剂药如氢氯噻嗪,以减轻内耳迷路水肿。对进食少呕吐甚剧者,注意防治水电解质和酸碱失衡,必要时行静脉补液,可加用三磷酸腺苷和胞二磷胆碱等营养代谢药物,有基础疾病者应按医嘱治疗。

（四）护理

1.院前及转院中的护理　眩晕症状可突然发生,应让患者就地躺下,松解其衣领和裤带,避免头部的扳动和转动。初步评估允许搬运时,应有专人固定患者头部,按搬运法搬运至床上。搬运和转院过程中注意保暖,防止意外。

2.一般护理　环境要舒适安静,预防跌倒与坠床,双侧床挡保护,避免声、光刺激。加强日常生活护理,给予低脂低盐和易于消化的饮食,忌过饱或大量饮水,戒辛辣刺激性饮食及烟酒等。剧烈呕吐时暂不进食,可输液,避免误吸。症状缓解后逐渐恢复饮食,以清淡、营养丰富的流质或半流质饮食为宜。

3.眩晕的预防　疾病引起的眩晕如脑血管性,内分泌性,高血压性,眼、耳源性眩晕,应积极治疗原发病。夏冬季节由于血液黏稠度增加,易发各种脑血管意外,应注意多饮水,不要突然改变体位,如夜晚上厕所时猛起,易发脑血管性眩晕,一旦发生,按医嘱适当给以扩血管药物、抗血小板聚集药物（如阿司匹林）、抗凝药物等。

对于因精神因素所致的眩晕,应消除患者的焦虑不安情绪,可适当给以抗焦虑或抗抑郁药物。

4.心理护理　眩晕发作常呈反复突发性,个别患者甚至出现濒死感。对日常生活工作学习和社交等的影响较大,甚至连日常生活有时也难以自理。较重较频的眩晕发作所致的紧张、恐惧和焦虑情绪又可促使眩晕发作不断增多、加重,甚至进入恶性循环的眩晕发作持续状态。所以消除患者不必要的紧张情绪和思想顾虑,使患者以最佳的心理状态接受治疗和护理,根据患者具体情况及对所患疾病了解程度进行指导,解释病情要及时并且易懂,使患者对本疾病加深了解,积极配合诊疗,促进康复。

三、晕厥

晕厥是由于短暂的全脑低灌注导致的短暂意识丧失（Transient Loss of Consciousness,T-LOC）,特点为发生迅速、短暂、自限性,并能够完全恢复（短时间内自主完全恢复意识）。T-LOC 包括了各种机制导致的、以自限性意识丧失为特征的所有临床病症,而晕厥是 T-LOC 的一种形式。

（一）病因

老年人最常见的晕厥原因是体位性低血压、反射性晕厥及心源性晕厥。

1.病因分类

（1）神经介导的反射性晕厥综合征:①血管迷走性晕厥是由恐惧、疼痛、器械操作、晕血（恐血症）和直立体位引起的。②情景性晕厥:咳嗽、打喷嚏、胃肠道刺激（吞咽、排便、腹痛）、排尿（排尿后晕厥）、运动后、餐后、其他（如大笑、器械操作、举重）。③颈动脉窦性晕厥。④不典型情况(没有明显诱发因素和/或表现不典型)。

(2)体位性晕厥:①原发性自主神经调节失常:单纯自主神经调节失常、多系统萎缩、没有自主神经异常的帕金森病、路易体痴呆。②继发性自主神经调节失常:糖尿病、淀粉样变性、尿毒症、脊髓损伤。③药物引起的体位性低血压:酒精、血管扩张剂、利尿剂、吩噻嗪类、抗抑郁药。④血容量不足:出血、腹泻、呕吐等。

(3)心源性晕厥:①心律失常引起的晕厥:心动过缓:窦房结功能异常(包括慢快综合征)、房室交界区功能异常、植入设备功能障碍;心动过速:室上性(包括房颤伴预激综合征)、室性(特发性、继发于器质性心脏病或离子通道病);药物导致的心动过缓和心动过速;遗传性心律失常综合征(如长 QT 综合征、Brugada 综合征、短 QT 综合征、儿茶酚胺敏感性室速等)。②器质性疾病:心脏瓣膜病、急性心肌梗死/缺血、梗阻型心肌病、心脏肿物(心房黏液瘤、肿瘤等)、心包疾病/心脏压塞、先天性冠状动脉异常、人工瓣膜异常。③其他:肺栓塞、急性主动脉夹层、肺动脉高压。

2.机理　脑血流中断 6～8s 就足以引起完全的 LOC。直立倾斜试验结果显示收缩压≤60mmHg 易引起晕厥。图 3-1 显示如何根据病理生理对晕厥进行分类,低血压/脑血流量减低是核心,其次是外周血管阻力减低和 CO 减低。

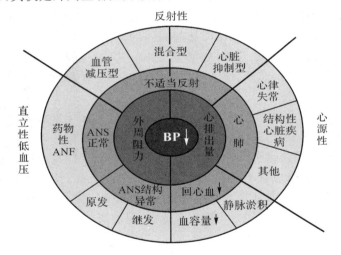

图 3-1　晕厥进行分类

注:ANF(自主神经功能衰竭);ANS(自主神经系统);BP(血压)

外周血管阻力减低或不足可能是因为血管调节反射异常,引起血管扩张和心动过缓,表现为血管减压、心脏抑制或混合型反射性晕厥。其他外周血管阻力减低或不足的原因有自主神经系统(ANS)结构或功能受损。一过性 CO 减低的原因是反射性心动过缓,即所谓的心脏抑制型反射性晕厥;其次是心律失常和包括肺栓塞/肺动脉高压在内的器质性疾病的心血管原因及血容量减少或静脉淤积导致的静脉回流减少。

(二)临床表现

1.初步评估　对出现短暂意识丧失的患者进行初步评估,包括详细询问病史、体格检查(包括测量不同体位血压)、心电图。初步评估应明确是否为晕厥发作、是否可确定晕厥的病因、是否有证据表明患者为心血管疾病高危患者。

（1）神经介导性晕厥：无心脏病史，长期反复晕厥史，晕厥常在突发性的不愉快的视物、声音、气味或疼痛之后及长时间站立或处于拥挤、闷热的环境发生，与晕厥相关的恶心呕吐常在进餐时或餐后、伴随转头或颈动脉窦受压（如剃须、衣领过紧）用力时出现。

（2）体位性低血压性晕厥：发生在直立动作后及应用或改变升压药致低血压而产生的暂时性晕厥。长时间处于拥挤、闷热的环境，或有自主神经疾病或帕金森病用力后直立时发生。

（3）心源性晕厥：有明确的器质性心脏病史、家族性猝死或离子通道病史，劳动或运动试验时发生，心电图异常，突发心悸后发生晕厥，心电图检查提示心律失常性晕厥。

2.危险分层　当初步评估后尚无法明确晕厥原因时，应立即对患者的主要心血管事件及心源性猝死的危险进行评估。晕厥危险分层评估的流程见图 3-2。

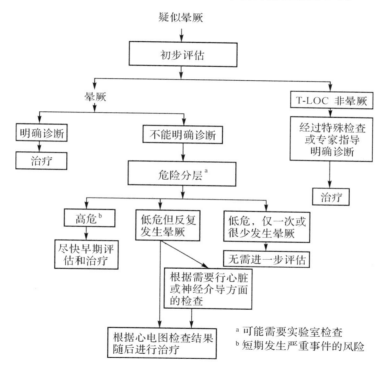

图 3-2　晕厥危险分层评估流程

3.检查

（1）颈动脉窦按摩（Carotid Sinus Massage，CSM）：当按摩颈动脉窦导致心脏停搏时间＞3s 和/或收缩压下降＞50mmHg 时，称之为颈动脉窦性敏感（Carotid Sinus Sensitivity，CSH），当同时伴有自发性晕厥时，则诊断为颈动脉窦性晕厥（Carotid Sinus Syncope，CSS）。诊断 CSS 要分别在卧位和立位顺次按摩右侧和左侧颈动脉窦，10s 内可诱发晕厥症状，整个过程要在持续心率和外周血压监测的条件下进行，以便较好评价血管抑制型晕厥。

（2）直立位评价：卧立位血压测量：①用血压计分别手测平卧位时和站立 2min 后的血压。若出现症状性血压下降：与基线值相比收缩压下降≥20mmHg，或舒张压下降≥10mmHg，则为阳性。若出现无症状性血压下降：收缩压与基线值相比下降≥20mmHg，或舒张压下降≥10mmHg，或收缩压降至 90mmHg 以下，则为可疑阳性。②倾斜试验：若开放静脉则在倾斜开始前应至少平卧 20min，如没有静脉通路则应在倾斜开始前至少平卧 5 分钟。倾斜角度应为 60°～70°，在直立体位下给予舌下含服硝酸甘油，固定剂量 300～400μg，给予异丙肾上腺素时，1～3μg/min，逐渐增加，使平均心率超过基线水平的 20%～25%。无结构性心脏病患者出现反射性低血压/心动过缓伴有晕厥或进行性体位性低血压（伴或不伴有症状）分别诊断为反射性晕厥和体位性低血压晕厥。无结构性心脏病患者出现反射性低血压/心动过缓，未诱发出晕厥者为可疑反射性晕厥，出现意识丧失时不伴有低血压和/或心动过缓可考虑心理性假性晕厥。缺血性心脏病是异丙肾上腺素倾斜试验的禁忌证。

（3）心电图监测（无创和有创）：应用心电图（ECG）监测可发现阵发性缓慢性心律失常和快速性心律失常。目前可应用的心电监测有 Holter、院内心电监测、事件记录仪、体外或体内植入式 Holter 和远程心电监测。ECG 监测诊断的金标准是发现晕厥症状的同时记录到心律失常。

（4）运动试验：运动诱发的晕厥较常见。运动过程中及恢复期要密切监测心电图和血压。发生在运动过程中的晕厥可能是心源性的，而运动之后发生的晕厥几乎都是由于反射机理所致。

（三）治疗

1.一般原则　晕厥病因和机制的评估一般应同时进行，从而决定最终采取的合适治疗方案。治疗一般是根据危险分层，尽可能针对发病机制来进行，见图 3-3。

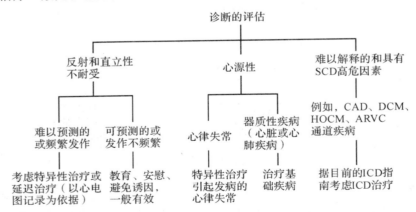

ARVC＝致心律失常性右室心肌病；CAD＝冠状动脉疾病；DCM＝扩张型心肌病；ECG＝心电图；HOCM＝肥厚性梗阻型心肌病；ICD＝植入型心脏转复除颤器；SCD＝心脏性猝死

图 3-3　晕厥的治疗

2.反射性晕厥和体位性低血压治疗

（1）反射性晕厥：非药物治疗主要是教育，让患者了解疾病及如何避免闷热而拥挤的环境、血容量不足等诱因相关方面的知识。①肌肉对抗训练：双腿（双腿交叉）或双上肢（双手紧握和上肢紧绷）等长收缩物理反压动作（PCMs），在反射性晕厥发作时能显著升高血压，多数情况下可使患者避免或延迟意识丧失。②倾斜训练：强迫直立，逐渐延长时间可减少晕厥复发。③药物治疗：长期单独使用α激动剂药物治疗可能有效。

（2）体位性低血压：健康教育和生活方式的改变同样可显著改善体位性低血压的症状，即使血压的升高幅度很小（10～15mmHg），也足以在机体自身调节范围内产生功能上的显著改善。对无高血压的患者给予足够的盐和水，每天达到2～3L液体和10g NaCl。老年患者的重力性静脉淤滞可使用腹带或弹力袜治疗。米多君可升高卧位和直立位血压，从而减缓体位性的低血压症状。米多君用量为5～20mg，3次/d。

3. 心律失常性晕厥　心律失常造成的晕厥必须针对病因治疗。

（1）窦房结功能异常：当晕厥发作时心电图记录到心动过缓或晕厥伴窦房结恢复时间异常时，应植入心脏起搏器。永久起搏治疗能缓解症状但不影响生存率。

（2）房室传导系统疾病：与晕厥相关的房室传导阻滞应进行心脏起搏治疗。

（3）阵发性室上性心动过速和室性心动过速：对房室结折返性心动过速、房室折返性心动过速以及典型房扑相关性晕厥的患者治疗上首选导管消融。

（四）护理

体位性低血压的老年患者常有卧位收缩性高血压并接受多种药物治疗。早晨发生晕厥时体位性低血压的可能性较大。1/3的65岁以上的老人服用三种或三种以上的药物，其中有些可能导致或促发晕厥，停用这些药物可减少晕厥和跌倒发生。老年人血管迷走性晕厥症状不典型，老年患者有必要评价自主神经功能（颈动脉窦按摩、倾斜试验）。用药史的采集应包括药物与发生晕厥有无时间关系。应反复进行体位性血压评价，最好在早晨和/或晕厥刚刚发生后进行。如果怀疑血压不稳定（如服药后或者餐后），24h动态血压监测可能有帮助。即使颈动脉窦过敏无特异性，没有晕厥史，颈动脉窦按摩检查也是特别重要。

（1）对晕厥者，应将其放置于仰卧位或下肢抬高位，可增加脑血流量。松解紧身衣服，头转向一侧，以免舌后坠堵塞呼吸道。面部及颈部冷湿敷，如体温低加盖毛毯。对老年人要注意做到3个3min，即睡醒后不要马上起床，在床上再躺3min，坐起后再坐3min，两条腿下垂在床沿等3min，然后下床走动，可减少体位性晕厥。

（2）曾有过吞咽性晕厥的患者，吃饭时要细嚼慢咽，不要狼吞虎咽。

（3）常发生阵发性咳嗽的老年人，应预防肺部感染发生。肺部有炎症及时治疗，保持气道通畅。当咳嗽剧烈时用手扶住固定物，以防晕倒。

（4）为防止排尿性晕厥，睡前不要多喝水，入睡前要先排尿，夜间不要憋尿。排尿时最好采用坐式便池，排便后起身要慢，起身后稍站一会儿再走。

（5）患有糖尿病的中老年人，外出时身上一定要带些糖果之类的小食品备用，发生低血糖晕厥时静注葡萄糖。

（6）容易发生血管神经性晕厥的老人，平时应加强体能和意志锻炼，防止过劳、过饿、过于激动等。心源性晕厥立即吸氧，心电图提示严重窦性心动过缓或房室传导阻滞时皮下注射阿托品，或予静脉异丙肾上腺素等药物处理，也可考虑安装临时起搏器。如为恶性室性心律失常,静注胺碘酮或利多卡因等,必要时行心脏电复律。心源性晕厥经现场急救后再安全转运。脑源性晕厥现场抢救措施是吸氧、保持呼吸道通畅、降压和降低颅内压。静注葡萄糖,血压过高者给予乌拉地尔(压宁定)或硝普钠治疗。

(7)中暑晕厥者转移至阴凉通风处迅速降温,用冰水、冷水或酒精(乙醇)擦浴使皮肤发红,头部及大血管分布区放置冰袋,有条件静滴5%葡萄糖生理盐水。

(8)对于颈动脉窦过敏、颈动脉硬化及颈椎骨质增生患者,要注意转头要慢,系领带不要过紧,不要穿高领衣服。

第三节　持续性疼痛

持续性疼痛(Persistent Pain)又称慢性疼痛,是21世纪最普通、花费最高的健康问题之一,是老年人的常见病,对患者的生活质量影响极大。然而,老年人持续性疼痛往往被医务工作者忽视或低估,没有得到及时诊断和治疗。如何正确地认识和评估老年患者的持续性疼痛和如何正确治疗,将对老年患者的功能维护以及生活质量的改善起到重要作用。

一、概述

1986年国际疼痛研究会世界疼痛协会(International Association for the Study of Pain,IASP)定义:"疼痛是各种与组织损伤或潜在组织损伤相关的不愉快的主观感受和情感体验"。疼痛具有以下3种特征:①疼痛是个体身心受到侵害的危险警告;②疼痛是一种身心不舒适的感觉;③疼痛常伴有生理行为和情绪反应。目前疼痛已成为继体温、脉搏、呼吸、血压四大生命体征之后的第五大生命体征。目前,国际上对于慢性疼痛的定义还没有统一的标准,临床上一般将疼痛持续6个月以上者称为慢性疼痛。世界疼痛学会定义"凡是疼痛持续或间歇性地持续3个月以上者均称为慢性疼痛"。

持续性疼痛是指一种长期疼痛感觉,在医学文献中"持续性疼痛"和"慢性疼痛"两个术语经常可以互换使用,对各种疼痛感觉使用了持续时间的概念,包括疼痛时间超过3个月、6个月或以上,癌症治疗所致疼痛正在越来越多地被视为持续性疼痛的一种。慢性疼痛通常与肌骨骼紊乱相关,如退行性脊柱疾病和关节炎,夜间腿痛和疼痛跛行也很常见。老年人持续性疼痛的最常见战略管理方法是使用药物制剂治疗,通过有效的疼痛管理,维护患者的尊严、功能能力及整体生活质量。

(一)发病机制

持续性疼痛的发病机制很复杂,涉及心理、生理及社会因素。

1.心理机制　大多数疼痛研究者认为,心理因素或精神因素在持续性疼痛的发生、发展、持续或加重中起着关键性作用。在疼痛的研究中,早已发现伤害性刺激与痛觉之间并非简单的应答关系,刺激强度和疼痛强度也不尽一致,而且疼痛尚可源于非伤害性刺激,这些现象表明疼痛与心理过程有密切关系。心理因素对疼痛性质、强度、时间及空间的感知、分辨和反映程度均产生影响,并反映在疼痛的各个环节上。

2.生理机制 持续性疼痛的生理机制十分复杂,涉及神经系统、神经递质及生化物质,除伤害感受性疼痛的基本传导调制过程外,持续性疼痛的发生还表现出不同于急性疼痛的发生机制。

3.社会因素 因为疼痛具有多维性质,社会的、精神的和宗教的因素会影响患者内心的痛苦感觉。例如性格孤僻或自闭、社会遗弃会导致疼痛感觉增强,而被理解、有亲人陪伴、创造性活动、自我放松等可以缓解疼痛。

(二)引起老年人持续性疼痛的常见疾病

1.骨性关节炎 主要表现为骨关节痛,活动时可有摩擦感,不能下蹲,上下楼梯困难。体征可表现为关节肿胀、积液或压痛、活动受限,甚至关节周围组织萎缩、肌挛缩、关节畸形等。X线检查显示,关节间隙变窄,骨刺形成,关节面不平整等;骨密度检查可发现骨质疏松等。

2.癌症 晚期癌症有疼痛者可多达70%以上,癌症疼痛可由肿瘤本身引起,如压迫或侵犯组织神经,压迫或侵犯血管造成梗死等;也可能系与肿瘤相关的疼痛综合征,如肌痉挛、肿瘤术后痛等;还可以是与肿瘤诊疗有关的疼痛,如各种穿刺、放疗、化疗等。

3.带状疱疹后遗神经痛 患者疱疹皮疹愈合后仍有疼痛,表现为受累神经分布区针刺样、刀割样、电击样等剧烈疼痛,多有痛觉过敏、触觉诱发痛等。

4.糖尿病性神经病变 糖尿病神经病变是糖尿病常见并发症之一,可累及中枢和周围神经,以周围神经多见。发病率占糖尿病患者的4%～5%,神经电生理检测其发生率高达90%以上。发病机制不明,可能与高血糖引起的微血管病变、代谢和生化异常及维生素缺乏有关,主要表现为疼痛、感觉异常、运动神经和自主神经功能障碍等。

5.其他 颈椎病是颈椎退行性改变,表现为颈痛;腰椎间盘突出症是椎间盘退行性改变、损伤等,表现为放射性下肢痛;原发性骨质疏松症临床以腰背痛多见。

二、临床特点

(一)持续性疼痛的特点

(1)疼痛常与基础病变不相符或没有可解释的器质性病变。

(2)疼痛发生、发展、持续或加重与心理因素如焦虑、抑郁、情绪应激等密切相关。

(3)疼痛部位常常不只限于一处,可以是多个部位。持续性疼痛最常见的部位是背部疼痛(10.1%),其次是下肢痛(7.1%)、上肢痛(4.1%)、头痛(3.5%)。

(4)其表现形式多为持续性的钝性疼痛,也有不规则的波动。

(二)持续性疼痛的类型及特点(见表3-3)

1.神经性疼痛(Neuropathic Pain) 由中枢或周围神经系统的损伤或病理改变引起,疼痛的性质为烧灼样痛、麻刺样痛、电击样痛、闪电样疼痛。阿片类药物可能无效或需要较大的剂量才有作用。神经性疼痛可以是交感神经性(如反射性交感神经营养不良)、周围神经性(如带状疱疹后遗神经痛)或中枢性(如幻肢痛和卒中后疼痛)疼痛。病因多样,可以是糖尿病、带状疱疹后遗症神经痛和脑卒中。

2.伤害感受性疼痛(Nociceptive Pain) 由于人体内的伤害感受器受到机械、热、化学刺激或损伤引起,可分为躯体伤害感受器性疼痛和内脏伤害感受器性疼痛。疼痛性质是钝痛、刺痛、酸痛、跳痛,有时候是锐痛,阿片类药物有效。

3.混合性疼痛(mixed pain) 兼有神经病理性疼痛和伤害感受性疼痛,包括顽固性腰腿痛、慢性下背痛和癌痛。

表3-3 持续性疼痛的类型和特点

类型	特点	常见疾病	有效药物
神经性疼痛	烧灼样痛、麻刺样痛、射击样痛、电击样痛、闪电样疼痛	幻肢痛,带状疱疹神经痛,糖尿病多发神经病变	抗惊厥药物,抗抑郁药
伤害感受性疼痛	钝痛、刺痛、酸痛、跳痛,有时候是锐痛	割伤或瘀伤,骨折,烧伤,术后疼痛	常见止痛药物,如阿片类药物
混合性疼痛	兼有神经病理性疼痛和伤害感受性疼痛	顽固性腰腿痛,慢性头痛,癌痛	联合多种药物进行治疗

三、疼痛的评估

疼痛评估是确定疼痛治疗方案关键性的一步,评估主要依靠病史,详细的病史可提供患者疼痛的可能发病机制、病理生理状况、情感和心理状况等重要信息。采集详细的病史包括疼痛史、既往史、心理情况史及家族史等,还需患者的疼痛主诉。了解疼痛初次发作时的情况,明确疼痛的部位、性质、强度、分布和持续时间等,疼痛初次发作时有无感觉异常(如麻木)、运动异常、自主神经功能异常以及所进行的治疗和治疗的效果;从疼痛初次发作到评估时的情况,随时间推移疼痛加重还是减轻,疼痛的位置和分布是否发生了改变,在这期间,疼痛的性质、强度和发作特点是否发生了变化,进行过什么治疗,询问患者心情改变、局部活动、身体锻炼、局部压迫、冷热刺激、咳嗽、喷嚏、肌肉牵拉和深呼吸对疼痛的性质、强度和分布有什么影响。患者的心理情况有助于明确感情因素和环境因素在患者疼痛主诉中的作用。既往心理疾病史、药物滥用史、职业问题、慢性疾病或疼痛家族史和近期受到的精神刺激,均有助于对患者疼痛疾病的判断。老年人可能会少报疼痛,抑郁症在慢性疼痛患者中十分常见,老年人认知能力下降,其疼痛表现可能并不明显。老年人的一些并发性疾病和多种健康问题使疼痛评估和治疗更加困难。目前疼痛评估最好是让患者自己报告,其中必须包括疼痛强度及每日疼痛对功能影响的评估。即使在轻度或中度认知功能障碍存在的情况下,也可以通过简单的问题和筛选工具对疼痛进行评估。体格检查包括一般的身体状况的检查,心率、血压、呼吸、体温、血氧饱和度、生理、生化测定,同时测定神经内分泌的变化,如血浆儿茶酚胺浓度、皮质醇含量、血和脑脊液中 β-内啡肽变化等来作为疼痛评定的辅助方法。同时还要特别注意患者的神经系统和运动系统的情况。

(一)评估疼痛的工具

1.世界卫生组织(WHO)将疼痛程度划分为 0度:不痛;Ⅰ度:轻度痛,为间歇痛,可不用药;Ⅱ度:中度痛,为持续痛,影响休息,需用止痛药;Ⅲ度:重度痛,为持续痛,不用药不能缓解疼痛;Ⅳ度:严重痛,为持续剧痛伴血压、脉搏等变化。

2.语言评分法(Verbal Rating Scale,VRS) 0级:无疼痛;1级:轻微疼痛,能正常生活睡眠;2级:中度疼痛,适当干扰睡眠,需用止痛药;3级:重度疼痛,干扰睡眠,需用麻醉止痛药;4级:剧烈疼痛,干扰睡眠较重,伴有其他症状;5级:无法忍受的疼痛,严重干扰睡眠,伴有其他症状或被动体位。

3. 视觉模拟评分法(Visual Analogue Scale,VAS) VAS通常采用10cm长的直线,两端分别标有"完全不痛"(0)和"非常疼痛,无法忍受"(10),患者根据自己所感受的疼痛程度,在直线上某一点做一记号,以表示疼痛的强度及心理上的冲击。从起点至记号处的距离长度即为疼痛强度评分值,见图3-4。

完全不痛 0 1 2 3 4 5 6 7 8 9 10 非常疼痛 无法忍受

图3-4 视觉模拟评分法

4. 数字评分法(Numeric Rating Scale,NRS) 用0～10代表不同程度的疼痛,0为无痛,10为剧痛。询问患者:你的疼痛有多严重？或让患者自己圈出一个最能代表自身疼痛程度的数字。轻度疼痛小于3cm,中度疼痛3～6cm,重度疼痛大于6cm,见图3-5。

无痛 轻 0 1 2 3 4 5 6 中 7 8 9 10 重 剧痛

图3-5 数字评分法

5. Wong-Banker面部表情疼痛量表(Faces Pain Scale-Revised,FPS-R) 以面部表情表达不同程度疼痛,见图3-6。

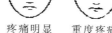

无痛 极轻微疼痛 疼痛稍明显 疼痛明显 重度疼痛 最剧烈疼痛

图3-6 面部表情疼痛量表

6. 长海痛尺(图3-7)

0～1 无痛。

1～3 轻度疼痛:可忍受,能正常生活睡眠。

3～5 中度疼痛:轻度影响睡眠,需用止痛药。

5～7 重度疼痛:干扰睡眠,需用麻醉止痛药。

7～9 剧烈疼痛:干扰睡眠较重,伴有其他症状。

9～10 无法忍受:严重干扰睡眠,伴有其他症状或被动体位。

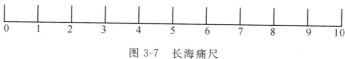

图3-7 长海痛尺

(二)特异性观察性疼痛评估工具

特异性观察性疼痛评估工具的使用,对非言语性表情和行为的系统性评估十分重要。在经历疼痛时通常可见到全身性显著的非言语性行为改变。一系列行为征象可能与疼痛相关,比如面部表情以及精神状态改变。有一些行为,比如退缩或保护性行为,可能是为了减少来自疼痛的威胁或者是试图治疗疼痛本身。人经历疼痛的时候,有一些面部动作在发生可能性、频率、强度以及持续时间方面均会显著增加。如皱眉肌、眼轮匝肌,上提肌产生皱眉,眼眶收紧,眼睑闭合以及上唇上扬的动作。

1. 情绪评分(Emotional Scale,ES) 急慢性疼痛都会伴有程度不同的情绪变化,使用 VAS 尺进行情绪评定,评定标准改为:0 分端为"最佳情绪",10 分端为"最差情绪",临床以 0～2 分为"优",患者情绪良好,面容安静,应答自如;3～5 分为"良",情绪一般,安静,面容淡漠,指令回答;5～8 分为"可",情绪焦虑或抑郁,轻度痛苦面容,勉强应答;>8分为"差",痛苦面容,呻吟不止,强迫体位,无法应答。

2. Abbey 疼痛评估量表 Abbey 疼痛评估量表能够区分疼痛和非疼痛的情况。该表由 6 部分组成:声音语言、面部表情、身体姿势的改变、行为改变、生理改变、身体改变。每一条目根据严重程度分为 4 个等级,出现为 0,轻度为 1,中度为 2,重度为 3,总分值 18分,并对疼痛强度进行了定义,无疼痛 0～2 分,轻度疼痛 3～7 分,中度疼痛 8～13 分,重度疼痛大于 14 分。

3. 非言语性疼痛指标量表 该表由 6 个维度组成,包括非语言的声音(表达疼痛、呻吟、喊叫、咕哝等)、痛苦表情(皱眉、紧闭眼睛、咬唇、咬牙、扭曲的表情等)、保护性支撑、按摩痛处、坐立不安、语言诉说。量表包括休息和运动两种情况的评分。使用 2 分制,即出现 1 分,不出现 0 分。总分 12 分。1～2 分为轻度疼痛,3～4 分为中度疼痛、5～6 分为重度疼痛。

4. 成人非言语疼痛评估量表(Nonverbal Pain Scale,NVPS) 用于评估言语沟通障碍的患者及认知障碍的患者。量表由 5 个维度组成:表情、活动、保护性姿势、生理状况 Ⅰ(血压、心率)、生理状况 Ⅱ(呼吸)。每一维度根据程度分为 3 个等级,分别评分 0～2 分,总分 0～10 分。定义 0～2 分为无疼痛,3～6 分为中度疼痛,7～10 分为重度疼痛。

5. 晚期阿尔兹海默病患者疼痛评估量表 中文版晚期阿尔兹海默病患者疼痛评估量表(Chinese pain Assessment in advanced dementia Scale,C-PAINAD)(见表3-4) 适用于晚期阿尔兹海默病患者或不能有效表达疼痛的患者。

表 3-4 晚期阿尔兹海默病患者疼痛评估量表(C-PAINAD)

项目	分数		
	0	1	2
1. 呼吸	正常	偶尔呼吸困难/短时期的换气过度	呼吸困难兼发出吵闹声响/长时期的换气过度
2. 负面声音表达	没有	偶尔呻吟/低沉的声音,带有负面的语气	重复性地叫嚷/大声呻吟/哭泣
3. 面部表情	微笑,或无表情	难过/恐惧/皱眉头	愁眉苦脸
4. 身体语言	轻松	绷紧/步伐紧张/坐立不安	僵硬/紧握拳头/膝盖提起/拉扯或推开/推撞
5. 可安抚程度	无须安抚	通过分散注意力或触摸、安慰,可安抚患者	通过分散注意力或触摸、安慰,也不可安抚患者

（三）老年疼痛评估注意事项

1.相信老人的疼痛主诉　患者的描述和自诉是评估疼痛及其强度最为准确的数据。绝大多数虚弱老年人，包括认知损害者的疼痛是能被准确评估的，83％的疼痛老人能够使用至少一种常用疼痛评定量表。即使患者意识模糊或认知损害，都应认可患者的疼痛主诉并采取相应措施。

2.常规评估老年人的疼痛　常规评估老年人的疼痛有无改善、恶化和有无与疼痛治疗相关并发症等。对于急性疼痛，应每2～4h评估一次；对于持续性疼痛以及急性疼痛轻微或得到较好控制，可每8小时评估一次。

3.正确评估老年人疼痛　选用简单易懂的疼痛评定量表有助于量化评估老年人的疼痛。当存在视力或听力损害时，医护人员应修正评估策略，尽可能让患者戴眼镜或助听器，给患者足够的时间理解疼痛评估的问题，有利于其客观而准确地回答有关问题。

4.发挥家庭成员的作用　家庭成员和患者密切接触，能有效而客观地辨认出患者表示疼痛及其严重程度的表情或行为。当患者因病情严重或有认知、感知、运动功能改变时，往往不能准确表述疼痛，家庭成员可以在行为或情感等征象上用量表估计患者的疼痛强度，从而评估老年人的疼痛问题。

四、疼痛的治疗

对老年人的疼痛治疗可分为药物治疗和非药物治疗。老年人的生理特点及经常并发多个系统的疾病决定了他们的慢性疼痛治疗有其自身的特点。

（一）药物治疗

镇痛药主要包括对乙酰氨基酚、非甾体抗炎药（Non-Steroid Anti-Inflammatory Drugs，NSAIDs）、弱的阿片类药物如磷酸可待因和曲马多及阿片类药物如吗啡等。按照 WHO 癌痛三阶梯止痛治疗指南：

（1）对于轻度疼痛患者（1～3分），使用阿司匹林、对乙酰氨基酚等非甾体止痛药物。

（2）对于中度疼痛患者（4～6分），使用可待因片或氨酚待因片等弱阿片类药物，并可合用非甾体抗炎药。

（3）对于重度疼痛患者（7～10分），按时服用强阿片类药（以吗啡为代表），并可同时合用非甾体抗炎药。对于老年人的慢性轻中度肌肉骨骼疼痛，首选对乙酰氨基酚，对乙酰氨基酚主要作用于中枢，而对外周作用较弱，相对于非选择性的非甾体抗炎药较为安全。非选择性 NSAIDs 对肾脏和胃的毒性相对增加，老年人有心血管疾病时使用 NSAIDs 可使肾衰和充血性心力衰竭的发生率增加。弱阿片类药物主要针对中度疼痛，使用较多的是曲马多，其最大的用量是 400mg/d，若超过此剂量，疼痛仍不能有效减轻，则不能再增加剂量，需加用辅助用药或换用镇痛效果更强的三阶梯用药。对于对乙酰氨基酚和曲马多无效的重度慢性疼痛，可考虑使用阿片类药物。使用阿片类药物时需注意从最小剂量开始，可使用即释剂型，滴定药物剂量至控制疼痛后，再改为控释剂型或缓释剂型，以维持一个稳定的血药浓度，减少耐受。

对于老年人的神经病理性疼痛，同样可使用抗抑郁药、抗惊厥药及抗心律失常药等。三环类抗抑郁药阿米替林较其他类的抗抑郁药对治疗神经病理性疼痛效果更好。加巴喷丁对糖尿病神经病变和疱疹后神经痛有效。对于老年人骨质疏松引起的疼痛,可考虑使用降钙素及二磷酸类药物。

(二)非药物治疗

非药物治疗包括物理治疗、微创介入治疗及心理治疗等。

1. 物理治疗 物理治疗包括光疗法、电疗法、磁疗法、超声波疗法、水疗法、按摩等。理疗可与药物治疗相配合,它有助于增加局部血液循环、止痛、增强肌力、改善老年人的活动范围。老年人常有骨质疏松,尤其是颈、腰椎骨质增生的老年人,更不能轻易行按摩治疗,若按摩不当造成骨折时,常可出现神经损伤,甚至瘫痪,后果不堪设想。

2. 微创介入治疗 对于药物治疗、物理治疗效果不佳的慢性顽固性疼痛,可考虑使用微创介入治疗,对于老年人疼痛的微创介入治疗主要包括神经阻滞、电刺激治疗、经皮椎体成形术、硬膜外腔镜治疗及可编程吗啡泵植入术。

3. 心理治疗 老年慢性疼痛与抑郁症之间有着明显的相关性,慢性疼痛程度加重后限制患者家务劳动,其日常活动能力受限,即可产生悲观情绪,甚至怀疑自身存在的价值,最终导致抑郁症。因此,对有慢性疼痛且有抑郁症的患者不仅应给予疼痛治疗,而且还需要心理治疗。心理治疗方法包括认知行为治疗、松弛治疗、操作行为治疗、生物反馈治疗。认知行为治疗的中心目标是要减轻或消除那些造成与患者疼痛有关的不良的行为倾向、不良想法和信念的因素。松弛治疗是对患者进行松弛训练以减轻患者的焦虑抑郁。操作行为治疗是根据条件反射原理,用奖励来强化行为和处罚来消除的方法治疗疼痛。

(四)药物止痛的基本原则

使用止痛药物是治疗疼痛的主要手段。1986 年 WHO 发布了癌症疼痛治疗指南,确定了癌症疼痛三阶梯治疗方案,该方案到目前仍被作为临床疼痛治疗的模式。

1. 按阶梯给药 止痛药物应根据疼痛的程度由轻到重选择,按顺序选择不同强度的止痛药,即第一阶梯到第三阶梯。如患者首次就诊时的疼痛是中至重度,其治疗药物应从第二或第三阶梯开始。

2. 按时给药 止痛剂应有规律地按时给药,而不是需要时才给药。第二剂量应在前一剂量药效消失之前给予,以持续解除患者疼痛。不要在患者感觉疼痛时才给药,更不得拖延给药时间。如患者突发剧烈疼痛,急需止痛药物援助时,给药应在原用药方案基础上增加 1 次,剂量为按规定的每 4h 1 次剂量的 50%～100%。晚上睡前可增加药物剂量的 50%～100%,以保证无痛睡眠。

3. 尽可能口服给药 止痛药最好的给药途径是口服。口服给药方便、血液浓度相对稳定,既可避免注射给药带来的创伤,又可提高患者的独立性。患者可在家中接受疼痛控制。

4. 个体化给药 患者对麻醉药品的敏感度个体之间差异很大,所以阿片类药物并没有标准剂量,应做到个体化对待。应该说凡能使患者疼痛得到缓解的剂量就是正确的剂量。因此个体化给药应在医生的指导及监测下进行,患者不能随意调节药物的剂量。

5. 注意具体细节 有效的疼痛控制依靠医生、护士、患者共同合作。护士应将疼痛评估、使用药物及其他缓解疼痛的方法,准确明白地告诉患者及家属,让其相信准确、合理的疼痛治疗可以有效帮助患者控制疼痛,纠正患者及家属惧怕药物成瘾的思想观念,让患者主动报告疼痛,参与疼痛的治疗。用药后必须在1～2d内做到定时评估,以便及时调整药物,以此保证最佳的药物治疗剂量,并将药物的副作用降至最小。

五、疼痛的护理

(一)观察和心理护理

1.严密观察　严密观察患者疼痛的原因、性质、程度及部位,找出疼痛的原因,以免误诊,延误治疗,如心肌梗死引起的心绞痛、急腹症腹痛,需进行针对性处理,并报告医师。

对所存在的疼痛应了解以下诸点:①疼痛部位是否明确和固定;②疼痛的性质:钝痛、刺痛、烧灼痛或绞痛等;③疼痛起始时间;④引起疼痛的原因;⑤疼痛持续时间、规律、痛点有无转移、放射;⑥疼痛程度有无变化;⑦患者的习惯、嗜好、性格等可能是引起疼痛的客观因素;⑧患者的文化程度和社会背景,过去经历的疼痛是如何减轻的,用过何种治疗方法,效果如何。根据以上情况制订合理的疼痛护理方案。

2.心理护理

(1)护理人员首先要和患者建立感情,取得信任,稳定其情绪,消除紧张、恐惧心理。

(2)护士应同情、安慰和鼓励患者,告诉其疼痛原因和克制疼痛的方法,使其消除思想顾虑,增强战胜疼痛的信心。

(3)与患者进行轻松愉快的谈话或增加能引起患者兴趣的报纸、杂志、广播、电视等娱乐活动,消除其寂寞感,把集中在疼痛上的注意力分散和转移至其他方面。

(4)对心因性疼痛:①暗示诱导:对目前采用的治疗用恳切的言语暗示诱导,使之产生肯定心理定向;②安慰强化,将现有治疗作为安慰性治疗,最后用效果扩展诱导患者在治疗后产生疼痛消失感;③感觉体验:最后使患者发展成自我暗示。

(二)药物治疗的护理

1.建立以护士为基础的疼痛筛选模式　护士进行首次疼痛筛查,此后每天进行疼痛评估,并记录。若发现首次主诉疼痛,疼痛评估评分≥3分的患者,护士应及时报告医生,由医生决定处理措施。疼痛评估评分≥5分的患者,护士每4小时评估疼痛1次,直至疼痛评估评分<5分。对疼痛治疗的患者,口服用药后1h评估并记录。

2.药物不良反应的护理　护士必须严格执行医嘱,安静舒适的环境可增强药物的镇痛作用(强度和时间);注意观察长期应用镇痛药的副作用。对于持续性疼痛的控制,根据医嘱应按时给予控/缓释制剂,必要时辅以增加剂量,出现突发疼痛时给予即释制剂止疼药。

(1)长期大量服用非甾体抗炎药的患者发生消化道溃疡、血小板功能障碍、肾毒性反应的危险性明显增加,应告知患者如有胃肠道不适或症状加重,及时通知医护人员,密切观察有无出血现象。

(2)对初次使用或明显增加阿片类药物剂量的老年患者,注意观察患者有无嗜睡或呼吸抑制等表现,长期服用阿片类药物的患者,对阿片类药物会产生躯体依赖性,对拮抗剂极其敏感,可能会出现戒断症状。

(3)使用芬太尼贴剂患者的护理　选择合适的粘贴部位,如胸前、后背、上臂、大腿内侧,粘贴前用清水清洁皮肤,干燥后,将贴剂平整贴于皮肤上,用手掌按压30秒,注意观察药物不良反应并记录。

（4）阿片类药物的不良反应及护理：①便秘是最常见的，嘱其多饮水，多食用富含纤维素的食物，多活动，还应按时服用预防便秘的缓泻剂，必要时灌肠。②恶心、呕吐：在用药第一周内最好同时给予甲氧氯普胺等止吐药，若恶心呕吐持续一周以上者，需减少阿片药物的剂量。③过度镇静：用药初期，可能会出现嗜睡的不良反应，初次使用阿片类药物的剂量不宜过高，患者出现嗜睡等过度镇静症状时应注意排除引起嗜睡及意识障碍的其他原因。④尿潴留：避免膀胱过度充盈，采取流水诱导法和（或）膀胱区按摩法诱导自行排尿。⑤呼吸抑制：阿片类止痛药过量和中毒时，可引起呼吸抑制，应对症处理。

3. 患者自控镇痛（Patient Controlled Analgesia，PCA）的护理　PCA 镇痛技术是由医生根据患者个体情况事先设定药物、浓度、给药时间等各类参数，通过使用电子镇痛泵或输液泵由患者自我控制给药的镇痛技术。按给药途径，PCA 可分为经静脉患者自控镇痛（Patient Controlled Intravenous Analgesia，PCIA）、经硬膜外患者自控镇痛（Patient Controlled Epidural Analgesia，PCEA）、经皮下患者自控镇痛（Patient Controlled Subcutaneous Analgesia，PCSA）和经外周神经根丛患者自控镇痛（Patient Controlled Nerve Analgesia，PCNA）。

（1）评估：PCA 的类型、镇痛方案、给药途径和速度；PCA 导管固定情况和给药通道是否通畅；患者意识水平、呼吸频率、血压、脉搏等；穿刺部位情况；镇痛效果及不良反应。开始 4h 每小时评估一次，4～24h 内每 2h 评估一次，以后每 4h 评估一次。在开始使用PCA、更改方案、调整剂量时需立即评估。

（2）护理要点：认真交接镇痛方案、给药途径和速度等，确认 PCA 泵给药装置运行正常，检查导管固定情况，避免脱落、移位、牵拉、扭曲、断裂，加强巡视。注意观察管道通路有无滑脱、阻塞，三通是否关闭等。PCA 导管留置时间一般不超过 2 周，以防止药液外渗和静脉炎的发生。向患者及家属解释 PCA 的相关知识，教会患者正确使用 PCA。镇痛效果不理想时检查止流夹是否打开、管道连接是否通畅、硬膜外腔导管有无滑出等。

第四节　便秘、腹泻

便秘在老年人群中较为常见，且随着年龄的增加，便秘的程度逐渐加重，严重影响患者的生活质量。慢性便秘严重者可导致一系列并发症，大约 40% 的老年慢性便秘患者会合并粪便嵌塞，并导致肠梗阻、溃疡，增加肠道肿瘤的发生率，在急性心肌梗死、脑血管意外等病发生时便秘可导致生命危险。腹泻是消化系统疾病中的一种常见症状，系指排便次数多于平时，粪便稀薄，含水量增加，有时脂肪增多，带有不消化物，或含有脓血。腹泻时大量水分丧失，会使人体处于脱水状态，导致血容量减少，血液黏稠度增加，血流缓慢，容易形成血栓并堵塞血管。便秘和腹泻不但使患者痛苦，还增加了并发症的发生，增加了患者的经济负担，因此，应注重早期预防和合理治疗。

一、便秘

便秘是指排便次数减少，每 2～3d 或更长时间排便一次，粪便干硬，排便困难。与中青年人比较,老年人更容易发生便秘,约占老年人群的30％,在长期卧床老年人中可高达80％。便秘不仅会引起局部及全身不适,还有可能引起心血管系统、消化系统等疾病的并发症,严重影响老年人的生活质量。

（一）病因

1.胃肠蠕动及排便反射减弱或消失

（1）老年人消化系统功能减退,胃肠及各种消化酶减少,消化器官黏膜及肌肉萎缩,胃肠松弛无力,造成排便动力缺乏及胃肠蠕动功能减退,肠内容物通过缓慢,粪便内水分过度吸收,致使大便秘结。

（2）老年人胃肠反射减弱,腹部和盆腔肌肉收缩力普遍下降,排便乏力,因而容易发生排便困难和便秘。

（3）老年人牙齿松动脱落,咀嚼困难,食用的纤维素含量太少,不能对胃肠道产生有效刺激,排便反射减弱。

（4）饮水过少,粪便干硬。长期卧床或活动受限,缺乏推动结肠内粪便运行的刺激,容易发生便秘。

2.生活习惯及心理、社会因素　生活习惯或居住环境变化,作息时间、饮食种类、卫生间设施等改变而造成排便习惯的改变,产生意识性抑制排便而发生便秘;精神抑郁或过度紧张,抑制正常的排便反射产生便秘;直肠和肛门病变,畏惧排便可能引起的肛门疼痛,产生意识性抑制排便。

3.胃肠道梗阻　各种原因导致的肠梗阻,如食用过多难以消化的糯米、元宵、汤圆等可能导致肠梗阻;肠道肿瘤、肠麻痹等,肠道内容物不能正常运行,滞留在肠道内而发生便秘。

4.医源性便秘

（1）长期应用缓泻剂、麻醉剂、抗胆碱能药、神经节阻断药、抗抑郁药以及含铝、钙、铋、钡制剂的药物,使便意的阈值上升或肌肉松弛,肠道丧失自行排便功能。

（2）长期反复灌肠,产生灌肠排便的依赖。

（3）其他疾病:除肠道疾病外,神经精神疾病、脑血管病、肌肉病变、代谢与内分泌疾病等,可引起肠蠕动缓慢甚至肠麻痹等而造成便秘。

（二）便秘的危害

（1）老年人便秘使体内代谢产物不能及时排出体外,粪便中的毒素被吸收而引起机体自身中毒,出现全身不适、烦躁不安、腹胀、恶心、食欲下降、失眠等症状。

（2）排便困难可引起肛裂、痔疮等肛门疾病。过度用力排便,可导致晕厥、脑血管意外、心肌梗死,以致引起死亡。

（3）老年人便秘可引起最常见的并发症是粪便嵌塞,导致肠梗阻、结肠溃疡、溢出性大便失禁或矛盾性腹泻。

（三）便秘的并发症

（1）粪便嵌塞是便秘最常见的并发症。粪便嵌塞可引起机械性肠麻痹、粪性溃疡、尿潴留或尿失禁、严重精神错乱。

（2）严重便秘使腹腔和肠腔内压力增高,可引起食管裂孔疝、胃食管反流、腹壁疝、结肠息肉、巨结肠症、直肠脱垂、痔疮等疾病。

（3）老年人便秘用力排便，可导致冠状动脉、脑血管血流改变，引起心绞痛、急性心肌梗死、心律失常、动脉瘤或室壁瘤破裂、高血压、急性脑血管疾病，甚至猝死。便秘被认为是导致心血管疾病死亡的常见原因。

（四）护理措施

1. 老年人便秘的护理原则　去除引起便秘的主要原因，如疾病引起的便秘则以治疗原发病为主，辅以对症治疗；若为饮食习惯、环境改变、精神等原因引起的便秘，则常需要采取综合性防治措施。

2. 协助患者排便　卧床患者按时给予便器和良好排便环境，若情况允许可使用移动坐便椅或坐厕椅，病情较重者取半卧位，在床上使用便器。

3. 按摩腹部促进排便　清晨或睡前取仰卧位，屈膝，放松腹肌；用手掌沿结肠、乙状结肠行走方向环形按摩腹部；当按摩至左下腹时，应加强指压力度，以不感觉疼痛为度；按压时吸气，放松时呼气，按摩从 10 次开始逐渐增加，每日可做 10min 左右。

4. 喝水　无须摄入水量控制的排便困难者，每天早上至少连喝 6～8 杯（约 1500mL）水，此时水不被胃吸收，而直接冲入肠道。

5. 遵医嘱给予药物治疗　对于顽固性便秘者可遵医嘱给予药物治疗或灌肠以解除症状。药物治疗的目的是促进粪便的排出，同时建立正常的排便习惯。在药物治疗过程中要注意遵循"用量尽可能小，用药次数尽可能少，建立排便规律后尽早停药"的原则。

（1）口服泻药：泻药的基本作用为增加肠道内渗透压和流体静力压。老年人适合用温和的缓泻剂，可根据患者的体质及便秘的情况选择药物种类和增减药物用量，并注意观察药物的疗效，一般泻药口服后需 6～8h 发挥作用，故患者较为合理的服药时间是睡前，使排便时间在次晨起床后或早餐后。常用的口服泻药有：甘油、液状石蜡油或香油 10～20mL，每晚睡前服用；番泻叶 3～5g，每晚沸水泡汁服用，番泻叶味苦，含蒽醌，由结肠细菌水解活性成分后发生作用，仅作用于结肠或远端回肠，服用后 8～10h 可能排便；酚酞又名果导，0.1g/次，每晚睡前服用；西沙比利是胃肠道动力药，主要是促进肠肌间神经丛中乙酰胆碱的释放，增强食管、胃肠蠕动，促进胃排空及肠内容物运转，每日用量 15～40mg，分 2 次服用，早餐前及睡前各服一次，一周内常可使便秘症状改善，严重便秘患者的达到理想治疗结果需 2～3 个月。

（2）简易通便法：开塞露 20mL/支，可用 1～2 支，剪去尖端，挤出少许药液润滑头部，插入肛门内挤入药液；甘油栓其主要成分为甘油和明胶，操作者戴手套将其尖端插入肛门 6～7cm。

（3）灌肠法：老年人灌肠根据便秘程度和全身状况选择和配制不同性质和作用的灌肠液。常用的灌肠液有：生理盐水，溶液温度为 39～41℃；甘油或液状石蜡 50mL，加等量温开水，温度 38℃；"1：2：3"灌肠液是 50%硫酸镁 30mL、甘油 60mL、温开水 90mL，温度 38℃。

（4）取粪结石法：由于长时间便秘，大量的粪块聚积在直肠内。取粪结石时患者应取左侧卧位，帮助者戴手套涂润滑油，轻轻将食指或加中指插入肛门，慢慢将硬结的粪便掏出。注意动作轻柔，切忌强行硬挖，以免损伤直肠黏膜，增加患者痛苦。

6. 健康教育　指导患者建立正常的排便习惯，鼓励老年人有便意时一定排便，不要随意抑制便意,避免强制控制排便而造成便秘或形成粪石。排便时集中注意力,不看报、小说或听收音机等。

合理调配饮食,多食水果、蔬菜及富含纤维素的食物,少食刺激性辛辣食品;多饮水,每天饮水 1500～2000mL,适量服用蜂蜜 20～30mL。鼓励老年人积极参加力所能及的运动,卧床不起者应协助肢体活动、定时翻身和腹部按摩。引导老年人保持精神愉快,调节生活方式。避免用力排便,以免引起心绞痛、急性心肌梗死、心律失常等,有心血管疾病的老年人排便时身旁备硝酸甘油,以防发生意外。

二、腹泻

腹泻(Diarrhea)是指每天大便次数增加或排便频繁,大便次数通常超过 3 次/d;粪便重量通常大于 200g/日,粪质稀薄,水分增加,粪便含水量大于 80%。含有黏液、脓血,或者还含有不消化的食物及其他病理性内容物。正常人每天排便 1 次,排出粪便的量为 200～400g。也有少数人每天虽排便 2～3 次,但粪便性状正常,则不能称为腹泻。腹泻常伴有排便急迫感、肛门不适、失禁等症状。腹泻可分为急性、迁延性和慢性腹泻三种。急性腹泻起病急骤,病程在 2～3 周之内。慢性腹泻指病程在 2 个月以上。迁延性腹泻病程在 2 周～2 个月内。

(一)病因

1.急性腹泻　病程多不超过 3 个星期,其最常见原因是感染。

(1)细菌感染:人们在食用了被大肠杆菌、沙门菌、金黄色葡萄球菌、志贺氏菌等细菌污染的食品,或饮用了被细菌污染的饮料后就可能发生肠炎或菌痢,会出现不同程度的腹痛、腹泻、呕吐、里急后重、发热等症状

(2)病毒感染:人体通过食物或其他途径感染病毒后易引起病毒性腹泻,如感染轮状病毒、诺瓦克病毒、柯萨奇病毒、埃可病毒等后,出现腹痛、腹泻、恶心、呕吐、发热及全身不适等症状。

(3)食物中毒:由于食用被细菌及其毒素污染的食物,或摄食未煮熟的扁豆、毒蕈、发芽马铃薯、海鲜等引起的急性中毒性疾病。变质食品、污染水源是主要传染源,不洁手、餐具和带菌苍蝇是主要传播途径。其特点是患者出现呕吐、腹泻、腹痛、发热等急性胃肠道疾病症状。

(4)饮食贪凉:夏天很多人喜欢吃冷食,喝冰镇啤酒,结果可导致胃肠功能紊乱,肠蠕动加快,引起腹泻。

(5)消化不良:饮食无规律、进食过多、食用不易消化的食物,或者由于胃动力不足导致食物在胃内滞留,引起腹胀、腹泻、恶心、呕吐、返酸、嗳气(打嗝)等症状。

(6)着凉腹泻:夏季炎热,人们喜欢待在空调房内或开着空调睡觉,腹部很容易受凉,致使肠蠕动增加而导致腹泻。

(7)旅游者腹泻:因为出行者离开了自己熟悉的生活环境而去到完全陌生的地方,全身及敏感的消化系统都会发生相应的反应和变化。

2.慢性腹泻　慢性腹泻的病期在 2 个月以上,病因比急性的更复杂,因此诊断和治疗有时很困难。

(1)慢性肠道感染:慢性菌痢、慢性阿米巴痢疾、肠结核、真菌、寄生虫。

(2)肠道非感染性炎症:炎症性肠病(溃结和 Crohn 病)、缺血性结肠炎、憩室炎。

(3)肿瘤:结肠癌、腺瘤、淋巴瘤、肠血管活性肠肽(VIP)瘤、胃泌素瘤、类癌。

(4)运动性腹泻:肠蠕动紊乱(多数为加速)引起,如肠易激综合征、胃大部切除术后、迷走神经切断后。

(5)吸收不良综合征:原发性小肠吸收不良、继发性小肠吸收不良。胰消化酶缺乏,如慢性胰腺炎;双糖酶缺乏,如乳糖不耐受症等;胆汁排出受阻和结合胆盐不足,如肝外胆道梗阻;小肠吸收面减少,如短肠综合征。

(6)药源性腹泻:泻药,如酚酞、番泻叶等;抗生素,如林可霉素、克林霉素等;降压药,如利血平、胍乙啶等;肝性脑病用药,如乳果糖、乳山梨醇等。

(二)分类

1.渗透性腹泻　肠腔内存在大量不吸收的高渗溶质,大便量<1L/d,禁食后腹泻减轻或停止,血浆与粪便溶质差>100mmol/L,大便酸度增高,pH 值在 5 左右。主要病因是乳糖酶缺乏症、吸收不良综合征(胰腺外分泌功能不全、小肠黏膜病变)、肠道细菌过度滋生(盲袢综合征、假性肠梗阻)、服用高渗泻药(硫酸镁、甘露醇、乳果糖)。

2.分泌性腹泻　胃肠道水与电解质分泌异常绝对或相对增多(大便量>1L/d,禁食48h 后腹泻仍存在,血浆与粪便溶质差<50mmol/L,粪便 pH 值为中性或偏碱性)。主要病因是产肠毒素细菌感染、霍乱、难辨梭状芽孢杆菌感染、金黄色葡萄球菌感染、产气荚膜芽孢杆菌感染、产肠毒素大肠杆菌感染等,APUD(Amine Precursor Uptake and Decarboxylation)细胞系统肿瘤、VIP 瘤、类癌、胃泌素瘤、甲状腺髓样癌,服用刺激性泻药(酚酞、蓖麻油、芦荟、番泻叶等)、肠切除术后。

3.渗出性腹泻　肠黏膜完整性受破坏,液体渗出(由炎症、溃疡等引起),以脓血便为特征。主要病因是感染性(细菌、病毒、真菌、寄生虫)与非感染性(炎症性肠病、缺血性肠病、放射性肠炎,肠道肿瘤),免疫和变态反应(系统性红斑狼疮)、嗜酸性胃肠炎、食物过敏等所致。

4.运动异常性腹泻　肠运动过快使水和电解质与肠上皮细胞的接触时间缩短,肠运动过慢可造成细菌过度滋生,常与渗透性、分泌性、渗出性腹泻相伴随。主要病因是肠易激综合征、甲亢、甲状腺髓样癌、类癌、糖尿病等和消化功能障碍性腹泻(由消化液分泌减少引起,多见于慢性胰腺炎、慢性萎缩性胃炎、胃大部切除术后、胰胆管阻塞致胆汁和胰酶分泌受阻)。

5.吸收不良性腹泻　由肠黏膜的吸收面积减少或吸收障碍引起。见于小肠大部分切除、吸收不良综合征、小儿乳糜泻、成人热带及非热带脂肪泻等。

(三)临床表现及伴随症状和体征

1.起病及病程　急性腹泻起病骤然,病程较短,多为感染或食物中毒所致。慢性腹泻起病缓慢,病程较长,多见于慢性感染、非特异性炎症、吸收不良、肠道肿瘤或神经功能紊乱等。

2.腹泻次数及粪便性状　急性感染性腹泻,每天排便次数可多达 10 次以上,水样便见于各种分泌性腹泻;如每日大便量多于 5 L,则应考虑霍乱或内分泌性肿瘤所引起的分泌性腹泻;米泔样大便见于霍乱;蛋汤样大便见于难辨梭状芽孢杆菌等引起的伪膜性肠炎;洗肉水样大便见于某些急性细菌性出血性肠炎或重症溃疡性结肠炎,如为细菌感染,常有黏液血便或脓血便;阿米巴痢疾的粪便呈暗红色或果酱样。慢性腹泻每天排便次数多,可为稀便,亦可带黏液、脓血,见于慢性痢疾;脓血便见于渗出性腹泻,尤其是感染性渗出性腹泻;若脓血仅附于粪便表面,则提示直肠或乙状结肠病变;粪便中带黏液而无病理成分者常见于肠易激综合征;酸臭的糊状便见于糖吸收不良;恶臭的大便见于蛋白质消化不良。

3.腹泻与腹痛的关系　急性腹泻常有腹痛。小肠疾病的腹泻疼痛常在脐周,便后常不缓解,结肠疾病的疼痛多在下腹,且便后疼痛可缓解或减轻。分泌性腹泻往往无明显腹痛。

4.伴随症状　①伴发热者可见于急性细菌性痢疾、伤寒或副伤寒、肠结核、肠道恶性淋巴瘤、Crohn 病、溃疡性结肠炎急性发作期、败血症等;②伴里急后重者见于结肠直肠病变为主者,如急性痢疾、直肠炎症或肿瘤等;③伴明显消瘦者多见于小肠病变为主者,如胃肠道恶性肿瘤、肠结核及吸收不良综合征;④伴皮疹或皮下出血者见于败血症、伤寒或副伤寒、麻疹、过敏性紫癜、糙皮病等;⑤伴腹部包块者见于胃肠恶性肿瘤、肠结核、Crohn 病及血吸虫性肉芽肿;⑥伴重度失水者常见于分泌性腹泻,如霍乱、细菌性食物中毒或尿毒症等;⑦伴关节痛或肿胀者见于 Crohn 病、溃疡性结肠。

5.化验检查　尽量采集新鲜标本做显微镜检查,观察大便是否有红、白细胞或阿米巴原虫及寄生虫卵等。粪便的细菌培养对确定病原体有重要意义。疑有血吸虫病者应做粪便孵化试验,疑有吸收不良者可做粪便脂肪定量测定。大便检查应注意:选择带有黏液脓血的部分;稀便样便挑取漂浮或沉淀的絮状成分;泔水样便和水样便留取液体 $1\sim2$ mL;避免标本混有尿液、污水、清洁液;化学物质刺激肠黏膜排出的粪便不可取;标本留取后立即送检,常规检查须在 30min 内完成,大便培养在 1h 内完成。

6.X 线及结肠镜检查　结肠镜检查对结肠病变所致腹泻的诊断有重要意义,它可直接观察病变性质并可做活检。

(四)腹泻的并发症

1.脱水、酸中毒和电解质紊乱　酸碱失衡和电解质紊乱是急性腹泻的主要致命原因。

2.溶血性尿毒综合征　由多种病原体引起,如大肠杆菌、志贺菌属、伤寒杆菌等。通常发生于腹泻开始后 $1\sim2$ 周,临床表现有发热、血小板减少、微血管性溶血性贫血、高血压和急性肾功能衰竭,部分患者有头痛、嗜睡、烦躁、幻觉等神经系统症状,大约 12h 以后出现痉挛、昏睡等症状。

3.古兰-巴雷综合征　见于多种细菌感染,腹泻开始后 $10\sim15$ d,空肠弯曲杆菌感染后多见,病死率高,通常表现为急性或亚急性的四肢对称性迟缓性瘫痪。

4.其他　长期腹泻将导致营养障碍、维生素缺乏、体重减轻,甚至发生营养不良性水肿。

(五)治疗

1.抗菌药物的使用　WHO 指出 90% 的腹泻不需要抗菌药物治疗,我国专家指出 70% 的腹泻不需要抗菌药物治疗,但对痢疾、霍乱、沙门氏菌肠炎、其他细菌性腹泻之重症、原有严重慢性消耗性疾病者还是需用抗菌药物治疗。根据便血、有里急后重感、大便镜检白细胞满视野、大便 pH 值 7 以上,可选用抗生素三代头孢如头孢噻肟、头孢唑肟、头孢曲松。

2.腹泻的液体疗法

(1)液体疗法的目的:纠正已发生的液体和电解质缺失,恢复容量渗透压、酸碱度和电解质成分的稳定,补充正在由大便和呕吐丢失的液体和电解质,供给生理需要量,补充营养和热量。

(2)判断脱水的情况、脱水的性质及电解质丢失情况。

(3)液体疗法的原则:首先补充累积丢失,随后补充继续丢失和生理需要量,丢多少、补多少、先盐后糖、先浓后淡、先快后慢,及时补碱,痉补钙镁,见尿补钾,随时调整,缺多少补多少,缺什么补什么。按丢失 1 kg 体重补充液体 1000mL 计算,对低渗性脱水按红细胞压积计算,对高渗性脱水根据血钠浓度计算。

3.对症治疗使用止泻药 地芬诺酯(苯乙哌啶)抑制肠黏膜感受器,消除蠕动反射,减轻肠道蠕动 2.5~5mg/次,2~4 次/d;洛哌丁胺(易蒙停),可抑制肠道平滑肌收缩,减少肠蠕动,还可通过胆碱能和非胆碱能神经元局部的相互作用直接抑制肠蠕动反射。首次 4mg,以后每腹泻一次再 2mg,直至腹泻停止,一日用量可达 16~20mg,连续 5d 若无效则停服。药用碳可减轻肠内容物对肠壁刺激,吸附肠内有害物质,成人每次 1.5~4g,3 次/d。治疗腹泻也可用次碳酸铋、思密达(蒙脱石散)等。

4.纠正酸中毒、纠正低血钾及补充钙镁。

5.严重腹泻的营养治疗 腹泻导致营养不良可选择肠内营养和静脉营养给予补充。

6.腹泻的生态治疗可调整肠道菌群,恢复正常的生态平衡,抵御病原菌定植侵袭,有利于控制腹泻。治疗腹泻常用的生态制剂有:双歧杆菌类,如金双歧胶囊、丽珠肠乐、米雅BM 细粒等;乳酸杆菌类,如乐托尔、多维乳酸菌制剂(咪爱)、活乳酸菌制剂等;复合制剂,如双歧杆菌之联活菌(培菲康)、聚克通等。

(六)护理

1.一般护理 腹泻较轻的患者宜食用清淡流质饮食,鼓励患者多饮水,最好是淡糖盐水,早期禁用牛奶、蔗糖等易产气和过多油脂性流质饮食。急性期腹泻严重者应禁食,宜静脉输液。

2.严密观察病情和腹泻情况,患者血压、脉搏、尿量等情况,有无口唇干燥、眼窝凹陷、尿量减少,监测血液生化结果,严重者及时报告医生,根据医嘱调整补液量及输液速度,及时纠正水、电解质紊乱,避免因补液而引起急性肺水肿或心力衰竭等症状。疑有感染者行大便常规及大便培养检查。

3.补液法

(1)轻型:轻度脱水以口服补液为主。消化功能正常或即使有轻度消化功能不全时,口服就是提供营养最有效、最经济、最符合生理特点的途径。口服补液盐也称为葡萄糖-电解质口服液,是世界卫生组织推荐使用的治疗包括霍乱在内的急性腹泻脱水的有效药物。

(2)口服补液盐常用配方:①氯化钠 4g、碳酸氢钠 3.5g、柠檬酸钾 2.5g、葡萄糖 24g

共装防潮袋,使用时加水1L。②氯化钠4.2g、碳酸氢钠4g、氯化钾1.8g、葡萄糖21.6g、水1L。③简易口服液:白糖或葡萄糖10g(或1汤匙)、食盐0.5g、碳酸氢钠(小苏打)0.5g(研拌),混合后加白开水200mL(中饭碗1碗)溶解。此为Ⅰ号简易口服液,在Ⅰ号口服液中加氯化钾0.5g即为Ⅱ号简易口服液。口服补液盐使用剂量和方法,一般原则是根据病情而定,少量多次口服。成人口服补液可据病情轻重按轻度脱水补体重的2%~4%,中度脱水口服总量为体重的4%~6%。轻微呕吐可在使用止呕药物情况下服用。若使用过程中水样大便增多,丢失量超过饮入量或喝下即呕吐或服后不能维持体重,血液浓缩不能改善者应停服口服液,改用静脉补液。

(3)中型:24h需输入4000~8000mL。最初2h内快速静脉输入林格氏乳酸盐溶液,或含糖的541溶液[配方为:1000mL水内有氯化钠5g、碳酸氢钠4g、氯化钾1g(内含Na^+ 134mmol,Cl^- 99mmoL,K^+ 13mmol,HCO_3^- 48mmol),用时每1000mL另加50%葡萄糖20mL],或2∶1电解质溶液(其配方为生理盐水2份加1.4%碳酸氢钠1份或166.7mmol乳酸钠1份,并补充适量的钾)2000~3000mL。待血压、脉搏恢复正常后,可减慢输液速度为5~10mL/min,并继续用541溶液。原则上应于入院8~12h内补入院前累计损失量、入院后的继续损失量和每天生理需要量(每天约2000mL),以后按排出多少补充多少的原则补液。

(4)重型:24h输液总量8000~12000mL或更多。先由静脉推注含糖541溶液1000~2000mL,按40~80mL/min甚至100mL/min速度进行,需20~30min,以后按20~30mL/min的速度通过两条静脉输液管快速滴注2500~3500mL或更多,直至休克纠正为止。以后相应减慢速度,补足入院前累计丢失量后即按每天生理需要量加上排出量的原则补液。

(5)补钾与纠酸:有腹泻即应补钾,对严重腹泻脱水引起休克、少尿的患者应早期应用含钾量不甚高的541溶液。快速补液时如超过2000mL/min则应密切注意心脏变化。如酸中毒严重则应酌情另加碳酸氢钠纠正。

4.**药物护理** 护士应熟悉患者所用的药物,对药物的使用时间、方法、作用、副作用应向患者解释清楚,密切观察药物副作用;使用激素时,应注意消化道出血,不轻易用安眠、镇静药。

5.**肛周皮肤的护理** 排便后温水清洗肛周,必要时涂抹鞣酸软膏,避免大便刺激,指导患者穿棉质松软的内衣,减少衣物对皮肤的摩擦。

6.**并发症护理**

(1)脱水、酸中毒和电解质紊乱:观察生命体征及神经症状、皮肤黏膜的温湿度和弹性,准确记录出入量。注意有无低钾、低钙、低镁血症的表现,按医嘱补液及时补充钾、钙、镁等电解质,补充碱性药物,注意勿将碱性溶液渗出血管外,以免引起局部软组织坏死。按医嘱正确地采集血标本做血气分析,电解质检查。

(2)溶血性尿毒综合征:由于血小板减少和抗凝治疗,下肢有瘀斑,有出血的可能,应防止出血。密切观察病情变化,由于起病急、变化快、发展迅速的特点需要行创伤性治疗。重点观察生命体征、尿量。透析期间的护理:透析前仔细观察并及时记录体温、心率、体重,根据患者体内液体潴留情况,确定超滤量。透析过程中,密切观察血压、脉搏、血流量变化,注意血管有无痉挛、受压,血管内有无凝血,发现异常,立即处理。观察透析机的运转情况,及时排除故障,以保证血液透析正常进行。

(3)古兰-巴雷综合征:抬高床头,鼓励患者咳嗽、深呼吸,当出现明显的呼吸无力、呕吐反射减弱及吞咽困难时,立即通知医生,并给予吸氧。保持呼吸道通畅,定时拍背,稀释痰液,及时排出呼吸道分泌物。如有缺氧症状、血氧饱和度降低、动脉氧分压<9.3kPa,则宜及早气管插管并使用呼吸机;吞咽困难者留置胃管,以高蛋白、高维生素、高热量且易消化的鼻饲流质饮食,保证每天所需的热量、蛋白质,保证机体足够的营养,维持正氮平衡。应向躯体移动障碍者及家属说明翻身及肢体活动的重要性,每2小时翻身1次,预防褥疮的发生,帮助患者被动运动,保证肢体的活动,防止肌肉萎缩。

7. 心理护理　患者发病急,病情进展快,常产生焦虑、恐惧、失望的心理状态,护士应了解患者的心理状况,积极主动关心患者,认真、耐心倾听患者的诉说,了解患者的苦闷、烦恼,给予安慰和鼓励,解释疾病和治疗相关知识,减轻患者的焦虑。

8. 健康教育　加强以预防肠道传染病为重点的健康教育,搞好环境卫生和饮食卫生。改变不良的生活习惯和饮食习惯,注意个人清洁卫生。

第五节　尿失禁、大便失禁

尿失禁(Urinary Incontinence,UI)是一种多因素相关综合征,以膀胱不能维持其控制排尿的功能、尿液不自主流出为特征,发病率随着年龄的增长而增加。尿失禁虽然不直接危及老年人的生命,但给老年人的心理造成极大压力,严重影响老年人的日常生活和社会功能。大便失禁是由于老年人肛门括约肌张力减弱,肛管、直肠感觉功能减退,易造成多种并发症,女性因为分娩时所致耻骨神经及盆底肌组织损伤,大便失禁的发生率高于男性。大、小便失禁给患者带来极大的痛苦,影响老年人健康指数和生活质量,已成为医疗、护理急需解决的问题。

一、尿失禁

尿失禁是由于膀胱括约肌损伤或神经功能障碍而丧失排尿自控能力,尿液不由自主地流出。国际尿控协会(International Continence Society,ICS)将尿失禁定义为:客观存在的不自主性尿液流出。尿失禁是一种临床症状、异常体征和临床问题,但尿失禁不能被看作是一种疾病,因为大多数情况下,导致尿失禁的确切病因并不清楚,常常是多因素所致。尿失禁按照症状可分为充溢性尿失禁、无阻力性尿失禁、反射性尿失禁、急迫性尿失禁、压力性尿失禁、混合性尿失禁以及真性尿失禁等。女性压力性尿失禁是中老年女性的常见疾病,影响患病女性的生活、工作以及社会交往。

(一)分型

患者一过性的神志不清、活动能力受限、泌尿系统感染及尿排出量过多和药物的影响可引起暂时性尿失禁。纠正暂时性尿失禁确切原因后,如果尿失禁仍持续存在,应考虑持续性尿失禁,其多为下尿路疾病所致。下尿路因素引起尿失禁包括膀胱过度活动

(Overactive Bladder,OAB)或逼尿肌过度活动(Detrusoroveractivity,DO)、压力性尿失禁、膀胱出口梗阻和逼尿肌活动低下。临床实践中,根据临床表现常将持续性尿失禁分型为急迫性尿失禁、压力性尿失禁、充盈性尿失禁和混合性尿失禁。下尿路因素引起尿失禁分述如下:

1.膀胱过度活动所致急迫性尿失禁　膀胱过度活动是老年性尿失禁患者最常见的病因。临床表现为急迫性尿失禁的症候群:尿频、尿急,尿急感来得很快,夜间多尿和尿失禁常见。排尿后残余尿量一般不多,>50mL,提示有出口梗阻。OAB的病因尚不十分明确,目前认为是逼尿肌不稳定、膀胱感觉过敏、尿道及盆底肌功能异常以及其他精神行为异常和激素代谢失调等原因。老年性逼尿肌过度活动一种是逼尿肌过度活动,但逼尿肌收缩力正常;另一种是逼尿肌过度活动伴逼尿肌收缩力受损。临床上常表现为尿急、尿频,尿流率下降,残余尿增多。膀胱过度活动分为逼尿肌反射亢进如脊髓损伤、脑血管疾病、帕金森病和阿尔茨海默病等以及逼尿肌不稳定,原因多为下尿路梗阻、泌尿系统感染、肿瘤和异物刺激等。

2.压力性尿失禁　压力性尿失禁是老年女性中第二位最常见的尿失禁类型,指喷嚏、咳嗽或运动等腹压增高时出现不自主的尿液自尿道外口漏出。症状表现为咳嗽、喷嚏、大笑等腹压增加时不自主漏尿。体征是在增加腹压时,能观测到尿液不自主地从尿道漏出。尿动力学检查表现为充盈性膀胱测压时,在腹压增加而逼尿肌稳定性良好的情况下出现不随意漏尿。主要原因是盆底肌肉松弛,其次为内括约肌缺失(Intrinsic Sphincter Deficiency,ISD),这通常是由操作性创伤或尿道萎缩等所致。研究显示,与女性压力性尿失禁较明确相关的因素有年龄、生育、盆腔脏器脱垂、肥胖、种族和遗传因素;可能相关的危险因素有雌激素水平下降、子宫切除术、吸烟、高强度体育锻炼、便秘、肠道功能紊乱、咖啡因摄入和慢性咳嗽等。男性压力性尿失禁主要见于前列腺术后患者。一般根据症状的轻重,压力性尿失禁分为以下四度。

Ⅰ度患者,咳嗽等腹内压增高时偶有尿失禁,可以正常参加社交活动。

Ⅱ度患者,任何屏气及使劲时都有尿失禁,内裤常被尿浸湿,需做更换。

Ⅲ度患者,直立位时即有尿失禁,常浸湿外裤,有时尿液可能沿大腿流下,需用尿片。

Ⅳ度患者,直立位或平卧位时均有失禁,完全失去控制,需持续用尿片。

3.膀胱出口梗阻　膀胱出口梗阻是老年男性第二位最常见的尿失禁病因,但是有梗阻的大多数患者并无尿失禁。常见原因为良性前列腺增生、前列腺癌和尿道狭窄。在老年女性中,出口梗阻少见,其常见原因是既往因尿失禁手术后或阴道前壁膨出而致的尿道扭曲。因梗阻而有尿失禁的患者临床多表现为排尿后的尿淋漓不尽。

4.逼尿肌活动低下　逼尿肌活动低下所致尿失禁在老年性尿失禁中占5%～10%,可导致尿潴留以及充盈性尿失禁。原因包括支配膀胱的神经系统受压(如椎间盘压缩或肿瘤累及)、糖尿病自主神经系统受损、帕金森病等。在有慢性出口梗阻的患者中,逼尿肌可发生纤维变性,所以即使梗阻解除,膀胱仍然不能正常地排空。严重的逼尿肌活动低下的症状有时与逼尿肌过度活动有关,例如尿频、尿急、夜尿,因此在开始治疗逼尿肌过度活动时,务必先排除尿潴留。

老年人持续性尿失禁常为多因素所致,表现为混合性尿失禁,如老年女性尿失禁多表现为压力性和急迫性尿失禁的综合症状(如尿急、尿频、夜尿增多合并腹压增高、漏尿等),老年男性尿失禁表现为急迫性和充盈性尿失禁的症状(尿频、尿急、夜尿增多合并排尿困难、尿潴留等)。

(二)临床表现

1. 症状　轻度时,一般活动及夜间无尿失禁,腹压增加时偶发尿失禁,不需使用尿垫;中度时,腹压增加及起立活动时有频繁的尿失禁,需要使用尿垫;重度时,起立活动或卧位体位变化时即有尿失禁,严重地影响患者的生活及社交活动。

2. 尿失禁的评估工具

(1)国际尿失禁咨询委员会尿失禁问卷简表(ICI-Q-SF),见附表 3-1。

(2)国际尿失禁咨询委员会尿失禁问卷表(ICI-Q-LF),见附表 3-2。

(3)3 项尿失禁问题问卷(3IQ),见附表 3-3。

(三)治疗

1. 非手术治疗

(1)盆底肌训练(Pelvic Floor Muscle Training,PFMT):此法方便易行且有效,适用于各种类型的压力性尿失禁。方法实施:持续收缩盆底肌(提肛运动)2~6s,松弛休息2s,如此反复 10~15 次,每天训练 3~8 次,持续 8 周以上或更长。盆底肌训练也可采用特殊仪器设备,通过生物反馈实施。

(2)减肥:肥胖是女性压力性尿失禁的明确相关因素,减轻体重有助于预防压力性尿失禁的发生。患有压力性尿失禁的肥胖女性,减轻体重 5%~10%,尿失禁次数将减少50%以上。

(3)药物治疗:主要作用为增加尿道闭合压,提高尿道关闭功能。目前常用的药物为选择性 α_1 肾上腺素受体激动剂,以激活尿道平滑肌 α_1 受体,以及激活躯体运动神经元,增加尿道阻力。副作用为高血压、心悸、头痛和肢端发冷,严重者可发作脑中风。药物有米多君、甲氧明,米多君的副反应较甲氧明小。另外,β-肾上腺素受体拮抗剂、β-肾上腺素受体激动剂、雌激素等有一定疗效。

(4)可选择戒烟、改变饮食习惯、阴道重锤训练、电刺激治疗、磁刺激治疗等。

2. 手术治疗　非手术治疗效果不佳或不能坚持、不能耐受、预期效果不佳的患者可考虑手术治疗。中重度压力性尿失禁,严重影响生活质量和对生活质量要求较高的患者,伴有盆腔脏器脱垂等盆底功能病变需行盆底重建等,可考虑同时行抗压力性尿失禁手术。目前我国较常用的是无张力尿道中段悬吊术(Tension-free Vaginal Tape,TVT)和经闭孔无张力尿道中段悬吊术 (Transobturator Vaginal Tape Obturator,TVT-O)等。

(1)TVT:尿道中段吊带理论认为腹压增加时,其引起的尿道中段闭合压上升,是控尿的主要机制之一。与其他类似吊带手术的比较显示治愈率无明显区别,疗效稳定、损伤小、并发症少。TVT 治愈率在 80%以上,并发症有膀胱穿孔、出血、排尿困难等。TVT-O与 TVT 手术治疗基本相当,是在 TVT 基础上进行改良的,TVT-O 穿刺路径为经闭孔而非经耻骨后,基本排除了损伤膀胱或髂血管的可能性,少见的严重并发症主要有吊带阴道侵蚀和闭孔血肿、脓肿形成等。

(2)Burch 阴道壁悬吊术:经耻骨后将膀胱底、膀胱颈及近端尿道两侧的阴道壁缝合悬吊于耻骨梳韧带(Cooper's 韧带),以上提膀胱颈及近端尿道,从而减少膀胱颈的活动度。TVT 比 Burch 手术时间和住院时间短,创伤小,恢复快。Burch 手术疗效稳定,并发症较少,但创伤较大。

(3)膀胱颈吊带术:自膀胱颈及近端尿道下方将膀胱颈向耻骨上方悬吊并锚定,固定于腹直肌前鞘,以改变膀胱尿道角度,固定膀胱颈和近端尿道,并对尿道产生轻微的压迫作用。该方法适用于各型压力性尿失禁患者。

(四)护理

1.给予心理支持

(1)充分理解和尊重老人,保护其隐私。帮助老年人树立治疗的信心,并与家属进行沟通,取得家人的支持和帮助,尽可能维护老年人的自尊。对老年人尿失禁不谈论、不责难,尽可能提供方便和照顾。排尿时,尽可能让无关人员避开,不打扰,不催促,夜间床旁放置便器。

(2)指导老年人建立定时排尿习惯,帮助指导并制定如晨起、饭前、睡前排尿时间表,外出检查、治疗、活动等事先排尿。

2.训练膀胱功能,在非规定排尿时间内尽可能憋住尿液,直到预定的时刻将尿液排尽,排尿时间由短逐渐延长。

3.创造便利的生活环境,老年人生活区域内座椅高矮适宜,地面平整,防滑,卫生间布局应方便出入且靠近卧室,马桶旁和走道应有扶手,光线良好。衣裤宜宽松,方便松解。如乔迁新居,应帮助老年人提前熟悉厕所的位置,有助于减少尿失禁的发生。

4.给予导尿和留置导尿管　根据患者尿失禁的情况,如暂时性尿失禁患者可采用假性导尿,长期尿失禁的患者采用导尿术留置或不留置导尿管,留置者按留置导尿管护理。

5.保持皮肤清洁卫生　对神志清醒的男性老年人可用便壶接尿,便壶口与皮肤接触处垫软纸,以防壶口长期刺激局部皮肤。对神志不清、躁动不安的男性老年人,可用阴茎套固定于阴茎上,顶端剪一开口与引流管连接,保持管道通畅,防止尿液浸泡龟头,引起糜烂。女性老年人可根据其排尿规律,定时给便器排尿;也可穿尿裤,内垫吸尿垫,定时更换,清洁皮肤。

6.健康教育　指导老年人及家属尽可能减少引起或加重尿失禁的因素。

(1)防止腹内压增加:对于压力性尿失禁的患者,指导其避免大笑、咳嗽、打喷嚏及便秘等导致腹内压增高的活动;不要憋尿,如有尿意,应及时排尿。

(2)适量饮水:告诉老年人一般每天饮水 2000~2500mL,以保证足够的尿量。晚餐后宜控制饮水量,避免饮含咖啡因的饮料,以免夜尿过多或引起膀胱刺激发生尿失禁。

(3)避免使用不当的药物:凡是能够引起尿失禁的药物,老年人应慎用或禁用,以免引起药源性尿失禁的发生,如止痛剂、镇痛剂、乙醇制剂等可降低括约肌对排尿反射的敏感性,应尽量少用。心、肾疾病需要利尿剂时,尽可能采用早晨顿服,以减少夜间尿失禁的发生。

(4)指导患者进行盆底肌和膀胱功能锻炼,增强控制排尿的能力,如仰卧起坐、提肛肌训练、间隙排尿法等。提肛肌训练:患者取立位、坐位或侧卧位,深吸气时慢慢收缩尿道口、阴道口及提肛肌 5s 及屏气 5s,呼气时慢慢放松,连续 5~10 次,日累计 10~20min。

间隙排尿法:排尿时患者有意识地中断排尿3～5s。

二、大便失禁

大便失禁是指气体、液体和固体粪渣不由自主地排出肛门,属于排便功能紊乱的一种。大便失禁可分为完全失禁和不完全失禁。大便完全失禁是不能随意控制粪便及气体的排出。大便不完全失禁是能控制干便排出,而不能控制稀便和气体排出。大便失禁受多种因素的影响,包括粪便成分异常、直肠容量和顺应性下降、直肠感觉功能不全、肛管括约肌或盆底肌功能失常等。

（一）病因

大便失禁的原因大致有三类:粪便嵌塞、症状性大便失禁及神经性大便失禁。

1.粪便嵌塞 粪便嵌塞是老年人大便失禁的最常见原因,是慢性便秘的并发症之一。因粪便嵌塞在结肠下部和直肠,形成硬质刺激结肠和腺体产生大量黏液,粪水经粪块旁间隙流到直肠,如直肠对流出的粪水缺乏敏感,就会从肛门流出,形成大便失禁,10%～20%老年便秘患者有此并发症,生活不能自理或长期卧床的老年人更为多见。

2.症状性大便失禁 症状性大便失禁是因肛门括约肌功能失常所致。老年人肛门括约肌失调,具有感觉神经的肛管对直肠内液体粪便和气体膨胀的分辨能力减弱,所以,任何原因引起的腹泻都容易引起大便失禁。这类大便失禁的常见原因包括:一是消化系统疾病,如胃肠炎、溃疡性结肠炎、缺血性肠炎、结肠息肉、大肠肿瘤、直肠脱垂等;二是代谢内分泌疾病,如糖尿病、甲状腺功能亢进症等;三是医源性原因,如泻剂过量、抗生素引起的肠道菌群失调、铁剂对肠道黏膜的刺激、术后并发症(如肛门括约肌撕裂)等。

3.神经性大便失禁 正常情况下胃结肠反射促进结肠内容物进入直肠,直肠扩张产生便意,在高级中枢控制下,直肠收缩,肛门括约肌松弛进行排便;反之,则暂缓排便。老年人的这种延缓排便的功能出现障碍,也可发生大便失禁。如中枢神经系统病变或骶神经损伤,不能随意控制机体排便,导致神经性大便失禁。老年人这类大便失禁的常见原因有急性脑血管疾病、痴呆、意识障碍、脊髓疾病等。

（二）护理

1.积极治疗原发病,必要时对症处理 如为粪便嵌塞引起主要治疗便秘;如为症状性大便失禁以治疗原发病为主;如神经性大便失禁可通过饮食或药物重新建立条件反射,可让患者起床后坐在马桶上饮水,直到粪便排出后再起来,这样可以帮助老年人建立正常、规律的肠蠕动,重新规律排便。另外,可遵医嘱使用阿片制剂或新斯的明等药物重建排便条件反射。

2.一般护理 根据医嘱合理准确用药,加强患者的日常生活护理及基础护理。老年人皮肤松弛、脆弱,若不能及时清理失禁的粪便容易发生皮肤破溃;同时,老年人本身对疼痛的感觉不敏感,护理人员应细心观察、及时发现异常情况,并给予合理处理。

3.饮食护理 培养规律的饮食习惯,合理改善饮食结构。宜食用高蛋白、高热量、易消化、含纤维素多的食物,以利于排便。便秘时多饮水,补充液体;若无禁忌,老年人每天摄入2500mL液体。腹泻严重时,可暂禁食,或食用清淡流质,如米汤、面汤、果汁等。

4.建立规律的排便习惯 鼓励老年人活动,有助于正常的排便反射;坚持每天在同一时间排便,排便时尽量采取坐姿;必要时,提供床旁便器和辅助器如轮椅、拐杖或帮助如厕,使患者能及时排便。

5.皮肤护理　大便失禁患者最常见的并发症是会阴部、骶尾部、肛周皮肤炎性反应,部分患者还可有逆行性尿路感染或阴道炎及皮肤红肿、溃烂。因此,做好皮肤护理非常重要。每次便后用温水彻底清洗被大便污染的皮肤,用柔软的湿纸巾擦干,涂上凡士林。若臀部有发红时,可加涂四环素药膏或氧化锌软膏等,严重者可以 60 瓦灯泡照射局部,2 次/天,30 分钟/次,避免烫伤;也可用湿润烧伤膏涂于清洗消毒后的肛周皮肤。对大便失禁致肛周皮肤损伤的患者,除上述措施外,可用吹风机吹干皮肤,将溃疡粉涂于患处或应用贝复济 3M 无痛保护膜保护皮肤。

6.心理护理　心理干预可以增强老年患者对病情和生活的再认识,而心理支持来自护理人员、家人、社会等各个方面,所以护理人员在面对患者时应尽量耐心、细心,站在老年人的角度去考虑问题,鼓励患者多与家属、医护人员沟通,增加交流,表达需求,保持积极乐观的精神状态,参加适当的社交活动以消除紧张心理。

7.健康教育　了解患者的文化背景及心理状况,制订有效的健康教育计划,定期为患者举行健康教育讲座,采用如幻灯片、图片、阅读材料、演示等多种形式教学。教学的内容可以包括养成良好的排便习惯,不要随意抑制便意而影响排便和生活规律;鼓励老年人进行力所能及的活动如散步、打太极拳、练气功、绘画等。卧床的患者可做肢体活动,定时翻身和进行腹部按摩,锻炼腹肌、膈肌、提肛肌,以提高功能。

8.社会支持　良好的社会支持对大便失禁患者的治疗有积极的促进作用。大便失禁引起的各种功能障碍使患者产生生活困难,此时他们非常需要来自多方面的社会支持,有效的社会支持能增加患者的适应性行为,使其克服消极态度,积极主动地配合治疗与护理。

第六节　压疮的护理

压疮是老年和卧床患者的常见并发症,以复杂、难以愈合的慢性伤口为临床特征。压疮的发生直接影响患者的健康状况、增加患者的痛苦、延长住院时间、增加医疗费用,因此在全球不同的保健机构,压疮都是困扰医务人员的一个重要问题,压疮的预防和治疗一直是医护人员关注的重点。

一、概述

压疮(pressure sore)又称褥疮或压力性溃疡,美国压疮咨询委员会 2016 年将"压力性溃疡"(pressure ulcer)更改为"压力性损伤"(pressure injury),是局部组织长期受压造成的持续性缺血、缺氧、营养不良而引起的皮肤损害,易发生在身体受压和缺少脂肪组织保护、无肌肉包裹或肌层较薄的骨隆突部位(如髋部、肩胛部等)。美国压疮咨询委员会对压疮的定义为:皮肤或皮下组织的局部损伤,多发生在骨突出处,由压力损伤引起,或压力、剪切力和摩擦力共同作用的结果。

二、危险因素

（一）局部性因素

（1）压力：压力是导致压疮的首要因素，通过扭曲毛细血管限制血液供应，造成损伤。正常小动脉末梢的平均血压为 32mmHg，但是处于坐位时组织与骨骼相挤压的部位的小动脉末梢的血压是平均血压的 10 倍，平躺时的小动脉末梢的血压是平均血压的 5 倍。肌肉及皮下组织比表皮更容易受到压力的损害，因此压疮可以发展至深部组织而表皮却完好。短时间强压力、长时间弱压力都有组织损伤的作用。

（2）剪切力：剪切作用发生在两层皮肤相向滑动的时候。剪切作用进一步增强毛细血管扭曲，这种状况下，较小的压力便可以将毛细血管阻塞而切断局部血液供应，引发深部组织坏死。

（3）摩擦力：摩擦作用是指发生在皮肤表面彼此相互的摩擦。搬动患者时的拖拉动作、床单皱褶或有渣屑等是临床常见的摩擦来源。同时摩擦力与皮肤的潮湿程度有关，在汗液的作用下，爽身粉的细微粉末可结合成粗大颗粒，使皮肤的表面摩擦系数增大，同时堵塞毛孔，阻碍皮肤呼吸，加重对皮肤的损伤。

（4）潮湿：尿便失禁、大汗或多汗、伤口大量渗出液等均是造成皮肤潮湿的原因。正常皮肤偏酸性，尿和粪均为碱性。潮湿造成的皮肤酸碱度改变会降低皮肤角质层的屏障功能，导致表皮损伤，细菌增殖。

（二）全身性因素

（1）活动和移动受限，如脊髓损伤、年老体弱、骨折制动、外科手术和麻醉等。

（2）营养不良，使皮下脂肪减少，肌肉萎缩。

（3）感觉受损，对伤害性刺激无反应。

（4）高龄：老年心脏血管功能减弱，末梢循环功能衰退。

（5）体温升高：可引起组织高代谢需求，增加压疮易感性。

（6）吸烟：尼古丁可使末梢血管痉挛，增加敏感性。

（7）体重：消瘦者较肥胖者易发生压疮；但肥胖者脂肪组织的血液供应相对较少，影响局部血液循环，加之活动困难，床上转身等容易受拖拉，也易导致压疮的发生。

（8）应激：多见于急性损伤早期。

（9）精神心理因素：如精神压抑、情绪打击、精神抑郁等，忽视皮肤护理。

其中活动和移动受限及高龄是两个最主要的因素。大部分压疮发生于 70 岁及以上的人群。其他可能的危险因素包括泌尿系统疾患、缺乏维生素 C 或锌、糖尿病、血管疾病和老年痴呆等。

（三）好发部位

多发生于无肌肉包裹或肌肉层较薄、缺乏脂肪组织保护又经常受压的骨隆突处。

（1）仰卧位：枕骨粗隆、肩胛部、肘、脊椎体隆突处、骶尾部和足跟。

（2）侧卧位：耳、肩峰、肘、肋骨、髋部，膝关节的内、外侧及内外踝。

（3）俯卧位：耳、颊部、肩部、女性乳房、男性生殖器、髂嵴、膝部、脚趾。

三、临床表现

（一）分期

1. 依病理过程分为 4 级

1 级：皮肤完整，出现指压不会变白的红印。

2 级：表皮或真皮受损，但尚未穿透真皮层。

3 级：表皮或真皮全部受损，穿入皮下组织，但尚未穿透筋膜或肌肉层。

4 级：全皮层损害，涉及肌肉、骨头。

2. 美国压疮咨询委员会 2007 版分期　可疑深部组织损伤：由于压力或剪切力造成皮下软组织损伤，引起的局部皮肤颜色改变（如变紫、变红），但皮肤完整。

Ⅰ期：皮肤完整、发红，与周围皮肤界线清楚，压之不褪色，常局限于骨突处。

Ⅱ期：部分表皮缺损，皮肤表浅溃疡，基底红，无结痂，也可为完整或破溃的血泡。

Ⅲ期：全层皮肤缺失，但肌肉、肌腱和骨骼尚未暴露，可有结痂、皮下隧道。

Ⅳ期：全层皮肤缺失伴有肌肉、肌腱和骨骼的暴露，常有结痂和皮下隧道。

不能分期：全层皮肤缺失，溃疡基底部覆有痂皮。

（二）症状

1. 疼痛和瘙痒　大多数压疮患者有不同程度的疼痛和瘙痒，而感觉迟钝者，即使有较严重的深层溃疡也可能不会出现疼痛。

2. 局部皮损　皮肤充血、水泡、破损或坏死；周围皮肤弹性和营养差；部分患者深层可受累，包括出现肌炎和脊髓炎。

3. 并发症　由于感染可以出现脓毒血症、败血症、贫血及坏疽。

四、压疮的评估

（一）评估内容

1. 危险因素　近年的指南多数除了重视局部摩擦力、剪切力、大小便失禁等局部皮肤危险因素评估外，还重视对老年患者知觉、感觉、活动能力和营养状况等情况进行评估。多数指南均包含并且建议"患者入院时即行从头到足的皮肤评估"，尤其是骨突出部位。

2. 影响压疮愈合的因素　持续存在的危险因素是影响压疮愈合的最主要原因。此外，还要结合压疮发生的部位、大小、数目、深度，有无坏死组织、分泌物以及疮面颜色和基底、边缘及周围组织情况等进行综合判断。一般发生在易受压部位、深层骨组织，疮面色暗，坏死分泌物多的压疮不易愈合。

3. 压疮伤口　伤口变化、疼痛组织类型、伤口尺寸、窦道、分泌物、是否发生感染、伤口边缘情况、压疮分期、伤口周围皮肤等情况。

4. 潜在并发症　对局部瘘管形成、溃疡、骨髓炎和蜂窝织炎、全身营养不良、菌血症、癌症等评估，疾病伴随症状或药物使用等是阻碍压疮愈合的因素。

5. 依从性　压疮预防和治疗措施的依从性及效果。

（二）评估时间及频率

（1）老年患者入院时、病情和治疗变化时随时进行评估。住院期间进行有规律的重新评估。

(2)急性病入院患者 48h 内进行再次评估。

(3)高危患者至少每天检查皮肤和骨突出部位一次,任何皮肤变化及采取的措施都要记录。

(4)病情平稳的老年慢性病患者,第一个月每周评估一次,每季度再评估一次。

(5)已患有压疮的患者,每次更换敷料时进行评估。

(三)评估工具

住院患者在压疮危险因素的构成上存在很大差异,因此需要根据人群特点,在实际运用后进行效果评价来选择评估表,并根据预测研究确定评估表对于特定人群的临界值。Braden 和 Nor-ton 压疮评估量表是指南中推荐的评估表,是较理想的压疮危险因素评估工具。Braden 量表(见附表 3-4)最高 23 分,最低 6 分,15~18 分提示轻度危险;13~14分提示中度危险;10~12 分提示高度危险;9 分及以下提示极度危险。为了便于评估,将Braden 量表简化(见附表 3-5)。而 Norton 评分量表(见附表 3-6)便于操作,是以 5 个状况对压疮发生的危险做出评分,满分 20 分。若为 12~14 分,表示可能发生了压疮;若低于 12 分,则表示属于压疮的高危人群。

评估后记录逐渐成为危险评估中的一项重要内容并逐步得到规范。危险评估表得分、皮肤评估结果、采取的压疮预防措施等是结果记录中的主要内容,以及记录持续观察和检测患者的压疮风险因素和采取护理预防措施的效果。

五、护理

预防压疮的适应对象包括高危老年患者及已经患有压疮的老年患者,即使其已经发生压疮,仍应注意压疮的预防,以防止其他部位发生压疮。

1.皮肤护理 对压疮好发人群实施皮肤评估是压疮预防中的一项基本内容。在早晨及睡前全面检查皮肤,大小便失禁者应及时清洁并保持皮肤干燥,必要时外用皮肤贴膜保护皮肤的完整性,大小便失禁者采取相应措施,避免失禁的大小便浸渍皮肤。沐浴时使用温水和中性肥皂,适当使用乳制剂、油膏或油剂。

2.经常改变体位 改变体位以减少骨隆突处的压力,对卧床患者要经常变换体位,至少每 2 小时翻身一次。移动患者时不要在床单上拖拉患者,要抬高患者、抬空足跟再移动,以减少摩擦力,变换体位时避免摩擦或直接压迫骨隆突处,以降低压力、剪切力和摩擦力的影响。避免床头抬高角度大于 30°,过度抬高床头会增加剪切力,床头抬高时间也要加以限制。

3.选择合适的减压设备 为高危老年患者的座椅、轮椅和床选择合适的减压设备。高危卧床老年患者有条件时应尽早使用减压床垫,如水垫或气垫床。骨突出部位应用大小合适的软枕给予衬托,避免受压。

4.减少摩擦力 保持床单平整,正确使用预防压疮的 R 型专用侧翻垫、气垫床或沙床,穿的衣服不要有粗大的缝合处,免用热水袋。

5.加强营养 定时评估患者的营养及代谢情况,及时纠正营养不良和代谢紊乱,摄入充足水分。

6.健康教育　对老年患者及其照顾者进行健康教育,包括压疮发生原因、危险因素以及减少压疮发生的方法等相关知识。

7.纠正压疮的错误措施　传统观念认为,按摩可以改善局部皮肤血液循环,从而有助于预防压疮,但目前证据表明,应避免在骨突出部位的按摩,按摩会导致局部皮肤的温度升高,使皮肤持续发红,软组织更容易受损伤,从而加重局部损害。既往认为气圈可以减轻皮肤局部受压,但有证据显示,橡皮圈引起圈中央组织血流减少,加之不透气,影响汗液的蒸发,应避免使用。

8.加强管理　对压疮、难免压疮的风险评估与报告实行三级监控及管理。对卧床、危重、低蛋白水肿及手术时间超过 4h 的患者,使用 Braden 评分表进行压疮风险评估。对 Braden 评分在 13～16 分的患者,加强健康教育,根据患者情况采取相应措施,避免压疮发生;Braden 评分<12 分,患者高度水肿、极度消瘦等,申报难免压疮。对已上报的难免压疮患者,要加强管理,床旁悬挂压疮警示标志,加强健康宣教并积极采取有效措施,继续监控和评估。Braden 评分≥18 分,可停止监控。护理质量管理组及压疮监控组不定期进行检查。

第七节　皮肤瘙痒

皮肤瘙痒是 65 岁以上老年人常见的皮肤问题。皮肤指身体表面包在肌肉外面的组织,其总重量占体重的 5%～15%,总面积为 1.5～2m²,是人体最大的器官。皮肤覆盖全身,使体内各种组织和器官免受物理性、机械性、化学性和病原微生物的侵袭。老年性皮肤瘙痒症的原因是多方面的,皮肤瘙痒会产生睡眠剥夺,奇痒难忍严重影响患者的生活质量,患者常因休息不好而诱发心脑血管疾病。

一、原因

1.生理因素　老年人一般激素水平下降,皮肤老化萎缩,皮脂腺、汗腺分泌功能减退,皮肤含水量减少,缺乏皮脂滋润,皮肤的触觉、痛觉、温度觉减弱,表面的反应性衰减、失调,对不良刺激的防御功能降低,再生和愈合能力减弱,易受周围环境因素刺激。

2.环境因素　秋冬季节气候干燥、寒冷,人体皮肤变得干涩粗糙,表皮脱落使皮内神经末梢更容易受到刺激而诱发皮肤瘙痒。春季我国南方气候潮湿,适合霉菌生长,穿着潮湿的衣物,也容易受刺激诱发皮肤瘙痒。

3.理化因素　冷热温度的变化,干冷的强风刺激,烫水洗澡,洗澡次数过于频繁,使用碱性大的洗涤剂或肥皂及某些化学消毒剂(如消佳净)浸洗衣物,贴身穿化纤类、毛类、羽绒类衣物等均可刺激皮肤诱发皮肤瘙痒。

4.饮食因素　食用虾、蟹、鱼等易致敏的食物和辛辣(如辣椒)煎炸等刺激性食物及酒、浓茶、咖啡均可诱发皮肤瘙痒。

5.疾病因素　某些疾病如肝胆疾病、消化不良、习惯性便秘、糖尿病、尿毒症、动脉硬化、过敏性及感染性疾病等,均可诱发皮肤瘙痒。

6.药物因素　易致敏的药物如氯霉素、奎尼丁、胺碘酮、异烟肼、链霉素、吡嗪酰胺等，也可诱发皮肤瘙痒症的发生。

二、护理

1.皮肤保养　秋冬季洗澡次数一般每周2次为宜，水温40～50℃为佳，选择中性护肤浴液或只用清水洗澡，不要过于用力搓澡，洗后擦干全身涂擦无刺激性的液状石蜡或凡士林油护肤。皮肤瘙痒较严重者可用不含酒精的止痒水50mL＋甘油50mL加以缓解。

2.调节环境　保持环境整洁，窗帘、地毯定时清洗，定时开窗通风。冬季气候干燥、寒冷，开放暖气并加用加湿器，使室内温度维持在20～22℃，相对湿度以50%～60%为宜，春季潮湿可用除湿器除湿，并做好空气消毒和物体表面消毒。

3.衣物的选择　化纤类、毛类或混纺类质地的毛巾、袜子、内衣裤等以及一些含有甲醛的粗劣质衣服，对皮肤均有刺激，可引发皮肤瘙痒症。老人应尽量选择松软纯棉衣物，穿着宜宽松，床上用物也以棉质为佳。衣物不要用消毒液浸泡洗涤，宜用中性洗涤剂，清水充分过清后太阳直接晒干，或用干衣机烘干。

4.合理的饮食　老年人消化、吸收功能差，营养摄入不足，机体抵抗力下降而易致病。因此，宜适量食用易消化的优质蛋白，如蛋类、奶类、瘦肉类等，适量的脂肪摄入能产生热量，并能使皮肤得到滋润，同时还有利于维生素A、维生素E的吸收。多食新鲜蔬菜和水果，适量饮水，以防皮肤干燥，减慢皮肤老化。少摄入刺激性饮食如酒、浓茶、咖啡、辣椒等。对虾、蟹、鱼过敏者尤应重视。

5.指甲的护理　做好指甲护理，是防止抓伤皮肤、避免感染的重要环节。每周修剪指甲1次，每次剪完要将指甲磨至平滑。对不合作者可给其戴棉手套或适当给予手部约束，以免抓挠皮肤。

6.用药护理　外用药宜选择含激素的软膏制剂，利于药物长时间黏附在皮肤上并滋润皮肤，一般早晚各涂1次，洗澡后涂药1次，涂药时应戴无菌手套，将药膏挤在手上均匀涂抹，每天观察用药效果及反应，并做好记录。皮肤瘙痒合并感染时，宜用生理盐水100mL加地塞米松10mg加注射用双黄连（冻干）2.4g外涂，效果显著。

7.心理护理　老年人应适当控制情绪，保持心情愉悦。鼓励患者积极参加老年人健身操或看电视、听音乐、聊天等，保持愉快的心情，转移对"痒"的注意力，防止精神因素加重瘙痒，教会患者一些转移瘙痒的技巧，如呼吸松弛法、皮肤拍打法等，以减少对皮肤的搔抓。

第八节　多重用药的评估

老年人因老化及急慢性疾病之故，常使用多种可能具有潜在危险性的药物。多重用药现象在老年人中非常普遍，不但危及老年人健康，而且增加社会医疗资源消耗。研究发现，老年人多重用药的比率在许多国家均很高，考夫曼（Kaufman）等人的一项美国门诊患者调查显示,57%的≥65岁老年妇女服用处方药种类≥5种,12%的≥65岁老年妇女服用处方药种类≥10种。除医师处方外,老年人还常自行购药,包括广告药物、非处方药物、保健品和中草药。不适当用药较容易造成药物不良反应(Adverse Drug Reactions,ADRs),而严重的药物不良反应是造成老年人住院甚至死亡的重要因素。因此,近年来老年病患者的多重用药已引起医务工作者的普遍关注与重视。

一、概述

老年人常常同时伴有多种疾病,需要接受多种药物治疗,即所谓多重用药(Polypharmacy)。目前对多重用药还没有公认的定义,欧洲研究主要根据药物种类(药物种类≥5种),美国研究则主要根据药物应用是否属于临床需要。多重用药可以导致一系列后果,如增加药物所致不良反应、药物相互作用、用药依从性降低和治疗费用增高。

二、多重用药的不良后果

1. 用药依从性较差　老年患者病理生理特点决定其用药依从性较差。用药依从性是指患者按医师规定用药,与医嘱一致。患者若服用不恰当药物、服药种类及次数增加,则会导致药物相互作用及不良反应发生率增加,降低用药依从性。

2. 产生药物中毒或药物的不良反应　老年人即使单纯使用一两种药物,由于他们体内各脏器生理储备能力减弱,对药物的应激反应变弱,药物的治疗量与中毒量之间的安全范围变小,加之老年人肝肾功能减退,排泄变慢,就容易发生药物的中毒或不良反应。老年人的多重用药,除每种药物本身的不良反应外,药物与药物之间的相互作用有可能更加增强其药物的副作用,增加药物中毒和药物不良反应的发生率,如老年患者在服用华法林、地高辛等药物时,若同时服用其他药物,则可能导致严重不良反应。

3. 多重用药可升高老年综合征风险　如降压药、安眠药、利尿剂增加跌倒和骨折风险,在一项入选305例老年男性门诊患者(70～104岁)研究中,服用≥2种作用于中枢神经系统药物(如苯二氮䓬类、抗抑郁药)的患者跌倒风险升高2.37倍。

4. 影响老年人的生活质量　老年人不适当的多重用药增加了老年病的管理费用,老年人的住院率、药物不良反应发生率、病死率提高,老年人的医疗照顾费用上升,严重影响老年人的生活质量。

三、原因

(1)多种慢性病共存,同时服用治疗几种疾病的药物,是老年人多重用药最主要的原因。

(2)老年人脏器功能减退,药物疗效下降,但对药物不良反应却更敏感,故在用药剂量、频率方面与成年人不同。

(3)专科化单病种诊治模式亦为多重用药的原因。药物相关不良事件发生率与处方的医生数目呈正相关。庞大门诊量使专科医生无暇全面了解患者病史及用药史,仅专注疾病处理及根据指南用药。

(4)老年患者行动不便、记忆障碍以及就医难,较难做到及时随诊、及时调整用药,也可能发生漏服或重复用药或与药品剂型不相符的错误服用情况。

(5)随着用药种类增加,药物在吸收、代谢和药效动力学方面的相互作用发生率显著增加。

(6)老年人常依个人想法和感受或受邻居、朋友的影响而擅自调整药物或增加药物。所谓的"高贵"进口药、中药"温和"、不良反应少以及添加各类保健药品等,增加了多重用药的概率。

四、多重用药的管理

老年人常多种疾病并存,患有 6 种疾病或更多,也易患医源性疾病(药物不良反应)。老年人用药是相当繁复专业的过程,老年人正确用药需充分评估老年人的健康功能状态及可能的药理药效反应。1991 年,由美国老年医学、药学、护理学及精神药理学等专家在文献回顾的基础上形成专家共识,建立了老年患者慎用药物的 Beers 标准(2012 版)及老年患者与疾病状态相关的潜在不适当用药 Beers 标准(2012 版),分别见附表 3-7、附表 3-8。Beers 判断标准几经修改,已广泛应用于世界各地养老院、门诊和住院老年患者的药物利用调查,在识别潜在不适当用药问题、降低不合理用药引起的相关问题和治疗费用等方面发挥了积极作用。

(一)老年人用药原则

1985 年 WHO 提出合理用药,合理用药的三个基本要素是安全、有效和经济。老年人用药原则具体如下。

1.受益原则 首先要有明确的用药适应证,另外还要保证用药的受益与风险比值高于 1。即便有适应证但用药的受益与风险比值低于 1 时,也不用该种药,同时选择疗效确切而毒副作用小的药物。

2.五种药物原则 联合用药品种愈多,ADR 发生的可能性愈高。用药品种要少,最好 5 种以下,治疗时分轻重缓急,执行 5 种药物原则时应注意了解药物的局限性、选主要药物治疗、选用具有兼顾治疗作用的药物、重视非药物治疗、减少和控制服用补药。

3.小剂量原则 按体重或标准公式计算药量,而老年人用药量在中国药典规定为成人量的 3/4,一般开始用成人量的 1/4~1/3。药物种类及数目,应尽量减至最低,服药的时间尽量简单,尽量避免不同用法。避免新处方药物与已用药物或目前的疾病间的不良交互作用。根据临床反应调整剂量,直至疗效满意而无 ADR 为止。剂量要准确适宜,老年人用药要遵循从小剂量开始逐渐达到适宜于个体的最佳剂量。只有把药量掌握在最低有效量,才最有益于老年人。老年人用药剂量的确定要遵守剂量个体化原则。

4.择时原则 即选择最佳时间服药,择时用药可提高疗效减少毒副作用,根据疾病的发作、药代动力和药效学的昼夜节律变化来确定最佳用药时间。

5.暂停用药原则 老年人用药应密切观察,一旦出现新的症状,应考虑为药物的不良反应或是病情的加重,前者应停药,后者应加药。停药受益多于加药受益,暂停用药是现代老年病学中最简单有效的干预措施之一。

(二)老年人安全用药的护理

1.全面评估老年人用药情况 ①了解用药过敏史、引起副作用的药物。②各系统老化程度,肝肾功能。③服药能力和作息时间:视力、听力、阅读能力、理解能力、记忆力、吞咽能力、获取药物的能力、发现不良反应的能力和作息时间。④心理—社会状况:文化程度,饮食习惯,家庭经济状况,对药物有无依赖、期望和恐惧等心理。

2. 多重用药评估工具的应用　ARMOR(Assess,Review,Minimize,Optimize, Reassess,ARMOR)工具是将评估(Assess)、审查(Review)、最大限度地减少不必要的药物(Minimize)、优化治疗方案(Optimize)及重新评估(Reassess)建议整合成一个具有评估多重用药功能并能互动的工具。需要考虑患者的临床特点和身体状态,ARMOR工具还强调改变或停止药物治疗决策的一个关键因素是提高生活质量,是否使用某种药物权衡主要是生物学功能,如泌尿道、肠道等排泄功能。ARMOR工具采用阶梯方法来评估老年人多重用药,临床医师首先应取得患者在休息和活动时的心率、血压及血氧饱和度,然后遵循以下步骤进行评估和体格检查。

步骤1,A=评估(Assess)患者所用的所有药物,尤其是具有潜在不良后果的药物:①β受体阻滞剂;②抗抑郁药;③抗精神病药物;④其他精神病药物;⑤镇痛药;⑥Beers标准中所列的其他药物;⑦维生素和保健品。

步骤2,R=审查(Review)可能存在的:①药物与药物的相互作用;②疾病与药物的相互作用;③体内药物药效学的相互作用;④功能状态的影响;⑤亚临床药物不良反应;⑥权衡个人用药的益处胜过对身体的影响(如食欲、体重、疼痛、情绪、视觉、听觉、吞咽、活动水平等)。

步骤3,M=最大限度地减少(Minimize)不必要的药物:①停止显然缺乏药物使用适应证证据的药物;②停止风险大于受益或对身体功能(如食欲、体重、疼痛、情绪、视觉、听觉、吞咽、活动水平等)有高潜力的负面影响的药物。

步骤4,O=优化(Optimize)治疗方案:①去掉重复用药;②通过肾小球滤过率来调整经肾脏清除的药物的剂量;③调整经肝脏代谢的药物的剂量;④通过监测血糖及糖化血红蛋白值来调整口服降血糖药物的剂量;⑤考虑逐步减少抗抑郁药的剂量;⑥通过达到目标心率优化β受体阻滞剂方案;⑦通过监测心脏起搏器来调整β受体阻滞剂的剂量;⑧根据国家标准化比值(INR)的指导方针及可能出现的药物相互作用来调整抗凝剂;⑨根据游离苯妥英钠水平来调整抗惊厥药物剂量。

步骤5,R=重新评估(Reassess)患者在休息和活动时的心率、血压、血氧饱和度。同时还应重新评估:①功能状态,包括定时起床和步行测试、基本的日常生活活动(ADL)、工具性日常生活活动(IADL);②认知状态(使用Folstein版简易精神状态检查表检查);③服药依从性(包括用药错误)。

ARMOR工具推荐用于住院及门诊的综合性老年评估,同时对于监控和优化门诊处方模式非常有用。

3. 密切观察和预防药物不良反应　①密切观察药物副作用,及时处理不良反应。②注意观察药物矛盾反应,及时停药。③用药从小剂量开始,从成人剂量的1/4开始,逐渐增大至1/3~1/2~2/3~3/4,注意个体差异。④选用便于老年人服用的药物剂型,对吞咽困难的老年人使用液体剂型,必要时注射给药。⑤规定适当的服药时间和服药间隔。⑥其他预防药物不良反应的措施,长期服用某一种药物的老年人要特别注意监测血药浓度,对于老年人用的药物要认真记录并注意保存。定期或常规检查患者用药的规律、疗效及不良反应。

4. 提高老年人服药依从性　服药依从性是接受、同意并正确地执行治疗方案,这包括准确的服药时间、剂量和复诊时间,以及遵守个别药物的饮食限制。为此需采取加强药物护理,开展健康教育,建立合作性护患关系的治疗措施,帮助老年人保管药品,定期整理等措施。

5. 加强药物治疗的健康指导　加强老年人用药的解释工作,指导患者及其照顾者正确使用药物,解释说明时应注意患者的智能、视力及听觉是否正常,并且确认他们了解所服用药物的方法与需要性。在诊断及病因还没有确定之前,不要贸然用药。装药容器或药袋上应标示清楚,注意用药的时间及药品的有效期。用药之前,应仔细评估是否有潜在的影响疗效的疾病,如肝肾功能异常或会受治疗药物影响的疾病。鼓励老年人首选非药物性措施,指导老年人不随意购买及服用药物,加强家属的安全用药知识教育,定期检查老年患者的用药情况,不需要或者没有疗效的药物应及早停止并将其丢弃。

附表 3-1　国际尿失禁咨询委员会尿失禁问卷简表(ICI-Q-SF)

仔细回想你近 4 周来的症状,尽可能回答以下问题:

1. 您的出生日期:　　　年　月　日　2. 性别男□　　女□

3. 您漏尿的次数?(在一空格内打"√"。)

从来不漏尿	0
一星期大约漏尿 1 次或经常不到 1 次	1
一星期漏尿 2 次或 3 次	2
每天大约漏尿 1 次	3
一天漏尿数次	4
一直漏尿	5

4. 我们想知道您认为自己漏尿的量是多少?在通常情况下,您的漏尿量是多少?(不管您是否使用了防护用品)在一空格内打"√"。

不漏尿	0
少量漏尿	2
中等量漏尿	4
大量漏尿	6

5. 总体上看,漏尿对您日常生活影响程度如何? 请在 0(表示没有影响)~10(表示有很大影响)的某个数字下空格画圈。

0	1	2	3	4	5	6	7	8	9	10

ICI-Q-SF 评分(把第 3、4、5 个问题的分数相加):

6.什么时候发生漏尿？（请在与您情况相符合的那些空格内打"√"）

从不漏尿	
未能到达厕所就会有尿液漏出	
在咳嗽或打喷嚏时漏尿	
在睡着时漏尿	
在活动或体育运动时漏尿	
在小便完和穿好衣服时漏尿	
在没有明显理由的情况下漏尿	
在所有时间内漏尿	

附表 3-2　国际尿失禁咨询委员会尿失禁问卷表（ICI-Q-LF）

第一部分：尿失禁及其严重程度

许多患者时常漏尿，该表将用于调查尿失禁的发生率对患者的影响程度。仔细回想你近四周来的症状，尽可能回答以下问题。

患者姓名_____　性别_____　填表日期_____　病历号_____

1.请填写您的出生年月：　　年　　月　　日

2.您经常漏尿吗？□从来没有　□大约每周1次或更少　□每周2～3次　□大约每天1次　□大约每天数次　□总是

3.何时出现漏尿？□从不(尿液无漏出)　□在能达到厕所之前　□当咳嗽或打喷嚏时　□当睡觉之时　□当进行体力活动或锻炼之时　□当你完成如厕而穿戴之时　□无原因　□总是在漏尿

4. 有时尿失禁患者不得不垫用卫生巾、布片和卫生纸用以保护，如您有这类情况，请回答以下的问题。

a.在过去的四周内您是否用过任何保护措施？□从来没有(直接回答问题5)　□有些时间　□多数时间　□总是

b.过去四周内您曾采取保护措施，请问采用哪一种？□卫生纸或布片　□小卫生巾或内裤衬垫　□专用尿失禁裤/专用卫生布/其他尿垫　□其他物品(请表述所用物品)_____

c.每天需要更换保护护垫多少次？□从来没有　□1～2次　□3～5次　□6次或以上

5. 我们需要了解您自己估计的漏尿量。

a.您通常的漏尿量有多少(无论是否带有护垫)？□无　□少量　□中等量　□大量

b.近四周内漏尿量最严重的一次有多少？□无　□少量　□中等量　□大量

第二部分：日常生活

6.漏尿对您的家务劳动有多大影响(如家务、自理活动、举重物)？□无　□有点　□中等　□明显

7.漏尿对您的户外活动有多大的影响(如购物、访友、看电影)？□无　□有点　□中等　□明显

8.漏尿对您的工作有多大的影响？□无　□有点　□中等　□明显

9.漏尿对您的活动有多大影响(如散步、和孩子玩耍、跑步、锻炼)？□无　□有点　□中等　□明显

10.当你处于一个不熟悉的环境时是否担心厕所所在位置？□无　□有点　□中等　□明显

11.您是否因担心漏尿而减少饮水量？□从不　□偶尔(小于1/3时间)　□时常(1/3～2/3时间)　□多数时候(多于2/3时间)　□总是

12.您是否因为漏尿而避免旅游(如小车、公交车和长途汽车)？□无　□有时　□时常　□总是

13.在近四周内，您感觉漏尿对您的生活有多大的破坏？

请在 0(无)~10(极为严重)中圈出符合您感觉的数字。

0	1	2	3	4	5	6	7	8	9	10

无   极为严重

14. 总的来说,漏尿症状对您的日常生活有多大影响?

请在 0(无)~10(极为严重)中圈出符合您感觉的数字。

0	1	2	3	4	5	6	7	8	9	10

无   极为严重

15. 在近四周内,您如何评价您的生活质量?

请在 0(无)~10(极为严重)中圈出符合您感觉的数字。

0	1	2	3	4	5	6	7	8	9	10

无   极为严重

第三部分:性生活问题

请认真回忆近四周来的症状并回答以下问题:

16. 您是否有阴道疼痛或不适? □无 □有点 □中等 □严重

17. 您目前有性生活吗? □有 □无,因为我有漏尿 □无,因为其他原因

如选择"无",请到问题20

18. 您同房时是否感到疼痛? □无 □有点 □中等 □严重

19. 您同房时是否有漏尿? □无 □有点 □中等 □严重

20. 在近四周内,您感觉漏尿对您的性生活破坏有多大? 请在 0(无)~10(极为严重)之间圈出符合您感觉的数字。

0	1	2	3	4	5	6	7	8	9	10

无   极为严重

第四部分:情绪部分

请认真回忆近四周来的症状并回答以下问题:

21. 漏尿症状是否使您感到抑郁? □无 □是,有一点 □是,中等 □是,很严重

22. 漏尿症状是否使您感到很焦虑或神经紧张? □无 □是,有一点 □是,中等 □是,很严重

23. 漏尿症状是否使您感到沮丧? □无 □是,有一点 □是,中等 □是,很严重

24. 由于漏尿您曾否感到难堪? □无 □是,有一点 □是,中等 □是,很严重

25. 漏尿症状是否减少了您的生活乐趣? □无 □是,有一点 □是,中等 □是,很多

第五部分:其他泌尿系统症状

26a. 每天排尿次数? □1h/次 □2h/次 □每 4h 或更长时间 1 次

26b. 这对您来讲是多严重的问题? 请在 0(无)~10(极为严重)中圈出符合您感觉的数字。

0	1	2	3	4	5	6	7	8	9	10

无　　　　　　　　　　　　　　　　　　　　　　　　　　　　　　　极为严重

27a. 在夜间,您平均大约每夜起来如厕多少次?　□无□1次□2次□3次□4次或以上

27b. 这对您来讲是多严重的问题? 请在 0(无)～10(极为严重)中圈出符合您感觉的数字。

0	1	2	3	4	5	6	7	8	9	10

无　　　　　　　　　　　　　　　　　　　　　　　　　　　　　　　极为严重

	从不	偶尔	时常	多数时候	总是	这对您来讲是多严重的问题?										
						0	1	2	3	4	5	6	7	8	9	10
28. 是否需要急忙如厕?																
29. 是否感觉有膀胱疼痛?																
30. 开始排尿前是否有延迟现象?																
31. 是否不得不增加腹压以维持持续排尿?																
32. 当排尿时您有无排尿断续一次以上现象?																
	正常	偶尔减少	时常减少	多数时候减少	总是有											
33.您认为您的尿线是																

注:偶尔(小于1/3时间)、时常(1/3～2/3时间)、多数时候(多于2/3时间)。

对您来讲是多严重的问题? 请在 0(无)～10(极为严重)数字之间圈出符合您感觉的数字。

附表 3-3　3 项尿失禁问题问卷(3IQ)

1.在过去3个月中,你有漏尿吗?(即使少量漏尿)

□ 有　 □ 无(如选择"无",结束问卷)

2.在过去3个月中,你曾有漏尿吗?(可多选)

□当你进行某些体力活动时,如咳嗽、打喷嚏、提重物、运动

□当你尿急或想排空膀胱时,你没有足够的时间到达卫生间

□没有进行体力活动,也无明显尿急感

3. 在过去3个月中,你经常漏尿吗?(只选一项)

□当你进行某些体力活动时,如咳嗽、打喷嚏、提重物,或运动

□当你尿急或想排空膀胱时,你没有足够的时间到达卫生间

□没有进行体力活动,也无明显尿急感

□体力活动和尿急感均会导致漏尿且发生频率相等

根据以上3个问题的回答结果,确定尿失禁的类型。

3 个问题的回答结果	尿失禁类型
体力活动时经常发生漏尿	单纯压力性尿失禁或以压力性尿失禁为主
经常有尿急感,想排空膀胱	单纯急迫性尿失禁或以急迫性尿失禁为主
不进行体力活动,无尿急感	其他原因或以其他原因为主
体力活动和尿急感均会导致漏尿且发生频率相等	混合性尿失禁

附表 3-4　Braden 量表

床号_____　姓名_____　住院号_____　诊断_____

评分内容	评估计分标准				日期					
	1分	2分	3分	4分						
1.感知能力:对压力所致不适的反应能力	完全受限:由于意识水平下降或用镇静药后或体表大部分痛觉能力受限所致对疼痛刺激无反应	大部分受限:对疼痛刺激有反应,但不能用语言表达,只能用呻吟、烦躁不安表示,或有感觉障碍,身体一半以上痛觉或感觉不适能力受损	轻度受限:对指令性语言有反应,但不能经常用语言表达不适或有1~2个肢体感受疼痛能力或不适能力受损	无损害:对指令性语言有反应,无感觉受损						
2.潮湿程度:皮肤暴露于潮湿中的程度	持续潮湿:每次移动或翻动患者时总是看到皮肤被分泌物、尿液等浸湿	常常潮湿:皮肤频繁受潮,床单至少每班更换一次	偶尔潮湿:皮肤偶尔潮湿,床单需每天额外更换一次	罕见潮湿:皮肤通常是干的,床单按常规时间更换						
3.活动能力:身体活动的程度	卧床:被限制在床上	坐椅子:不能步行活动,不能耐受自身的体重或/和必须借助椅子或轮椅活动	偶然步行:白天偶然步行但距离非常短,大部分时间卧床或坐椅子	经常步行:室外步行每日至少两次,室内步行至少每 2 小时一次(在白天清醒期间)						
4.移动能力:改变和控制体位的能力	完全不能移动:在无人帮助下患者不能改变身体或四肢的位置	非常受限:偶然能轻微改变身体或四肢的位置,但不能经常改变或独立改变体位	轻微受限:能经常独立做微小的四肢或身体的移动	不受限:不需要协助就能完成较大的和经常的体位改变						
5.营养摄取能力	非常差:a. 从未吃过完整一餐,很少超过所提供食物的1/3;b. 每日吃 2 餐或蛋白质较少的食物 c.摄取水分较少或未将汤类列入日常补充食谱;d.禁食或喝清流质或静脉输液>5d	可能不足:a. 罕见吃完一餐,一般只能吃完所提供食物的1/2;b. 蛋白质摄入仅为50g/d左右;c.偶尔吃完加餐或少量流质或管饲饮食	充足:a. 大多数时间能吃完>1/2所供食物;b. 每日蛋白质摄入共达200g左右;c. 偶尔少吃一餐但常常会加餐;d. 鼻饲或全静脉营养期间能满足大部分营养需求	丰富:a. 每餐能吃完或基本吃完;b. 从不少一餐;c. 每天通常吃≥200g优质蛋白质;d. 不要求加餐						

续表

评分内容	评估计分标准				日期				
	1分	2分	3分	4分					
6.摩擦力和剪切力	存在问题:a. 需要协助才能移动患者;b. 移动患者时皮肤与床单表面没有托起;c. 患者坐床上或椅子时经常出现向下滑动;d. 肌肉痉挛、强直性收缩或躁动不安时会产生持续存在的摩擦力	潜在问题:a. 很费力地移动患者;b. 在移动患者期间,皮肤可能有某种程度上滑动去抵抗床单、椅子、约束带的阻力;c. 在床上或椅子中大部分时间能保持良好的体位,偶尔向下滑动	不存在问题:a. 在床上或椅子上能独立移动;b. 移动期间有足够的肌力完全抬举身体及肢体;c. 在床上或椅子上所有时间内都能保持良好的体位						
	总分								
	评估者								

备注:1. 最高 23 分,最低 6 分。轻度危险:15～18 分;中度危险:13～14 分;高度危险:10～12 分;极度危险:≤9 分。2. 患者得分低于 18 分时,应标有"防止压疮"标志,做好护理记录。

附表 3-5　压疮风险评估表

姓名_____ 性别_____ 年龄_____ 科别_____ 床号_____ 住院号_____

诊断:

评估日期:　　年　　月　　日

项目	1分	2分	3分	4分
感觉	□完全异常	□中度异常	□轻度异常	□正常
潮湿	□持续潮湿	□潮湿	□有时潮湿	□很少潮湿
活动力	□限制卧床	□可以坐椅子	□偶尔行走	□经常行走
移动力	□完全无法移动	□严重受限	□轻度受限	□未受限
营养	□非常差	□可能不足够	□足够	□非常好
摩擦力和剪切力	□有问题	□有潜在危险	□无明显问题	

得分:　　　　　　　　　　　　评估者签名:

评估值:最多 23 分,最低 6 分。15～18 分为轻度危险,13～14 分为中度危险,10～12 分为高度危险,9 分及以下为极度危险。

附表 3-6　Norton 评分量表

根据 5 个因素作评估:身体状况、精神状况、活动能力、移动能力、失禁情况。

分数低表示危机增加。分数低于 14 分表示较易发生压迫性溃疡,而低于 12 分表示十分高危。

参数	身体状况				精神状况				活动能力				移动能力				失禁情况			
结果	好	一般	不好	极差	思维敏捷	无动于衷	不合逻辑	昏迷	可以走动	帮助下可以走动	坐轮椅	卧床	行动自如	轻微受限	非常受限	不能活动	无失禁	偶有失禁	常常失禁	完全大小便失禁
分数	4	3	2	1	4	3	2	1	4	3	2	1	4	3	2	1	4	3	2	1

附表 3-7　老年患者慎用药物的 Beers 标准（2012 版）

药　物	使用建议
抗胆碱药物	
氯苯那敏,赛庚啶,苯海拉明（口服）,异丙嗪	避免使用;易导致意识混乱、口干、便秘及一些其他抗胆碱类不良反应;使用苯海拉明作为严重过敏反应的应急处理是合理的
苯海索	避免使用;不推荐用于抗精神病药物引起的椎体外系反应
颠茄,莨菪碱,东莨菪碱	避免使用;除非在和缓医疗中用于减少口腔分泌物
抗血管药物	
口服短效双嘧达莫（不包括与阿司匹林的复方缓释制剂）	避免使用;可能导致体位性低血压;注射制剂可用于心脏负荷试验
噻氯匹定	避免使用
抗感染药物	
呋喃妥因	避免长期使用;避免用于 CrCl<60mL/min 的患者,在这类患者尿液中浓度较低,不足以发挥疗效;有潜在的肺毒性
心血管药物	
多沙唑嗪,哌唑嗪,特拉唑嗪	避免作为降压药物;体位性低血压风险较高,不建议作为高血压的常规治疗
可乐定,甲基多巴,利血平（>0.1mg/d）	避免作为降压的一线药物;中枢神经系统不良反应风险较高,可能导致心动过缓及体位性低血压,不建议作为高血压的常规治疗
胺碘酮,普鲁卡因胺,普罗帕酮,奎尼丁,索他洛尔	避免使用抗心律失常药物作为房颤的一线用药;对于老年患者,控制心率比控制心律可更多获益;胺碘酮可产生多种毒性（如甲状腺、肺）及 Q-T 间期延长
地高辛>0.125mg/d	避免使用;在心衰患者中,高剂量地高辛没有更多获益反而增加毒性;CrCl 降低会导致毒性增加
速释硝苯地平	避免使用;导致低血压;增加突发心肌缺血的风险
螺内酯>25mg/d	避免用于心衰或 CrCl<30mL/min 的患者;在老年心衰患者中增加高血钾风险,尤其是剂量>25mg/d,合并使用 NSAIDs、ACEI、ARB 或补钾制剂
中枢神经系统药物	
叔胺类 TCAs 单独使用或与以下药物合用:阿米替林,多塞平>6mg/d,丙咪嗪,奋乃静-阿米替林	避免使用;高抗胆碱活性,导致镇静、体位性低血压;低剂量多塞平（≤6mg/d）安全性与对照组相当
传统及非典型抗精神病药:氯丙嗪,氟哌啶醇,奋乃静,阿立哌唑,氯氮平,奥氮平,喹硫平,利培酮	避免用于痴呆患者的行为异常问题,除非非药物治疗失败或患者对自己或他人造成威胁;增加痴呆患者的脑血管意外（中风）及死亡率风险
异戊巴比妥,戊巴比妥,苯巴比妥,司可巴比妥	避免使用;躯体依赖性,易产生耐药性

续表

药　　物	使用建议
阿普唑仑,艾司唑仑,劳拉西泮,奥沙西泮,替马西泮,三唑仑,氯硝西泮,地西泮,氟西泮,夸西泮	避免使用任何类型苯二氮䓬类药物治疗失眠、烦躁或谵妄;增加老年人认知功能受损、谵妄、跌倒、骨折等风险;适用于以下情况:癫痫、快动眼睡眠障碍、苯二氮䓬类戒断、戒烟、严重广泛性焦虑障碍、围手术期麻醉、临终关怀
水合氯醛	避免使用;10d 内即发生耐受;给予推荐剂量 3 倍时风险大于获益
佐匹克隆,唑吡坦,扎来普隆	避免长期使用(>90d)
内分泌系统药物	
甲睾酮,睾酮	避免使用;除非用于中—重度性腺机能减退
干燥甲状腺片	避免使用;心脏不良反应
雌激素,联合或不联合孕激素	避免口服或外用贴剂;低剂量雌激素阴道用乳膏可用于缓解性交疼痛、治疗下尿路感染及其他阴道症状
生长激素	避免使用,除非垂体腺体摘除后的替代治疗
甲地孕酮	避免使用;对体重影响较小,增加血栓风险,在老年患者中可能增加死亡率
氯磺丙脲,格列苯脲	避免使用;导致持续低血糖,氯磺丙脲还会导致抗利尿激素分泌异常综合征
胃肠道药物	
甲氧氯普胺	避免使用,除非胃轻瘫。导致椎体外系反应,包括迟发运动障碍
口服矿物油	避免使用
镇痛药物	
哌替啶	避免使用;常规剂量的口服制剂镇痛效果不佳,导致神经毒性
阿司匹林>325mg/d,双氯芬酸,布洛芬,酮洛芬,甲芬那酸,美洛昔康,萘丁美酮,萘普生,吡罗昔康	避免长期使用,除非其他可选择的药物治疗不佳,并且患者应服用胃黏膜保护剂(如质子泵抑制剂等)。 在以下高危人群中增加消化道出血及消化性溃疡风险:>75 岁、口服或肠外给予糖皮质激素、抗凝药物及抗血小板药物
吲哚美辛(包括肠道外制剂)	避免使用;增加消化道出血及消化性溃疡风险,所有 NSAIDs 中,吲哚美辛不良反应最严重
喷他佐辛	避免使用

附表 3-8　老年患者与疾病状态相关的潜在不适当用药 Beers 标准（2012 版）

诊断或疾病状态	药　　物	使用建议
心衰	非甾体类抗炎药及环氧化酶-2 抑制剂,地尔硫䓬,维拉帕米(仅在收缩性心衰患者中避免),罗格列酮,吡格列酮,西洛他唑	避免使用;导致体液潴留,加重心衰
晕厥	胆碱酯酶抑制剂,多沙唑嗪,哌唑嗪,特拉唑嗪,叔胺类三环类抗抑郁药(TCAs),氯丙嗪,奥氮平	避免使用;增加体位性低血压或心动过缓的风险
癫痫或癫痫发作	氯丙嗪,氯氮平,马普替林,奥氮平,曲马多	避免使用;降低癫痫发作阈值;对于癫痫控制较好,其他可选药物效果较差时,可以使用
谵妄	所有三环类抗抑郁药,抗胆碱能药,苯二氮䓬类,氯丙嗪,糖皮质激素,H_2 受体拮抗剂,哌替啶,镇静催眠药	避免用于存在谵妄高风险的老年人,以免诱发或加重谵妄;停药时需缓慢
痴呆及认知功能受损	抗胆碱能药,苯二氮䓬类,H_2 受体拮抗剂,唑吡坦,抗精神病药	由于其中枢神经系统不良反应,应避免使用。避免用于痴呆患者的行为异常问题,除非非药物治疗失败或患者对自己或他人造成威胁;增加痴呆患者的脑血管意外(中风)及死亡率风险
跌倒或骨折史	抗惊厥药,抗精神病药,苯二氮䓬类,非苯二氮䓬类镇静催眠药(佐匹克隆,唑吡坦),TCAs(选择性五羟色胺)/SSRI(再摄取抑制剂)	避免使用,除非其他可选药物不可用;避免使用抗惊厥药物用于癫痫以外的治疗。可能导致共济失调、损伤精神运动功能、晕厥及跌倒;短效苯二氮䓬类并不比长效的更安全
失眠	伪麻黄碱,去氧肾上腺素,哌甲酯,茶碱,咖啡因	避免使用;中枢兴奋作用
帕金森病	所有抗精神病药(喹硫平及氯氮平除外),甲氧氯普胺,异丙嗪	避免使用;多巴胺受体拮抗剂可能加重帕金森病症状
慢性便秘	达非那新,索非那新,托特罗定,地尔硫䓬,维拉帕米,氯苯那敏,赛康啶,苯海拉明,异丙嗪,抗精神病药,颠茄类生物碱,莨菪碱,东莨菪碱,阿米替林,多塞平	避免使用;除非无其他选择。可能加重便秘
胃或十二指肠溃疡史	阿司匹林>325mg/d 非 COX-2 选择性 NSAIDs	避免长期使用,除非其他可选的药物疗效不佳,并且患者应服用胃黏膜保护剂(如 PPIs 等);可能加重已存在的溃疡或引起新溃疡
慢性肾病 Ⅳ～Ⅴ 期	NSAIDs,氨苯蝶啶	避免使用;增加肾损伤风险(氨苯蝶啶影响较小)
女性尿失禁	雌激素(口服和经皮,不包括阴道用)	女性避免使用,加重尿失禁
下尿路症状,良性前列腺增生	吸入抗胆碱制剂,强效抗胆碱药物,用于尿失禁的抗胆碱药物除外	男性避免使用;导致尿流变细,尿潴留

续表

诊断或疾病状态	药 物	使用建议
压力性或混合性尿失禁	多沙唑嗪,哌唑嗪,特拉唑嗪	女性避免使用,加重尿失禁
阿司匹林作为心血管事件的一级预防		≥80岁老年人慎用,缺少证据显示在≥80岁老年人中使用获益大于风险
普拉格雷		≥75岁老年人慎用
抗精神病药:卡马西平,卡铂,顺铂,米氮平,5-羟色胺与去甲肾上腺素再摄取抑制(SNRIs),SSRIs,TCAs,长春新碱		慎用;可能引起或加重抗利尿激素分泌失调综合征(SIADH)或低钠血症,老年人开始使用或调整剂量期间需密切测量血钠
扩血管药		慎用;个别有晕厥史的患者可能加重晕厥发作

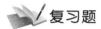

复习题

一、单选题

1.谵妄的前驱症状不包括下列哪项?

A.注意力不集中　　B.记忆障碍　　　　C.反应迟钝　　　　D.躁狂

2.下列哪项除外,患者自控PCA疼痛需重新评估?

A.开始使用时　　　B.更改方案时　　　C.转运时　　　　　D.调整剂量时

3.便秘最常见的并发症是:

A.痔疮　　　　　　B.粪便嵌塞　　　　C.直肠脱垂　　　　D.心脑血管疾病

4.下列哪项不是腹泻的并发症?

A.脱水　　　　　　　　　　　　　　　B.营养不良

C.吉兰-巴雷综合征　　　　　　　　　　D.电解质紊乱

5.下列哪项行为习惯易引起老年人的皮肤瘙痒?

A.秋季减少洗澡次数　　　　　　　　　B.不用碱性肥皂洗澡

C.皮肤瘙痒严重时用含酒精的止痒水　　D.着松软的衣服

6.重型腹泻患者24h补液量应为:

A.5000～6000mL　　　　　　　　　　B.6000～8000mL

C.8000～12000mL　　　　　　　　　　D.10000～12000mL

7.对尿失禁患者的健康教育下列哪项是错误的?

A.避免咳嗽、打喷嚏及便秘等　　　　　B.不要憋尿

C.尽量少喝水　　　　　　　　　　　　D.利尿药尽量早餐顿服

8.大便失禁的原因不包括下列哪项?

A.胃肠炎　　　　　　　　　　　　　　B.粪便嵌塞

C.痴呆　　　　　　　　　　　　　　　D.肛门括约肌松弛

9.大便失禁是不由自主地将气体、液体和哪一物质排出肛门？

    A.未消化食物   B.肠道分泌物   C.黏液   D.固体粪渣

10.阿片类药物的不良反应不包括：

    A.消化道溃疡   B.呼吸抑制   C.便秘   D.尿潴留

11.首次主诉疼痛，或疼痛评分大于或等于多少分的患者，护士应及时报告医生，由医生决定处理措施。

    A.6   B.5   C.4   D.3

12.下列哪项不属于老年患者预防跌倒管理措施？

    A.完善跌倒风险度评估制度

    B.加强夜班护理人力资源的合理配置

    C.实施不良事件报告制度

    D.强化专项培训，规范预防跌倒健康教育

13.下列有关压疮分期描述错误的是：

    A.Ⅰ期：皮肤完整、发红，与周围皮肤界限清楚，压之不褪色，常局限于骨突处

    B.Ⅱ期：部分表皮缺损，皮肤表浅溃疡，基底红，无结痂，也可为完整或破溃的血泡

    C.Ⅲ期：全层皮肤缺失，但肌肉、肌腱和骨骼尚未暴露，可有结痂、皮下隧道

    D.Ⅳ期：全层皮肤缺失，溃疡基底部覆有痂皮

14.下列哪项不属于老年人多重用药的原则。

    A.受益原则   B.尽量少药原则   C.小剂量原则   D.暂停用药原则

15.下列有关 Braden 评估量表理解正确的是：

    A.15～17 分提示轻度危险

    B.12～14 分提示中度危险

    C.10～11 分提示高度危险

    D.9 分以下提示极度危险

二、简答题

1.简述药物止痛的基本原则。

2.简述老年人跌倒后的处理原则及护理措施。

三、案例题

案例一

男性患者,82 岁,因血压增高 40 年、血糖升高 20 年伴阵发性头昏入院。入院诊断：原发性高血压;2 型糖尿病;腔隙性脑梗死。患者入院 1 周后在凌晨起床如厕时发生跌倒,造成枕部血肿。请问：

    1.该患者跌倒的原因有哪些？

    2.患者跌倒危险程度如何评估？

    3.如何预防再次跌倒的发生？

案例二

男性患者,70 岁,既往有高血压、糖尿病病史。便秘 20 多年,每 5～8d 大便 1 次,大便多干结,排便非常困难,经常服用麻仁丸、大黄、果导等药帮助通便,有时需要用手法帮

助通便。近几年来便秘逐渐加重,近 1 周不能排便,并出现腹痛、腹胀,血压进一步升高,急诊入院。请问:

1.该患者的诊断是什么?

2.该患者慢性便秘有哪些原因?

3.对该患者应当怎样进行处理?对该患者应当给予什么建议?

（王招娣）

第四章 老年呼吸系统疾病护理

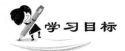学习目标

1. 明确肺炎、社区获得性肺炎、医院获得性肺炎的概念。
2. 陈述重症肺炎的临床特征。
3. 明确肺炎治疗和护理要点。
4. 陈述慢性阻塞性肺病概念、危险因素。
5. 叙述慢性阻塞性肺病的临床特征和综合评估。
6. 叙述慢性阻塞性肺病治疗要点和护理。
7. 明确阻塞性睡眠呼吸暂停低通气综合征概念、危险因素。
8. 陈述阻塞性睡眠呼吸暂停低通气综合征临床特征及治疗、护理要点。

第一节 老年人肺炎

肺炎是老年人的常见病,肺炎的发病率随年龄的增长直线上升,病死率较高。肺炎是感染相关死亡的最常见原因,是导致老年人死亡的主要原因之一。肺炎多数起病急骤,常有受凉淋雨、劳累、病毒感染等诱因。老年人肺炎的临床表现常不典型,病情进展快,加之基础疾病症状的遮盖,因此易于漏诊而延误治疗。

一、概述

肺炎(Pneumonia)是指终末气道、肺泡和肺间质的炎症,可由病原微生物、理化因素、免疫损伤、过敏及药物所致。细菌性肺炎是最常见的肺炎。肺炎可按解剖、病因或患病环境加以分类。目前多按肺炎的患病环境分成两类,有利于指导经验治疗。

(1)社区获得性肺炎(Community Acquired Pneumonia,CAP)是指在医院外罹患的感染性肺实质炎症,包括具有明确潜伏期的病原体感染而在入院后平均潜伏期内发病的肺炎。肺炎链球菌是老年人肺炎中最主要的致病菌,其他病原体为支原体、衣原体、流感

嗜血杆菌和呼吸道病毒(甲、乙型流感病毒,腺病毒,呼吸道合胞病毒和副流感病毒)等。

(2)医院获得性肺炎(Hospital Acquired Pneumonia,HAP),亦称医院内肺炎,是指患者入院时不存在,也不处于潜伏期,而于入院48小时后在医院(包括老年护理院、康复院等)内发生的肺炎。HAP还包括呼吸机相关性肺炎(Ventilator Associated Pneumonia,VAP)和卫生保健相关性肺炎(Health Care Associated Pneumonia,HCAP)。革兰阴性杆菌(Gram-negative Bacteria,GNB)是老年HAP最主要的致病菌,其中以铜绿假单胞菌和肺炎克雷白杆菌最常见,金黄色葡萄球菌、流感嗜血杆菌、肺炎链球菌、大肠杆菌、不动杆菌属和厌氧菌也比较多见。口咽部GNB的寄植是HAP重要的危险因素,寄植率与住院时间和疾病的严重程度相关。吸入性肺炎是由于老年人喉腔黏膜萎缩、变薄,喉的感觉减退,咽缩肌活动作用减弱,产生吞噬障碍,使食物及寄生于咽喉部的细菌进入下呼吸道而引起的。研究表明,ICU中75%发生呼吸机相关性肺炎的患者,在肺炎发生前存在口咽部细菌寄植。支原体和衣原体肺炎在老年患者与年轻患者间无明显区别,但军团菌肺炎更易发生在免疫力低下的老年人群中,且多为重症肺炎。军团菌是重要的病原菌,老年人病死率高。呼吸道病毒特别是流感病毒、副流感病毒和呼吸道合胞病毒在老年人中尤其是在流行季节起重要作用,并可继发严重的细菌感染。

二、危险因素

(1)年龄＞65岁:老年人的肺脏结构、功能的改变和横膈位置的变化也是老年人肺炎主要的危险因素,使气道净化能力下降,影响了肺的天然防御机制。体液和细胞免疫功能也随年龄的增长而下降,IgM和α、γ干扰素水平降低。T细胞数量减少,中性粒细胞趋化能力下降及迟发性超敏反应降低和吞噬作用下降。

(2)存在基础疾病:慢性基础疾病是老年肺炎最重要的危险因素,老年人大多患有一种或多种基础疾病,如慢性阻塞性肺疾病(COPD)、糖尿病、充血性心衰、恶性肿瘤、神经系统疾病等。

(3)咽喉部寄植菌增加,可见或隐性吸入:隐性吸入在老年人中尤其是存在中枢神经系统疾病的老年人中很常见,是老年肺炎高发和难治的原因。隐性吸入发生的原因主要是咽喉功能减退或受抑制,表现是咳嗽和吞咽反射障碍,当进食和睡眠时,在吸入过程中将咽喉部寄植菌带入下气道而导致肺炎。

(4)其他:如纤毛黏液系统功能下降、宿主防御机能减退、营养不良、集体居住、近期住院、气管插管或留置胃管、健康状态较差、吸烟和近期手术等。

三、病理生理

整个机体老化的表现并非某个器官或系统功能率先减退超出了某个特定的阈值导致功能衰竭,而主要是细胞、器官调节整合功能下降或障碍。这种调节整合功能障碍导致机体对内源和外源的应激不能适应。

呼吸系统解剖功能及病理生理具体变化如下:胸廓呈桶状胸,胸骨、肋骨脱钙、疏松;呼吸肌老化,弹性下降,呼吸肌肌力下降,致呼吸效率下降。膈肌退行性变化,膈收缩幅度下降,使肺通气功能下降,包括肺活量、深吸气量、最大通气量的下降。胸膜增厚、胸膜腔粘连,使胸腔容积可变率下降。呼吸道鼻黏膜变薄、腺体萎缩、分泌减少,致气道整体防御功能下降。气管、支气管各层组织退变、萎缩、弹性下降,支气管软骨钙化或骨化,气管、支气管腔略扩大,而支气管腺体增生,杯状细胞数增多,分泌亢进,纤毛运动减弱,使黏液滞留、管腔变窄、气流阻力增加,小气道萎陷、闭合,导致呼气性呼吸困难。肺泡管、肺泡囊、肺泡体积变小,呼吸性细支气管和肺泡管扩张,肺泡扩大,肺泡壁变薄、破裂,肺泡相互融合、数量减少,残气量增多致肺气肿,肺毛细血管变窄或断裂,肺泡隔中毛细血管数量和管内血流量减少。由于以上的变化,用力呼气量下降、用力呼气流速减慢、气道阻力升高、闭合量增高,导致通气功能减退。由于氧和二氧化碳分压随年龄而改变、呼吸膜厚度增加而有效呼吸面积减少、肺通气与血流量的比值(V/Q)失调,肺换气功能下降。

四、临床特点

咳嗽、咳痰、发热、呼吸困难主诉者占首位,最早出现的症状常为呼吸加快、心动过速,呼吸音减弱、肺底部可闻及湿性啰音,但易于与并存的慢性支气管炎、心衰等相混淆。由于临床表现常不典型或与基础疾病的表现相混淆,有时缺乏发热、胸痛、咳嗽、咳痰等不典型症状,原有基础疾病恶化。因此极易漏诊和延误诊断,丧失治疗的时机。

根据感染的症状和体征,结合胸部 X 线改变,诊断肺炎一般不难,但困难的是病原菌的确定,由于老年人不能适当地咳嗽或配合,痰液检查的痰标本的合格率仅为 1/3。胸腔渗出液抽吸后做胸水细菌学检查,常可检测到肺炎链球菌病原菌感染。近期还采用双套管保护毛刷及保护的支气管肺泡灌洗术(Bronchoalveolar Lavage,BAL)取标本检查,BAL 是应用纤维支气管镜进行支气管肺泡灌洗,采取肺泡表面洗液进行炎症与免疫细胞及可溶性物质的检查。另外,白细胞计数升高或正常,也可出现中性核左移。血气分析可出现低氧血症、呼吸衰竭、酸碱失衡。老年肺炎血生化检查易出现电解质紊乱、肾功能不全。

1.社区获得性肺炎其临床诊断依据是　①新近出现的咳嗽、咳痰或原有呼吸道疾病症状加重,并出现脓性痰,伴或不伴胸痛。②发热。③肺实变体征和(或)闻及湿性啰音。④白细胞(WBC)$>10\times10^9$/L 或 $<4\times10^9$/L,伴或不伴中性粒细胞核左移。⑤胸部 X 线检查显示片状、斑片状浸润性阴影或间质性改变,伴或不伴胸腔积液。以上 1～4 项中任何 1 项加第 5 项,排除肺结核、肺部肿瘤、非感染性肺间质疾病等可做出诊断。

2.医院获得性肺炎其临床诊断依据是 X 线检查出现新的或进展的肺部浸润影加上下列三个临床征候中的两个或以上　①发热超过 38℃。②血白细胞增多或减少。③脓性气道分泌物。但 HAP 的临床表现、实验室和影像学检查特异性低,应注意与肺不张、心力衰竭和肺水肿、基础疾病肺侵犯、药物性肺损伤、肺栓塞和急性呼吸窘迫综合征等相鉴别。

3.重症肺炎　通常被认为是需要收入 ICU 的肺炎。肺炎严重性决定于三个主要因素:局部炎症程度、肺部炎症的播散和全身炎症反应程度。在中华医学会呼吸病学分会公布的 CAP 诊断和治疗指南中将下列体征列为重症肺炎的表现:①意识障碍。②呼吸频率$>$30 次/min。③$PaO_2<60$mmHg,氧合指数(PaO_2/FiO_2)<300,需行机械通气治疗。④血压$<90/60$mmHg。⑤胸片显示双侧或多肺叶受累,或入院 48h 内病变扩大$\geq50\%$。⑥少尿:

尿量<20mL/h,或<80mL/4h,或急性肾功能衰竭需要透析治疗。HAP 中入院>5d、机械通气>4d 和存在高危因素者,即使不完全符合重症肺炎规定标准,亦视为重症。

五、治疗和护理

（一）治疗

是否及早合理地应用抗生素,直接关系到老年肺炎的预后,确定致病菌可直接指导药物的选择,主要是根据感染程度,细菌培养及药敏、治疗反应等选择抗生素及用药疗程。中华医学会呼吸病学分会关于 CAP 初始经验性抗感染治疗的建议见表 4-1。

表 4-1　CAP 初始经验性抗感染治疗的建议

不同人群	常见病原体	初始经验性治疗的抗菌药物选择
老年人或有基础疾病患者	肺炎链球菌、流感嗜血杆菌、需氧革兰阴性杆菌、金黄色葡萄球菌、卡他莫拉菌等	(1)第二代头孢菌素（头孢呋辛、头孢丙烯、头孢克洛等）单用或联用大环内酯类;(2)β-内酰胺类/β-内酰胺酶抑制剂（如阿莫西林/克拉维酸、氨苄西林/舒巴坦）单用或联用大环内酯类;(3)呼吸喹诺酮类
需入院治疗、但不必收住 ICU 的患者	肺炎链球菌、流感嗜血杆菌、混合感染（包括厌氧菌）、需氧革兰阴性杆菌、金黄色葡萄球菌、肺炎支原体、肺炎衣原体、呼吸道病毒等	(1)静脉注射第二代头孢菌素单用或联用静脉注射大环内酯类;(2)静脉注射呼吸喹诺酮类;(3)静脉注射 β-内酰胺类/β-内酰胺酶抑制剂（如阿莫西林/克拉维酸、氨苄西林/舒巴坦）单用或联用注射大环内酯类;(4)头孢噻肟、头孢曲松单用或联用注射大环内酯类
需入住 ICU 的重症患者 A 组:无铜绿假单胞菌感染危险因素	肺炎链球菌、需氧革兰阴性杆菌、嗜肺军团菌、肺炎支原体、流感嗜血杆菌、金黄色葡萄球菌等	(1)头孢曲松或头孢噻肟联合静脉注射大环内酯类;(2)静脉注射呼吸喹诺酮类联合氨基糖苷类;(3)静脉注射 β-内酰胺类/β-内酰胺酶抑制剂（如阿莫西林/克拉维酸、氨苄西林/舒巴坦）联合静脉注射大环内酯类;(4)厄他培南联合静脉注射大环内酯类
B 组:有铜绿假单胞菌感染危险因素	A 组常见病原体＋铜绿假单胞菌	(1)具有抗假单胞菌活性的 β-内酰胺类抗生素（如头孢他啶、头孢吡肟、哌拉西林/他唑巴坦、头孢哌酮/舒巴坦、亚胺培南、美罗培南等）联合静脉注射大环内酯类,必要时还可同时联用氨基糖苷类;(2)具有抗假单胞菌活性的 β-内酰胺类抗生素联合静脉注射喹诺酮类;(3)静脉注射环丙沙星或左旋氧氟沙星联合氨基糖苷类

（1）社区获得性肺炎虽仍以肺炎链球菌为常见的致病菌,但治疗时必须兼顾到革兰阴性杆菌的治疗。青霉素对革兰阳性球菌和除脆弱类杆菌以外的厌氧菌均有强效,亦可选用第一代头孢菌素类药物。耐药菌和革兰阴性杆菌感染尚可应用第二代头孢菌素类或β-内酰胺类抗生素和氨基糖苷类联合治疗。甲硝唑对厌氧菌具有强大抗菌活性,为治疗吸入性肺炎的重要药物之一。

（2）医院获得性肺炎病原体复杂，治疗主要针对革兰阴性细菌，兼顾革兰阳性菌，尤其是金黄色葡萄球菌，常用第二、三代头孢菌素、β-内酰胺类、β-内酰胺酶抑制剂、氟喹诺酮类（如氧氟沙星、环丙沙星）或碳青霉烯类。抗甲氧西林金黄色葡萄球菌（MRSA）对青霉素和耐酶青霉素均有耐药性，而对万古霉素、利福平、氟喹诺酮类药物敏感，尤以万古霉素治疗效果为佳。老年人对药物的吸收分布、代谢及排泄率的差异比较大，由于胃酸的缺乏和胃肠功能的改变，口服药物吸收不稳定，因此，对病情较重的老年患者应静脉给药。老年人各组织器官呈退行性改变，对药物耐受性差，容易产生毒性反应，特别是肾脏功能随年龄增加而减退。正常老年人肾小球滤过率已有所减少，一般 70 岁以上老人用药量可酌情减少。老年人血浆白蛋白减少，肾功能减退，肝脏酶活力下降，用药后血药浓度较青年人高，半衰期延长，易发生毒副作用，故用药量应小，为成人用药量的 50％～70％（1/2～2/3）。抗菌药物治疗后 48～72h 应对病情进行评价，如 72h 后症状无改善，应寻找原因。治疗中应严密观察不良反应。老年人易发生菌群失调、伪膜性肠炎、二重感染，应及时防治。

（3）重症肺炎的治疗包括抗菌药物治疗、呼吸支持、营养支持、加强痰液引流以及免疫调节、防治多器官系统功能衰竭等。首先应选择广谱的强力抗菌药物，并应足量、联合用药。在动脉血气监护下进行氧疗以纠正缺氧，必要时机械通气治疗。重视支持治疗如补充血容量，及时纠正水、电解质平衡失调，老年患者多为负氮平衡，需要给予充分的高热量、高蛋白、高维生素饮食，酌情给予静脉滴注白蛋白、血浆、氨基酸或高营养液等。

（二）护理

老年人肺炎精心护理极为重要，严密观察病情变化，密切注意生命体征，保持呼吸道通畅，防止并发症发生，并做好心理护理。

（1）对急性期患者要给予氧疗，保证患者的动脉血氧分压＞8.0kPa（60mmHg），氧饱和度＞90％。

（2）卧床休息，注意保暖。对活动不便的老年人要定期翻身，急性期后应让其加强活动，鼓励患者多饮水，并给予高热量的流质饮食，不能进食者可适当补充液体，保持大便通畅。

（3）体温超过 39℃者，应给予物理降温，必要时给予药物降温，使体温控制在 38℃以下。

（4）保持呼吸道通畅，鼓励患者咳嗽，咳出痰液，室内空气进行湿化，并给予祛痰药，经常改变体位、拍背，必要时雾化吸入，稀释痰液以利排痰。除非干咳剧烈者，一般不用镇静药和少用止咳剂。

（5）老年人心肺功能差，自动调节储备能力差，输液过快或量过多，容易发生心功能不全、急性肺水肿等，必须掌握输液速度，注意出入量平衡，仔细观察心率及有无肺水肿的发生。

（6）老年患者用药的观察。老年肺炎患者用抗生素时间一般较长，用药品种多，不良反应发生率高，要重视长期使用广谱抗生素而导致的二重感染，及时做好口腔护理。

（三）预防

老年 CAP 的预防主要是肺炎链球菌疫苗和流感疫苗的接种，美国疾病控制中心

(Center for Disease Control,CDC)建议＞65 岁的老年人均应接种疫苗。长期护理中心(Long-term Care Facility,LTCF)获得性肺炎和 HAP 的预防主要是两方面,一方面是减少交叉感染,包括医护人员洗手、医疗器械消毒、隔离耐药菌感染的患者等。另一方面是尽量防止口咽和胃部的细菌定植和吸入,包括半卧位 30°～45°进食、空肠喂养、以硫糖铝代替制酸剂和 H_2 受体拮抗剂预防急性胃黏膜病变、连续转动体位治疗、持续声门下分泌物引流等。

第二节　慢性阻塞性肺疾病

慢性阻塞性肺疾病(Chronic Obstructive Pulmonary Disease,COPD)是严重危害健康的常见病、多发病,严重影响患者的生命质量,病死率较高,给患者及其家庭、社会带来沉重的经济负担。估计 COPD 到 2020 年将成为全球第三大致死病因。据统计,中国 COPD 患病率 40 岁及以上人群为 8.2%,男性大于女性,严重危害患者的身心健康。对 COPD 患者进行规范化诊疗,可阻抑病情发展,延缓急性加重,改善生活质量,降低致残率和减轻疾病负担。

一、概述

慢性阻塞性肺疾病(COPD)是一种可预防和治疗的常见疾病,特征是持续性气流受限,通常为进行性,与气道和肺内对有害颗粒或气体的慢性炎症反应增强相关,急性加重和合并症影响患者整体疾病的严重程度。肺功能检查对明确是否存在气流受限有重要意义,在吸入支气管舒张剂后,如果第一秒用力呼气容积(Forced Expiratory Volume in First Second,FEV_1)占用力肺活量(Forced Vital Capacity,FVC)的百分比＜70%,则表明存在不完全可逆的气流受限。

二、危险因素

COPD 发病是遗传因素与环境因素共同作用的结果。

1.遗传因素　某些遗传因素可增加 COPD 发病的危险性,已知的遗传因素为 α_1-抗胰蛋白酶缺乏。基因多态性在 COPD 的发病中有一定作用。

2.环境因素

(1)吸烟和被动吸烟:吸烟是发生 COPD 最常见的危险因素。吸烟者呼吸道症状、肺功能受损程度以及患病后病死率均明显高于非吸烟者,吸烟与慢性支气管炎的发生有密切关系。吸烟时间愈长,吸烟量愈大,患病率愈高,戒烟后可使病情减轻。

(2)职业性粉尘和化学物质:当吸入职业性粉尘,有机、无机粉尘和其他有害烟雾,浓度过大或接触时间过长可引起 COPD 的发生。

(3)室内外空气污染:刺激性烟雾、粉尘、大气污染(如二氧化硫、二氧化氮、氯气、臭氧等)的慢性刺激,常为本病的诱发因素之一。室内生物燃料烹饪和取暖所致的室内空气污染是 COPD 发生的危险因素之一。

（4）感染：病毒和细菌感染是 COPD 急性加重的常见原因，儿童期严重的下呼吸道感染与成年后肺功能的下降及呼吸道症状有关。

三、病理生理

COPD 累及中央气道（气管、支气管以及内径大于 $2\sim4mm$ 的细支气管）、外周气道（内径小于 2mm 的小支气管和细支气管）、肺实质和肺血管。中央气道表层上皮炎症细胞浸润，黏液分泌腺增大和杯状细胞增多使黏液分泌增加。在外周气道内，慢性炎症导致气道壁损伤和修复过程反复发生。修复过程中发生气道壁结构重构，胶原含量增加及瘢痕组织形成，这些改变造成气道狭窄，引起固定性气道阻塞。

COPD 肺实质受累表现为小叶中央型肺气肿，累及呼吸性细支气管，出现管腔扩张和破坏。该病常发生于肺的上部区域，当病情进展后，可累及全肺，伴有肺毛细血管床的破坏。COPD 肺血管的改变以血管壁的内膜增厚、平滑肌增生和血管壁炎症细胞浸润为特征，晚期继发肺心病时，可出现多发性肺细小动脉原位血栓形成。COPD 急性加重期易合并深静脉血栓形成及肺血栓栓塞症。

COPD 的病理生理学改变包括气道和肺实质慢性炎症所致黏液分泌增多、纤毛功能失调、气流受限、过度充气、气体交换异常、肺动脉高压和肺心病及全身不良反应。黏液分泌增多和纤毛功能失调导致慢性咳嗽及咳痰。小气道炎症、纤维化和管腔分泌物增加引起 FEV_1、FEV_1/FVC 降低。小气道阻塞后出现气体陷闭致肺泡过度充气、功能残气量增加和吸气容积下降，引起呼吸困难和运动能力受限。过度充气在疾病早期即可出现，是引起活动后气短的主要原因。随气道阻塞、肺实质和肺血管床的破坏加重，肺通气和气体交换能力进一步下降，导致低氧血症及高碳酸血症。长期慢性缺氧可引起肺血管广泛收缩和肺动脉高压。肺血管内膜增生，发生纤维化和闭塞造成肺循环重构。COPD 后期出现肺动脉高压，进而发生慢性肺源性心脏病及右心功能不全。

四、临床特点

（一）症状

COPD 特征性症状是慢性和进行性加重呼吸困难和咳嗽咳痰，咳嗽和咳痰常先于气流受限多年存在，有些患者也可无咳嗽和咳痰症状。

（1）呼吸困难：COPD 最重要症状，体能丧失和焦虑不安是主要原因，患者主诉气短、气喘及呼吸费力，早期仅于活动后出现，后逐渐加重，严重时日常活动甚至休息时也感气短。

（2）慢性咳嗽：通常为首发症状，初为间断性咳嗽，早晨较重，以后早晚或整日均可有咳嗽，夜间咳嗽常不显著。少数不伴有咳痰，也有少数明显气流受限但无咳嗽。

（3）咳痰：咳嗽后咳少量黏液性痰，部分患者清晨较多。感染时痰量增多，可有脓性痰。

（4）喘息和胸闷：部分患者喘息，特别是重度患者可出现喘息症状，听诊哮鸣音。胸闷出现在劳力后，用力呼吸所致。

（5）全身性症状：体重下降、食欲减退、外周肌肉萎缩和功能障碍、精神抑郁和（或）焦虑等。

（二）体征

早期体征不明显，随着疾病进展可出现黏膜及皮肤发绀，严重时呈前倾坐位，球结膜水肿，颈静脉充盈或怒张。呼吸浅快，辅助呼吸肌参与呼吸运动，严重时可呈胸腹矛盾呼吸。桶状胸，胸廓前后径增大，肋间隙增宽，剑突下胸骨下角增宽。双侧语颤减弱，肺叩诊可呈过清音，肺肝界下移。两肺呼吸音减低，呼气相延长，有时可闻干性啰音和（或）湿性啰音。可见剑突下心尖冲动，心脏浊音界缩小。

（三）检查

1. 肺功能检查　第一秒用力呼气容积占用力肺活量百分比（FEV_1/FVC）是评价气流受限的一项敏感指标。第一秒用力呼气容积占预计值百分比（$FEV_1\%$ 预计值），是评估 COPD 严重程度的良好指标。吸入支气管舒张药后 $FEV_1/FVC < 70\%$ 及 $FEV_1 < 80\%$ 预计值者，可确定为不能完全可逆的气流受限。肺总量（TLC）、功能残气量（FRC）和残气量（RV）增高，肺活量（VC）减低，表明肺过度充气，有参考价值。由于 TLC 增加不及 RV 增高程度明显，故 RV/TLC 增高。一氧化碳弥散量（DLco）及 DLco 与肺泡通气量（VA）比值（DLco/VA）下降，该项指标对诊断有参考价值。

2. 支气管舒张试验　以吸入短效支气管舒张剂后 FEV_1 改善率 $\geq 12\%$，且 FEV_1 绝对值增加超过 200mL，作为支气管舒张试验阳性的判断标准。试验有助于 COPD 与支气管哮喘的鉴别，或提示两者可能同时存在。

3. 胸部 X 线检查　X 线胸片检查，发生肺气肿时可见肺容积增大，胸廓前后径增长，肋骨走向变平，肺野透亮度增高，横膈位置低平，心脏悬垂狭长，外周肺野纹理纤细稀少等。并发肺动脉高压和肺源性心脏病时，除右心增大还可有肺动脉圆锥膨隆，肺门血管影扩大，右下肺动脉增宽和出现残根征等。

4. 动脉血气分析　$SaO_2 < 92\%$ 应做血气分析，$PaO_2 < 60mmHg$，伴或不伴有 $PaCO_2 > 50mmHg$，提示呼吸衰竭。如 $PaO_2 < 50mmHg$，$PaCO_2 > 70mmHg$，pH 值 < 7.30，提示病情危重。需严密监护或住 ICU 治疗。

5. 其他检查　细菌感染时白细胞计数、中性粒细胞增多，血红蛋白、红细胞计数和红细胞压积可增高。痰涂片检查或培养可帮助诊断细菌、真菌、病毒及其他非典型病原微生物感染。

（四）COPD 的综合评估

根据患者临床症状、急性加重风险、肺功能异常严重程度及并发症等进行慢阻肺综合评估。

1. 症状评估　采用改良版英国医学研究委员会呼吸问卷（Breathlessness Measurement Using the Modified British Medical Reseach Council, mMRC）对呼吸困难严重程度进行评估（见表 4-2），或采用慢阻肺患者自我评估测试（COPD Assessment Test, CAT）问卷进行评估（见表 4-3）。

表 4-2　改良版英国医学研究委员会呼吸问卷

呼吸困难评价等级	呼吸困难严重程度
0 级	只有在剧烈运动时感到呼吸困难
1 级	在平地快步行走或步行爬小坡时出现气短
2 级	由于气短,平地行走时比同龄人慢或者需要停下来休息
3 级	在平地行走约 100m 或数分钟后需要停下来喘气
4 级	因严重呼吸困难而不能离开家,或在穿脱衣服时出现呼吸困难

2.肺功能评估　应用气流受限的程度进行肺功能评估,即以 $FEV_1\%$ 预计值为分级标准,慢 COPD 患者气流受限严重程度的肺功能分级分为四级(见表 4-4)。

3.急性加重风险评估　采用急性加重病史和气流受限严重程度的肺功能分级评估急性加重的风险,气流受限Ⅲ级或Ⅳ级表明高风险。上一年发生两次或以上的急性加重史或上一年因急性加重住院一次,预示以后频繁发生急性加重风险大。

表 4-3　慢阻肺患者自我评估测试(CAT)问卷

测试因子	程度评估(0 分)	评分	程度评估(5 分)
咳嗽	从不咳嗽	0　1　2　3　4　5	总在咳嗽
咳痰	一点痰也没有	0　1　2　3　4　5	有很多很多痰
胸闷	没有任何胸闷的感觉	0　1　2　3　4　5	有很严重的胸闷感觉
运动	爬坡或上 1 层楼梯时,没有气喘的感觉	0　1　2　3　4　5	爬坡或上 1 层楼梯时,感觉严重喘不过气来
日常活动影响	在家里能够做任何事情	0　1　2　3　4　5	在家里做任何事情都很受影响
情绪	尽管有肺部疾病,但对外出很有信心	0　1　2　3　4　5	由于有肺部疾病,对外出一点信心都没有
睡眠	睡眠非常好	0　1　2　3　4　5	由于有肺部疾病,睡眠相当差
精力	精力旺盛	0　1　2　3　4　5	一点精力都没有
总分			

注:数字 0～5 表示严重程度,请标记最能反映你当前情况的选项,在方格中打"×",每个问题只能标记 1 个选项。

4.慢阻肺的综合评估　了解慢阻肺病情对患者的影响,综合症状评估、肺功能分级(见表 4-4)和急性加重的风险的综合评估(见表 4-5)的目的是改善慢阻肺的疾病管理。目前采用 mMRC 分级和 CAT 评分作为症状评估法,mMRC 分级≥2 或 CAT 评分≥10 分,表明症状重。

表 4-4　气流受限严重程度的肺功能分级

肺功能分级	气流受限程度临床特征	FEV_1%占预计值
Ⅰ级	轻度	≥80%
Ⅱ级	中度	50%~79%
Ⅲ级	重度	30%~49%
Ⅳ级	极重度	<30%

注:表中数据为吸入支气管舒张剂后的 FEV_1 值。

表 4-5　慢阻肺的综合评估

组别	特征		肺功能分级（级）	急性加重（次/年）	呼吸困难分级（级）	CAT 评分（分）
	风险	症状				
A 组	低	少	Ⅰ~Ⅱ	<2	<2	<10
B 组	低	多	Ⅰ~Ⅱ	<2	≥2	≥10
C 组	高	少	Ⅲ~Ⅳ	≥2	<2	<10
D 组	高	多	Ⅲ~Ⅳ	≥2	≥2	≥10

（五）COPD 病程分期

1. 稳定期　患者咳嗽、咳痰、气短等症状稳定或症状较轻。

2. 急性加重期　在疾病过程中,病情出现超越日常状况的持续恶化,并需改变 COPD 的日常基础用药。通常指患者短期内咳嗽、咳痰、气短和/或喘息加重,痰量增多,呈脓性或黏脓性,可伴发热等炎症明显加重的表现。

（六）合并症

最常见的合并症是心血管疾病(缺血性心脏病、心力衰竭、心房颤动、高血压)、骨质疏松、焦虑和抑郁、肺癌、感染、代谢综合征和糖尿病。这些合并症可发生在轻度、中度、重度和极重度气流受限的患者中,并且分别影响患者的预后。

五、治疗

1. 药物治疗　药物治疗用于预防和控制症状,减少急性加重的频率和严重程度,根据疾病的严重程度逐步增加治疗,根据患者对药物治疗的反应及时调整治疗方案。

（1）支气管舒张剂:支气管舒张剂是控制 COPD 症状的重要治疗药物,短效按需应用可缓解症状;长期规则应用可预防和减轻症状,增加运动耐力。首选吸入治疗,支气管舒张剂主要有 $β_2$ 受体激动剂,如短效的沙丁胺醇(Salbutamol)、特布他林（Terbutaline）和长效的沙美特罗(Salmeterol)、福莫特罗（Arformoterol）。抗胆碱药甲基黄嘌呤类药物短效的主要有异丙托溴铵（Ipratropium bromide）,长效的如噻托溴铵（Tiotropium bromide）。联合应用可进一步改善肺功能和健康状况。茶碱类药物可解除平滑肌痉挛,维持血浓度 5mg/L 有治疗作用。

（2）糖皮质激素：长期吸入糖皮质激素不能阻止FEV_1的下降趋势，但长期规律吸入糖皮质激素适于重度和极重度且反复急性加重的患者，联合吸入糖皮质激素和长效β_2受体激动剂，能改善症状和肺功能。

（3）磷酸二酯酶抑制剂：选择性磷酸二酯酶-4（phosphodiesterase 4，PDE-4）抑制剂，通过抑制细胞内的环腺苷酸降解来减轻炎症，能明显减少COPD急性发作频率和改善患者的生活质量。

（4）其他药物：①祛痰药：常用药物有盐酸氨溴索、乙酰半胱氨酸，有利于气道引流通畅，改善通气功能。②抗生素：COPD症状加重，特别是痰量增加并呈脓性时应给予抗生素治疗。抗生素的选用需依患者所在地常见病原菌类型及药敏情况决定。③抗氧化剂：抗氧化剂如羧甲司坦、N-乙酰半胱氨酸等可降低疾病急性加重次数。④疫苗：应每年预测流感病毒种类而制备灭活疫苗或减毒活疫苗和肺炎球菌疫苗，可预防流感，避免流感引发的急性加重。

2.氧疗　长期氧疗的目的是使患者在海平面水平静息状态下，达到$PaO_2 \geqslant 60mmHg$，使患者在任何状态下（包括运动、活动与睡眠）的动脉血氧饱和度>90%，对合并慢性呼吸衰竭患者的血流动力学、呼吸生理、运动耐力和精神状态产生有益影响，改善患者生活质量，提高生存率。长期家庭氧疗应在极重度慢阻肺患者中应用。

3.通气支持　无创通气联合氧疗对重症并伴有高碳酸血症有一定好处，可改善生命质量。

4.中医治疗　应用中医中药健脾补肾，调理机体状况。

5.外科治疗　包括肺大泡切除术、肺减容术、支气管镜肺减容术和肺移植术。

六、慢阻肺急性加重治疗

COPD急性加重是指患者以呼吸道症状加重为特征的临床事件，其症状变化程度超过日常变异范围并导致药物治疗方案改变，是慢阻肺疾病病程的重要组成部分。急性加重可降低患者的生命质量，使症状加重、肺功能恶化，数周才能恢复，加快患者肺功能下降速率。

1.确定COPD急性加重的原因　引起COPD急性加重的最常见原因是呼吸道感染，以病毒和细菌感染最为多见，还有环境污染共同作用。对引发COPD急性加重的因素应尽可能加以避免、去除或控制。

2.COPD急性加重严重程度的评估和治疗　急性加重史≥2年，症状评估是mMRC≥2，CAT≥10均说明急性加重的严重程度。动脉血气分析：$PaO_2 < 50mmHg$，$PaCO_2 > 70mmHg$，pH值<7.3提示病情危重，需进行严密监护并给予呼吸支持治疗，转入呼吸重症监护治疗病房（RICU）进行无创或有创机械通气治疗。

（1）对于病情相对较轻的急性加重患者可在院外治疗，但需注意严密观察病情变化，及时决定是否送医院治疗。院外治疗包括适当增加以往所用支气管舒张剂的剂量及次数。使用糖皮质激素可缓解病情和改善肺功能。当呼吸困难加重、痰量增加特别是呈脓性时，应根据药物敏感选用抗生素治疗。对更严重的病例可给予较大剂量的雾化治疗，如沙丁胺醇、异丙托溴铵，或沙丁胺醇联合异丙托溴铵雾化吸入。支气管舒张剂亦可与糖皮质激素联合雾化吸入治疗。避免 PaO_2 骤然大幅升高引起呼吸抑制导致 CO_2 潴留及呼吸性酸中毒。施行氧疗 30min 后,须复查动脉血气以了解氧疗效果。

（2）症状明显加重,如短期出现的静息状况下呼吸困难,出现新的体征或原有体征加重的患者,发生发绀、外周水肿等及新近发生心律失常、有严重的伴随疾病、初始治疗方案失败、高龄及院外治疗效果欠佳者等均需住院治疗。

七、护理

1. 协助患者取舒适的体位,如半坐卧位,借重力作用使膈肌位置下降,胸腔容量扩大,同时减轻腹内脏器对心、肺的压力,以改善呼吸困难。

2. 监测患者呼吸的频率、节律和深度,呼吸困难的程度。监测生命体征,发热时定时监测体温。观察患者咳、痰、喘的发作,痰液的性质和量。观察缺氧及二氧化碳潴留的症状和体征,如有无发绀、球结膜水肿。定期检查氧疗设备,了解用氧后反应。

3. 指导、协助患者有效排痰　COPD 患者常因长期缺氧,胃肠道功能减弱,进食量少,呼吸频率快,不显性失水增多,而致痰液黏稠;加之年老体弱,呼吸肌疲劳,有效排痰能力降低,使痰液更不易咳出。具体措施如下。

（1）教患者多喝水,白天每隔 2h 喝 200mL 左右,以利于痰的稀释和黏膜的纤毛运动。

（2）教会患者深呼吸和有效咳嗽,正确方法:①患者坐位,双脚着地,身体稍前倾,双手环抱一个枕头,有助于膈肌上升,当患者吸气时用鼻吸气,将书或枕头抬高,呼气时缩唇同时腹部收缩,称之为噘嘴呼气,有利于肺内残气更多地呼出,改善患者的呼吸功能,吸与呼的比例一般是 1∶2 或 1∶3,每次 10min,每天 3～4 次;②进行数次深而缓慢的腹式呼吸,再深吸一口气后,然后关闭声门屏气,当腹内压及胸膜腔内压达到一定高度时,打开声门,腹部收缩,形成爆破性气流而用力咳嗽,使痰有效咳出。

（3）帮助叩背:叩击患者胸部时,患者侧卧位,叩击者两手的手指指腹并拢,使掌侧呈杯状,以手腕力量,从肺底自下而上、由外向内、迅速而有节律地叩击胸壁,震动气道,每次叩 5～10s,2～4h 一次,帮助分泌物从小支气管向大支气管排出。

4. 湿化和雾化疗法　湿化疗法是要达到湿化气道、稀释痰液的目的。常用超声雾化和氧气雾化,湿化剂有蒸馏水、生理盐水、低渗盐水（0.45% 较常用）,可在雾化液中加入痰溶解剂、抗生素、平喘药等,达到祛痰、消炎、止咳、平喘的作用。

湿化和雾化疗法注意事项:①防止窒息。干结的分泌物湿化后膨胀易阻塞支气管,应帮助患者翻身、拍背,及时排痰,尤其是体弱、无力咳嗽者。②避免过度湿化。过度湿化可引起黏膜水肿、气道狭窄,气道阻力增加,甚至诱发支气管痉挛,也可导致水潴留,加重心脏负荷。湿化时间一般以 10～20min 为宜。③控制湿化温度,一般应控制在 35～37℃。④观察各种吸入药物的副作用。

5. 机械吸痰　适用于无力咳出黏稠痰液、意识不清或排痰困难者。可经患者口、鼻腔、气管插管或气管切开处进行负压吸痰。每次吸引时间不超过 15s,在吸痰前、吸痰后提高吸入氧的浓度。

6. 氧疗护理　长期家庭氧疗（Long-tern Home Oxygen Therapy,LTOT）指征:①$PaO_2 \leqslant 55mmHg$ 或 $SaO_2 \leqslant 88\%$,有或没有高碳酸血症。②PaO_2 55～60mmHg,或

$SaO_2 < 89\%$，并有肺动脉高压、心力衰竭水肿或红细胞增多症(血细胞比容>0.55)。鼻导管吸氧，氧流量为 $1.0\sim2.0L/min$，吸氧时间 $10\sim15h/d$。目的是使患者在静息状态下，达到 $PaO_2 \geq 60mmHg$ 和(或)使 SaO_2 升至 90%。

7. 药物手术治疗护理　根据个体所选药物，按要求使用，并密切观察不良反应和副作用，及时调整剂量，当病情需要手术治疗时进行术前术后的常规护理。

8. 教育与管理　通过教育与管理提高患者对疾病的认识，了解与慢阻肺疾病有关的知识并提高自身处理疾病的能力，学会自我控制如何做腹式呼吸、噘嘴呼吸。对患者定期随访管理。

(1)督促患者戒烟：使群体认识戒烟的重要性，烟在不完全燃烧的情况下会产生很多 PM2.5 即细颗粒物，因此，对慢阻肺患者重要的措施是戒烟，可有效地减缓 FEV_1 下降和保护肺功能。对吸烟者都需要戒烟教育和治疗，增强其戒烟的信心，吸烟依赖性治疗包括家庭、社会的支持和尼古丁替代疗法等。

(2)控制环境污染：室内空气新鲜，定期通风，保持温度在 $22\sim24℃$，湿度为 $60\%\sim70\%$。雾霾天气不晨练，少出门，出门戴能阻挡细颗粒物的医用 N95 口罩，出门后进入室内要及时洗脸、漱口、清理鼻腔，去掉身上所附带的污染残留物，以防止 PM2.5 对人体的危害。

(3)改善患者营养状态：COPD 患者身体慢性消耗，营养差，饮食宜少食多餐，选择高蛋白、高热量、高维生素易消化食物，鼓励患者多饮水。并发肺心病者，如出现腹水或水肿明显、尿少时，应限制钠和水的摄入量，钠盐<3g/d，水分<1500mL/d。

(4)加强体育锻炼：根据个体进行体力锻炼，如慢速步行、登楼、踏车、打太极拳等。上肢训练包括高过头部的上肢套圈训练、手摇车训练及体操棒训练，患者也可手持重物($0.5\sim3kg$)做高于肩部的各个方向活动，每活动 $1\sim2min$，休息 $2\sim3min$，每天 2 次，监测以出现轻微的呼吸急促及上臂疲劳为度。

(5)定期注射流感疫苗、肺炎菌苗：接种流感疫苗可预防流感，防止 COPD 患者反复感染，避免流感引发的急性加重，适用于各级临床严重程度的 COPD 患者。

(6)心理护理：关心体贴患者，给予精神鼓励，使其积极配合治疗。缓解期帮助患者和家属了解疾病的特点，树立与慢性病长期做斗争的信念。

第三节　阻塞性睡眠呼吸暂停低通气综合征

阻塞性睡眠呼吸暂停低通气综合征(Obstructive Sleep Apnea-hypopnea Syndrome, OSAHS)是多种原因引起者睡眠中上气道完全或不完全阻塞，以睡眠中反复发生伴有鼾声的浅呼吸或暂停和日间嗜睡为特征的一种常见综合征。OSAHS 主要表现为睡眠时打鼾并伴有呼吸暂停和呼吸表浅，夜间反复发生低氧血症、高碳酸血症和睡眠结构紊乱，导致白天嗜睡、心脑肺血管并发症乃至多脏器损害，严重影响患者的生活质量和寿命，是引起高血压的独立危险因素，并和代谢综合征相关。OSAHS 患者脑卒中和心肌梗死的发病率增加。

一、概述

1.睡眠呼吸暂停（Sleep Apnea，SA）　睡眠过程中口鼻呼吸气流消失或明显减弱（较基线幅度下降＞90％），持续时间≥10s。平均每小时睡眠呼吸暂停低通气（Apnea Hypopnea Index，AHI）又称呼吸紊乱指数或低呼吸指数，是指平均一小时无呼吸及低呼吸事件的次数。若该次数超过5次，会导致睡眠状态下反复出现呼吸暂停和（或）低通气、高碳酸血症、睡眠中断，从而使机体发生一系列病理生理改变的临床综合征，称为睡眠呼吸暂停低通气综合征（Sleep Apnea Hypopnea Syndrome，SAHS），临床上可以分为阻塞性、中枢性、混合性。阻塞性指口鼻无气流，但胸腹呼吸仍然存在；中枢性指口鼻无气流和胸腹无呼吸同时存在；混合型指在一次呼吸睡眠暂停过程中存在阻塞性和中枢性。

2.中枢性睡眠呼吸暂停（Central Sleep Apnea，CSA）　呼吸暂停时间≥10s，无呼吸运动。通常这种情况每小时＞5次就认为是异常。CSA综合征是指睡眠期间平均每小时出现5次以上中枢性呼吸暂停，并且出现睡眠片段（频繁觉醒）相关症状和/或白天过度嗜睡。

3.阻塞性睡眠呼吸暂停（Obstructive Sleep Apnea，OSA）　口鼻气流消失，胸腹式呼吸仍然存在。系因上气道阻塞而出现呼吸暂停，但是中枢神经系统呼吸驱动功能正常，继续发出呼吸运动指令兴奋呼吸肌，因此胸腹式呼吸运动仍存在。

4.低通气（hypopnea）　睡眠过程中口鼻气流较基线水平降低＞30％，并伴 SaO_2 下降≥4％，持续时间≥10s；或者是口鼻气流较基线水平降低＞50％，并伴 SaO_2 下降≥3％，持续时间≥10s。

5.阻塞性睡眠呼吸暂停低通气综合征　每晚7h睡眠中，呼吸暂停反复发作在30次以上或睡眠呼吸紊乱指数超过5。根据AHI和氧饱和度，将OSAHS的病情分为轻、中、重三度。轻度：AHI 为5~20，SaO_2≥85％；中度：AHI 为21~40，SaO_2≥80％；重度：AHI＞40，SaO_2≤79％。

二、危险因素

OSAHS 的发生率随着年龄、体重指数、颈围、腰臀比的增加而增加；老年人（≥65岁）比中年人（30~64岁）其发生率要高2~3倍；发病率男性比女性高；上呼吸道炎症结构异常、喝酒、吸烟、生活不规律、劳累、体位等会影响OSAHS的发病率。发病率也与遗传有关，具体如下：

（1）肥胖：肥胖是OSAHS一个很重要的独立致病因素和高危因素，特别是颈部粗而短者。体重指数（BMI）每升高一个标准差，其危险率高4倍。颈围增粗的睡眠打鼾者可视为OSAHS的高危人群，局部脂肪增多致上气道变窄，造成在吸气相因物理作用而气道陷闭的危险性增大，肥胖者胸腹部脂肪的堆积引起腹压增高，导致胸壁和肺实质顺应性显著下降，夜间仰卧位时更为明显，间接增加了咽壁顺应性，使睡眠期间易产生气道阻塞。

（2）年龄：老年人软腭变长、咽部脂肪垫增厚、咽部气道周围骨结构形状的改变及颏舌肌群对气压刺激反应降低等与OSAHS有关。

（3）OSAHS的家族史：OSAHS患者的Ⅰ级亲属遗传度为56％，显示遗传因素在成人 OSAHS 发病中占有重要地位。

（4）上气道解剖异常：包括鼻腔阻塞（鼻中隔偏曲、鼻甲肥大、鼻息肉及鼻部肿瘤等）、扁桃体Ⅱ度肥大、软腭松弛、悬雍垂过长过粗、咽腔狭窄、咽部肿瘤、咽腔黏膜肥厚、舌体肥大、舌根后坠、下颌后缩及小颌畸形等。

（5）长期大量饮酒和（或）服用镇静催眠类或肌肉松弛类药物。饮酒是 OSAHS 的重要危险因素。长期大量饮酒可增加阻塞性睡眠呼吸暂停的频率、时长及缺氧程度，呼吸暂停频率增加，平均 SaO_2 下降。乙醇可能通过选择性降低舌下神经及喉返神经的活性，抑制颏舌肌和环杓后肌，导致气道狭窄甚至闭塞。

（6）长期吸烟，吸烟者夜间 SaO_2 明显低于不吸烟者，且随烟龄增加，其夜间低通气逐渐增加。

三、病理生理

OSA 发生的关键在于睡眠时咽气道的塌陷。气道阻塞的部位可以在鼻咽部、口咽部或喉咽部，80％以上的患者为口咽和喉咽部的联合阻塞。咽气道缺少骨性或软骨性结构的支持，是一种肌肉组成的软性管道，具有可塌陷性。OSA 患者由于咽气道本身存在解剖及功能上的缺陷，当鼻及鼻咽部出现病理解剖异常或特殊结构增生，就会引起鼻阻力增加，出现张口呼吸，使颏舌肌和舌骨肌起点向后移位，长度缩短，收缩力下降。仰卧时，这些肌肉的力量不能对抗舌的重力作用，而使舌后移，阻塞气道，加之肥胖、水肿的影响，可塌陷性进一步增加。气道（特别是指从硬腭到会厌之间的气道）长度增加引起咽气道的易塌陷性增加，男性比女性易发 OSAHS 的原因之一可能是男性气道长度较女性的长。

引起咽气道关闭的主要力量是咽气道内的负压，它由膈肌及其他呼吸肌在吸气时的收缩运动产生，以颏舌肌为主的咽扩张肌的活动是对抗咽腔内负压、维持上气道开放的主要力量。咽腔负压是清醒时激活咽部肌肉最重要的刺激。当咽腔狭窄或阻塞时，咽腔内负压消失，这种刺激作用减弱或消失。入睡后，呼吸中枢驱动降低，咽扩张肌的活动减弱，上气道阻力增加，呼吸驱动降至一定水平时，膈肌等吸气肌产生的咽腔负压占优势，当超过咽气道壁所能承受的"临界压力"时，维持气道开放与关闭的力量平衡被打破，气道塌陷，出现 OSA。

在 OSA 发生过程中，血氧逐渐降低，CO_2 逐渐升高，咽腔内负压增加，它们均通过刺激相应的化学及压力感受器，兴奋脑干网状激活系统而引起短暂觉醒，气流恢复，OSA 结束。如化学感受器的敏感性降低、压力感受性反射受抑制、呼吸肌功能障碍以及饮酒、麻醉、镇静安眠药均可致觉醒能力降低而延长 OSA 持续时间。

四、临床特点

（一）症状

夜间打鼾、呼吸暂停后突然憋醒、夜尿增多；白天嗜睡、晨起乏力、头痛。OSAHS 最常见的症状是打鼾。与良性打鼾不同，OSAHS 患者的打鼾主要合并有呼吸暂停，表现为鼾声时高时低，并可以完全中断，鼾声不规则出现，呼吸及睡眠节律紊乱，反复出现呼吸暂停及觉醒，或患者自觉憋气，严重患者可以憋醒，出现心慌、心悸、憋气等称为"复苏性鼾声"(Resuscitative Snoring);还可表现为睡眠行为异常,出现夜间惊叫恐惧、抽搐、呓语、夜游、幻听、幻视等。在睡眠过程中常表现为张口呼吸,严重者可发生昏迷甚至猝死。晨起可感觉咽干、咽痛、头痛、头昏、疲乏无力。白天嗜睡明显,重者可随时入睡,甚至可出现在驾车等红绿灯、吃饭及谈话时。也可出现明显的神经行为障碍,注意力、记忆力、计算力、警觉性、判断力、抽象思维力均明显减退。

OSAHS患者通常易患高血压、心脏病、脑血管病。缺氧使冠状动脉内膜受损,脂质沉积于内膜下,OSAHS患者红细胞增多,血黏度增加,血小板易在受损内膜表面聚集产生血栓。OSAHS患者多伴肥胖,脂质增多,是冠心病的易发因素,冠心病合并睡眠障碍是预后不良指标,可引起多器官的损害,尤以心脑血管系统表现明显。

(二)检查

1.常规检查　身高、体重、体重指数(体重指数=体重(kg)/身高的平方(m²))。血压(睡前和醒后血压)、颈围,评定颌面形态,重点观察有无下颌后缩、下颌畸形。鼻腔、咽喉部的检查,特别注意有无悬雍垂肥大、扁桃体肿大、舌体肥大、腺样体肥大及程度。血细胞计数:特别是红细胞计数、红细胞压积(HCT)、红细胞平均体积(MCV)、红细胞平均血红蛋白浓度(MCHC)。根据合并症可选择做动脉血气分析、胸部 X 线检查、肺功能、心电图检查等。

2.多导睡眠图(Polysomnography,PSG)监测　多导睡眠图监测每夜 7h 睡眠中呼吸暂停及低通气反复发作在 30 次以上,或 AHI 大于或等于 5 次/h。

(1)整夜 PSG 监测:是诊断 OSAHS 的标准手段,不仅可判断疾病严重程度,还可全面评估患者的睡眠结构,睡眠中呼吸暂停、低氧情况,以及心电、血压的变化。监测包括脑电图(多采用 C4A1、C3A2、O1A2 和 O2A1 导联),二导眼电图(EOG),下颌颏肌电图(EMG),心电图,口、鼻呼吸气流和胸腹呼吸运动,血氧饱和度,体位,鼾声,胫前肌肌电图等。

(2)夜间分段 PSG 监测:在同一天晚上的前 2~4 h 进行 PSG 监测,之后进行 2~4 h 的持续气道正压(Continuous Positive Airway Pressure,CPAP)通气压力调定。

(3)午间小睡的 PSG 监测:对于白天嗜睡明显的患者可以试用,通常需要保证有 2~4h 的睡眠时间(包括快速动眼期(Rapid Eye Movement,REM)和非快速动眼期(Non Rapid Eye Movement,NREM)睡眠)才能满足诊断 OSAHS 的需要,因此存在一定的失败率和假阴性结果。

(三)诊断

诊断主要根据病史、体征和 PSG 监测结果。临床有典型的夜间睡眠打鼾伴呼吸暂停、日间嗜睡(ESS 评分≥9 分)等症状,查体可见上气道任何部位的狭窄及阻塞,AHI>5 次/h 者可诊断 OSAHS;对于日间嗜睡不明显(ESS 评分<9 分)者,AHI≥10 次/h 或 AHI≥5 次/h,存在认知功能障碍、高血压、冠心病、脑血管疾病、糖尿病和失眠等 1 项或 1 项以上 OSAHS 合并症也可确立诊断。

基层缺乏专门诊断仪器,主要根据病史、体检、血氧饱和度监测等诊断,其诊断标准如下:(1)至少具有 2 项主要危险因素,尤其是表现为肥胖、颈粗短或有小颌或下颌后缩,咽腔狭窄或有扁桃体Ⅱ度肥大,悬雍垂肥大,或甲状腺功能低下、肢端肥大症或神经系统明显异常；(2)中重度打鼾、夜间呼吸不规律，或有屏气和憋醒(观察时间应不少于15min)；(3)夜间睡眠节律紊乱，特别是频繁觉醒；(4)白天嗜睡(ESS 评分≥9 分)；(5)SaO_2：监测趋势图可见典型变化、氧减饱和指数(Oxygen Desaturation Index，ODI)＞10 次/h；(6)引发 1 个或 1 个以上重要器官损害。

五、治疗和护理

(一)治疗

1.一般治疗　合理有效的治疗不但可以减轻或完全缓解鼾声、呼吸暂停、睡眠低氧血症和睡眠结构紊乱，还可以控制或治愈 OSAHS 引发的多系统合并症，提高患者的生活和生存质量。在诊断和治疗 OSAHS 时应首先弄清有无引起 OSAHS 全身疾病的因素，然后进行针对性的治疗会收到满意的效果。

(1)减肥：减低体重，减肥方法包括饮食节制、药物和手术等。

(2)体位：保持侧卧位睡眠。

(3)戒除烟酒：控制烟、酒以提高机体对低氧刺激的敏感性。

(4)禁服镇静药和安眠药，包括起镇静作用的抗高血压药物。

2.经鼻持续气道正压通气(Nasal-continuous Positive Airway Pressure，NCPAP)治疗中重度 OSAHS 患者的首选方法，CPAP 的压力降低上气道阻力、克服咽部闭合压，持续的气道内正压缓解上气道内的负压，并撑开上气道软组织塌陷区域，软腭悬雍垂组织紧贴舌部，保持上气道开放，呼气肌活动增强。CPAP 压力调定：首夜应将患者在任何体位(尤其是仰卧位)、任何睡眠期(尤其是 REM 期)鼾声消失、血氧饱和度(SaO_2)均高于90％时的最低压力确定为处方压力，压力达 18～20cmH_2O(1.77～2kPa)、SaO_2 仍低于90％者应同时给予氧疗。

3.双水平气道正压通气(BiPAP)　比 CPAP 更符合呼吸生理过程，可增加治疗依从性。适于需要高的处方压力、伴有高碳酸血症呼吸衰竭和不能适应或耐受 CPAP 者，其疗效与 CPAP 并无显著差别。

4.口腔矫治器　目前常用的有软腭作用器、舌牵引器和下颌前移器 3 种。

5.手术治疗

(1)悬雍垂腭咽成形术是目前手术治疗最常选术式，适于口咽部狭窄的患者。

(2)PiLLar 手术：上腭内植入三根合成纤维短棒，硬化软腭以阻止软腭塌陷，保持软腭功能。

(3)正颌外科治疗：适用于各种原因的下颌后缩、小颌畸形、腭盖低平与下颌弓狭窄等患者。正颌外科治疗常用术式有下颌前徙术、颏前徙术等，已成为治疗因颌骨畸形所导致的 OSAHS 的有效方法之一。

(二)护理

护理干预可以预防并发症的发生，提高睡眠质量和生活质量，减轻患者精神压力及对疾病的恐惧、焦虑，也可避免家庭经济负担。

1.严格控制体重和饮食　指导患者调整饮食结构，严格控制热量的摄入，以清淡素食为主，多食高维生素、高纤维素的新鲜蔬菜，蛋白宜选鱼类、豆类、牛奶、瘦肉等，尽量避免甜食、油煎食品、巧克力等食物。每日进行适当的运动,如散步、慢跑、打太极拳等,提高机体免疫力。适当运动和热量消耗大于当日饮食摄入热量时,才能达到减肥效果。

2.侧卧位睡眠 颈部堆积的脂肪使上气道变窄,仰卧位睡眠时脂肪的下坠及压迫,进一步堵塞上气道,导致呼吸暂停的发生。因此睡姿以侧卧位为主,多取右侧卧位,为保持侧卧位可采用睡眠球技术,在患者睡衣的背部缝上装有乒乓球或网球的口袋,强迫患者保持侧卧位。

3.戒烟戒酒,吸烟和喝酒可引起或加重夜间睡眠呼吸紊乱,烟草等有害物质刺激会加重咽部水肿并使分泌物增多,加重上气道狭窄,吸烟还会降低机体对低氧的敏感性,延长患者低氧持续的时间和程度。乙醇可抑制中枢神经系统,使肌肉松弛,张力下降,反应迟钝,舌根后坠,咽部软组织内陷,从而加重 OSAHS 的症状。

4.睡前勿饱食,避免饮酒、咖啡、浓茶及服用镇静类药物,镇静药物对神经中枢有抑制作用,可导致气道肌肉松弛,增加可塌性。

5.预防感冒、咽喉炎、扁桃体炎及呼吸道感染,控制原发病,对于高血压、肺心病、糖尿病、心血管疾病应积极治疗。

6.心理干预,关心患者的心理,积极与患者沟通,对 OSAHS 患者及家属进行疾病相关知识的教育,引导患者以积极的态度和良好的情绪对待疾病,增强其对治疗的信心和勇气,提高 OSAHS 患者的认知度,定期体检。

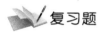 **复习题**

一、单选题

1.老年人中社区获得性肺炎的最主要的致病菌是:

A.肺炎链球菌　　　　B.支原体　　　　C.衣原体　　　　D.流感嗜血杆菌

2.重症肺炎严重性决定于三个主要因素,除哪项以外?

A.局部炎症程度　　　　　　　　B.肺部炎症的播散

C.全身炎症反应程度　　　　　　D.意识障碍

3.老年 HAP 重要的危险因素是:

A.口咽部 GNB 的寄植　　　　　B.吞噬障碍

C.免疫力低下　　　　　　　　　D.呼吸道病毒

4.肺炎严重性决定于三个主要因素,除哪项以外?

A.局部炎症程度　　　　　　　　B.肺部炎症的播散

C.全身炎症反应程度　　　　　　D.血白细胞增高

5.评估 COPD 严重程度的良好指标是:

A.$FEV_1\%$预计值　　B.FRC　　　　C.RV　　　　D.VA

6.在 COPD 疾病早期即可出现活动后气短症状,主要原因是:

A.纤毛功能失调　　B.气流受限　　C.肺泡过度充气　　D.肺动脉高压

7.COPD 的小气道阻塞后可出现的病理生理变化,除下列哪项外?

A.肺泡过度充气　　　　　　　　B.功能残气量增加

C.吸气容积下降　　　　　　　　D.黏液分泌增多

8.改良版英国医学研究委员会呼吸问卷对呼吸严重程度的评估,在平地行走约 100 米或数分钟后需要停下来喘气,此呼吸困难评价等级是:

A. 1 级　　　　　　B. 2 级　　　　　　C. 3 级　　　　　　D. 4 级

9.控制 COPD 症状的重要治疗药物,短效按需应用可缓解症状,为首选吸入治疗的是:

A. 糖皮质激素　　　　　　　　　　　B. β_2 受体激动剂

C. 磷酸二酯酶抑制剂　　　　　　　　D. 盐酸氨溴索

10. COPD 急性加重严重程度的评估,除哪项以外?

A. 急性加重史≥2 年　　　　　　　　B. CAT ≥ 10 分

C. 呼吸困难分级≥2　　　　　　　　　D. pH 值>7.30

11.睡眠过程中口鼻呼吸气流消失或明显减弱,持续时间≥10s。平均每小时睡眠呼吸暂停低通气次数超过 5 次,而引起慢性低氧血症及高碳酸血症的临床综合征称为:

A. 阻塞性睡眠呼吸暂停低通气综合征　　B. 阻塞性睡眠呼吸暂停

C. 睡眠呼吸暂停低通气综合征　　　　　D. 低通气

12.诊断 OSAHS 的标准手段是:

A. 夜间分段 PSG 监测　　　　　　　　B. 整夜 PSG 监测

C. 午间小睡的 PSG 监测　　　　　　　D. 早晨 PSG 监测

13.治疗中重度 OSAHS 患者的首选方法是:

A. 悬雍垂腭咽成形术　　　　　　　　B. 口腔矫治器

C. 双水平气道正压通气　　　　　　　D. 经鼻持续气道内正压通气

14. OSAHS 一个很重要的独立致病因素和高危因素是:

A. 遗传　　　　　　B. 肥胖　　　　　　C. 上气道解剖异常　　D. 高龄

15. OSAHS 最常见的症状是:

A. 打鼾　　　　　　　　　　　　　　B. 呼吸及睡眠节律紊乱

C. 嗜睡　　　　　　　　　　　　　　D. 头痛

二、问答题

1.重症肺炎的治疗包括哪些?

2. COPD 的病理生理学有哪些改变?

3.何谓 COPD 急性加重期?如何评估 COPD 急性加重严重程度? COPD 急性加重患者的门诊治疗各包括哪些?

4.阻塞性睡眠呼吸暂停低通气综合征症状有哪些特征?

三、案例题

案例一

男性,50 岁,咳嗽、咳痰史 10 多年,每年持续 3 个月以上,活动后气急 2 年,病情加重 3d,呼吸困难,查体:双肺叩诊过清音,听诊双肺干湿啰音。该患者的诊断是什么?应如何护理?

案例二

男生,59 岁,有咳嗽史 7 年,肺功能测定,肺活量占预计值百分比为 84,FEV_1/FVC 为 54,持续咳嗽、咳痰反复发作。请问:如何教患者腹式呼吸、有效咳嗽、胸瓶叩击？湿化和雾化疗法时应注意哪些事项？

（姚蕴伍）

第五章　老年心血管系统疾病护理

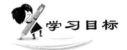 学习目标

1. 简述高血压危险因素、高血压患者的心血管风险分层。
2. 解释高血压临床特点及高血压治疗的基本原则。
3. 简述冠心病危险因素。
4. 陈述心绞痛、心肌梗死的治疗要点及护理。
5. 简述心律失常概念，心房颤动、病态窦房结综合征临床特点和治疗要点。
6. 简述动脉硬化闭塞症、下肢静脉曲张的临床表现、治疗要点和护理。
7. 陈述 PCI 的护理及 PTCA 的并发症的护理。

  我国心血管病危险因素流行趋势明显，导致心血管病的患者数持续增加，《中国心血管病报告 2015》报告显示，心血管病死亡占城乡居民总死亡原因的首位，心血管病占居民疾病死亡构成在农村为 44.6%，城市为 42.51%；而今后 10 年心血管病患者数仍将快速增长。心血管病死亡率上升趋势主要由缺血性心脏病死亡率上升所致（是动脉粥样硬化性疾病致残致死的心血管疾病）。研究证实，动脉粥样硬化的发生发展是一个漫长的过程，其早期病变在儿童时期就已经存在，不及时控制就可能在中老年期发生动脉粥样硬化性疾病，尤以冠心病和卒中为重，常在首次发病就有致死、致残的风险。所以，有效控制致病因素，将延缓或阻止动脉粥样硬化病变发展成临床心血管疾病，减少心脑血管事件，降低致残率和死亡率，改善人群健康水平。

第一节　高血压病

  高血压是我国人群发生心血管事件的首要危险因素，高血压患病率呈上升趋势。高血压的知晓率、治疗率和控制率总体呈上升趋势，但仍处于较低水平，治疗控制率的差异较大。高血压是我国人群脑卒中及冠心病发病及死亡的主要危险因素，高血压的主要并

发症是脑卒中,控制高血压是预防脑卒中的关键。我国 60 岁以上老年人群卒中死亡人数大约是心肌梗死死亡人数的 3～5 倍。鉴于血压水平尤其是收缩压水平与卒中呈明确的正相关关系,降低我国卒中发病率和病死率,亟须加强高血压知识普及和提高血压控制率。降压治疗要使血压达标,以期降低心脑血管病的发病和死亡总危险。

一、概述

老年性高血压系指年龄≥60 岁,血压值持续或非同日坐位 3 次以上超过标准血压诊断标准,即收缩压≥140mmHg(18.6kPa)和(或)舒张压≥90mmHg(12kPa)者。若收缩压≥140mmHg,舒张压<90mmHg,则定义为老年单纯收缩期高血压(Isolated Systolic Hypertension,ISH)。高血压显著增加老年人发生缺血性心脏病、脑卒中、肾衰竭、主动脉与外周动脉疾病等靶器官损害的危险,是老年人群致死和致残的主要原因之一。与中青年患者相比,老年人高血压的发病机制、临床表现和预后等方面均具有一定特殊性,成为高血压的一种特殊类型。

二、危险因素

1.钠盐(氯化钠) 摄入量与血压水平和高血压患病率呈正相关,而钾盐摄入量与血压水平呈负相关。膳食钠/钾比值与血压的相关性甚至更强。研究表明,膳食钠盐摄入量平均每天增加 2 克,收缩压和舒张压分别增高 2.0mmHg 和 1.2mmHg。高钠、低钾膳食是我国大多数高血压患者发病最主要的危险因素。

2.超重和肥胖 人群中体重指数(BMI)与血压水平呈正相关,BMI 每增加 $3kg/m^2$,4 年内发生高血压的风险,男性增加 50%,女性增加 57%。BMI≥$24kg/m^2$ 者发生高血压的风险是体重正常者的 3～4 倍。腹部脂肪聚集越多,血压水平就越高。腰围男性≥90cm 或女性≥85cm,发生高血压的风险是腰围正常者的 4 倍以上。

3.饮酒 过量饮酒是高血压发病的危险因素,人群高血压患病率随饮酒量增加而升高。虽然少量饮酒后短时间内血压会有所下降,但长期少量饮酒可使血压轻度升高;过量饮酒则使血压明显升高。如果每天平均饮酒>3 个标准杯(1 个标准杯相当于 12g 酒精,约合 360g 啤酒,或 100g 葡萄酒,或 30g 白酒),收缩压与舒张压分别平均升高 3.5mmHg 与 2.1mmHg。饮酒还会降低降压治疗的疗效,而过量饮酒可诱发急性脑出血或心肌梗死发作。

4.精神紧张 长期精神过度紧张也是高血压发病的危险因素。

5.其他危险因素 高血压发病的其他危险因素包括遗传、缺乏体力活动等。

三、病理生理

生理功能改变:心输出量减少,生理储备能力、心肌收缩力下降;心率下降、心音减弱;冠脉血流量下降;血压调节能力下降、变化显著。

随着年龄的增加,心血管系统在解剖学、组织学、生理功能等方面发生一系列退行性改变,老年人动脉管壁结构、功能发生改变,导致管壁硬度增加,血管顺应性及弹性降低,致使收缩压升高、舒张压下降。血管壁硬度增加的主要因素为:①管壁结构成分发生变化,主动脉和其主要分支动脉内膜增厚,胶原蛋白不断增多,弹力纤维发生变性和断裂,血管中层出现钙和脂质沉积,导致管壁硬度增加,血管顺应性下降。当心室收缩射血时,主动脉不能有效扩张,对血压升高的缓冲降低,致使收缩期血压升高。②管壁功能改变,主要表现为大动脉弹性减退,脉搏波传导速度增快,反射波抵达中心大动脉的时相从舒张期提前到收缩期,出现收缩期延迟压力波峰,从而导致收缩压升高,舒张压降低,脉压增大。另外,加压感受器敏感度下降,交感神经系统刺激反应性升高,肾脏及钠代谢紊乱,肾素-血管紧张素-醛固酮系统变化也参与这一病理过程。

老年人以原发性为多,主要以收缩压增高多见。其机理是机体老化使主动脉和周围动脉中层纤维化,使心脏射血时主动脉不能充分膨胀,动脉系统内的血容量得不到缓解,因而使收缩压增高;同时又因动脉硬化回缩的作用减弱,心脏舒张时显得舒张压相对变低。

四、临床特点

(一)检查

1.详细了解患者病史 包括以下内容:询问患者有无高血压、糖尿病、血脂异常、冠心病、脑卒中或肾脏病的家族史;患高血压的时间,血压最高水平,是否接受过降压治疗及其疗效与副作用;目前及既往有无其他疾病及治疗情况;生活方式及心理社会因素等。

2.体格检查 正确测量血压和心率,必要时测量坐位、立位和卧位血压以及四肢血压;测量体重指数(BMI)、腰围及臀围。

3.实验室检查 血常规、血生化、尿液分析、心电图、24小时动态血压监测、超声心动图、颈动脉超声、餐后血糖、眼底检查、胸片等。

4.评估靶器官损害情况

(二)高血压分类与分层

1.按血压水平分类 目前我国采用正常血压(收缩压<120mmHg 和舒张压<80mmHg)、正常高值(收缩压 120~139mmHg 和/或舒张压 80~89mmHg)和高血压(收缩压≥140mmHg 和/或舒张压≥90mmHg)进行血压水平分类。

根据血压升高水平,又进一步将高血压分为 1 级、2 级和 3 级(见表 5-1)。

根据以往我国高血压防治指南实施情况和有关研究进展,高血压患者心血管风险水平分层的内容见表 5-2。

表 5-1　血压水平分类和定义

分类	收缩压/mmHg	舒张压/mmHg
正常血压	<120	<80
正常高值	120~139	80~89
高血压:	≥140	≥90
1 级高血压(轻度)	140~159	90~99
2 级高血压(中度)	160~179	100~109
3 级高血压(重度)	≥180	≥110
单纯收缩期高血压	≥140	<90

当收缩压和舒张压分属于不同级别时,以较高的分级为准。

高血压患者的心血管风险分层,有利于确定启动降压治疗的时机、采用优化的降压治疗方案、确立合适的血压控制目标和实施危险因素的综合管理。将高血压患者按心血管风险水平分为低危、中危、高危和很高危四个层次,见表5-2。

表 5-2　高血压患者心血管风险水平分层

其他危险因素和病史	血压/mmHg		
	1 级高血压 收缩压(SBP)140～159 或舒张压(DBP)90～99	2 级高血压 SBP160～179 或 DBP100～109	3 级高血压 SBP≥180 或 DBP≥110
无	低危	中危	高危
1～2 个其他危险因素	中危	中危	很高危
≥3 个其他危险因素,或靶器官损害	高危	高危	很高危
临床并发症或合并糖尿病	很高危	很高危	很高危

(三)临床表现特点

1.脉压升高　脉压升高是重要的心血管事件预测因子。收缩期血压升高,心室舒张时大动脉弹性回缩减弱和弹性回缩时间提前,使舒张压降低或不变,从而导致脉压升高。

2.血压波动大　晨峰高血压现象较常见。随着年龄增长压力感受器调节血压敏感性减退,使老年高血压患者的血压波动范围明显高于非老年人,尤以收缩压为甚。健康成年人的血压水平表现为昼高夜低型,夜间血压水平较日间降低 10%～20%(即杓型血压节律),而老年高血压患者常伴有血压昼夜节律异常,表现为夜间血压下降幅度<10%(非杓型)或>20%(超杓型),甚至表现为夜间血压不降反较白天升高(反杓型)。由于自主神经调节功能障碍,晨峰高血压现象较常见,晨峰高血压是指血压从深夜的低谷水平逐渐上升,在凌晨清醒后的一段时间内迅速达到较高水平。晨峰高血压常用的计算方法为 06:00～10:00 血压最高值和夜间血压均值之差,若收缩压晨峰值≥55mmHg,即为异常升高,有的患者可达 70～80mmHg,使心、脑、肾等靶器官损害的危险性显著增加。因此,心源性猝死、心肌梗死、不稳定性心绞痛和脑卒中特别容易发生在清晨和上午时段。

3.易发生体位性低血压　体位性低血压定义为:在改变体位为直立位的 3min 内,收缩压下降>20mmHg 或舒张压下降>10mmHg,同时伴有低灌注的症状,如头晕或晕厥。老年单纯收缩期高血压(Isolated Systolic Hypertension,ISH)伴有糖尿病、低血容量,应用利尿剂、扩血管药或精神类药物者容易发生体位性低血压。老年餐后低血压(Postprandial Hypotension,PPH)定义为:餐后 2h 内每 15min 测量血压,与餐前比较 SBP 下降>20mmHg,或餐前 SBP≥100mmHg,餐后<90mmHg,或餐后血压下降少但出现心脑缺血症状(心绞痛、乏力、晕厥、意识障碍)。老年人血压波动大,影响治疗效果,血压急剧波动时,可显著增加发生心血管事件的危险。老年高血压患者体位突然从蹲位、卧位快速变为坐位、直立位时易发生低血压,主要表现为头晕目眩、站立不稳、视力模糊、软弱无力等,严重时会发生大小便失禁甚至晕厥。这可能与机体反射性调节血压功能减退有关,老年人对血容量不足的耐受性较差,任何导致失水过多的急性病、口服液体不足以及长

期卧床,都容易引起体位性低血压。

4.合并症多　随着血压持续升高,心血管危险因素增加,可造成重要靶器官的损害,导致各种合并症的发生,影响高血压患者心血管预后的重要因素见表5-3,合并症包括动脉粥样硬化、冠心病、心力衰竭、心肌肥厚、脑卒中、肾脏损害等。老年患者动脉硬化常为多支血管动脉硬化并存,主要表现为大动脉僵硬度增加,这与增高的脉压相关。老年高血压患者中常见到舒张性心力衰竭,血压控制不良是其诱因。而心房颤动、心房扑动等心律失常的发生更加重心衰的程度。高血压导致的左心室肥厚和左心房增大都是心房颤动发生的独立危险因素。长期持久高血压状态可导致肾小球入球动脉硬化,肾小球纤维化、萎缩,最终导致肾衰竭。老年高血压常与糖尿病、高脂血症、高尿酸血症、动脉粥样硬化、肾功能不全等疾病共存。这些疾病相互影响,使老年高血压的治疗变得复杂。

表 5-3　影响高血压患者心血管预后的重要因素

心血管危险因素	靶器官损害（TOD）	伴临床疾患
· 高血压（1～3级） · 男性（55岁）；女性（65岁） · 吸烟 · 糖耐量受损（2h血糖 7.8～11.0mmol/L 和/或空腹血糖异常（6.1～6.9mmol/L） · 血脂异常 TC≥5.7mmol/L（220mg/dL）或 LDL-C>3.3mmol/L（130mg/dL）或 HDL-C<1.0mmol/L（40mg/dL） · 早发心血管病家族史（一级亲属发病年龄<50岁） · 腹型肥胖（腰围：男性≥90cm,女性≥85cm） 或肥胖（BMI≥28kg/m²）	· 左心室肥厚 心电图：Sokolow-Lyons>38mV 或 Cornell>2440mm · mms 超声心动图： 男≥125g/m²,女≥120g/m² · 颈动脉超声>0.9mm 或动脉粥样斑块 · 颈-股动脉脉搏波速度>12m/s （*选择使用） · 踝/臂血压指数<0.9 （*选择使用） · 估算的肾小球滤过率降低[<60mL/(min · 1.73m²)] 或血清肌酐轻度升高： 男性 115～133μmol/L（1.3～1.5mg/dL）, 女性 107～124μmol/L（1.2～1.4mg/dL） · 微量白蛋白尿 30～300mg/24h 或白蛋白/肌酐比≥30mg/g（3.5mg/mmol）	· 脑血管病 脑出血 缺血性脑卒中 短暂性脑缺血发作 · 心脏疾病 心肌梗死史 心绞痛 冠状动脉血运重建史 充血性心力衰竭 · 肾脏疾病 糖尿病肾病 肾功能受损 血肌酐： 男性>133μmol/L（1.5mg/dL） 女性>124μmol/L（1.4mg/dL） 蛋白尿（>300mg/24h） · 外周血管疾病 · 视网膜病变 出血或渗出 视乳头水肿 · 糖尿病 空腹血糖≥7.0mmol/L（126mg/dL） 餐后血糖≥11.1mmol/L（200mg/dL） 糖化血红蛋白（HbA1c）≥6.5%

　　　TC:总胆固醇;LDL-C:低密度脂蛋白胆固醇;HDL-C:高密度脂蛋白胆固醇;LVMI:左心室质量指数;IMT:颈动脉内膜中层厚度;BMI:体质量指数。

5.假性高血压多见　假性高血压是指袖带测压法测得的血压值高于经动脉穿刺直接测得的血压值。发生率约为50%,与动脉硬化有关,并在某种程度上反映了动脉硬化的程度。假性高血压在进行药物降压时可出现严重副作用,是老年高血压治疗比较复杂的原因之一。

在诊断时应注意:①老年人血压变异性大,应在安静状态下取不同体位多次测量血压;②对怀疑有假性高血压者应进行家庭血压或 24h 动态血压监测;③应排除继发性因素导致的收缩压升高,如主动脉瓣关闭不全、动脉导管未闭、重度贫血及甲亢等一些心输出量增加的疾病。

五、治疗

老年患者降压治疗应强调收缩压达标,同时应避免过度降低血压;在能耐受降压治疗前提下,逐步降压达标,应避免过快降压;对于降压耐受性良好的患者应积极进行降压治疗。治疗老年高血压的理想降压药物应符合以下条件:①平稳、有效;②安全,不良反应少;③服药简便,依从性好。常用的五类降压药物均可以选用。对于合并前列腺肥大或使用其他降压药而血压控制不理想的患者,α 受体阻滞剂亦可以应用,同时注意防止体位性低血压等副作用。对于合并双侧颈动脉狭窄≥70%,并有脑缺血症状的患者,降压治疗应慎重,不应过快、过度降低血压。

收缩压高而舒张压不高甚至低的 ISH 患者治疗有一定难度。当 DBP<60mmHg,如 SBP<150mmHg,则观察,可不用药物;如 SBP 为 150～179mmHg,谨慎用小剂量降压药;如 SBP≥180mmHg,则用小剂量降压药。降压药可用小剂量利尿剂、钙通道阻滞剂、血管紧张素转化酶抑制剂(ACEI)或血管紧张素Ⅱ受体阻滞剂(ARB)等。用药中密切观察病情变化。

(一)高血压治疗的基本原则

(1)高血压是一种以动脉血压持续升高为特征的进行性心血管综合征,常伴有其他危险因素、靶器官损害或临床疾患,需要进行综合干预。

(2)抗高血压治疗包括非药物和药物两种方法,大多数患者需长期甚至终身坚持治疗。

(3)定期测量血压,规范治疗,改善治疗依从性,尽可能实现降压达标,坚持长期平稳有效地控制血压。

(二)治疗目标

(1)高血压患者的主要治疗目标是最大限度地降低心血管并发症发生与死亡的总体危险。需要治疗所有可逆性心血管危险因素、亚临床靶器官损害以及各种并存的临床疾病。

(2)降压目标:一般高血压患者,应将血压(收缩压/舒张压)降至 140/90mmHg 以下;65 岁及以上的老年人的收缩压应控制在 150mmHg 以下,如能耐受还可进一步降低;伴有肾脏疾病、糖尿病,或病情稳定的冠心病或脑血管病的高血压患者治疗更宜个体化,一般可以将血压降至 130/80mmHg 以下;伴有严重肾脏疾病或糖尿病,或处于急性期的冠心病或脑血管病患者,应按照相关指南进行血压管理。

(3)舒张压低于 60mmHg 的冠心病患者,应在密切监测血压的情况下逐渐实现降压达标。

（三）非药物治疗（生活方式干预）

健康的生活方式在任何时候,对老年高血压患者都是有效的治疗方法,可降低血压、控制其他危险因素和临床情况。生活方式干预是降低血压和心血管危险的有效措施,包括减少钠盐摄入、增加钾盐摄入、控制体重、不吸烟、不过量饮酒、体育运动、减轻精神压力及保持心理平衡。

（四）药物治疗

1.降压药物治疗应遵循小剂量开始,应用长效制剂,联合应用及个体化4项原则。

（1）小剂量:初始治疗时通常应采用较小的有效治疗剂量,根据需要逐步增加剂量。

（2）应用长效制剂:尽可能使用一天一次给药而有持续24h降压作用的长效药物,以有效控制夜间血压与晨峰血压,更有效预防心脑血管并发症发生。

（3）联合用药:既增加降压效果又不增加不良反应,在低剂量单药治疗疗效不满意时,可以采用两种或多种降压药物联合治疗。2级以上高血压为达到目标血压常需联合治疗。联合治疗方案推荐参考见表5-4。

（4）个体化:根据患者具体情况和耐受性选择适合患者的降压药物。

2.常用降压药物的种类和作用特点　常用降压药物包括钙通道阻滞剂、ACEI、ARB、利尿剂和β受体阻滞剂五类（表5-5）。

表5-4　联合治疗方案推荐参考

优先推荐	一般推荐	不常规推荐
D-CCB＋ARB	利尿剂＋β阻滞剂	ACEI＋β阻滞剂
D-CCB＋ACEI	α阻滞剂＋β阻滞剂	ARB＋β阻滞剂
ARB＋噻嗪类利尿剂	D-CCB＋保钾利尿剂	ACEI＋ARB
ACEI＋噻嗪类利尿剂	噻嗪类利尿剂＋保钾利尿剂	中枢作用药＋β阻滞剂
D-CCB＋噻嗪类利尿剂		
D-CCB＋β阻滞剂		

D-CCB:二氢吡啶类钙通道阻滞剂;ACEI:血管紧张素转化酶抑制剂;ARB:血管紧张素Ⅱ受体拮抗剂。

表5-5　常用的各种降压药

口服降压药物	每天剂量/mg	分服次数	主要不良反应
钙拮抗剂			
二氢吡啶类:			踝部水肿,头痛,潮红
氨氯地平	2.5～10	1	
硝苯地平	10～30	2～3	
缓释片	10～20	2	
控释片	30～60	1	

续表

口服降压药物	每天剂量/mg	分服次数	主要不良反应
左旋氨氯地平	1.25~5	1	
非洛地平缓释片	2.5~10	1	
拉西地平	4~8	1	
尼卡地平	40~80	2	
尼群地平	20~60	2~3	
贝尼地平	4~8	1	
乐卡地平	10~20	1	
非二氢吡啶类:			房室传导阻滞,心功能抑制
维拉帕米	40~120	2~3	
维拉帕米缓释片	120~240	1	
地尔硫卓缓释片	90~360	1~2	
利尿剂			
噻嗪类利尿剂:			血钾减低,血钠减低,血尿酸升高
氢氯噻嗪*	6.25~25	1	
氯噻酮	12.5~25	1	
吲哒帕胺	0.625~2.5	1	
吲哒帕胺缓释片	1.5	1	
袢利尿剂:			血钾减低
呋塞米	20~80	2	
保钾利尿剂:			血钾增高
阿米洛利	5~10	1~2	
氨苯蝶啶	25~100	1~2	
醛固酮拮抗剂:			血钾增高,男性乳房发育
螺内酯 伊普利酮	20~40	1~3	
β阻滞剂			支气管痉挛,心功能抑制
比索洛尔	2.5~10	1	
美托洛尔平片	50~100	2	
美托洛尔缓释片	47.5~190	1	
阿替洛尔	12.5~50	1~2	
普萘洛尔	30~90	2~3	

续表

口服降压药物	每天剂量/mg	分服次数	主要不良反应
倍他洛尔	5～20	1	
α-β 阻滞剂			体位性低血压,支气管痉挛
拉贝洛尔	200～600	2	
卡维地洛	12.5～50	2	
阿罗洛尔	10～20	1～2	
血管紧张素转化酶抑制剂(ACEI)			咳嗽,血钾升高,血管性水肿
卡托普利	25～300	2～3	
依那普利	2.5～40	2	
贝那普利	5～40	1～2	
赖诺普利	2.5～40	1	
雷米普利	1.25～20	1	
福辛普利	10～40	1	
西拉普利	1.25～5	1	
培哚普利	4～8	1	
咪达普利	2.5～10	1	
血管紧张素Ⅱ受体阻滞剂(ARB)			血钾升高,血管性水肿(罕见)
氯沙坦	25～100	1	
缬沙坦	80～160	1	
厄贝沙坦	150～300	1	
替米沙坦	20～80	1	
坎地沙坦	4～32	1	
奥美沙坦	20～40	1	
α 受体阻滞剂			体位性低血压
多沙唑嗪	1～16	1	
哌唑嗪	1～10	2～3	
特拉唑嗪	1～20	1～2	
中枢作用药物			
利血平	0.05～0.25	1	鼻充血,抑郁,心动过缓,消化性溃疡
可乐定	0.1～0.8	2～3	低血压,口干,嗜睡
可乐定贴片	0.25	1/周	皮肤过敏

口服降压药物	每天剂量/mg	分服次数	主要不良反应
甲基多巴	250～1000	2～3	肝功能损害,免疫失调
直接血管扩张药			
米诺地尔	5～100	1	多毛症
肼屈嗪	25～100	2	狼疮综合征
肾素抑制剂			血钾升高,血管性水肿(罕见)
阿利吉仑	150～300	1	

六、护理

1.密切观测血压及患者的其他危险因素,观察药物疗效和临床疾患的改变。

2.与患者建立良好的关系,向患者进行保健知识教育,让患者了解自己的病情,包括高血压危险因素及同时存在的临床疾患,强调按时服药和终生治疗的必要性,使其了解控制血压的重要性和药物治疗可能出现的副作用。向患者解释改变生活方式的重要性,使其自觉地付诸实践,并长期坚持。

3.随访时间　根据患者的心血管总危险分层及血压水平,若高血压患者血压水平1级,危险分层属低危者或仅服一种药物治疗者,每1～3个月随访1次;新发现的高危及较复杂病例高危患者血压未达标的,每2周至少随访1次;血压达标且稳定的,每1个月随访1次。经治疗后,血压降低达到目标,其他危险因素得到控制,可以减少随访次数。若治疗6个月,使用了至少3种降压药,血压仍未达目标,应建议专科门诊治疗。

4.告诉患者应注意事项

(1)在应用降压药、镇静类药、血管扩张药物后不要突然站起,最好静卧1～2h,站立后如有头晕感觉,应继续卧床休息。

(2)改变体位应缓慢,防止血压突然下降。清晨起床时须小心,在站立前先做准备动作,即做些轻微的四肢活动,也有助于促进静脉血向心脏回流,升高血压,做好体位转换的过渡动作,即卧位到坐位,坐位到站立位,从而避免体位性低血压发生。

(3)避免大量出汗、热水浴、腹泻、感冒、饮酒等引发体位性低血压的诱因。不在闷热或缺氧的环境中站立过久,以减少发病。

(4)改变生活方式,合理安排饮食,减少钠盐摄入,增加钾盐摄入;控制体重;不吸烟;不过量饮酒。

(5)坚持适当的体育锻炼,增强体质,保证充分的睡眠时间,避免劳累和长时间站立。

5.做好心理护理　高血压是一种身心疾病,心理社会因素对疾病的发生、发展、转归及防治都有着重要的影响。心理生理研究提示,精神紧张可引起高血压。心理不平衡可导致心血管疾病发生,而心血管疾病本身又可进一步造成心理紧张。可通过心理疏导、放松疗法、倾听音乐、兴趣培养等使患者减轻精神压力,保持心理平衡。

第二节　冠状动脉粥样硬化性心脏病

一、概述

冠状动脉粥样硬化性心脏病简称冠心病（Coronary Atherosclerotic Heart Disease，CHD），是冠状动脉粥样硬化病变使管腔狭窄或者阻塞，导致了心肌缺血和缺氧而引起的心脏病。冠状动脉功能性改变，指冠状动脉痉挛引起的心肌缺血、缺氧。冠状动脉粥样硬化性心脏病和冠状动脉功能性改变，可以共同导致冠心病，亦称缺血性心脏病，是中老年人常见的一种心血管疾病。动脉粥样硬化多见于40岁以上的男性和绝经期后的女性。本病常伴有高血压、高胆固醇血症或糖尿病等。在脑力劳动者中较多见，对人民健康危害甚大，为老年人主要病死原因之一。

二、危险因素

冠心病是一种受多种因素影响的疾病，动脉粥样硬化的病因是多因素共同作用。主要危险因素有年龄、性别、血脂异常、高血压、糖尿病和糖耐量异常、吸烟。次要危险因素有肥胖、活动少、高热量和高脂饮食、CHD家族史、性格急躁。近年来发现的危险因素还有同型半胱胺酸增高、胰岛素抵抗、纤维蛋白原增加、病毒和衣原体感染。

1. 年龄和性别　多发生在40岁以上的中、老年人中，50岁以上进展加快；男性多见，男女之比约为2∶1，男性发病年龄明显早于女性。女性多在绝经期后发病，可能与雌激素减少明显导致脂质代谢紊乱、血管内皮保护作用明显减弱有关。

2. 高血压　血压升高是冠心病的独立危险因素。冠心病患者60%～70%患有高血压病；高血压患者冠心病的患病率是血压正常人的4倍。收缩压每升高20mmHg，舒张压每升高10mmHg，心血管疾病死亡风险将增加一倍，在血压明显增高的时候，心血管病死亡的风险显著增加。冠心病的发病率和死亡率随着血压水平的升高而增加，若同时合并有其他危险因素，冠心病发病的危险性更大。

3. 糖尿病　糖尿病者多伴有高脂血症，糖尿病者常有血第Ⅷ因子增高及血小板活性增强。糖尿病可加速动脉粥样硬化形成。2型糖尿病患者常有胰岛素抵抗及高胰岛素血症伴发冠心病。

4. 高脂血症　目前认为人群血清总胆固醇（TC）或低密度脂蛋白（LDL）、极低密度脂蛋白水平与缺血性心血管病呈正相关，高密度脂蛋白（HDL）水平与缺血性心血管病呈负相关。TC或LDL水平与缺血性心血管病发病危险的关系是连续性的，并无明显的转折点。LDL、极低密度脂蛋白（VLDL）的增高和HDL的降低与动脉粥样硬化有关。血中甘油三酯的增高与动脉粥样硬化的发生也有一定关系。新近的研究发现脂蛋白 a 与动脉粥样硬化的发生有密切关系。

5. 吸烟　吸烟是心血管病的主要危险因素之一。研究证明吸烟与心血管病发病和死亡相关并有明显的剂量反应关系。被动吸烟也会增加患心血管病的危险。烟草燃烧时产生的烟雾中有致心血管病的两种主要化学物质,即尼古丁和一氧化碳。吸烟者动脉壁内氧合不足,内膜下层脂肪酸合成增多,前列环素释放减少,血小板易在动脉壁黏附聚集。

6.肥胖　中国成年人的体重指数[BMI＝体重(kg)/身高的平方(m²)]为 21～24。肥胖被定义为 BMI 男性≥27.8,女性≥27.3。BMI 与 TC、甘油三酯(TG)增高,HDL 下降呈正相关。肥胖可增加冠心病死亡率。

7.其他　运动不足、A 型性格、饮酒、饮食、微量元素、职业及遗传等。

三、病理生理

1.心脏供血　冠状动脉是供应心脏的血管,一般分左、右两支,分别开口于主动脉的左、右冠状动脉窦。左冠状动脉内径为 3～4mm,主干长度一般为 0.5～1cm,多在左房室沟处分为前降支和回旋支。右冠状动脉内径为 2mm,沿右冠状沟至心脏膈面上的后纵沟,主要在右房室沟内,成为后降支。冠状动脉的各主支分布于心肌表面。冠状动脉的血流量占心排血量的 4%～5%,剧烈运动后,可增加至 10% 以上。冠状动脉的血流量随心脏搏动而有周期性改变,以舒张中期流速最快,并随主动脉血压的高低而有所改变,冠状动脉口径如有进行性缩小,血流量就减少,心肌出现不同程度的缺氧。其他影响冠状动脉血流量的因素为血氧含量、血液黏稠度和温度。

2.动脉粥样硬化斑块　正常的动脉内膜为完整的单层内皮,在动脉硬化的早期阶段,首先出现内皮功能不全,导致低密度脂蛋白胆固醇进入到动脉壁,发生氧化反应。在内皮功能不全的过程中,产生了许多黏附分子,可以使单核细胞通过内皮进入到内皮下,吞噬已经氧化的低密度脂蛋白,形成泡沫细胞,同时,脂质浸润,炎症因子的反应,平滑肌细胞的增殖和迁移,引起了内膜的增厚。在内膜增厚过程中所形成的泡沫细胞则可能形成脂质的一个核心。同时,平滑肌细胞和纤维组织的减少,容易在外力以及内因相互作用下引起斑块的破裂;斑块破裂物质漏入血管腔,引起血栓的形成,最后导致急性血管病的事件。

3.动脉粥样硬化病变的形成过程　目前病理学规定了它的分型,通常Ⅰ型、Ⅱ型和Ⅲ型属于粥样硬化的前期病变,这些病变往往不导致临床症状。在早期,平滑肌往往有适应性内膜增厚和中膜平滑肌的迁移;在Ⅱ型的病变中,可以形成小的泡沫细胞;到Ⅲ型病变,细胞外可以形成小的脂质颗粒;在Ⅳ型病变,则可以形成一个大的脂质核,形成动脉粥样硬化病变,这时,往往纤维组织比较少;Ⅴ型病变中,有明显的纤维帽形成,根据病变特性的不同,分为纤维粥样硬化性病变、钙化性病变,或者脂质性病变为主的斑块类型;Ⅵ型病变是一个复杂的过程,动脉粥样硬化斑块可以发生破裂或者糜烂,也可以发生斑块内出血。

4.斑块的出血、破裂及溃疡致冠状动脉血栓形成　动脉粥样硬化斑块,可以分为稳定斑块、不稳定斑块,以及破裂斑块。而这些斑块的临床意义是非常重要的。稳定斑块可以逐渐增生、变大,最后导致管腔缩小,引起心肌缺血缺氧。稳定性心绞痛的患者,往往是由于斑块的逐渐增大,继而引起管腔缩小而导致心肌缺血,患者活动时,心肌耗氧量增加,冠状动脉相应的供氧不足,而引起心肌缺血缺氧。不稳定斑块是容易破裂的斑块,由于斑块偏心、纤维帽薄,含有大量的脂质及坏死组织核心,特别容易发生继发改变,如斑块内出血、斑块裂伤或脱落形成溃疡,在溃疡基础上更易形成血小板血栓,根据血栓形成的大小不同,其对于管腔的影响也不同。可以不完全堵塞血管而引起心肌的缺血缺氧,临床表现为心绞痛,也可以完全的堵塞,造成心肌供氧的中断,引起心肌梗死。

5.冠状动脉粥样硬化性狭窄加重致冠状动脉供血不足 冠状动脉粥样硬化斑块、继发的复合性病变和冠状动脉痉挛引起管腔狭窄,90％以上的冠心病患者均有严重的冠状动脉硬化性狭窄,这是由于斑块的不断进展及逐渐增大,至少有一支主要的冠状动脉有一处或多处超过75％的管腔狭窄区域,是 CHD 的最常见原因,严重的斑块可以位于冠状动脉三条主干的任何部位,但以前降支、左旋支起始部的前 2cm 以及右冠状动脉近端 1/3 和远端 1/3 最多见;当冠状动脉不同程度狭窄时,由于各种原因导致心肌负荷增加(如血压骤升、情绪激动、心动过速心肌耗氧量剧增等),冠状动脉供血相对不足,引发 CHD。

6.冠状动脉痉挛 在斑块破裂及血栓形成的基础上,常有短暂的血管痉挛发生。血管痉挛一般发生在无斑块一侧的动脉壁上,常常是由于血管收缩物质过多以及内皮受损后血管舒张因子减少所致。严重的血管痉挛也可造成心肌的明显缺血,甚至心肌梗死。

7.心肌病变 冠状动脉闭塞后 20～30min 被供血的心肌少数坏死;1～12h 大部分心肌凝固性坏死,间质充血、水肿、炎症细胞浸润等;1～7d 坏死心肌逐渐溶解,形成肌溶灶,肉芽组织形成;1～2 周开始吸收,逐渐纤维化;6～8 周形成瘢痕。

8.血流动力学变化 左心室舒张和收缩功能障碍导致心脏射血分数(Ejection Fraction,EF)值、搏出量(Stroke Volume,SV)、心输出量(Cardiac Output,CO)及 BP 等下降,心律失常,心室重构而心壁变薄、心腔扩大、心力衰竭甚至心源性休克(心室重构是指心室在长期的压力/容量超负荷及损伤刺激下引起基因表达、细胞学、分子学和细胞间质的改变,进而造成心脏的形状、大小和功能的改变,是病变修复和心室整体代偿及继发的病理生理反应过程)。泵衰竭(Killip 分级):Ⅰ级无明显心衰;Ⅱ级左心衰,肺部啰音＜50％肺野;Ⅲ级有急性肺水肿;Ⅳ级有心源性休克。

四、临床特点

(一)心绞痛

心绞痛是由于暂时性心肌缺血引起的以胸痛为主要特征的临床综合征,是冠状动脉粥样硬化性心脏病(冠心病)的最常见表现。慢性稳定性心绞痛是指心绞痛发作的程度、频度、性质及诱发因素在数周内无显著变化。

1.症状 胸痛的评估:①部位:典型的心绞痛部位是在胸骨后或左前胸,范围常不局限,可以放射到颈部、咽部、颌部、上腹部、肩背部、左臂尺侧及左手指侧达无名指,也可以放射至其他部位。每次心绞痛发作部位往往是相似的。②性质:常呈紧缩感、绞窄感、压迫感、烧灼感、胸憋、胸闷或有窒息感、沉重感,有的患者只述为胸部不适。③持续时间:呈阵发性发作,持续数分钟,一般不会超过 10min,也不会转瞬即逝或持续数小时。④诱发因素及缓解方式:慢性稳定性心绞痛的发作与劳累或情绪激动有关,如走快路、爬坡时诱发,停下休息即可缓解。舌下含服硝酸甘油可在 2～5min 内迅速缓解症状。心绞痛发作时可有心率增快、血压升高、焦虑、出汗,有时可闻及第四心音、第三心音或奔马律,或出现心尖部收缩期杂音、第二心音逆分裂,偶可闻及双肺底啰音。

心绞痛严重度的分级参照加拿大心血管病学会(Canadian Cardiovascular Society,

CCS)心绞痛严重度分级(见表 5-6)。

表 5-6　加拿大心血管病学会(CCS)心绞痛严重度分级

级别	严重程度
一级	一般体力活动不引起心绞痛,例如行走和上楼,但紧张、快速或持续用力可引起心绞痛的发作
二级	日常体力活动稍受限制,快步行走或上楼、登高、饭后行走或上楼、寒冷或风中行走、情绪激动可发作心绞痛或仅在睡醒后数小时内发作。在正常情况下以一般速度平地步行 200m 以上或登一层以上的楼梯受限
三级	日常体力活动明显受限,在正常情况下以一般速度平地步行 100～200m 或登一层楼梯时可发作心绞痛
四级	轻微活动或休息时即可出现心绞痛症状

2.检查　血、尿常规,肝肾功能,电解质,空腹血糖,血脂等检查。胸痛较明显患者,需查血心肌肌钙蛋白(cTnT 或 cTnI)、肌酸激酶(CK)及其同工酶(CK-MB)。检查心电图、胸部 X 线、超声心动图、核素心室造影、心电图运动试验、负荷超声心动图、核素负荷试验(心肌负荷显像)、多层 CT 或电子束 CT 平扫等。

3.有创性检查　严重稳定性心绞痛(CCS 分级 3 级或以上者),特别是药物治疗不能很好缓解症状者可考虑冠状动脉造影术。

(二)心肌梗死

心肌梗死(Myocardial Infarction,MI)是指心肌缺血性坏死;冠状动脉血供急剧减少或中断使得心肌严重而持久的缺血导致心肌坏死。

1.症状和体征　先兆以新发生心绞痛,或原有心绞痛加重最为突出。

(1)表现为重度疼痛、持续时间长、休息或含化硝酸甘油无效。胃肠道表现恶心、呕吐、上腹胀痛症状。还可有全身发热、心动过速等症状。

(2)心律失常:最多见,尤其是室性早搏;房室传导阻滞,以室性心律失常最多,如频发、多源、成对、短阵室速或 RonT 现象常为心室颤动的先兆。室颤是急性心肌梗死早期,特别是入院前主要的死因。前壁心肌梗死易发生室性心律失常,下壁心肌梗死易发生房室传导阻滞及窦性心动过缓。

(3)低血压和休克:在疼痛期间未必是休克。休克的约 20% 主要为心肌广泛坏死,>40% 心排血量急剧下降所致。

(4)心力衰竭:主要是急性左心衰竭,心肌梗死后心脏舒缩力显著减弱或不协调所致。表现为呼吸困难、咳嗽、发绀、烦躁等症状,重者可发生肺水肿,随后可发生颈静脉怒张、肝大、水肿等右心衰表现。右心室心肌梗死者可一开始就出现右心衰竭表现,伴血压下降。

(5)体征:心率增快、心脏扩大、心尖区 S1 低钝,10%～20% 患者在起病 2～3d 出现心包摩擦音;二尖瓣乳头肌功能失调,心尖部粗糙收缩期杂音,发绀,双肺湿啰音。

2.检查

(1)心电图:有宽而深的病理性 Q 波,ST 段增高呈弓背向上型,T 波倒置。心内膜下心肌梗死:ST 段普遍性压低≥0.1,T 波倒置,但始终不出现 Q 波,ST-T 改变持续存在1d以上。

(2)WBC升高,红细胞沉降率(ESR)增快,血清酶升高,心肌坏死标记物增多:血、尿肌红蛋白增高。胸痛较明显患者,需查心肌肌钙蛋白 T(cTnT)、心肌肌钙蛋白 I(cTnI)、肌酸激酶(CK)及其同工酶(CK-MB)。

3.新的急性心肌梗死(AMI)诊断指南:心肌损伤标记物显著增多(CK-MB、CTnT/I),并且具有下述一项即可诊断。①新出现的病理性 Q 波;②ST-T 动态改变;③典型胸痛症状;④心脏冠脉介入治疗后。

4.心肌梗死并发症 乳头肌功能失调或断裂,二尖瓣脱垂并关闭不全;心脏破裂、心包填塞;栓塞;心室壁瘤主要见于前壁心肌梗死(MI)可致心力衰竭和心律失常;心肌梗死后综合征,表现为心包炎、胸膜炎、肺炎。

五、治疗

(一)心绞痛

发作时休息,去除诱因,立即停止活动。慢性稳定性心绞痛药物治疗的主要目的是:预防心肌梗死和猝死,改善生存;减少症状和缺血发作,改善生活质量。在选择治疗药物时,应首先考虑预防心肌梗死和死亡。

1.减轻症状、改善供血药物

(1)硝酸酯类:硝酸酯类药为内皮依赖性血管扩张剂,能减少心肌需氧量和改善心肌灌注,从而改善心绞痛症状。舌下含服硝酸甘油 0.3～0.6mg,1～2min 即能缓解或喷雾用硝酸甘油仅作为心绞痛发作时缓解症状用药,也可在运动前数分钟使用,以减少或避免心绞痛发作。二硝酸异山梨醇(消心痛)5～20mg,口服,3 次/d;1%～2%硝酸甘油软膏涂于皮肤上逐渐吸收,适用于夜间发作的心绞痛,临睡前涂药可预防发作。硝酸酯类药物的不良反应包括头痛、面色潮红、心率反射性加快和低血压,以上不良反应以短效硝酸甘油更明显。

(2)β受体阻滞剂:β受体阻滞剂能抑制心脏 β-肾上腺素能受体,从而减慢心率、减弱心肌收缩力、降低血压,以减少心肌耗氧量,可以减少心绞痛发作和增加运动耐量。β受体阻滞剂与硝酸酯有协同作用,因而剂量应偏小,开始剂量尤其要注意减小,以免引起体位性低血压等不良反应;停用β受体阻滞剂时应逐步减量,如突然停用有诱发心肌梗死的可能。心功能不全,支气管哮喘以及心动过缓者不宜用。

(3)钙拮抗剂:常用的有硝苯吡啶、维拉帕米和硫氮草酮,钙拮抗剂通过改善冠状动脉血流和减少心肌耗氧起缓解心绞痛作用,对变异性心绞痛或以冠状动脉痉挛为主的心绞痛,钙拮抗剂是一线药物。

2.改善预后的药物

(1)阿司匹林:通过抑制环氧化酶和血栓烷(TXA$_2$)的合成达到抗血小板聚集的作用,患者服用阿司匹林可降低心肌梗死、脑卒中或心血管性死亡的风险。阿司匹林的最佳剂量范围为 75～150mg/d。其主要不良反应为胃肠道出血或对阿司匹林过敏。

(2)氯吡格雷:氯吡格雷通过阻断二磷酸腺苷(Adenosine Diphosphate,ADP)受体而抑制血小板聚集和活化。该药主要用于支架植入以后及有阿司匹林禁忌证的患者,常用维持剂量为 75mg/d,1 次口服。

（3）他汀类药物：能有效降低 TC 和 LDL-C,还有延缓斑块进展,使斑块稳定和抗炎等有益作用,从而降低心血管事件。在应用他汀类药物时,应严密监测转氨酶及肌酸激酶等生化指标,及时发现药物可能引起的肝脏损害和肌病。

3.血管重建治疗　慢性稳定性心绞痛的血管重建治疗,主要包括经皮冠状动脉介入治疗(Percutaneous Coronary Intervention,PCI)和冠状动脉旁路移植术(Coronary Artery Bypass Grafting,CABG)等。对于慢性稳定性心绞痛的患者,PCI 和 CABG 是常用的治疗方法。

（二）心肌梗死

治疗原则:尽快恢复心肌的血液灌注,保护和维持心脏功能,挽救濒死心肌,防止梗死扩大,缩小心肌缺血范围,及时处理严重心律失常、泵衰竭和各种并发症,防止猝死。

1.一般治疗

（1）监护:心血管疾病监护室(CCU)密切观察血压、心律、呼吸、疼痛及全身情况,并应进行心电图监测。必要时监测肺毛细血管楔嵌压和中心静脉压。

（2）休息:卧床休息,保持环境安静。

（3）吸氧:最初几日间断或持续通过鼻管面罩给氧。

（4）加强生活护理:少量多餐。以清淡易消化、低钠、低脂、不胀气食物为宜。保持大便通畅。

2.解除疼痛　尽快解除疼痛,一般可用哌替啶 50～100mg 或吗啡 5～10mg、可待因或罂粟碱,再试用硝酸甘油或亚硝酸异戊酯。

3.溶栓治疗(Thrombolysis Therapy)　溶栓治疗是心肌梗死的再灌注治疗,溶解冠状动脉内血栓以恢复心肌灌注,挽救濒死的心肌或缩小心肌梗死的范围,保护心室功能,并消除疼痛。溶栓时间越早,冠脉再通率越高,溶栓治疗最佳时间<6h。静脉应用溶血栓药适于:①发病≤6h,②心电图至少相邻两个或以上导联 ST 段抬高≥0.2mV,③年龄≤70 岁,而无近期活动性出血、中风、出血倾向、糖尿病视网膜病变、严重高血压和严重肝肾功能障碍等禁忌证者,或年龄虽>75 岁,但一般情况好且无溶栓禁忌证者。

（1）溶栓剂选择:目前常用的药物有链激酶和尿激酶及重组组织型纤溶酶原激活剂(rtPA)。非特异性纤溶酶原激活剂有链激酶和尿激酶,链激酶进入机体后与纤溶酶原按 1∶1 的比例结合成链激酶纤溶酶原复合物而发挥纤溶活性,该复合物对纤维蛋白的降解无选择性,常导致全身性纤溶活性增高。链激酶为异种蛋白,可引起过敏反应,在 2 年内应避免再次应用。尿激酶是从人尿或肾细胞组织培养液中提取的一种双链丝氨酸蛋白酶,可以直接将循环血液中的纤溶酶原转变为有活性的纤溶酶,起到溶栓作用,尿激酶无抗原性和过敏反应。特异性纤溶酶原激活剂,最常用的为人重组组织型纤溶酶原激活剂阿替普酶,可选择性激活血栓中与纤维蛋白结合的纤溶酶原,对全身纤溶活性影响较小,无抗原性。其半衰期短,需要同时使用肝素。已用于临床的有瑞替普酶、兰替普酶和替奈普酶等。

（2）静脉溶栓方法:①检查血常规、血小板、出凝血时间及血型。②即刻服阿司匹林 0.3g,以后每日 0.1g,长期服用。③链激酶 $15×10^5$ U,60min 内静脉滴注,或尿激酶 $15×10^5$ U 加入 100mL 液体中,30min 内静脉滴入。④12h 后皮下注射肝素 7500U,以后每 12h 一次,持续 3～5d。⑤阿替普酶有 2 种给药方案:a. 全量 90min 加速给药法:首先静脉推注 15mg，随后 0.75mg/kg 在 30min 内持续静脉滴注（最大剂量不超过 50mg），继之 0.5mg/kg 在 60min 持续静脉滴注（最大剂量不超过 35mg）。②半量给药法：50mg 溶于 50mL 专用溶剂，首先静脉推注 8mg，之后 42mg 于 90min 内滴完。溶栓前静注肝素 5000U。阿替普酶滴毕后，用肝素 700~1000U/h 静滴 48h，以后 7500U 皮下注射 2 次/d，后每 12h 一次，持续 3~5d。

（3）出血并发症及其处理：溶栓治疗的主要风险是出血，尤其是颅内出血，发生在溶栓治疗 24h 内。表现为意识状态突然改变、单或多部位神经系统定位体征、昏迷、头痛、恶心、呕吐和抽搐发作、高血压急症，部分病例可迅速死亡。应当采取积极措施：立即停止溶栓、抗血小板和抗凝治疗，急诊 CT 或磁共振排除颅内出血，测定红细胞比积、血红蛋白、凝血酶原、活化部分凝血活酶时间，降低颅内压（包括适当控制血压、抬高床头 30°），静脉滴注甘露醇，气管插管和辅助通气，必要时行外科脑室造口术、颅骨切除术以及抽吸血肿等。必要时使用逆转溶栓、抗血小板和抗凝的药物，24h 内每 6h 给予新鲜冰冻血浆 2U，4h 内使用过普通肝素的患者，用鱼精蛋白中和（1mg 鱼精蛋白中和 100U 普通肝素）；如果出血时间异常，可输入 6~8U 血小板。

（4）溶栓疗效评估：溶栓后 60~180min 应监测临床症状、有无心电图 ST 抬高及心律变化。冠状动脉再通的判断间接指标：①心电图 1~1.5h 内抬高的 ST 段迅速回降＞50%或恢复至等电位线。②cTnT(I)峰值提前至发病 12h 内，血清心肌酶同工酶峰值提前至发病后 14h 以内。③胸痛 2h 内迅速缓解或消失。④治疗后 2~3h 出现再灌注心律失常，如加速性室性自主心律、房室或束支传导阻滞突然消失，或下壁心肌梗死出现一过性窦性心动过缓、窦房阻滞伴或不伴有低血压。

冠状动脉造影再通标准：TIMI 2 级或 3 级为再通，TIMI 3 级为完全性再通。溶栓失败则梗死相关血管持续闭塞 TIMI 分级 0~1 级。

注：心肌梗死溶栓试验（Thrombolysis in Myocardial Infarction，TIMI）血流分级标准

TIMI 0 级：远端闭塞血管无前向血流灌注。

TIMI 1 级：病变远端闭塞血管有前向血流灌注，但不能充盈远端血管床。

TIMI 2 级：经过 3 个以上心动周期后远端病变血管才完全充盈。

TIMI 3 级：在 3 个心动周期内造影剂完全充盈病变远端血管床。

4.经皮冠状动脉介入治疗（Percutaneous Coronary Intervention，PCI）（详见附 1）如果即刻可行，且能及时进行（就诊球囊扩张时间＜90min），对症状发病 12h 内的急性 ST 段抬高心肌梗死（ST-Elevation Myocardial Infarction，STEMI）患者（包括正后壁心肌梗死）或伴有新出现或可能新出现左束支传导阻滞的患者应直接行 PCI；年龄＜75 岁，在发病 36h 内出现休克，病变适合血管重建，并能在休克发生 18h 内完成者，应直接行 PCI，除非患者拒绝、有禁忌证和/或不适合行有创治疗；症状发作＜12h，伴有严重心功能不全和/或肺水肿不做 PCI。

5.外科手术　冠状动脉旁路移植术，也称作冠脉搭桥术（Coronary Artery Bypass Graft，CABG），CABG 主要是使用自身血管（乳内动脉、桡动脉、胃网膜右动脉、大隐静脉等）在主动脉和病变的冠状动脉间建立旁路（"桥"），使主动脉内的血液跨过血管狭窄的部位直接灌注到狭窄远端，从而恢复心肌血供。对左主干的明显狭窄、3 支主要冠状动脉近

段的明显狭窄、2 支主要冠状动脉的明显狭窄,其中包括左前降支近段的高度狭窄的患者,手术预后优于药物治疗。

6.消除心律失常　室性心律失常、高危室性早搏或室性心动过速应立即用利多卡因或胺碘酮静脉注射,室性心动过速可采用同步直流电复律,发生室颤时,应立即直流电除颤。

缓慢的心律失常及房室传导阻滞Ⅱ度Ⅱ型或Ⅲ度房室传导阻滞有阿-斯综合征患者,应做临时起搏治疗。

7.控制休克　应进行血流动力学监测,根据中心静脉压、肺毛细血管楔嵌压判定休克的原因,给予针对性治疗。根据血流动力学监测结果补充血容量和血管收缩药物的应用,谨慎应用血管扩张药,应用强心苷和肾上腺皮质激素,纠正酸中毒和电解质紊乱,避免脑缺血并保护肾功能。

8.治疗心力衰竭

(1)治疗急性左心衰竭:以应用吗啡或哌替啶和利尿剂为主,选用血管扩张剂减轻左心室的后负荷或用多巴酚丁胺治疗。洋地黄类药物可能引起室性心律失常,且早期出现的心力衰竭主要是心肌充血、水肿导致的顺应性下降所致,而左心室舒张末期容量并不增多,因此只宜用于心力衰竭较轻的患者,且在梗死发生后 24h 内宜尽量避免应用。

(2)右心室梗死的患者利尿剂应慎用。

9.其他药物治疗:参见心绞痛抗栓、抗心肌缺血治疗和促进心肌代谢药物(极化液疗法)。

六、护理

(一)心绞痛护理

(1)休息,心绞痛发作时应立即停止正在进行的活动,就地休息。

(2)氧气吸入。

(3)心理护理:安慰患者,减轻紧张不安焦虑情绪,以减少心肌耗氧量。

(4)密切观察病情变化:心电监护,严密监测心率、心律及血压的变化。

(5)观察疼痛的部位、性质、程度、持续时间及有无面色苍白、大汗、恶心等症状。

(6)含服硝酸甘油片后 1～2min 开始起效,半小时后作用消失。可引起头痛、血压下降,偶伴晕厥。患者应随身携带硝酸甘油片,使用时注意有效期,胸痛发作时每隔 5min 含服硝酸甘油 0.5mg,直至疼痛缓解。如果疼痛持续 15～30min 仍未缓解(或连续含服 3 片后),应警惕急性心肌梗死的发生。静滴硝酸酯类药物,注意滴速及血压、心率/脉率的变化,注意药物的疗效及不良反应。

(7)注意改善预后药物的疗效和副作用。

(8)减少或避免诱因:调节饮食,禁烟酒,保持大便通畅、心境平和等。

(二)心肌梗死护理

(1)休息,发病 12h 内应绝对卧床休息,保持环境安静,限制探视。

(2)饮食:起病后 12h 内给予流质饮食,逐渐过渡到半流质、普食。应少量多餐、避免饱餐,摄入低脂、低胆固醇的清淡饮食。

（3）氧气吸入，以增加心肌氧的供应，减轻缺血和疼痛。

（4）心理护理：安慰患者，减轻紧张不安情绪，以减少心肌耗氧量。

（5）密切观察病情变化：按医嘱心电监护，严密监测心率、心律及血压的变化。

（6）观察疼痛的部位、性质、程度、持续时间及止痛治疗的疗效（用药后多长时间疼痛缓解或消失）和副作用（吗啡注意有无呼吸抑制，硝酸甘油注意监测血压变化）。

（7）观察溶栓治疗的疗效（溶栓成功的指标）和副作用（再灌注性心律失常、出血、过敏反应）以及并发症（恶性心律失常、心力衰竭、休克等）；监测血电解质和酸碱平衡状况。

（8）做好冠状动脉介入治疗术前准备和术后护理。

（9）准备好急救药物和抢救设备如除颤器、起搏器等，随时准备抢救。

（10）避免诱发因素，保持大便通畅，改变不良生活方式，注意饮食调整和适当运动。

第三节　心律失常

老年人心律失常在老年人群中是较为常发的疾病，特别是有心血管疾病基础的老年患者则更要警惕可能出现心律失常症状。由于年老所致的生理功能减退，老年人易发心肺部疾患，随着病情发展，出现呼吸困难、胸闷、心悸，而忽略了心脏出现心律失常。另外，冠状动脉供血不足引起心绞痛时，常伴发心律失常，如房性早搏、室性早搏、窦性心动过速等；反过来，心律失常又会加重上述疾病，使原发病的症状更加明显。此外，老年人因活动少或感觉不敏感，虽有心律失常但临床并无症状。因此，对老年人的心律失常必须给予足够的重视。本节主要介绍房颤和老年人病态窦房结综合征。

一、概述

心律失常（Arrhythmias）是指心脏冲动的频率、节律、起源部位、传导速度与激动次序的异常。老年人心肌的正常生理性质发生改变，产生较高的兴奋性和较慢的传导，所以老年人心律失常发病率随着年龄增加而升高。心脏传导系统内脂肪组织浸润、胶原纤维灶性增生、自主神经系统功能失衡等，导致老年人更易患心律失常。老年人较常见的心律失常为窦性心动过缓、心房颤动、房室传导阻滞和室性期前收缩等。老年人的室上性和室性心律失常，桡动脉的搏动可能很规则，但检查时发现有异常的心率、心音的强弱不一、异常的颈动脉搏动和血压的改变，均有助于心律失常的诊断。

二、病因

（1）老龄变化：老龄心肌的解剖、生理和生化变化使心肌的正常生理性质发生改变，产生较高的兴奋性、较慢的传导。如窦房结和结间束及周围区域的弹性和胶原纤维局灶性增厚和脂肪浸润，引起心房性心律失常，如发生于房室结和房室束，以及束支和分支，引起不同部位的传导障碍。

（2）生理变化：老年退行性病变可出现房颤、病窦综合征及各种类型传导阻滞。老年人常有二氧化碳潴留，可以增加心肌的兴奋性，也可促进心律失常。

（3）心肌疾病：由于窦房结动脉或其发源动脉的动脉粥样硬化引起心房缺血及炎症、纤维化等，导致房性心律失常。冠心病引起的心肌梗死和心室扩大，可以导致心室过度牵张、缺氧和钾积蓄，改变动作电位，引起室性心律失常。心室肌缺血，受损心室肌与正常心肌间的电生理不均匀性，可以诱发折返而引起反复发作或持续的室性心动过速。肺心病时右心扩大和心肌缺血缺氧致多源性房性早搏心动过速较多见。心房颤动见于心房内有多量淀粉样物质沉着。老年人二尖瓣环可有退行性变化及钙化，病变可涉及传导系统，引起房室或束支传导阻滞。老年人心律失常的发生多与器质性心脏病相关，如冠心病、高血压病、肺心病等，尤其是心衰或缺血性心脏病导致的心律失常，增加了猝死危险。

（4）老年患者常并存多种心脏病和多器官慢性疾病，长期服用多种药物，药物间的相互作用以及肝肾功能减退可影响药物的代谢和排泄，增加了抗心律失常药物的副反应。

（5）药物作用：老年人对药物的耐受性较低，在用药物治疗中比年轻人容易发生毒性反应。老年人肾脏生理功能减退可影响对药物的排泄，各种降压药、兴奋剂、麻醉药、抗抑郁剂特别是抗心律失常药物等均可造成心律失常。

（6）其他：中枢神经系统疾患如脑血管意外、脑肿瘤可引起颅内压增高而引发心律失常，其他如情绪紧张、自主神经功能紊乱可导致心律失常。电解质紊乱如低血钾、低血镁症等及各种原因所致的酸中毒均可导致各种类型心律失常。

三、病理生理

心律失常就是心脏的电生理过程发生紊乱，而心肌的电生理过程在冲动形成和传导这两个环节中任何一个发生异常或者二者同时异常就有可能导致心脏节律紊乱。心律失常的发生机制大致可以分心肌细胞冲动形成异常和（或）冲动传导异常。

1.冲动形成异常

（1）异常自律性：心脏正常时窦房结是主导起搏点，控制心脏节律，当心肌缺血时，儿茶酚胺释放增加，可使其他异位起搏点如浦肯野纤维自律性大大提高，可导致室性心律失常。异常自律性指的是心肌细胞膜在复极不完全的情况下自动除极化而产生扩布性动作电位。异常自律性能够起自最大舒张电位降低的细胞。正常自律性受超速抑制，而异常自律性则对超速抑制不敏感。

（2）触发活动：自律性是心肌细胞能够自发开始发放冲动的特性；触发活动是由后除极产生，后除极是指在前一动作电位基础上跨膜电位的震荡，其可以引发新的动作电位，达到阈电位后即可产生除极电流，引起异常激动，这种异常节律称为触发活动。

后除极分为早期后除极（Early After Depolarization，EAD）和晚期后除极（Delay After Depolarization，DAD）。EAD 发生在动作电位复极的 2 期或 3 期。低钾、低镁有利于 EAD 产生，反之高钾、高镁则抑制它的发生。凡是引起动作电位 2、3 相正离子内流增加和/或外流减少的因素，均可延长动作电位时程，使复极延迟，从而引发 EAD。产生 EAD 的原因主要有钾离子外流减少、钙离子内流增加、钠通道失活减弱或延迟失活。钙离子作为心肌兴奋收缩耦联的关键因素，有研究者认为其是心律失常发生的始动因子。

2.冲动传导异常　由冲动传导异常所造成的心律失常主要有两大类：一类是传导缓慢和阻滞引起扩布性冲动阻滞，继以心动过缓或缓慢逸搏节律；另一类是由单向阻滞所造成的兴奋折返。目前认为折返是大多数类型心律失常发生的共同机制。单向阻滞和传导缓慢是形成兴奋折返的两个基本条件,影响单向阻滞和传导缓慢的因素较多,而不应期离散性及异向性传导是其中两个最常见、最重要的指标。

3.心室肌细胞电生理异质性与心律失常　不同层次和不同区域心肌细胞均存在电生理异质性,其中心室壁至少存在四种类型的电生理特性显著差异的细胞,即心室内膜层肌细胞、心室外膜层肌细胞、浦肯野纤维及 M 细胞。几种细胞不同的电生理特性是构成跨室壁心肌电生理不均一性的基础,这种跨室壁心肌电生理的不均一性主要表现为来自各层心肌的复极差异,亦称之为跨室壁复极离散(Transmural Dispersion of Repolarization,TDR),是某些室性心律失常的重要机制。M 细胞具有较长的动作电位时程和独特的离子流基础,其在触发性心律失常发生中可能起着重要作用。M 细胞与其他类型的心肌细胞之间的电生理异质性可能是折返性心律失常发生的重要基础,同时也与某些抗心律失常药物的作用及不良反应直接相关。

4.缺血性及缺血再灌注性心律失常发生的机制　心肌缺血和缺血后再灌注均可导致严重的致命性心律失常,发生机制包括:①触发活动;②折返活动;③自律性升高。但这三个方面各自在缺血性心律失常和缺血再灌注性心律失常的发生中的侧重点不同,在缺血的急性阶段(冠脉结扎数分钟后)主要是折返活动起作用。急性期的后段至亚急性期前期,由于缺血引起心肌生化改变,如细胞内钾离子丧失、交感神经活性增加、细胞内钙超载以及溶血磷酸甘油酯产生,使触发活动和自律性升高成为主要因素。由于缺血心肌传导减慢,在缺血亚急性期后段和慢性期,心肌各异向性结构和异向性传导在折返因素中起重要的作用,故折返活动又成为其心律失常发生的主要机制。而缺血再灌注性心律失常的发生机制 75% 是触发活动,仅有少数为自律性升高所致,25% 为折返性因素。缺血再灌注时细胞内钙离子升高,诱发肌质网震荡性释放钙离子,后者形成暂时性内向电流,从而诱发后除极,另外,再灌注时心肌内氧自由基大量积聚,氧活性中间体亦增加,这些物质可破坏细胞膜的整体结构,使细胞内钾离子外流,而细胞内钠离子、钙离子增加,从而产生触发活动诱发心律失常。

老年人的心率及活动后的最大心率均较年轻人慢,这可能与窦房结内的起搏细胞(P细胞)数减少有关,心排血量也有所降低。老年人心脏的舒张过程多延缓,这与心肌纤维内大量脂褐素沉着有关。根据近年来电镜观察,表明脂褐素的沉着与心肌细胞内线粒体DNA 损伤有关。随着年龄增长,老年心肌淀粉样改变也逐渐明显,常发生在左心房内膜下并易引起心房颤动(房颤)、传导阻滞、窦房结供血不足及退行性改变,进一步促使心律失常的发生。

四、心房颤动(房颤)

(一)临床特点

心房颤动简称房颤(Atrial Fibrillation),是老年人最常见的心律失常之一。房颤发病率随年龄增长而增加,50 岁以下约 1%,到 80 岁以上时可以增加到 8.8%,在所有房颤患者中,70% 的房颤患者年龄在 65～85 岁。房颤与衰老有关的心房纤维化、脂肪沉积等退行性改变,心房扩大、心房内压力增高、炎症、坏死、纤维化以及窦房结动脉的粥样硬化导致心房的缺血缺氧等引起心房的病理改变有关。房颤时由于心房收缩功能丧失,心房内血流缓慢淤滞,易形成附壁血栓,血栓脱落即造成体循环栓塞,其中以脑卒中发生率高、危害大,房颤是脑卒中的独立危险因素,10%～20%的房颤患者在未来发生严重的致残性脑卒中。

1.症状　老年人感觉迟钝、反应较差,往往缺乏自觉症状。其因心脏储备功能差或多同时伴器质性心脏病,对快速房颤的耐受性较一般人差。轻者出现头晕、心悸、胸闷,重者诱发心绞痛或心功能不全,甚至急性肺水肿。心室率正常时患者可无症状,往往在体检时发现。

2.心电图　P波消失,代之以大小不一、形态不同、间距不等的心房颤动波——F波,F波在Ⅱ、Ⅲ、aVF及V$_1$导联比较明显,频率为350～600次/min。R-R间期绝对不等有时振幅太低不易辨明。QRS波间距绝对不等,可以是窄的也可以是宽的。

3.心房颤动分类　①初发房颤:首次发作的房颤。②阵发性(Paroxysmal)房颤:能够自行终止者,持续时间<7d,一般<48h,多为自限性。③持续性(Persistent)房颤:不能自行终止但经过治疗可以终止者,持续时间>7d,一般>48h。④永久性(Permanent)房颤:持续时间>6个月,是不可能转复成窦性心律的房颤。多伴有心房或其他心腔扩大。

(二)治疗

1.急性房颤　处理原发病和诱发因素,控制心室率并尽可能转复窦性节律。

(1)有明显血流动力学障碍者:同步直流电复律。复律:可同步电复律或药物复律(ⅠA、ⅠC、Ⅲ类抗心律失常药,具体见附2)。

(2)无血流动力学障碍者:减慢心室率,随后复律。减慢心室率药物:洋地黄、β受体阻滞剂、普罗帕酮、胺碘酮、维拉帕米等。

2.慢性房颤　复律并防复发、控制心室率、预防栓塞。

(1)阵发性房颤:若发作时间长或有血流动力学影响时首选直流电转复,其次是药物,如胺碘酮、心律平等。奎尼丁是较有效的复律药物,用前需先给适量的洋地黄制剂,以减慢房室传导。

(2)持续性房颤:持续性房颤患者多已长期口服洋地黄制剂,当心室率加快或心力衰竭加重时,需要分析药量。血清地高辛浓度测定有一定帮助,高于20ng/L有过量之可能,10～20ng/L常表示用量合适。若无过量之可能,可酌情加口服地高辛0.125～0.25mg,或静注毛花洋地黄甙丙0.1～0.2mg,并严密观察心率和病情。协助洋地黄制剂控制心室率的药物有钙离子拮抗剂维拉帕米。维拉帕米作用于房室结,减少房颤波的下传,口服40mg,一日2～3次,也可小剂量静脉推注。但维拉帕米可成倍地提高地高辛的血浓度,引起临床洋地黄中毒症状。必须加维拉帕米时,地高辛的剂量宜减半。β受体阻滞剂普萘洛尔也有减慢心室率的作用。持续房颤一般不做急诊直流电转复,需要进行全面检查,权衡病程、心脏大小、心房大小、有无血栓和栓塞,及长期预防复发等多方面条件后才能做出是否转复窦律的决定。

(3)永久性房颤:控制心室率、预防栓塞。①控制心室率:可选用β受体阻滞剂、非二氢吡啶类钙拮抗剂、洋地黄等。慢性房颤建议将心室率静息时控制在60～80次/min,轻微活动后100次/min以内。②预防栓塞:既往有脑卒史、短暂脑缺血发作、体循环栓塞史、高血压、左心房扩大、冠心病等栓塞的高危因素,需口服华法林长期抗凝,使凝血酶原时间国际标准化比值(International Normalized Ratio,INR)维持在 2.0～3.0,>75 岁的老年房颤患者 INR 目标值为 1.6～2.5。不宜用华法林者改用阿司匹林,每日 300mg。达比加群酯是最前沿的新一代口服抗凝药物直接凝血酶抑制剂达比加群酯,用于预防非瓣膜性房颤患者的卒中和全身性栓塞(110μg～150mg 每日 2 次),不良反应主要是出血。

3.介入治疗　射频消融治疗、迷宫手术等。

(三)护理

1.休息　房颤发作患者有胸闷、心悸、头晕等不适时要注意休息。有黑朦、晕厥史者要卧床休息,协助生活护理。避免单独行动。

2.心电监护　严密监测心率、心律变化,发现室率过慢(<40 次/min)或过快(>160 次/min)或 R-R 间期>3s,立即通知医生。

3.给氧　2～4L/min。

4.避免诱因　避免情绪激动、剧烈活动等。

5.病情观察　生命体征、患者自觉症状(如头晕、胸闷等)、有无栓塞症状(脑栓塞等动脉系统的栓塞)。

6.用药护理

(1)复律用药:遵医嘱按时按量给药,观察患者意识和生命体征,必要时监测心电图,注意心率、心律、Q-T 间期等的变化,以判断疗效和有无不良反应。

(2)抗凝用药护理:根据用药情况监测血 PT、INR 等指标,观察有无皮肤、尿、大便甚至脑出血情况,并做好相关宣教避免出血并发症。

7.做好心理护理　解除患者的紧张和减轻焦虑情绪。

五、病态窦房结综合征

病态窦房结综合征(Sick Sinus Syndrome,SSS),简称病窦综合征,是指窦房结及其周围组织的器质性病变使其激动形成或传导发生障碍而引起以心动过缓为主要特征的多种心律失常和症状的综合征,如同时合并反复发作的快速室上性心律失常,则称慢快综合征。49 岁后窦房结体积逐渐变小,窦房结细胞(P 细胞)数量逐渐减少、胶原纤维逐渐增多并伴脂肪组织浸润、神经节呈退行性改变,窦房结周围移行连接心肌逐渐减少。本病发生与心肌缺血有关,常见于冠心病、心肌病和窦房结退行性变化及其周围组织发生缺血、纤维化、退行性变化、炎症、迷走神经张力增高、甲状腺功能减退症等。

(一)临床特点

1.症状　病窦综合征的临床表现有三种:窦性心动过缓(持续性)、窦房传导阻滞及慢快综合征。持续的窦缓和阻滞比例高的窦房传导阻滞使心率降低到 40 次/min 上下,甚至仅有 30 次/min 左右。慢快综合征的症状多发生在两种心律转换时,由慢突然变快,患者觉得心慌、气短,甚至晕倒,出现与心动过缓有关的心、脑等脏器供血不足而乏力、发作性晕眩、黑朦、晕厥等症状,当病态窦房结综合征加重时,可出现语言障碍、轻瘫、阵发性黑朦,严重者甚至发生晕厥、抽搐、大小便失禁及阿-斯综合征。

2.心电图特征　老年 SSS 以双结病变及全传导系障碍多见,窦缓是 SSS 的最早表现,慢性房颤或交界性逸搏心律是 SSS 的晚期阶段,慢快综合征是严重 SSS 的常见表现。

(1)24 小时动态心电图:严重的窦性心动过缓,心率≤40 次/min,持续 1min,大多数心率为 45～60 次/min 的患者无症状;窦性停搏>3s;二度Ⅱ型窦房阻滞,窦性心动过缓伴短阵心房颤动、心房扑动或室上性心动过速,发作停止时窦性搏动恢复时间>2s。

(2)阿托品试验:静注阿托品 2mg,15min 后心率<90 次/min 或出现窦房阻滞为阳性,提示窦房结功能低下。

(3)经食管或直接心房调搏检测窦房结功能是病窦综合征较可靠的诊断方法,窦房结恢复时间>2000ms 可确诊 SSS,窦房传导时间>150ms 为阳性。

(二)治疗

(1)治疗病因和诱因。

(2)禁用可使心率减慢的药物,如 β 受体阻滞剂、胺碘酮、维拉帕米。

(3)无症状者,不需特殊治疗。

(4)试用阿托品、654-2、异丙肾上腺素、茶碱、中药。

(5)安装人工心脏起搏器。

(6)慢-快综合征:安装心脏起搏器后用抗快速心律失常药。

(三)护理

(1)休息:有胸闷、心悸、头晕等不适时要注意休息。有黑矇、晕厥史者要卧床休息,协助生活护理,避免单独行动。

(2)心电监护:严密监测心率、心律、血氧饱和度变化,发现室率过慢(<40 次/min)、二度Ⅱ型或三度房室传导阻滞、窦性停搏 R-R 间期>3s,立即通知医生。

(3)给氧:2～4L/min。

(4)避免诱因:避免情绪激动、剧烈活动等。

(5)病情观察:生命体征、患者自觉症状(如头晕、胸闷等)。

(6)用药护理:遵医嘱按时按量给药,观察药物的疗效和副作用(阿托品或 654-2 对老年患者常有口干、腹胀、便秘、尿潴留等副作用)。

(7)做好心理护理:解除患者的紧张和焦虑情绪。

(8)备好急救仪器和急救药物:除颤器、临时起搏器、阿托品、异丙肾上腺素等。

第四节　老年周围血管病

临床上将心脑血管病以外的血管疾病统称为周围血管病(peripheral angiopathy),包括动脉、静脉及淋巴三个系统的血管疾病。肢体疼痛是最常见的症状,了解疼痛形成的原因,对于及时采取正确的治疗措施非常关键。周围血管病是一种危害性极强的高发病种,若长期不愈,病情呈进行性发展,重者将导致截肢残疾,甚至危及生命。

一、下肢动脉硬化闭塞症

（一）概述

动脉硬化闭塞症（Arteriosclerosis Obliterans，ASO）又称为闭塞性周围动脉粥样硬化，是指动脉壁因粥样硬化引起的慢性动脉闭塞性疾病。动脉粥样硬化病变可发生在全身的大小动脉及腹主动脉远侧，以腘动脉、髂总动脉和胫前动脉闭塞为常见。远侧主干动脉狭窄或闭塞，如发生在四肢，尤其好发于下肢，称为下肢动脉硬化性闭塞症。内膜出现粥样硬化斑块，中膜变性和钙化，腔内有继发性血栓形成，最终使管腔狭窄，甚至完全闭塞，使下肢血流不畅，出现一些缺血症状。多数在60岁后发病，男性明显多于女性，男女比例为（6～9）：1，发病率呈逐渐增高趋势。

（二）危险因素

动脉硬化闭塞症是动脉硬化逐渐发展的结果，身体不同部位的动脉硬化病变可能与某些高危因素的关系更密切。如血浆中胆固醇及低密度脂蛋白的水平与冠心病明显相关，且与脑血管、周围血管动脉硬化也相关。周围血管闭塞性病变的主要危险因素是吸烟。

（1）年龄：本病患病率随年龄增长而增高。

（2）吸烟：为本病的最重要的危险因素之一，吸烟使发病率增加2～5倍，且吸烟量和持续时间与本病的发生和进展有关。戒烟可使本病引起的间歇性跛行症状明显减轻。

（3）糖尿病：与下肢血管硬化、狭窄和斑块形成密切相关。糖尿病使发病率增加2～4倍。

（4）血脂异常：HDL-C降低与LDL-C增高与本病的发生相关。

（5）高血压：高血压患者发病率增加，并影响本病的进展。

肥胖、运动少、生活不规律、过度紧张（工作、生活压力大）、饮食不健康等与本病发生有关。

（三）病理生理

动脉硬化闭塞症是一种退行性病变，是大、中动脉的基本病理过程，主要是细胞、纤维基质、脂质和组织碎片的异常沉积，在动脉内膜或中层发生增生过程中复杂的病理变化，内膜损伤及平滑肌细胞增殖，细胞生长因子释放，导致内膜增厚及细胞外基质和脂质积聚；动脉壁脂代谢紊乱，脂质浸润并在动脉壁积聚；血液冲击在动脉分叉部位造成的剪切力，或某些特殊的解剖部位（如股动脉的内收肌管裂口外）造成的慢性机械性损伤。病变动脉增厚、变硬，伴有粥样斑块和钙化，并可继发血栓形成，致使动脉管腔狭窄或闭塞，肢体出现缺血症状。闭塞病变大致可分为：主-髂型、股-腘型以及累及主-髂动脉及其远侧动脉的多节段型。病变累及主-髂动脉者占30%，股-腘动脉者占80%～90%，而胫-腓动脉受累者占40%～50%。患肢发生缺血性病变，严重时可引起肢端坏死。

1.肢体缺血 肢体缺血可分为功能性和临界性缺血。

（1）功能性缺血（Functional Ischemia）：在休息状态下能保证肢体血流供应，但随着肢体运动，血流不能增加。临床上表现为间歇性跛行，在做功的肌肉群表现疼痛，一定的运动量可以使疼痛重复出现，运动停止后可使疼痛迅速解除。

（2）临界性缺血（Chronic Critical Limb Ischemia）：当动脉干发生狭窄或闭塞时，远端可造成局部低血压，释放血管活性物质，导致小动脉扩张，通过微血管扩张代偿维持营养血流。病变进一步发展，跨壁压力低造成毛细血管小动脉萎陷，小动脉痉挛，微血栓形成，组织间水肿可引起毛细血管萎陷，内皮细胞肿胀，血小板积聚，白细胞黏附及局部免疫系统激活，这些因素最终导致了肢体末梢微循环灌注障碍。

2.动脉血流变化　动脉硬化斑块好发于下肢动脉的后壁，及主动脉的起始处或分叉的部位。股浅动脉常常广泛受累。随着斑块积聚，血栓可沉积于病变部位以及邻近的动脉壁，最终可导致血流受阻，动脉完全阻塞。肢体血流量与动脉压呈正比，与外周阻力呈反比。主要动脉发生闭塞后，导致梗阻远端灌注压降低，总的外周阻力增加，肢体血流量减少。

当肢体主要血管闭塞时，血流总的阻力是侧支血管并联阻力之和。动脉多处闭塞血管阻力较一处动脉闭塞的阻力大。动脉本身的代偿能力下降，不能满足最低需要量，导致组织坏死。

3.侧支循环　侧支循环是存在于主干血管旁的血管，平时并不开放，当主干血管狭窄或闭塞时由于血管两端的压力差，侧支血管逐渐扩张。当运动时组织低氧、酸中毒，使周围阻力进一步降低，压力差增大。闭塞性病变的范围无论怎样广泛，只要动脉阻塞的病变发展速度缓慢，即可使侧支循环有效地建立，分支血流相应地增加，血液供应得以补偿，从而使组织遭受缺血和缺氧的程度可以缓和，临床上甚至没有明显的缺血症状。如果病变发展较快、侧支循环建立不完全、代偿有限，患者可出现明显的间歇性跛行和肢体疼痛等症状。

（四）临床特点

1.症状　症状主要取决于肢体缺血的发展速度和程度。根据患者症状的严重程度，按 Fontaine 分期，一般将临床表现分为 4 期。

第 1 期，轻微主诉期。患者仅感觉患肢皮温降低、怕冷，或轻度麻木，活动后易疲劳，肢端易发生足癣感染而不易控制。

第 2 期，间歇性跛行期。当患者在行走时，由于缺血和缺氧，较常见的是小腿的肌肉产生痉挛、疼痛及疲乏无力，必须停止行走，休息片刻后，症状有所缓解，可继续活动。如再行走一段距离后，症状又重复出现。小腿间歇性跛行是下肢缺血性病变最常见的症状。

第 3 期，静息痛期。当病变进一步发展，而侧支循环建立严重不足，使患肢处于相当严重的缺血状态，休息时也感到疼痛、麻木和感觉异常，夜间足趾疼痛，常夜不能寐，抱足而坐，疼痛一般以肢端为主。

第 4 期，组织坏死期。病变继续发展至闭塞期，侧支循环十分有限，出现营养障碍症状。在发生溃疡或坏疽以前，皮肤温度降低，色泽为暗紫色。早期坏疽和溃疡往往发生在足趾部，随着病变的进展，感染、坏疽可逐渐向上发展至足部、踝部或者小腿，严重者可出现全身中毒症状。

2.检查

（1）肢体的脉搏触诊及腹部和股-腘动脉的听诊，脉搏的强弱或消失和杂音。患肢温度较低及营养不良；皮肤薄、亮、苍白，毛发稀疏，趾甲增厚，严重时有水肿、坏疽与溃疡。

（2）血脂、血糖、全血黏度及血浆黏度、纤维蛋白原、ECG，心功能及眼底检查。

（3）肢体位置改变测试：肢体自高位下垂到肤色转红时间＞10s 和表浅静脉充盈时间＞15s，提示动脉有狭窄及侧支形成不良。反之，肢体上抬 60°角，若在 60s 内肤色转白也提示有动脉狭窄。

（4）皮肤节段性血压测量：在下肢不同节段放置血压计压脉带，采用 Doppler 装置检查压力。正常情况下，各节段血压不应有压力阶差，且上下肢压力基本相等，踝部血压略高于肱动脉压。如果下肢动脉有明显狭窄，可使下肢血压明显下降，踝动脉压与肱动脉压的比值可小于 1，如果此比值小于 0.5，则表明有严重狭窄。

（5）踝/肱指数（即踝动脉收缩压/肱动脉收缩压）正常值为 0.9～1.3，＜0.9 提示肢体缺血，严重缺血时＜0.4。

（6）脉搏容积描记一般作两侧肢体的比较，记录每一次脉搏搏入肢体的血量，如有动脉狭窄则搏入血量减少，与健侧肢体比较有明显差别。

（7）Doppler 血流速率曲线分析随着动脉狭窄程度的加重，血流速率曲线进行性趋于平坦，如采用二维超声图像检查结果更可靠。

（8）动脉造影检查可直观显示动脉闭塞的确切部位、范围、程度以及侧支循环形成的情况。对已有明显症状者宜行此检查为手术或介入治疗决策的选择作依据。彩色多普勒检查可直接反应血管的狭窄程度和动脉粥样硬化斑块的情况。X 线检查可发现有动脉钙化阴影呈不规则斑点分布，患肢远侧段有骨质疏松等退行性变化。

（9）磁共振血管造影（MRA）和数字减影血管造影（DSA）都能达到诊断和指导治疗的目的。

（五）治疗

1. 一般治疗　控制动脉硬化闭塞症的好发因素。

（1）戒烟，吸烟者发生间歇性跛行的概率是非吸烟者的 9 倍，Quick 报道间歇性跛行的患者停止吸烟后症状改善，踝动脉压增高。

（2）控制高血压病，进行降血脂治疗；严格控制血糖，有效地控制餐后血糖更是治疗的关键。

（3）注意患肢保暖，但切忌给予缺血肢体热敷或理疗，否则将会加重缺血肢体的坏死。

（4）患肢运动法：适当有规律地进行步行锻炼，可以使 80% 以上患者的症状得到缓解，对有轻、中等症状的患者益处较大，而对严重间歇性跛行或休息时有疼痛者则无益。运动使肌肉内的酶发生了适应性的变化，使之更有效地从血流中吸取氧。运动锻炼的方法是，患者坚持步行直到症状出现后停止，待症状消失后再步行锻炼，如此反复运动，每天坚持 1h。

（5）有效控制动脉硬化的易发因素，如肥胖、缺氧、维生素 C 缺乏、精神紧张、情绪激动等。

2. 药物治疗　治疗下肢缺血的重要手段，适于轻症患者，除应用降血脂、降血压及血管扩张药物外，还可以抗血小板、扩张血管、改善侧支循环药物为主。如果患者没有禁忌证，有症状的下肢动脉硬化性闭塞症患者均应行抗血小板聚集治疗。可选用肠溶阿司匹林，50mg 1 次/d 加双嘧达莫 0.1～0.4mg/d 或西洛他唑片 200mg/d，50mg 2 次/d，疗程为 6 周。噻氯匹定 250mg 1～2 次/d 或氯吡格雷 75mg/d。

3.介入治疗

(1)经皮腔内血管成形术(Percutaneous Transluminal Angioplasty,PTA):单个或多处短段狭窄者,可经皮穿刺插入带球囊导管至动脉狭窄段,然后用适当压力使球囊膨胀,分离狭窄硬化的内膜,同时破坏中膜平滑肌强力层和胶原纤维,使动脉粥样硬化斑块断裂,中膜伸展,扩大病变管腔,恢复血流。

(2)血管内支架(Endovascular Stent):下肢动脉硬化闭塞症 PTA 可导致血管夹层撕裂和弹性回缩,而支架植入通过挤压斑块和压迫管壁,克服了 PTA 的两个主要缺陷,是一种新的下肢动脉硬化闭塞症腔内治疗手段。

(3)血管腔内硬化斑块旋切术(Percutaneous Transluminal Extraction Atherectomy):利用高速旋转装置将粥样斑块研磨成极细小的微粒,被粉碎的粥样斑块碎屑及微粒可被网状内皮系统吞噬,不致引起远端血管堵塞。

(4)其他:腔内激光消融术、腔内超声消融术。

(5)手术治疗:动脉内膜剥脱术、髂总-股动脉人造血管旁路、腘动脉以远病变手术搭桥术等,适用于严重的间歇性跛行。截肢术适用于患肢已大片坏疽,尤其是湿性坏疽。小腿段动脉闭塞一般行膝下截肢,股-腘、主-髂段动脉闭塞行膝上截肢。

(六)护理

1.一般护理

(1)疼痛护理:剧烈疼痛可给予镇痛剂。

(2)保护患肢,防止创伤,注意保暖,但不能局部加温,以免加重组织缺氧坏死,保持局部清洁、干燥,用温水洗脚,以免烫伤;皮肤瘙痒时,可涂止痒药膏,避免手抓,以免造成继发感染;已发生坏疽部位,应保持干燥,温热络合碘浸泡后,无菌敷料包扎。继发感染者应用抗生素治疗。

(3)适当有规律地进行步行锻炼,可使症状得到缓解。其方法是:患者坚持步行直至症状出现后停止,待症状缓解后再进行锻炼,如此反复运动,每日坚持 1h;指导患者行 Buerger 运动,促进侧支循环建立。Buerger 方法:①平躺,抬高双腿 45°～60°,1～3min;②双腿自然下垂,支持 3min,立刻平躺并举高脚部;③平躺,双腿放平,卧床休息 5min;④重复 10 次。

(4)劝患者戒烟。

(5)心理护理:疾病的折磨常使患者丧失治疗的信心,应鼓励患者,理解患者,用实际行动给予患者战胜疾病的动力。向患者介绍治疗的目的、方法、注意事项等。

2.手术护理

(1)介入治疗参见附 1 经皮冠状动脉介入治疗中 PCI 护理。

(2)患肢血循环的监测,包括皮肤的颜色、温度、动脉搏动情况、感觉状况。若皮肤苍白、温度低于对侧、足背动脉未触及、感觉麻木,应及时通知医生给予处理。

(3)股、腘动脉人工血管架桥术后患肢膝关节屈曲 10°～15°,膝及小腿下可垫一软枕,保持患者舒适。

(4)术后抗凝治疗:注意监测出、凝血时间,保护患者,防止意外受伤。

(5)术后并发症护理:并发症有出血、人工血管血栓形成、人工血管感染、再灌注损伤及肢体肿胀。肢体肿胀主要原因是慢性缺血的肢体在血运重建后组织间液增多以及淋巴回流受阻。处理方法主要是给患者穿中等压力的弹性袜和抬高患肢。

二、下肢静脉曲张

（一）概述

下肢静脉曲张（Varix of Lower Limb）是指下肢浅表静脉因血流回流障碍而引起的以静脉扩张、迂曲为主要表现的一种疾病，晚期常合并小腿慢性溃疡。多发生在大隐静脉，少数为小隐静脉曲张。单纯性下肢浅静脉曲张指病变仅局限于下肢浅静脉者，其病变范围包括大隐静脉、小隐静脉及其分支，绝大多数患者都发生在大隐静脉，临床诊断为大隐静脉曲张。下肢静脉曲张表现为静脉伸长、扩张和蜿蜒屈曲，多发生于持久从事站立工作或久坐少动和体力劳动强度高的人群。单纯性下肢浅静脉曲张病情一般较轻，手术治疗常可获得较好的效果。

（二）危险因素

单纯性下肢静脉曲张的发病原因为静脉瓣膜功能不全、静脉壁薄弱和静脉内压力持久增高。静脉瓣膜功能不全的原因，主要是静脉瓣膜缺陷与静脉壁薄弱，多由浅静脉第一对瓣膜（股隐静脉瓣膜）关闭不全导致浅静脉血流反流，增加下肢静脉压力引起。静脉壁薄弱是全身支持组织薄弱的一种表现，与遗传因素有关。造成下肢静脉压力持久增高的重要原因，是长久站立和腹腔内压增高。病因可分为原发性和继发性。原发性是由于下肢浅静脉本身病变或解剖因素所致，如先天性静脉壁发育不良、位于皮下疏松组织内的浅静脉缺少肌肉的支持、长期站立引起的静脉压力升高及从事负重工作使腹内压升高致下肢静脉回流受阻等。继发性最常见病因为下肢深静脉的病变，如下肢深静脉瓣膜功能不全、深静脉血栓形成后综合征、深静脉阻塞、先天性下肢深静脉瓣膜缺如综合征等。其他则多继发于深静脉外的病变，如盆腔肿瘤或孕期子宫压迫髂静脉、先天性动静脉瘘均可造成脉压升高，引起下肢静脉回流受阻而发生下肢静脉曲张。

（三）病理生理

正常情况下，下肢静脉回流是依靠心脏搏动而产生的舒缩力量，在深筋膜内包围深静脉的肌肉产生的泵的作用，以及呼吸运动时胸腔内负压吸引三方面的协同作用。静脉瓣膜起着血液回流中单向限制作用。若有瓣膜缺陷，则单向限制作用就会丧失，进而引起血液倒流对下一级静脉瓣膜产生额外冲击，久之就会导致下级静脉瓣膜的逐级破坏。静脉中瓣膜的破坏使倒流的血液对静脉壁产生巨大的压力，即可引起静脉相对薄弱的部分膨胀。静脉瓣膜与静脉壁的强度和静脉压力的高低，起着相互影响的作用。静脉瓣膜和静脉壁离心愈远，强度愈低，静脉压力则是离心愈远则愈高，因此，产生"多米诺骨牌"效应，隐股静脉瓣破坏逐渐影响远侧和交通静脉瓣膜，甚至通过属支影响小隐静脉。下肢静脉曲张的远期进展，要比开始阶段迅速，而扩张迂曲的浅静脉，在小腿部远比大腿明显。在单纯性下肢静脉曲张中，小隐静脉还受到股浅和股腘静脉瓣的保护，不致受到血柱重力作用的直接影响，只有在大隐脉曲张进展到相当程度后，通过分支而影响小隐静脉，才会在小隐静脉分布区域，呈现浅静脉曲张。长期站立、重体力劳动、妊娠、慢性咳嗽、长期便秘等可使静脉内压力增高，进一步加剧了血液对瓣膜的冲击力和静脉壁的压力，导致静脉曲张。

下肢静脉迂曲、扩张,血液回流缓慢,甚至逆流而发生瘀滞,静脉压力增高。静脉壁发生营养障碍和退行性变化,尤其是血管中层的肌纤维和弹力纤维萎缩变性,被结缔组织替代。部分静脉壁呈囊性扩张而变薄,有些部位因结缔组织增生而增厚,因而血管可呈结节状。静脉瓣膜萎缩、机化,功能丧失。因血流淤滞、静脉压增高和毛细血管壁的通透性增加,血管内液体、蛋白质、红细胞和代谢产物渗出至皮下组织,引起纤维增生和色素沉着。局部组织缺氧而发生营养不良,抵抗力降低,易并发皮炎、湿疹、溃疡和感染。上述病理改变,多发生在足靴区部的皮肤,一般在病变进入后期才出现。

(四)临床特点

下肢静脉曲张不是一个独立性的疾病,而是下肢慢性静脉功能不全(Chronic Venous Insufficiency,CVI)的一种临床表现。明显的临床症状:肢体沉重感、乏力、胀痛、瘙痒等;典型体征:静脉迂曲扩张、色素沉着、血栓性浅静脉炎、皮肤硬化、溃疡等。

1. 症状

(1)浅静脉曲张:最常见、最具特征性的临床表现之一。浅静脉曲张表现为程度不同的迂曲、扩张、扭曲和成团。

(2)酸胀、疼痛和沉重感:酸胀、疼痛和沉重感因人而异,表现轻重不同。这组症状是静脉高压的特征性表现,由于静脉压增高,浅静脉扩张,静脉外膜感受器受到刺激,下肢出现乏力、酸胀、胀痛,疼痛、酸胀和沉重感多见于站立或行走后,休息或抬高肢体后可以缓解或消失。

(3)肢体肿胀:半数患者可伴有肢体不同程度的水肿,主要表现在活动后的水肿,经过一天的活动或较长时间的站立、行走后水肿明显,而晨起水肿轻微或消失,即"晨轻暮重"的表现。

(4)下肢皮肤营养性病变:由于患肢静脉压力的持续增高,一段时间后会在小腿出现皮肤色素沉着、皮炎、湿疹、溃疡等皮肤营养性病变,由于足靴区静脉网丰富、静脉管壁薄弱、皮下组织少等解剖学特征,皮肤营养性病变更多见于足靴区。

(5)血栓性浅静脉炎:曲张的静脉内血流相对缓慢,轻微外伤后就容易激发血栓形成,继发感染性静脉炎及静脉周围炎。最典型的症状是患肢突然疼痛,严重者不能行走,在曲张的浅静脉突然出现红、肿、热、痛的表现,局部可以触及硬结甚至肿块,严重的可伴发热等全身症状。

(6)曲张静脉破裂出血:大多发生在足靴区及足踝部,因静脉压力高而出血速度快,故需紧急处理。

下肢慢性静脉功能不全(Chronic Venous Insufficiency,CVI)是一组下肢静脉病征的总称,临床表现多样且病理生理改变复杂,需要有诊断分类的标准用以规范诊断及治疗。1994 年,美国静脉论坛(American Venous Forum,AVF)依据临床、病因、解剖和病理生理学提出的 CEAP 分类法(Clinical,Etiological,Anatomical,Pathophysiological Classification)已被广泛接受,并于 20 世纪末在国内开始应用。CEAP 分类系统由临床表现(C,Clinical Features)、病因(E,Etiology)、解剖(A,Anatomic Distribution)和病理生理(P,Pathophysiology)四个部分组成。

①临床(C)分级:分为 $C_0 \sim C_6$ 七类(见表 5-7)。

表 5-7　临床分级

分级	临床征象
C_0	有症状而无静脉病体征
C_1	毛细血管扩张或网状静脉
C_2	浅静脉曲张
C_3	静脉性水肿
C_4	皮肤营养性改变:色素沉着、湿疹、脂质硬皮症、白色萎缩
C_5	皮肤改变加已愈合的溃疡
C_6	皮肤改变加活动性溃疡

②病因(E):可分为三类。Ec(Congenital),指先天性缺陷造成的下肢静脉功能不全;Ep(Primary),由非先天性和非继发性原因造成的下肢静脉功能不全;Es(Secondary),有明显的继发性病因,如静脉血栓形成、静脉创伤、外来压迫等。

③解剖(A):可分为三类。As(Superficialveins),病变涉及浅静脉;Ad(Deepveins),病变涉及深静脉;Ap(Perforatingveins),病变涉及交通静脉。三者可以单独或合并出现。

④病理生理(P):可分三类。Pr(Reflux)为静脉逆流;Po(Obstruction)为静脉阻塞;Pr,o(Reflux and Obstruction)为静脉逆流与阻塞并存。

CEAP 分类系统既是 CVI 的诊断标准,又是以符号正确表达的方式。CEAP 分类系统规范了 CVI 的诊断程序。CVI 的诊断包括三个层面:临床、功能与解剖定位及病因,循序检查才能按 CEAP 分类系统做出正确诊断。第一,可以从病史与临床表现做出"C"分类,并对有无继发性病因提供线索,便携式超声多普勒血流仪检测,对有无静脉逆流做出初步筛选;第二,如发现有静脉逆流存在,需做活动时静脉压(Ambulatory Venous Pressure,AVP)及静脉再充盈时间(Venous Recovery Time,VRT)测定,这是观察下肢静脉高压的直接指标,超声多普勒彩超(Duplexs)可对静脉逆流或阻塞做出诊断;第三,上述检查尚不能区分病因(原发性或继发性)、确定静脉及其瓣膜结构的改变、决定是否需要及能否手术修复等问题。

2.辅助检查

(1)深静脉通畅试验(Perthes 试验):用止血带阻断大腿浅静脉主干,嘱患者用力踢腿或下蹲运动 10 余次。下肢运动,肌肉收缩,浅静脉血流向深静脉回流,而使曲张静脉排空。如运动后浅静脉曲张更明显,则表明深静脉不通畅。

(2)大隐静脉瓣膜功能试验(Trendelenburg 试验):了解大隐静脉及交通支内瓣膜情况。方法是患者平卧,下肢抬高,使静脉空虚,在大腿根部扎上止血带,压迫大隐静脉,然后让患者站立约 10s 后解开止血带,大隐静脉血柱由上向下立即充盈,则提示瓣膜功能不全。应用同样原理,在腘窝补扎上止血带,可以检测小隐静脉的功能。如在未开放止血带前,见止血带下方的静脉在 30s 内迅速充盈,则表明有交通静脉瓣膜功能不全。

(3)交通静脉瓣膜功能试验(Pratt 试验):患者仰卧,抬高受检下肢,在大腿根部扎止血带,先从足趾向上至腘窝缚缠第一根弹力绷带,再自止血带处向下,扎上第二根弹力绷带;让患者站立,一边向下解开第一根弹力绷带,一边向下继续缚缠第二根弹力绷带,如果在两根弹力绷带之间的间隙内出现曲张静脉,则提示该处有功能不全的交通静脉。

(4)超声多普勒彩超(Duplex)。

(5)容积描记检测下肢深静脉瓣膜功能不全和单纯性大隐静脉曲张。

(6)下肢静脉压测定。

(7)静脉造影:下肢深静脉顺行、逆行造影和腘静脉穿刺插管造影,可以更准确地判断病变性质、部位、范围、程度和瓣膜形态及功能。

(五)治疗

1.非手术治疗 只能改善症状。适用于病变较轻、症状较轻或症状虽然明显但不能耐受手术者。

(1)促进静脉回流:穿弹力袜或用弹力绷带,弹力袜的压力应远侧高而近侧低。避免久站、久坐,间歇性抬高患肢。

(2)硬化剂注射和压迫疗法:适用于曲张静脉轻而局限、深浅静脉瓣膜功能良好和术后残留的曲张静脉及术后复发者。常用硬化剂为5%鱼肝油钠溶液、油酸乙醇胺(ethamolin)溶液、3%十四羟基硫酸钠(sotradecol)溶液以及高渗糖水及盐水。每点注射剂量是5%鱼肝油钠1~2mL,同时可做多点注射,注射后应加压包扎至少6周,使静脉壁相互粘连而闭合。注射时有部分患者有过敏、溶血反应,偶尔发生肺栓塞,硬化剂漏入皮下可引起皮下坏死,所以应特别注意。注射加压治疗近期疗效较满意,但复发率高,需反复注射。

硬化疗法术后,局部可有红肿和疼痛,一般数日内可消退,症状较重者可口服止痛片或肛门塞入双氯酚酸钠栓剂止痛。少数患者注射硬化剂后可出现药物过敏,药液外渗引起局部红肿范围扩大,经热敷或理疗后可消退。严重并发症为硬化剂误入深静脉导致深静脉血栓形成,应掌握正确操作方法,避免该情况发生。

2.手术治疗 适用于深静脉通畅、无手术禁忌证者,是治疗下肢静脉曲张的根本方法。

(1)大隐静脉高位结扎并抽剥术。

(2)微创疗法:静脉腔内激光治疗(Endovenous Laser Treatment,EVLT),利用血红蛋白吸收激光能量,在血管腔内沸腾产生微气泡,造成血管内壁的损伤及闭合,以及静脉血栓形成并机化,最终使静脉闭合。术后弹力绷带加压包扎24h后解开,观察变化。换穿循序减压弹力袜2周以上。

(3)TriVex微创静脉旋切系统静脉切除术:利用皮下光源照射来定位曲张静脉,然后利用刨吸系统去除曲张静脉。只适于小腿曲张静脉的问题,不适用于大隐静脉主干的处理。

(4)用高频波(射频)或激光光束烧灼、阻断曲张的静脉血流。此法大多数患者可能无法解决问题,需辅以其他方式如微创静脉曲张旋切系统才可有效治疗。

(六)护理

(1)观察患肢情况:观察患肢远端皮肤的温度、颜色,是否有肿胀、渗出,局部有无红、肿、压痛等感染征象。

（2）加强下肢皮肤护理：预防下肢创面继发感染，做好皮肤湿疹和溃疡的治疗和换药工作，促进创面愈合。

（3）促进下肢静脉回流，改善活动能力：指导患者行走时穿弹力袜或使用弹性绷带，以促进静脉回流，减少静脉血液淤积。

（4）维持良好坐姿。坐时双膝勿交叉过久，以免压迫腘窝、影响静脉回流。

（5）避免腹内压和静脉压增高：保持大便通畅，避免长时间站立，肥胖者应有计划地减轻体重。

（6）保护患肢：活动时避免外伤引起曲张静脉破裂出血。患肢有水肿者，嘱其卧床，抬高患肢 30°～40°，有利于静脉、淋巴回流，以减轻患肢水肿。

（7）小腿慢性溃疡和湿疹的护理：平卧时抬高患肢，保持创面清洁，局部应勤换药，创面可湿敷。

（8）出血的护理：立即抬高患肢和加压包扎，必要时需缝扎止血。

（9）术后早期活动：患者卧床期间指导其做足部伸曲和旋转运动；术后 24h 鼓励患者下地行走，促进下肢静脉回流，避免深静脉血栓形成。

附 1：冠状动脉介入性诊断及治疗

一、冠状动脉造影术

冠状动脉造影术（Coronary Arterial Angiography，CAG）提供冠状动脉病变的部位、性质、范围及侧支循环状况等准确资料，有助于选择最佳治疗方案，是诊断冠心病最可靠的方法。

适应证：

（1）对药物治疗中心绞痛仍较重者，明确动脉病变情况以及考虑介入性治疗或旁路移植手术。

（2）胸痛似心绞痛而不能确诊者。

（3）老年患者心脏增大、心力衰竭、心律失常，疑有冠心病而无创性检查未能确诊者。

（4）心肌梗死后再发心绞痛或运动试验阳性者。

（5）急性冠脉综合征拟行急诊手术者。

二、经皮冠状动脉介入治疗

经皮冠状动脉介入治疗（Percutaneous Coronary Intervention，PCI）是用心导管技术疏通狭窄甚至闭塞的冠状动脉管腔，从而改善心肌血流灌注的一组治疗技术。

（一）介入治疗技术主要方式

（1）经皮穿刺腔内冠状动脉成形术（Percutaneous Transluminal Coronary Angioplasty，PTCA）是通过 Seldinger 法经皮穿刺周围动脉（股动脉、桡动脉）逆行送入球囊扩张导管,对冠状动脉狭窄病变进行机械扩张,造成血管内膜撕裂,重新塑形管腔,使病变处管腔扩大,血流通畅,心肌血液供应改善,从而缓解症状,降低心肌梗死的发生率。

(2)经皮穿刺冠状动脉内支架术(Intracoronary Stenting,ICS)是在 PTCA 的基础上将金属支架置于冠状动脉硬化病变处,可有效防治急性血管闭塞,并能降低 PTCA 术后的再狭窄。

(3)药物洗脱(涂层)支架(Drug Eluting Stent,DES)主要分两类:抗凝药物及抑制细胞生长或杀细胞生长药物涂层支架。抗凝药物涂层支架以肝素膜为代表,其主要作用在于减少血栓的发生,无明显预防再狭窄的作用。抑制细胞生长或杀细胞生长药物洗脱支架,以抑制内膜增生与预防和降低再狭窄。

(二)PTCA

1.适应证

临床适应证:①各种心绞痛(稳定型、不稳定型、CABG 术后);②急性心肌梗死;③合并左室功能不全。

血管适应证:①多支血管病变;②CABG 术后血管桥;③有保护的冠状动脉硬化左主干病变。

病变适应证:病变所累及血管除近端,向心性、局限及长度＜10mm 等外,病变发生在远段,病变呈管状、长节段及病变偏心性、不规则、钙化,位于血管分叉处,完全闭塞病变及冠状动脉口病变等均可施行 PTCA。

2.禁忌证

绝对禁忌证:无保护的冠状动脉硬化左主干病变。

相对禁忌证:①冠状动脉硬化血管慢性闭塞病变,尤其是超过 6 个月,解剖学判断成功可能性极小;②多支血管病变且为其他重要冠状动脉提供侧支循环的血管病变;③左心功能严重不全者＜30％;④急性心肌梗死病程中非梗死相关血管的狭窄病变;⑤凝血机制障碍,包括出血性疾病和高凝状态者;⑥冠状动脉硬化病变狭窄程度小于 50％者且无临床心肌缺血证据者。

(三)冠状动脉内支架术

1.适应证

(1)PTCA 并发血管急性闭塞或濒临闭塞时做紧急支架植入术,为 PTCA 术中急性血管闭塞的补救措施之一,能有效地避免急性心肌梗死、紧急 CABG 和死亡。

(2)改善 PTCA 不理想(Suboptimal)效果。

(3)预防再狭窄,对未经治疗的冠状动脉硬化病患者,放置支架及 PTCA 术后再狭窄者。

(4)SVG 大隐静脉桥病变。

近年来冠状动脉内支架术适应证得到更大拓展。未保护的左主干病变、慢性完全闭塞病变及急性心肌梗死的急诊冠状动脉硬化内支架术的发展,已取得了明显临床疗效。冠状动脉硬化内支架术进一步拓宽了 PTCA 的适应证。

2.禁忌证

(1)对不锈钢过敏者。

(2)有出血性疾患或出血倾向不适合抗凝治疗者。

(3)对各种抗血小板药物过敏者。

(4)有下列情况者也不适合支架植入:①血管直径<2.0mm;②需植入支架的是远段血管;③前向血流不好;④严重钙化病变球囊未能进行充分扩张的病变;⑤大量血栓存在;⑥单纯冠状动脉痉挛;⑦心肌桥。

(四)PCI 的护理

PCI 治疗冠心病疗效好、成功率高、手术创伤小,但仍然有一些并发症,甚至危及患者的生命。保证 PCI 成功的关键环节之一是护理。必须掌握冠状动脉介入治疗的理论知识,熟练掌握除颤器、临时起搏器、监护仪等各种仪器的使用方法,能快速正确识别常见心律失常。

1.术前准备

(1)向患者及家属介绍手术的目的和意义、手术的一般过程及安全性,使患者情绪稳定,减轻患者的紧张、恐惧、焦虑等不良心理反应。指导患者训练床上排便、深吸气、有效咳嗽等。

(2)术前需进行三大常规、生化全套、乙肝三系、HIV 等检查,碘过敏试验,手术区皮肤准备。术前三日及手术日晨口服阿司匹林片 100～300mg;以往未服用阿司匹林的患者应在 PCI 术前至少 2h,最好 24h 前给予 300mg 口服。术中植入冠状动脉内支架,需强化抗血小板治疗,除口服阿司匹林片外,术前三日开始口服氯吡格雷(Clopidogrel,波立维)75mg,每日一次;或当天术前 6h 前,给予 300mg 负荷剂量氯吡格雷顿服。

(3)检查所需仪器设备,如监护仪、除颤器、吸引器、输氧器等设备。备临时起搏器,急救药品(硝酸甘油、利多卡因、阿托品、多巴胺、肾上腺素等)及各种型号的导引导管、球囊、支架和各种性能的导丝等有关 PCI 的材料。

2.操作步骤

(1)局麻后穿刺股动脉或桡动脉,留置动脉鞘。必要时可预先留置股静脉鞘放置临时起搏导管至右心室备用。

(2)经静脉注入肝素 100U/kg,以后每小时追加 2000U,根据激活凝血时间调节肝素用量。

(3)经动脉鞘逆行插入选择合适的导引导管至冠状动脉口,行冠状动脉造影,充分显示病变。将导引导丝缓慢推送过狭窄病变部位并达其远端。

(4)沿导引导丝送球囊导管至狭窄处,使球囊中点恰好位于狭窄中点。然后连接压力泵用稀释的造影剂(1∶1)充盈球囊,由 4 个大气压(405.3kPa)开始,逐步加压至球囊完全扩张。

(5)每次扩张后均由导引导管注射造影剂观察狭窄程度,如有残余狭窄可换大一号球囊重复扩张;如有明显内膜撕裂、夹层,则可植入支架。

3.术中监护

(1)心电监护:可引起各种心律失常,包括室性早搏、室性心动过速或心室颤动,以及窦性心动过缓、房室传导阻滞等。当心率下降至<50 次/min,应立即嘱咐并指导患者咳嗽,以提高心率,必要时给予阿托品 0.5～1 mg 静注。持续室性心动过速或心室颤动者需除颤复律,严重心动过缓、房室传导阻滞致长间隙心室停搏者需心室临时起搏治疗。

(2)压力监测:若冠状动脉硬化内压力的明显下降或压力曲线不正常,应及时提醒施术者,避免严重心律失常的发生。动脉血压下降常是各种严重情况的先兆,须及时处理。

(3)球囊扩张时,常有一过性胸痛。必要时硬化冠状动脉内注入硝酸甘油 200μg。造影剂反应可表现如组胺释放反应、过敏性休克,须及时静注地塞米松、肾上腺素等治疗。

4.术后护理

术后到 CCU 监测心电和血压 24h。观察有无心绞痛、心电图心肌缺血或心肌梗死改变及心律失常。观察局部创口及足背动脉搏动强度等情况。

(1)拔鞘管的护理:PTCA 术后肝素静脉注入 600～1000U/h,并保留股动脉鞘 12～24h。次日停肝素 2～4h 后拔鞘管。如稳定型心绞痛患者,PTCA 效果理想,可于术后停肝素 2～4h 拔鞘管,之后仍给肝素静脉注入 600～1000U/h,维持 12～24h。冠状动脉硬化内支架术后停肝素,并在术后 3～4h 拔除股动脉鞘(如为桡动脉路径,术后即刻拔除动脉鞘加压包扎止血)。拔鞘前若血压≥160/100mmHg(21.3/13.3kPa)须高度重视,及时给予降压治疗。PTCA 拔鞘后 2h 重新静滴肝素 600～1000U/h 至次晨或低分子肝素皮下注射,如为急性冠状动脉硬化综合征术后,则低分子肝素皮下注射 3d。

拔除股动脉鞘管时的关键是预防血管迷走神经反应,反应与术后拔股动脉鞘管时紧张、疼痛、血容量低有关。拔股动脉鞘管前使用 2%利多卡因做鞘管周围局部浸润麻醉,拔动脉鞘管后立即压迫股动脉穿刺点近心端,维持 15～20min,压力以能触摸到足背动脉搏动为准,用宽胶布固定加 0.5～1kg 沙袋压迫肢体制动 8h,绝对平卧 24h。沙袋加压时,应注意沙袋的压迫点,注意出血情况。密切观察足背动脉及肢体皮肤颜色、温度。嘱患者或家属在患者打喷嚏或咳嗽时,用手按压沙袋,对穿刺部位施加压力,以免突发血压增高引起穿刺部位出血。如拔动脉鞘管时有心率逐渐减慢至 60 次/min 以下,血压下降至 90/60mmHg(12.0/8.0kPa)以下,出现面色苍白、出汗、恶心和呕吐,可立即分别应用静注阿托品 0.5～1mg 和/或多巴胺 5～10 mg 及补液治疗,同时减小按压伤口力度。经股动脉途径,较常见出血、血肿、腹膜后出血或血肿、假性动脉瘤、动静脉瘘及股动脉阻塞等并发症。预防假性动脉瘤的关键是准确的股动脉穿刺和拔除鞘管后的有效压迫止血及加压包扎。经桡动脉途径,前臂出血、血肿是较常见的并发症,须腕部制动,前臂抬高,局部加压包扎止血。

(2)心电监护:PTCA 及冠状动脉硬化支架术后仍可出现各种心律失常及心肌缺血 ST-T 改变。常规做全导联心电图,以观察有无心肌缺血改变。

(3)血压监测:准确判断早期低血压,术后低血压的原因有:①低血容量;②心输出量下降:与心肌缺血、瓣膜返流、冠状动脉破裂或穿孔致心包压塞和心律失常有关;③血管过度扩张:见于血管迷走反应,术后应用血管扩张剂、钙通道阻滞剂过量。

(4)症状观察及监测血清心肌酶谱、肌钙蛋白 T 或肌钙蛋白 I 及血肌酐。如急性心包填塞时,患者出现胸痛、恶心、呕吐、冷汗,脉细弱,血压下降,应及时心包穿刺,开通静脉通路,停肝素。

(5)抗凝及抗血小板聚集治疗药物的应用:PTCA 术后阿司匹林肠溶片 150～300mg/d,三个月后改 100mg/d 长期服用。若植入支架还需强化术后抗血小板聚集治疗,阿司匹林加用氯吡格雷 75mg,每日 1 次至少 1 个月,最好 12 个月,注意复查血常规及注意皮肤黏膜有无出血倾向和其他脏器出血情况。若植入药物(Rapamycin 或 Taxol)洗脱支架则需双重抗血小板聚集治疗,阿司匹林加用氯吡格雷 75mg,每日 1 次至 12 个月以上,以防支架内急性、亚急性血栓形成及晚期支架内血栓形成而致心肌缺血甚至冠状动脉硬化急性血管闭塞。

(五)PTCA 的并发症的护理

1.冠状动脉硬化急性血管闭塞或濒临闭塞　冠状动脉硬化急性血管闭塞是指 PTCA 术中或术后原来通畅的血管又狭窄加重致闭塞,血管远端血流分级为 TIMI 0～1 级。濒临闭塞是指 PTCA 术中或术后发生急性血管闭塞高危的一种血管造影表现,包括内膜夹层或新的血栓形成,其远端血流分级为 TIMI2～3 级。其表现为胸痛、心律失常、ST 段移位和血流动力学紊乱。急性血管闭塞是 PTCA 最严重的并发症,可造成急性心肌梗死和死亡,主要原因有冠状动脉硬化痉挛、内膜夹层严重撕裂、血栓形成或栓塞等。以上情况需尽快恢复心肌血流灌注,是治疗急性血管闭塞的关键:造影观察阻塞血管,冠状动脉内注射硝酸甘油 200～300μg,应用血小板糖蛋白 Ⅱb/Ⅲa 受体拮抗剂或溶栓治疗和再次 PTCA 或冠状动脉内支架术(急性血管闭塞最有效的手段),冠状动脉旁路移植术 CABG。

2.冠状动脉穿孔　冠状动脉穿孔可由导丝穿透血管壁或 PTCA 内膜撕裂扩展至外膜引起。

3.心律失常　包括室性早搏、室性心动过速或心室颤动以及窦性心动过缓、房室传导阻滞等。原因为缺血及再灌注等。

4.PTCA 术后血管并发症　股动脉穿刺部位出血、血肿、假性动脉瘤、动静脉瘘及股动脉阻塞等。桡动脉途径独有并发症为:桡动脉痉挛、闭塞;桡动脉、内乳动脉、腋动脉破裂出血血肿;无名动脉破裂导致纵隔血肿;前臂挤压综合征,前臂出血,血肿,筋膜综合征等。

5.PTCA 术后血管迷走反应　血压下降,心率逐渐减慢,面色苍白,出汗,恶心和呕吐。

6.对比剂(造影剂)肾病　是指排除其他肾脏损害因素后使用对比剂后 24～72h 内发生的急性肾功能损害。

7.PTCA 术后无血流(No-flow)现象。

附 2:抗心律失常药物分类

根据 Vaughn Williams 分类法。

Ⅰ类:阻断钠通道,又可分为以下三类。

ⅠA 类:减慢动作电位 0 相上升速度(V_{max}),延长动作电位时程,如奎尼丁、普鲁卡因胺、丙吡胺等。

ⅠB 类:不减慢动作电位 0 相上升速度(V_{max}),缩短动作电位时程,如美西律、苯妥英钠、利多卡因等。

Ⅰ C 类：减慢动作电位 0 相上升速度（V_{max}），轻微延长动作电位时程，氟卡尼、恩卡尼、普罗帕酮等。

Ⅱ 类：如 β 肾上腺素能受体阻断剂，普萘洛尔、美托洛尔、比索洛尔、阿替洛尔等。

Ⅲ 类：阻断钾通道，延长复极（延长动作电位时限），如胺碘酮、索他洛尔等。

Ⅳ 类：阻断钙通道，如维拉帕米、地尔硫草等。

附 3：人工心脏起搏器治疗

心脏起搏器通过发放一定形式的电脉冲刺激心脏，使之激动和收缩，以治疗由某些心律失常所致的心脏功能障碍。起搏系统由起搏器、起搏电极导线及程控仪组成，其中起搏器和起搏电极导线植入人体。

一、起搏器的种类

1. 临时起搏器　用于临时治疗或保护性治疗，多采用导线经皮连接体外佩戴的起搏器。

2. 永久性起搏器　用于治疗慢性不易恢复的心律失常，如有症状的高度或完全性房室传导阻滞、伴有晕厥症状的严重窦性心动过缓、颈动脉窦高敏综合征等。

二、起搏器的功能类型

1. 心室按需（VVI）型起搏器　起搏电极置于心室。此型起搏器只保证心室起搏节律，而不能保证房室顺序收缩，因而是非生理性的。

2. 心房按需（AAI）型起搏器　起搏电极置于心房，适用于窦房结功能障碍而房室传导功能正常者。

3. 双腔（DDD）起搏器　心房和心室均放置电极，能保证心房和心室的顺序收缩，适用于窦房结功能及房室传导均有障碍者。

4. 植入型心律转复除颤器（ICD）　具备除颤、复律、抗心动过速起搏及抗心动过缓起搏等功能。

三、植入式心脏起搏适应证

（1）伴有临床症状的任何水平的完全或高度房室传导阻滞。

（2）伴有症状的束支-分支水平阻滞，间歇性第二度Ⅱ型房室传导阻滞。

（3）病态窦房结综合征或房室传导阻滞，有明显临床症状或虽无症状，但逸搏心率＜40 次/min 或心脏停搏时间＞3s。

（4）有窦房结功能障碍或房室传导阻滞的患者，必须采用具有减慢心率作用的药物时，应植入起搏器。

（5）颈动脉窦过敏综合征及神经介导性晕厥。

四、护理

(一)术前护理

(1)心理护理:向患者及家属解释手术的必要性和安全性,手术的过程、方法和注意事项,以解除其顾虑和精神紧张。

(2)完善辅助检查:如血、尿常规,血型,出、凝血时间,胸部 X 线,心电图,动态心电图等。

(3)术前准备:皮肤准备,抗生素试敏,训练床上平卧排便。

(4)应用抗凝剂者停用至凝血酶原时间恢复至正常范围内。

(二)术中配合

(1)严密监测心率、心律、呼吸及血压的变化,发现异常立即通知医生。

(2)心理护理。

(三)术后护理

1. 休息和活动　取平卧位或略向左侧卧位 8～12h,如平卧极度不适,可抬高床头 30°～60°。避免右侧卧位,勿剧烈改变体位、深呼吸、打喷嚏及用力咳嗽。术侧肢体不宜过度活动,术后第一次活动应动作缓慢,防止摔倒。做好生活护理。

2. 监测　描记 12 导联心电图,心电监护 48～72h:监测心率、心律、心电图变化及患者自觉症状,及时发现电极脱位或起搏器起搏、感知障碍。

3. 伤口护理　伤口沙袋加压 6～8h,观察起搏器囊袋有无出血或血肿,局部有无感染或坏死。定期更换敷料,一般术后 7d 拆线,临时起搏器应每日换药 1 次。按医嘱应用抗生素 2～3d 预防感染。

4. 观察术后并发症　观察有无出血与感染,皮肤坏死及与穿刺有关气胸、血胸等与手术有关的并发症。观察有无干扰、肌肉跳动、感知功能障碍等与脉冲发生器有关的并发症。观察有无电极移位、心肌穿孔、导线折断、接插处松脱等与电极有关的并发症及起搏器综合征、肩关节粘连、肩部麻木肿胀等其他并发症。

(四)健康指导

1. 起搏器知识指导　告知患者起搏器的设置频率及平均使用年限。指导其妥善保管起搏器卡(有起搏器型号、安装日期、有关参数、品牌等),外出时随身携带,便于出现意外时为诊治提供信息。

2. 自我监测病情指导　每日自测脉搏 2 次,出现脉率比设置频率低 10% 或出现安装起搏器前的症状时应及时就医。自行检查植入部位有无红、肿、热、痛等炎症反应或出血现象,但不随意抚弄起搏器植入部位。

3. 活动指导　避免剧烈运动,装有起搏器的一侧上肢应避免作用力过度或幅度过大的动作(如打网球、举重物等),以免影响起搏器功能或致电极脱落。

4. 生活指导　避免到强磁场和高电压的场所(如核磁、激光、变电站等),但家庭生活用电器一般不影响起搏器工作。移动电话对起搏器的干扰作用很小,推荐平时将移动电话放置在远离起搏器至少 15cm 的口袋内,拨打或接听电话时采用对侧。

5 定期随访　出院后半年内每 1～3 个月随访 1 次,情况稳定后每半年随访 1 次,接近起搏器使用年限时,应缩短随访间隔时间,在电池耗尽之前及时更换起搏器。

复习题

一、单选题

1. 护理原发性高血压的老年患者,下列哪项措施不正确?

A. 改变体位动作宜缓慢 B. 协助用药尽快将血压降至较低水平

C. 沐浴时水温不宜过高 D. 头晕、恶心时协助其平卧并抬高下肢

2. 护士指导老年患者使用降压药,下列哪项正确?

A. 一周测量血压 1 次 B. 降压药最好睡前服用

C. 从小剂量开始 D 血压正常后及时停药

3. 患者血压 160/90mmHg,是属于:

A. 正常高值血压 B. 1 级高血压

C. 2 级高血压 D. 3 级高血压

4. 患者 1 级高血压,有 2 个其他危险因素,患者心血管风险水平分层是:

A. 低危 B. 中危 C. 高危 D. 很高危

5. 确诊冠心病心绞痛最有价值的一项是:

A 胸骨后疼痛史 B. 心电图

C. 血清心肌酶 D. 选择性冠状动脉造影

6. 控制心绞痛发作的首选药物是:

A. 地西泮 B. 双嘧达莫 C. 硝酸甘油 D. 复方丹参

7. PTCA 后即刻血管腔扩大的最重要机理是:

A. 斑块浅表性撕裂 B. 斑块破裂伴局限性内膜撕裂

C. 斑块压缩 D. 未受斑块累及的血管壁的扩张

8. 急性心肌梗死最早、最突出的症状是:

A. 胸前区疼痛 B. 心源性休克

C. 室性心律失常 D. 急性左心衰竭

9. 慢性心房颤动的常见并发症是:

A. 动脉栓塞 B. 肺炎

C. 感染性心内膜炎 D. 阿-斯综合征

10. 不符合心房颤动的心电图特征是:

A. 出现形态、大小不一的 F 波 B. R-R 间隔不相等

C. QRS 波形态正常 D. 心室率 350～600 次/min

11. 下列哪项不是严重心律失常先兆?

A. 室性早搏出现在前一搏动的 T 波上 B. 频发性室性早搏＞5 次/min

C. 多源性室性早搏 D. 窦性心动过速

12. 动脉硬化闭塞症最重要的危险因素是:

A. 肥胖 B. 年龄 C. 吸烟 D. 糖尿病

13. 动脉栓塞患者最早出现的临床表现是:

A. 肢体麻木和运动障碍 　　　　　B. 皮色和温度变化

C. 疼痛 　　　　　　　　　　　　D. 动脉搏动减弱或消失

14. 女性,47岁,久站后左下肢出现酸胀感,小腿内侧可见静脉轻微突起,诊断为下肢静脉曲张。对此患者日常保健要求中不正确的是:

A. 尽量避免久站 　　　　　　　　B. 适当体育锻炼

C. 休息时放低患肢 　　　　　　　D. 使用弹力袜

15. 下肢静脉曲张的主要原因是:

A. 心脏功能不全 　　　　　　　　B. 静脉瓣膜功能不全

C. 下肢肌肉收缩减退 　　　　　　D. 皮下脂肪减少

二、问答题

1. 简述老年高血压特点。

2. 简述下肢动脉硬化闭塞症的临床分期。

三、案例题

案例一

患者63岁,两周前因受凉后出现咳嗽、咳痰,未在意,近日来咳嗽加重,咳白色泡沫样痰,痰中带血丝,并在活动后气短、乏力,夜间睡觉不能平卧。有高血压史10年,平时血压可达180/105mmHg。查体:体温38℃,脉搏112次/min,血压140/90mmHg,呼吸20次/min,心界向左扩大,两肺底可闻及湿啰音,EKG示左室肥大。请问:

(1)该患者为几级高血压?危险分层为哪层?

(2)高血压的非药物治疗方法有哪些?

案例二

女性,65岁,发作性胸闷、气短5年,持续性心前区疼痛5h。患者于5年前出现劳累后胸闷、气短,当地医院考虑"冠心病,劳累性心绞痛",经治疗(具体治疗及用药不详)后症状缓解出院。此后,每于劳累后经常出现上述症状,含服硝酸甘油可缓解,未再入院系统治疗。入院前4h,患者再次于劳累后出现心前区疼痛,向左肩背放射,含服硝酸甘油不能缓解,大汗,伴恶心、呕吐,家人急送医院。

体温37℃,脉搏94次/min,呼吸24次/min,血压100/65mmHg,神清,恐惧,查体合作,大汗,末梢湿冷,口唇轻度发绀,双肺呼吸音粗,心界不大,心尖部第一心音减弱,腹软,无压痛,肝脾未触用,双下肢无浮肿。血生化检查:血糖7.2mmol/L,甘油三酯2.44mmol/L,心肌钙蛋白8.7μg/L。心电图:窦性心律,偶发室性早搏,Ⅱ、Ⅲ、aVF导联ST段弓背向上抬高。

请问:

(1)该患者首先考虑是什么病?依据是什么?

(2)该患者有哪些冠心病危险因素?

(姚玉娟)

第六章　老年内分泌代谢疾病护理

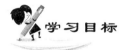学习目标

1. 说明高脂血症的定义、危险因素。
2. 陈述高脂血症的临床特点、治疗原则和目标、药物治疗及护理。
3. 陈述糖尿病的定义、病因、临床特点。
4. 解释糖尿病的诊断标准、控制目标及治疗原则。
5. 叙述糖尿病治疗药物的分类、作用、副作用及使用时注意事项。
6. 叙述胰岛素的治疗原则、作用、副作用及使用时注意事项。
7. 解释糖尿病的护理原则,急、慢性并发症的处理原则、护理要点。
8. 了解糖尿病患者的教育及自我管理的内容及目标。
9. 说明痛风的定义、危险因素。
10. 了解痛风的诊断及自然病程。
11. 解释痛风的临床特点、药物治疗的作用和副作用及护理要点。

第一节　高脂血症

中国人群血脂水平和血脂异常患病率虽然尚低于多数西方国家,但随着人民生活方式的变化,人群平均的血清总胆固醇(TC)水平正逐步升高。TC 和低密度脂蛋白(LDL)升高率的分布特点是城市显著高于农村,50～69 岁达到高峰,70 岁以后稍有降低。血脂异常作为脂质代谢障碍的表现,也属于代谢性疾病,但其对健康的损害则主要在心血管系统,导致冠心病及其他动脉粥样硬化性疾病。

一、概述

脂肪代谢或运转异常使血浆中一种或几种脂质高于正常值称为高脂血症(Hyperlipemia)。血脂是血浆中脂类物质,主要包括 TC、甘油三酯(TG)和类脂等。它们

必须与特殊的蛋白质(载脂蛋白)结合形成脂蛋白才能被运送到组织进行代谢。与临床密切相关的血脂是 TC、TG、LDL-C 和 HDL-C。此四项指标是目前临床上推荐的基本检测项目。血脂异常通常指血浆中 TC 和 TG 升高。但临床上高脂血症也泛指包括低 HDL-C 血症在内的各种血脂异常。血脂异常分类为:①高胆固醇血症(仅 TC 增高);②高甘油三酯血症(仅 TG 增高);③混合型高脂血症(TC、TG 均增高);④低高密度脂蛋白血症(HDL-C 降低)。

二、危险因素

1.可控因素

(1)饮食因素:①高胆固醇饮食。据报道,人群的每日胆固醇摄入量增加可升高血浆胆固醇水平,这可能与肝脏胆固醇含量增加、受体合成减少有关。②高饱和脂肪酸饮食。饱和脂肪酸可抑制 LDL 受体活性。③高糖饮食。以内源性高甘油三酯血症最多见,食用糖的比例过高,引起血糖升高,刺激胰岛素分泌增加,出现高胰岛素血症,后者可促进肝脏合成甘油三酯和极低密度脂蛋白(VLDL)增加,引起高甘油三酯血症。④饮酒对血浆甘油三酯水平有明显影响,在敏感个体,即使中等量饮酒亦可引起高甘油三酯血症,酒精可增加个体内脂质的合成率,还可降低脂蛋白酯酶的活性,使甘油三酯分解代谢减慢。

(2)生活习惯:习惯于静坐的人血浆甘油三酯浓度比坚持体育锻炼者高,无论是长期或短期体育锻炼均可降低血浆甘油三酯水平,使外源性甘油三酯从血浆中清除增加。

(3)吸烟:吸烟可增加甘油三酯水平,烟中的有害物质会逐渐损伤血管的上皮细胞,使上皮细胞间的缝隙增大,血脂随血液流通过上皮细胞的缝隙,在血管壁内沉积形成血栓。

(4)超重或肥胖:肥胖可升高血浆胆固醇水平,促进肝脏输出含载脂蛋白的脂蛋白,使 LDL 生成增加;肥胖使全身的胆固醇合成增加。

(5)其他:糖尿病、甲状腺功能减退症、库欣综合征、肾病、多囊卵巢综合征等与对血管壁上皮细胞的危害有关。

2.不可控因素

(1)遗传因素:与脂蛋白代谢相关酶或受体基因发生突变,是引起 TC 显著升高的主要原因。

(2)年龄和性别:老年人 LDL 受体活性减退,其机理可能是随年龄增加胆汁酸合成减少,使肝内胆固醇含量增加,进一步抵制 LDL 受体活性。在 45~50 岁前,女性的血清胆固醇含量低,绝经后 TC 水平较同年龄男性高。

三、病理生理

血脂中与临床密切相关的主要是胆固醇和 TG,其他还有游离脂肪酸和磷脂等。在人体内胆固醇主要以游离胆固醇及胆固醇酯形式存在。TG 是甘油分子中的三个羟基被脂肪酸酯化而形成的。循环血液中的胆固醇和 TG 必须与特殊的蛋白质即载脂蛋白(Apolipoprotein,Apo)结合形成脂蛋白,才能被运输至组织进行代谢。血浆脂蛋白分为乳糜微粒（Chylomicron，CM）、极低密度脂蛋白（Very Low Density Lipoprotein，VLDL）、中间密度脂蛋白（Intermediate Density Lipoprotein，IDL）、低密度脂蛋白（Low Density Lipoprotein，LDL）和高密度脂蛋白（High Density Lipoprotein，HDL）。

（一）血脂与脂蛋白

（1）乳糜微粒（CM）是血液中颗粒最大的脂蛋白，含甘油三酯（TG）近90%，故其密度最低。CM颗粒大小为80～500nm，由小肠合成。正常人空腹12h后采血时，血清中无CM。餐后以及某些病理状态下血液中含有大量的CM时，因其颗粒大，能使光发生散射，故血液外观混浊。

（2）极低密度脂蛋白（VLDL），又称中间密度脂蛋白。VLDL是由肝脏合成的，其TG含量约占55%，VLDL分子比CM小，密度较CM高，在没有CM存在的血清中，其TG的水平主要反映VLDL的多少。

（3）低密度脂蛋白（LDL）是VLDL降解的产物，LDL颗粒中含胆固醇酯40%，是血液中胆固醇含量最多的脂蛋白，故称为富含胆固醇的脂蛋白。单纯性高胆固醇血症时，血清胆固醇浓度的升高与血清LDL-C水平呈平行关系。由于LDL颗粒小，即使LDL-C的浓度很高，血清也不会混浊。LDL通常分为LDL_1、LDL_2、LDL_3三个亚型。

（4）高密度脂蛋白（HDL）主要由肝脏和小肠合成。HDL是颗粒最小的脂蛋白，其中脂质和蛋白质部分几乎各占一半。HDL中的载脂蛋白以载脂蛋白AI（Apolipoprotein AI，Apo AI）为主。HDL是一类异质性的脂蛋白，由于HDL颗粒中所含的脂质、载脂蛋白、酶和脂质转运蛋白的量和质均不相同，可将HDL分为不同的亚组。HDL将胆固醇从周围组织转运到肝脏进行再循环或以胆酸的形式排泄，此过程称为胆固醇逆转运。

（5）脂蛋白a[Lp(a)]：血清Lp(a)浓度主要与遗传有关，基本不受性别、年龄、体重、适度体育锻炼和大多数降胆固醇药物的影响。正常人群中Lp(a)水平呈明显偏态分布，80%的正常人在200mg/L以下，通常以300mg/L为重要分界，高于此水平者患冠心病的危险性明显增高。临床上用于Lp(a)检测的方法尚未标准化。

上述5项血脂检测项目中，前4项即TC、TG、HDL-C和LDL-C是基本的临床实用检测项目。Lp(a)升高者发生冠心病危险性增加，提示Lp(a)可能具有致动脉粥样硬化作用，但尚缺乏临床研究的证据。有研究结果提示，TC/HDL-C比值可能比单项血脂检测更具临床意义。

（二）血脂异常分类

1.继发性或原发性高脂血症　继发性高脂血症是指由全身系统性疾病如糖尿病、肾病综合征、甲状腺功能减退症等所引起的血脂异常。某些药物如利尿剂、β受体阻滞剂、糖皮质激素等也可能引起继发性血脂升高。在排除了继发性高脂血症后，即可诊断为原发性高脂血症。

2.高脂蛋白血症的表型分型法　世界卫生组织（WHO）制定了高脂蛋白血症分型，共分为6型，如Ⅰ、Ⅱa、Ⅱb、Ⅲ、Ⅳ和Ⅴ型。血脂异常可进行简易的临床分型（见表6-1）。

表 6-1　血脂异常的临床分型

分型	TC	TG	HDL-C	相当于 WHO 表型
高胆固醇血症	增高			Ⅱa
高甘油三酯血症		增高		Ⅳ、Ⅰ
混合型高脂血症	增高	增高		Ⅱb、Ⅲ、Ⅳ、Ⅴ
低高密度脂蛋白血症			降低	

3.高脂血症的基因分型法　已发现有相当一部分高脂血症患者存在单一或多个遗传基因的缺陷。由于基因缺陷所致的高脂血症多具有家族聚积性,有明显的遗传倾向,故临床上通常称为家族性高脂血症。

血脂异常引起动脉粥样硬化的机制是目前研究的热点。现有研究结果证实,高胆固醇血症最主要的危害是易引起冠心病及其他动脉粥样硬化性疾病。高脂血症的患者因过多的脂质沉积在局部组织而形成黄色瘤,黄色瘤的真皮内有大量吞噬脂质的巨噬细胞(称泡沫细胞,又称黄色瘤细胞),多呈黄色、橘黄色或棕红色结节、斑块、丘疹等形状。

四、临床特点

1.症状　脂质在血管内皮沉积引起动脉粥样硬化,进而导致早发性和进展迅速的心脑血管和周围血管病变。严重的高胆固醇血症有时可出现游走性多关节炎。严重的高甘油三酯血症可引起急性胰腺炎。多数血脂异常患者无任何症状和异常体征,而于常规血液生化检查时被发现。严重的高甘油三酯血症可产生脂血症眼底改变。

2.生化检查　对于缺血性心血管病及其高危人群,则应每 3～6 个月测定 1 次血脂,对于因缺血性心血管病住院治疗的患者应在入院时或 24h 内检测血脂,根据《中国成人血脂异常防治指南(2007 年)》,我国人群的血脂水平分层标准见表 6-2。

表 6-2　血脂水平分层标准

分层	TC	LDL-C	HDL-C	TG
合适范围	<5.18mmol/L (200mg/dL)	<3.37mmol/L (130mg/dL)	≥1.04mmol/L (40mg/dL)	<1.70mmol/L (150mg/dL)
边缘升高	5.18～6.19mmol/L	3.37～4.12mmol/L		1.70～2.25mmol/L
升高	(200～239mg/dL) ≥6.22mmol/L	(130～159mg/dL) ≥4.14mmol/L	≥1.55mmol/L (60mg/dL)	(150～199mg/dL) ≥2.26mmol/L
降低	240mg/dL	160mg/dL	<1.04mmol/L 40mg/dL	200mg/dL

五、治疗

(一)血脂异常的治疗原则

血脂异常治疗最主要目的是防治冠心病,所以应根据是否已有冠心病及有无心血管危险因素,结合血脂水平进行全面评价,以决定治疗措施及血脂的目标水平。

由于血脂异常与饮食和生活方式有密切关系,所以饮食治疗和改善生活方式是血脂异常治疗的基础措施。无论是否进行药物调脂治疗都必须坚持控制饮食和改善生活方式。根据血脂异常的类型及治疗需要达到的目的,选择合适的调脂药物。在进行调脂治疗时,应将降低 LDL-C 作为首要目标。血清 TG 的理想水平是 1.70mmol/L(150mg/dL),HDL-C≥1.04mmol/L(40mg/dL)。对于特殊的血脂异常类型,如轻、中度 TG 升高 [2.26~5.63mmol/L(200~500mg/dL)],LDL-C 达标仍为主要目标。

(二)治疗性生活方式改变(Therapeutic Life-style Change,TLC)

TLC 是控制血脂异常的基本和首要措施,恰当的生活方式改变对多数血脂异常者能起到与降脂药相近似的治疗效果。TLC 是针对已明确的可改变的危险因素如饮食、缺乏体力活动和肥胖,采取积极的生活方式改善措施,TLC 的基本要素见表 6-3。采取作用最直接、效果最明显也最容易做到的措施,减少饱和脂肪酸和胆固醇的摄入,均能起到降低 LDL-C 的作用。因此,TLC 基本原则是:①减少饱和脂肪酸和胆固醇的摄入;②选择能够降低 LDL-C 的食物,如植物甾醇、可溶性纤维;③减轻体重;④增加有规律的体力活动;⑤采取针对其他心血管病危险因素的措施,如戒烟、限盐以降低血压等。

表 6-3 TLC 的基本要素

要素	建议
减少使 LDL-C 增加的营养素	
减少饱和脂肪酸(包括反式脂肪酸)	<总热量的 7%
减少膳食胆固醇	<200mg/d
增加能降低 LDL-C 的膳食成分	
增加植物固醇	2g/d
增加可溶性纤维素	10~25g/d
增加总热量	调节到能够保持理想的体重或能够预防体重增加
增加体力活动	包括足够的中等强度锻炼,每天至少消耗 200kCal 热量

实施 TLC 方案前应做生活方式的评价,饮食治疗的前 3 个月优先考虑降低 LDL-C。了解患者是否存在食用过多的升高 LDL-C 的食物,肥胖,缺少体力活动,有代谢综合征等问题。

TLC 实施方案主要是减少摄入饱和脂肪和胆固醇,同时开始轻、中度的体力活动。在 TLC 进行 6~8 周后,应监测患者的血脂水平,如果已达标或有明显改善,应继续进行 TLC。若未达标,首先对膳食治疗再强化。其次,选用能降低 LDL-C 的植物固醇或增加膳食纤维的摄入,如全谷类食物、水果、蔬菜等。6~8 周后,再次监测患者的血脂水平,血脂有所改善,仍应继续实施 TLC,若检测结果表明不可能仅靠 TLC 达标,应考虑加用药物治疗。达到满意疗效后,应定期监测患者的依从性。TLC 的第 1 年,每 4~6 个月复查 1 次,以后每 6~12 个月复查 1 次。

(三)药物治疗

1. 他汀类 他汀类(Statins)也称 3-羟基 3-甲基戊二酰辅酶 A(3-hydroxy-3-methylglutaryl-coenzyme A,HMG-CoA)还原酶抑制剂,可竞争性抑制细胞内胆固醇合成早期过程中限速酶的活性,继而上调细胞表面 LDL 受体,加速血浆 LDL 的分解代谢,此外还可抑制 VLDL 的合成。因此，他汀类药物能显著降低 TC、LDL-C 和 Apo B，也可降低 TG 水平和轻度升高 HDL-C。他汀类药物有洛伐他汀（Lovastatin）、辛伐他汀（Simvastatin）、普伐他汀（Pravastatin）、氟伐他汀（Fluvastatin）和阿托伐他汀（Atorvastatin）。他汀类药物的副作用通常较轻且短暂，包括头痛、失眠、抑郁，以及消化不良、腹泻、腹痛、恶心等消化道症状；也可引起肌病，包括肌痛、肌炎和横纹肌溶解，肌痛表现为肌肉疼痛或无力，不伴肌酸激酶（CK）升高。在服用他汀类药物时，要检测肝转氨酶，丙氨酸氨基转移酶（ALT）、天门冬氨酸氨基转移酶（AST）和 CK，治疗期间定期监测复查。

2. 贝特类　贝特类亦称苯氧芳酸类药物，此类药物通过激活过氧化物酶增生体活化受体，刺激脂蛋白脂酶和基因的表达，增强脂蛋白脂酶的脂解活性，有利于去除血液循环中富含 TG 的脂蛋白，降低血浆 TG 和提高 HDL-C 水平。临床上可选贝特类药物有：非诺贝特，片剂 0.1g，3 次/d，或微粒化胶囊 0.2g，1 次/d；苯扎贝特 0.2g，3 次/d；吉非贝齐 0.6g，2 次/d。贝特类药物适用于高甘油三酯血症或以 TG 升高为主的混合型高脂血症和低高密度脂蛋白血症。药物的常见不良反应为消化不良、胆石症等，也可引起肝脏血清酶升高和肌病。严重肾病和严重肝病绝对禁忌。由于贝特类也可发生肌病，须监测肝酶与肌酶。

3. 烟酸　属 B 族维生素，当用量超过作为维生素作用的剂量时，可有明显的降脂作用。烟酸的降脂作用机制可能与抑制脂肪组织中的脂解和减少肝脏中 VLDL 合成与分泌有关。烟酸缓释片常用量为 1~2g，1 次/d。临床上开始用量为 0.375~0.5g，睡前服用；4 周后增量至 1g/d，逐渐增至最大剂量 2g/d。适用于高甘油三酯血症、低高密度脂蛋白血症或以 TG 升高为主的混合型高脂血症。烟酸的常见不良反应有颜面潮红、高血糖、高尿酸（或痛风）、上消化道不适等。慢性肝病和严重痛风为绝对禁忌。

4. 胆酸螯合剂　为碱性阴离子交换树脂，在肠道内能与胆酸呈不可逆结合，因而阻碍胆酸的肠肝循环，促进胆酸随大便排出体外，阻断胆汁酸中胆固醇的重吸收。通过反馈机制刺激肝细胞膜表面的 LDL 受体，加速血液中 LDL 清除。常用的胆酸螯合剂有：考来烯胺，每日 4~16g，分 3 次服用；考来替泊，每日 5~20g，分 3 次服用。胆酸螯合剂常见不良反应有胃肠不适、便秘及影响某些药物的吸收。

5. 胆固醇吸收抑制剂　胆固醇吸收抑制剂依折麦布（Ezetimibe）口服后被迅速吸收，且广泛结合成依折麦布-葡萄糖苷酸，有效地抑制胆固醇和植物固醇的吸收。由于减少胆固醇向肝脏的释放，促进了肝脏 LDL 受体的合成，又加速了 LDL 的代谢。常用剂量为 10mg/d，最常见的不良反应为头痛和恶心，不宜与考来烯胺同时服用。

6. 普罗布考　通过渗入到脂蛋白颗粒中影响脂蛋白代谢，而产生调脂作用，可使血浆 TC、LDL-C 降低，HDL-C 也明显降低。主要适用于高胆固醇血症尤其是纯合子型家族性高胆固醇血症。常见的副作用包括恶心、腹泻、消化不良等，最严重的不良反应是引起 QT 间期延长，但极为少见。

7. n-3 脂肪酸　n-3（ω-3）长链多不饱和脂肪酸主要为二十碳戊烯酸和二十二碳己烯酸，n-3 脂肪酸制剂降低 TG 和轻度升高 HDL-C，对 TC 和 LDL-C 无影响。当用量为 2~4g/d 时，可使 TG 下降。该类制剂主要用于高甘油三酯血症。该类制剂的不良反应不常见，有

2‰～3‰服药后出现消化道症状如恶心、消化不良、腹胀、便秘。

为了提高服药后血脂达标率,同时降低不良反应的发生率,不同类别调脂药可联合应用,联合降脂方案多由他汀类药物与另一种降脂药组成。降脂药物治疗需要个体化,治疗期间必须监测安全性。依据患者的心血管病状况和血脂水平选择药物和起始剂量。在药物治疗时,必须监测不良反应,主要是定期检测肝功能和血 CK。

六、护理

1.评估　了解患者血脂异常的发病原因,询问患者饮食习惯、嗜好及进食量。

2.饮食护理　对于高胆固醇血症进行膳食治疗的目标(见表 6-4)制定不仅是为了降低血清胆固醇,同时需要保持患者在其性别、年龄及劳动强度的具体情况下有一个营养平衡的健康膳食,还要有利于降低心血管病的其他危险因素,增加保护因素。膳食治疗主要内容是降低饱和脂肪酸和胆固醇的摄入量,以及控制总热量和增加体力活动来达到热量平衡,同时为防治高血压还应减少食盐摄入量。制订高脂血症饮食控制方案(见表 6-5),包括食物的选择,避免高脂、高胆固醇食物。

表 6-4　血清高胆固醇膳食治疗目标

营养素	建议
总脂肪	≤30%总热量
饱和脂肪酸	≤7%总热量
多不饱和脂肪酸	8%～10%总热量
单不饱和脂肪酸	12%～14%总热量
碳水化合物	≥55%总热量
蛋白质	15%左右
胆固醇	<200mg/d
总热量	达到保持理想体重

表 6-5　高脂血症膳食控制方案

食物类别	限制量	选择品种	减少或避免品种
肉类	75g/d	瘦肉、牛、羊肉、去皮畜肉、鱼	肥肉、畜肉片、加工肉制品(肉肠类)、鱼子、鱿鱼、动物内脏、蛋黄
蛋类	3～4 个/周	鸡蛋、鸭蛋、蛋清	
奶类	250g	牛奶、酸奶	全脂奶粉、奶酪等奶制品
食用油	20g(2 平勺)	花生油、菜籽油、豆油、葵花子油、色拉油、调和油、香油	棕榈油、猪油、牛羊油、奶油、鸡鸭油、黄油
糕点、甜食	10g(1 平勺)	建议不吃	油饼、油条、炸糕、奶油蛋糕、冰淇淋、雪糕

续表

食物类别	限制量	选择品种	减少或避免品种
糖类	10g	白糖、红糖	淇淋雪糕
新鲜蔬菜	400～500g	深绿叶菜、红黄色蔬菜	
新鲜水果	50g	各种水果	加工果汁、加糖果味饮料
盐	6g(半勺)		黄酱、豆瓣酱、咸菜
谷类	500g(男)* 400g(女)*	米、面、杂粮	
干豆	30g	黄豆、豆腐、豆制品（或豆腐150g,豆腐干等45g）	油豆腐、豆腐泡、素什锦

注：* 指脑力劳动或轻体力劳动,体重正常者。

3.戒烟限酒　绝对戒烟。少量饮酒,每日饮酒量不超过 50g。

4.运动疗法　运动时肾上腺素、去甲肾上腺素分泌增加可提高脂蛋白脂酶的活性,从而升高 IG 及 LDL-C 水平,并增加 HDL-C 水平。运动包括 5 个基本要素,即运动种类、运动强度、运动的持续时间以及运动实施的时间和实施频率。原则是必须体现个性化,提倡有氧运动如快步走、慢跑、做体操、打太极拳、骑自行车等,根据每个人的运动耐量,逐渐摸索合适的目标心率,每天运动,每次 30min,以减轻体重。

5.用药护理　指导患者正确服用,并能观察和处理药物的不良反应。

6.观察　观察有无心绞痛、心肌梗死、脑卒中和间歇性跛行等高血脂并发症。

第二节　老年糖尿病

我国糖尿病患病率显著增加,60 岁以后糖尿病发病率仍有随年龄增加而增加的趋势,70 岁以后趋于平缓,但总患病率仍在增加。老年人群糖尿病患病率城市略高于农村、女性略高于男性。2002 年全国营养调查发现 60 岁以上者糖尿病患病率为 13.13%。2007—2008 年,中华医学会糖尿病学分会调查为 20.40%,2010 年为 22.86%。慢性并发症调查组报告住院 2 型糖尿病并发症患病率分别为:高血压 34.2%,脑血管病 12.6%,心血管病 17.1%,下肢血管病 5.2%。2010 年国内文献显示,老年人中糖尿病合并症所致死亡数居总死亡数排名的前 5 位。按我国老龄化发展趋势,在老龄人口增加的同时糖尿病患病率也增长,预示老年糖尿病患者数将大幅度增加,但目前血压和血糖的控制水平在老年人中仍不尽如人意,主要由于老年患者病情的复杂和异质性、治疗难度大及老年患者治疗和管理的水平参差不齐,其中重要的原因是管理理念的滞后。为此做好糖尿病三级预防,预防尚未发生糖尿病的高危个体或糖尿病前期患者发展为糖尿病,预防糖尿病并发症的发生和发展,减少糖尿病并发症的加重和降低致残率和死亡率,改善糖尿病患者的生活质量,是糖尿病防治工作重要任务。

一、概述

糖尿病(Diabetes Mellitus,DM)是胰岛素分泌绝对缺乏或/和相对不足以及靶组织细胞对胰岛素敏感性降低,而导致人体糖、脂肪、蛋白质等物质代谢紊乱的一种代谢性疾病,是以慢性高血糖为主要标志的一组临床症候群。病情严重或应激时可发生急性代谢紊乱,如引起酮症酸中毒、高渗性昏迷。长期慢性高血糖可引起多器官损害,尤其是眼、肾、神经、心脏和血管。糖尿病的主要危害在于大血管并发症和微血管并发症,大血管并发症包括冠心病、脑卒中及外周血管病,是糖尿病患者死亡的主要原因,80%的糖尿病患者由于心血管并发症死亡。微血管并发症包括糖尿病肾脏病变、糖尿病视网膜病变、糖尿病神经病变,使患者生活质量明显下降。

老年糖尿病患者是指年龄>60岁的糖尿病患者,2型糖尿病是老年糖尿病主要类型,我国老年糖尿病患者群的主要临床特点如下:

(1)老年糖尿病患者存在患病率、血糖水平、死亡率高和知晓率、诊断率、治疗率不高的现象。老年糖尿病以餐后血糖升高为多见,尤其是新诊断的患者,即使是联合空腹血糖和糖化血红蛋白(HbA1c)做筛查时,仍有1/3的餐后高血糖患者漏诊。这受医疗条件、经济条件、文化水平、接受健康信息能力等多方面因素影响。

(2)老年人群中40%～70%患有高血压病,30%～50%患有血脂紊乱,均高于糖尿病的患病率,腹型肥胖比单纯BMI增高在老年患者中更常见。同时合并糖代谢紊乱、高血压、向心性肥胖、高甘油三酯血症(代谢综合征)的老年人多达30%～40%,而无上述各项者不到10%。合并其他血管病变危险因素者达到90%以上,他们面临心脑血管病的死亡、致残风险。

(3)在总糖尿病患者群中,老年患者占38%～50%;老年前患病和老年后新发者大约各占一半,两者在自身状况、糖尿病临床特点、罹患其他疾病和已存在的脏器功能损伤等方面均有所不同。在环境因素相似的情况下,患病越晚提示胰岛β细胞代偿能力越好。与进入老年前已患病者比较,老年后患糖尿病者更多表现为明显胰岛素抵抗和胰岛素代偿性高分泌。长病程者更多合并糖尿病视网膜病变、糖尿病肾病。

(4)步入老年期,每10年的生理变化很大,老年综合征(智能、体能的缺陷,自伤和他伤防护能力的下降,跌倒和骨折风险的增加,认知障碍和抑郁,尿失禁,疼痛,用药过多等)的发生风险将随年龄增加而增加。

二、病因

老年人糖尿病大多为2型糖尿病,仅有极少数属1型糖尿病。而全部2型糖尿病患者中年龄超过60岁的约占50%,其中近一半的患者未予以及时诊断。2型糖尿病是由多基因遗传与环境因素共同作用所致。多基因遗传包括胰岛坏死基因(葡萄糖激酶基因、腺苷脱氨酶基因、葡萄糖转移子-2基因)、胰岛素抵抗基因(胰岛素受体基因、胰岛素受体底物基因和磷脂酰肌醇3激酶基因)。环境因素包括老龄化、营养、中央性肥胖、缺乏锻炼、应激等。

1.胰岛素抵抗　2型糖尿病发生胰岛素抵抗的原因有:

(1)胰岛素基因突变,胰岛素分子结构异常,成为变异性胰岛素,虽可占据胰岛素受体,但其自身的生物活性极弱。或因胰岛素原不能完全转化为胰岛素,胰岛素外周作用降低,临床上伴有高胰岛素原血症。

(2)胰岛靶细胞胰岛素受体缺陷。

(3)血液中存在拮抗胰岛素生理作用的物质,如生长激素、儿茶酚胺、糖皮质激素、胰高血糖素、胰岛素抗体等。

老年人除上述原因以外,还由于:

(1)老年人体力活动减少,肌肉摄取葡萄糖能力和对胰岛素的敏感性下降。

(2)老年人膳食纤维素摄入减少,相对高热量低消耗,易形成肥胖,特别是腹型肥胖,导致周围组织胰岛素受体减少或胰岛素受体与胰岛素的结合力下降。

(3)老年人释放的胰岛素原比青年人多。其抑制肝糖分解作用仅为胰岛素的1/10。

(4)老年人肌肉和内脏非脂肪成分相对减少,均促使胰岛素抵抗,并引起代谢性高胰岛素血症,形成临床的胰岛素抵抗综合征,即X综合征(腹型肥胖、高三酰甘油血症、高低密度脂蛋白、高血压、冠心病、糖尿病、高尿酸血症),久之引起胰岛功能衰竭。

2.胰岛素分泌不足 老年人体力活动减少、饮食结构改变、肥胖、高脂血症及胰岛β细胞本身的老化、胰岛功能障碍、靶细胞膜上受体数目减少且结合力下降、血糖轻度增高。肥胖老年糖尿病患者,既有胰岛素抵抗又有胰岛素分泌不足。非肥胖者以胰岛素分泌不足为主,胰岛素抵抗不明显。长期、慢性持续高血糖的毒性作用,会进一步加重胰岛素抵抗及(或)胰岛素β细胞功能下降,最终导致糖尿病。

三、病理生理

1.老年糖尿病最主要的机制 胰岛素中介的葡萄糖利用减少(高胰岛素血症和胰岛素抵抗)和葡萄糖诱导的胰岛素释放减少(胰岛素分泌减少)。胰岛素抵抗(Insulin Resistance)是指靶细胞对胰岛素的生物学反应低于正常的现象。葡萄糖抵抗(Glucose Resistance)是指肝组织抑制葡萄糖产生的能力降低,伴有或不伴有外周组织摄取葡萄糖的效应降低,发生机制是胰岛素信号转导系统的功能障碍。受体前障碍,血胰岛素抗体产生;受体障碍致受体数量下降,结构和功能破坏;受体后障碍最常见,包括信号传导系统中各信号分子的数量改变,结构和功能的破坏。

2.胰岛素的代谢作用 正常情况下静脉持续稳定滴入葡萄糖后,血浆胰岛素浓度呈双相变化。在葡萄糖滴入体内的2~5min后,血浆胰岛素浓度迅速升高,但持续时间很短,约10min,随后再次出现血浆胰岛素水平缓慢升高,再次升高的血浆胰岛素水平随着静脉内葡萄糖的持续滴入可以维持很长一段时间。血浆胰岛素水平前者迅速升高被称为胰岛素分泌第一时相,后者缓慢升高被称为胰岛素分泌第二时相。而2型糖尿病患者胰岛素分泌缺陷表现为:①对于静脉内滴入葡萄糖引起血糖浓度的快速变化反应减弱;②第一时相反应减弱或消失,它的减弱或消失造成餐后血糖峰值更高;③第二时相分泌延迟。第二时相胰岛素分泌相对不足是相对于当时较高的血糖而言,它不足以将血糖降至正常。到晚期β细胞功能衰竭出现胰岛素分泌的绝对不足,经历了由部分代偿到失代偿。

3.糖、蛋白质、电解质代谢紊乱

(1)糖代谢紊乱发生高血糖的机制是葡萄糖利用减少及肝糖原输出增多。葡萄糖进入细胞在胞内磷酸化减少,糖酵解减弱,磷酸戊糖通路减弱,三羧酸循环减弱,能量供给明显减少,糖原合成减少、分解增多。葡萄糖在肝、肌肉和脂肪组织的利用减少,肝糖输出增多,从而发生高血糖。

(2)脂肪代谢紊乱:由于胰岛素不足,脂肪组织摄取葡萄糖及从血浆移除甘油三酯减少,脂肪合成减少,脂蛋白脂酶活性降低,血游离脂肪酸和甘油三酯浓度升高。在胰岛素极度缺乏时,脂肪组织大量动员分解,肝细胞摄取脂肪酸后而产生大量酮体,若超过机体对酮体的氧化利用能力时,大量酮体堆积形成酮症或发展为酮症酸中毒。

(3)蛋白质代谢紊乱:肝、肌肉等组织摄取氨基酸减少,蛋白质合成减少,分解代谢加速,呈氮质负平衡,支链氨基酸水平增高提示肌肉摄取氨基酸合成蛋白质能力大减,导致患者消瘦、乏力、抵抗力降低。

(4)电解质代谢、水代谢、酸碱平衡紊乱,常引起各主要脏器功能失常,尤其是在酮症酸中毒时更加严重。

四、临床特点

了解患者的血糖控制水平,包括总体水平(HbA1c是最好的证据)、实际血糖波动情况(幅度大小和影响因素)、血糖变化的特点(空腹或餐后以血糖升高为主,短期还是长期高血糖);影响血糖控制的因素,包括饮食和运动情况、现有降糖药应用(剂量、方法)、低血糖发生的风险等。是否存在糖尿病的血管并发症,评估心脑血管病变风险。根据既往病史、体征、相关检查了解主要脏器功能是否存在异常或潜在的功能不全。评估患者的自我管理水平,从智能(文化水平、理解能力和智力测评)和体能(肢体运动的灵活度和耐力)方面判断患者的个人能力。

(一)症状

1.代谢紊乱症候群

(1)多尿、多饮、多食、体重减轻(三多一少症状):由于血糖升高引起渗透性利尿导致尿量增多;由于多尿失水,病者烦渴,喝水量及次数增多;由于失糖,糖分不能充分利用,伴高血糖刺激胰岛素分泌,易有饥饿感,食欲常亢进,食量大增;由于体内能量不足,原来储存的脂肪、蛋白质被动员作为能量来源,且消耗增加,患者感疲乏、虚弱无力,体重日渐减轻,但中年以上2型轻症糖尿病患者常因多食而肥胖。

(2)皮肤瘙痒:多见于女性患者,因尿糖刺激局部皮肤引起外阴瘙痒;高血糖导致失水后皮肤干燥亦可发生全身皮肤瘙痒,但较少见。

2.以并发症为首发症状　老年糖尿病多因症状轻或缺如而被忽略,常因并发症而就诊。有资料报道老年糖尿病患者中因其并发症就诊的约占30%。高血压、高脂血症、肥胖、冠心病、痛风、肾脏病变、皮肤瘙痒症、脑卒中及各种感染等为首发症状。

3.急性并发症　急性并发症主要由血糖过高或其他代谢紊乱所致,包括酮症酸中毒、高渗性昏迷、乳酸酸中毒等。

(1)糖尿病酮症酸中毒(DKA):失水较严重,口干舌燥,眼球凹陷,皮肤弹性差,脉搏快速,严重者血压下降,甚至出现休克。呼吸深而快,呼气中伴有酮味。轻症患者意识清楚,但反应迟钝、表情淡漠、嗜睡,严重者可昏迷。尿糖、尿酮体阳性或强阳性,血酮体升高多在 3.0mmol/L 以上。血糖升高一般在 16.7～33.3mmol/L,超过 33.3mmol/L 时多伴有高渗性高血糖状态或有肾功能障碍。

（2）高血糖高渗透压综合征（HHS）表现为严重脱水、进行性意识障碍、神经精神症状等。严重高血糖血糖多超过 33.3mmol/L,血钠可达 155mmol/L 以上。血浆渗透压 350mOsm/L 以上。血尿素氮、肌酐常增高,多为肾前性。血酮正常或略高。

（3）糖尿病乳酸性酸中毒：起病急,病死率高,早期症状不明显,中度及重症则可出现恶心、呕吐、疲乏无力、呼吸深大、意识障碍等,严重者可昏迷。血乳酸水平高,有明显酸中毒,但血、尿酮体水平不高。

（4）低血糖：对非糖尿病患者来说,血糖≤2.5～3.0mmol/L 定义为低血糖。而接受药物治疗的糖尿病患者只要血糖≤3.9mmol/L 应视作低血糖进行处理。低血糖的常见危险因素有内源性胰岛素缺乏,意味着胰高糖素反应的缺乏、低血糖和/或未察觉低血糖的历史、肾功能不全、胰岛素或胰岛素促分泌剂过量或使用不当。另外未按时进食,或进食过少、运动量增加,葡萄糖的利用增加、酒精的摄入减少,内源性葡萄糖的生成降低等致低血糖。低血糖可表现为交感神经兴奋,如心跳加速、头晕、多汗、颤抖、饥饿感等,重者意识障碍、抽搐或昏迷。严重低血糖需要他人帮助,常有意识障碍,低血糖纠正后神经系统症状明显改善或消失。

3. 慢性并发症　各种感染及大血管病变:缺血性心脏病（心肌梗死）、脑动脉硬化（中风）。微血管病变:肾病（蛋白尿）、视网膜病（失明）、神经病变（手脚麻木）。糖尿病微血管病变。

（1）糖尿病大血管病变：糖尿病患者发生动脉粥样硬化的概率比非糖尿病患者高,发病年龄小,进展快,这与糖尿病的糖、脂代谢异常有关。大、中动脉粥样硬化主要侵犯主动脉、冠状动脉、大脑动脉、肾动脉和肢体外周动脉等,引起冠心病、缺血性或出血性脑血管病、肾动脉硬化、肢体动脉硬化等。肢体动脉粥样硬化常以下肢动脉病变为主,表现为下肢疼痛、感觉异常和间歇性跛行,严重供血不足可导致肢体坏疽。

（2）糖尿病肾病（DN）：糖尿病患者中有 20%～40% 发生糖尿病肾病,糖尿病肾病是导致肾功能衰竭的主要原因。狭义的 DN 系指肾小球硬化症,是一种以微血管病变为主的肾小球病变。1 型糖尿病所致肾损害分为 5 期,2 型糖尿病导致的肾脏损害也参照该分期。Ⅰ期:肾小球高滤过期,肾脏体积增大,此期可无临床表现。Ⅱ期:间断微量白蛋白尿期,病理检查可发现肾小球基底膜（GBM）轻度增厚及系膜基质轻度增宽,病变可逆,无明显临床表现,仅在运动后出现微量清蛋白尿（尿清蛋白排泄率为 20～200μg/min 或 30～300mg/24h）。Ⅲ期:早期糖尿病肾病期,以持续性微量白蛋白尿为标志,尿常规化验蛋白定性阴性。此期开始病变将不可逆,因此早期发现并进行有效的干预对延缓糖尿病肾病的发展尤为重要。Ⅳ期:临床糖尿病肾病期,尿常规化验蛋白定性阳性,出现临床蛋白尿（尿清蛋白排泄率>200μg/min 或>300mg/24h）,部分可表现为肾病综合征,病理检查肾小球病变更重,部分肾小球硬化,灶状肾小管萎缩及间质纤维化。Ⅴ期:肾衰竭期。

（3）糖尿病视网膜病变：是糖尿病高度特异性的血管并发症,糖尿病视网膜病变的主要危险因素包括糖尿病病程、血糖控制不良、高血压和血脂紊乱等。眼病包括白内障、青光眼、视网膜血管阻塞及缺血性视神经病变等。

（4）糖尿病神经病变：糖尿病神经病变是糖尿病最常见的慢性并发症之一，病变可累及中枢神经及周围神经，以后者为常见。糖尿病患者出现周围神经功能障碍相关的症状和（或）体征，如糖尿病远端对称性多发性神经病变是具有代表性的糖尿病神经病变。患者常出现指端感觉异常，如手套、袜子状分布，伴有麻木、烧灼、针刺感或如踏棉垫感，有时伴痛觉过敏，夜间及寒冷季节加重。若累及运动神经可有肌力减弱以致肌肉萎缩及瘫痪。

（5）糖尿病足：糖尿病足是指与下肢远端神经异常和不同程度的周围血管病变相关的足部感染、溃疡和（或）深层组织破坏，是糖尿病最严重和费用最高的慢性并发症，重者可以导致截肢。糖尿病足的基本发病因素是神经病变、血管病变和感染。这些共同作用可导致组织的溃疡和坏疽。在所有的糖尿病慢性并发症中，糖尿病足是相对容易识别、预防比较有效的并发症。糖尿病足的危险因素有：足溃疡病史；有神经病变的症状，如下肢的麻木、刺痛或疼痛（尤其是夜间的疼痛），周围感觉迟钝、严重减退甚至感觉缺失；血管病变：间歇性跛行、静息痛、足背动脉搏动减弱或消失、与体位有关的皮肤呈暗红色；皮肤颜色呈暗红、发紫，温度明显降低，水肿，趾甲异常、胼胝、溃疡，皮肤干燥，足趾间皮肤糜烂；骨/关节畸形（鹰爪趾、榔头趾、骨性突起、关节活动障碍）。临床常采用 Wagner 分级法对糖尿病足的严重程度进行分级：0 级为有发生糖尿病足的危险因素，目前无溃疡；1 级为表面溃疡，临床上无感染；2 级为较深的溃疡，常有软组织炎，无脓肿或骨的感染；3 级为深度感染，伴有骨组织病变；4 级为局限性坏疽；5 级为全足坏疽。

4.老年糖尿病患者的特殊表现

（1）足部皮肤大泡：大泡的表现类似于二度烫伤的水泡，单发或多发，常在一周内逐渐消退。

（2）肾乳头坏死：表现常不典型，不伴发热或腰痛。

（3）糖尿病性神经性恶病质：是老年糖尿病的一种特殊并发症，表现为抑郁、体重明显下降、周围神经病变伴严重疼痛，一般持续 1～2 年后自然恢复。

（4）糖尿病性肌萎缩：主要发生在老年男子中，骨盆带和大腿肌肉呈不对称性疼痛及进行性无力，常在数月内自然缓解。

（5）恶性外耳炎：由假单胞菌族引起，为一种坏死性感染，几乎无不例外地发生在老年糖尿病患者。

（6）肩关节疼痛：约有 10% 老年糖尿病患者因肩关节疼痛而活动受限，可能与局部的非酶促蛋白糖化作用有关。

（7）认知能力下降：与同龄非糖尿病患者比较，老年糖尿病患者的认知能力相对较差，抑郁的发生率较高，这些异常表现与血糖控制不良有关。有资料显示，血糖改善后 6 个月，患者的情感、注意力、专心力、新知识的回忆能力以及概念性想象力均有改善。

（二）实验室检查

1.血糖测定　　血糖测定是诊断糖尿病的主要依据，又是判断糖尿病病情和疗效的指标。

餐后 2h 血糖对老年患者尤为重要，可早期发现糖尿病，提高糖尿病确诊率和防止血管并发症的发生与发展。我国血糖正常参考值是：空腹血糖为 3.3～6.1mmol/L，餐后 2h 血糖<7.8mmol/L。

2.葡萄糖耐量试验（OGTT）　当血糖高于正常范围而又未达到诊断糖尿病标准者，须进行口服葡萄糖耐量试验。禁食10h后清晨进行，WHO推荐成人口服葡萄糖为75g。分别测空腹，餐后30、60、120、180min血糖，并可同时测胰岛素水平（已确诊为糖尿病而且血糖值较高的患者为了了解胰岛素的储备情况，可以用100g面粉制成的馒头代替葡萄糖行馒头餐试验，一般确诊的糖尿病患者不宜做葡萄糖耐量试验）。

3.糖化血红蛋白A1（GHbA1）测定　HbA1c与葡萄糖非酶化结合而成，其量与血糖浓度呈正相关，较稳定地反映了抽血前血糖水平。由于红细胞在血循环中的寿命约为120d，因此HbA1c测定可反映取血前8～12周的血糖情况，弥补空腹血糖只反映瞬时血糖值之不足，为糖尿病患者病情监测及治疗疗效的重要指标。

4.血浆胰岛素和C-肽测定胰岛素　有游离和结合两种形式。游离胰岛素可用放射免疫法测定，故称为免疫反应性胰岛素（IRI）。胰岛β细胞分泌的胰岛素首先经过门静脉，大部分经肝被灭活，周围血中IRI浓度并非真正β细胞分泌水平，但仍可作为β细胞分泌胰岛素功能的指标。正常人空腹基础IRI范围为5～24mU/L。C-肽和胰岛素以等分子数从胰岛β细胞生成及释放。C-肽的清除率慢，肝摄取率低，且不受外源胰岛素影响，故能较准确反映胰岛β细胞功能。正常人基础血浆C-肽水平约为400pmol/L。胰岛β细胞分泌胰岛素的功能受许多因素影响，如葡萄糖、氨基酸（亮氨酸、精氨酸）、激素（胰升糖素、生长激素）、药物（磺脲类、α受体拮抗剂、β受体激动剂），其中以葡萄糖最为重要。若食用馒头餐后血浆IRI在30～60min上升至高峰，可为基础值的5～10倍（多数为50～100mU/L），3～4h恢复基础水平；C-肽水平则升高5～6倍。血浆胰岛素和C-肽水平测定有助于了解胰岛β细胞功能和指导治疗，但不作为诊断糖尿病依据。

5.血脂、血黏度、血小板聚集功能等测定　老年患者常有胰岛素抵抗，高胰岛素血症可导致高脂血症、高凝症状、高黏度血症、高血压等，应做常规检查。

（三）WHO诊断标准

（1）糖尿病症状加上随意血糖≥11.1mmol/L。典型症状是指多饮、多尿、不明原因消瘦。随意血糖是指餐后不管什么时间的血糖。

（2）空腹血糖≥7.0mmol/L。空腹定义是至少8h未摄任何热卡食物。

（3）口服葡萄糖耐量实验，2h血糖≥11.1mmol/L。

如上所示，具备上述3条诊断方法的任何一条，而且每一条必须在以后某天，用3种方法的任何一种方法提供证据来确认过去检查的正确无误才能确诊糖尿病。

（4）糖调节受损（IGR）：空腹血糖受损（Impaired Fasting Glucose，IFG）和糖耐量受损（Impaired Glucose Tolerance，IGT，原称糖耐量减退或糖耐量减低）。IFG及IGT可单独或合并存在。IGR及糖尿病诊断标准（静脉血浆糖值）见表6-6。

表 6-6　IGR(IFG 及/或 IGT)及糖尿病诊断标准(静脉血浆糖值)

糖代谢分类	空腹血浆糖/mmol·L^{-1}	2 小时血浆糖/mmol·L^{-1}
正常	<6.1	<7.8
空腹血糖受损	6.1～<7.0	<7.8
糖耐量减低	<6.1	7.8～<11.1
IFG＋IGT	6.1～<7.0	7.8～<11.1
糖尿病	≥7.0	≥11.1

注:空腹状态指至少8h没有进食热量;随机血糖指不考虑上次用餐时间,一天中任意时间的血糖,不能用来诊断空腹血糖受损(IFG)或糖耐量受损(IGT)。

五、治疗

老年糖尿病与一般成人糖尿病治疗目标相似,2 型糖尿病综合控制目标见表 6-7。近期是控制糖尿病症状,防止出现急性代谢并发症;远期是通过良好的代谢控制达到预防慢性并发症,提高糖尿病患者的生活质量的目的。

表 6-7　中国 2 型糖尿病综合控制目标

检测指标		目标值
血糖	空腹	4.4～7.0(mmol/L)*
	非空腹	<10.0(mmol/L)*
HbA1c		<7.0(%)
血压		<140/80(mmHg)
TC		<4.5(mmol/L)
HDL-C	男性	>1.0(mmol/L)
	女性	>1.3(mmol/L)
TG		<1.5(mmol/L)
LDL-C	未合并冠心病	<2.6(mmol/L)
	合并冠心病	<1.8(mmol/L)
体重指数		<24.0(BMI,kg/m^2)
尿白蛋白/肌酐比值	男性	<2.5(mg/mmol)
	女性	<3.5(mg/mmol)
尿白蛋白排泄率		<20.0μg/min(30.0mg/d)
主动有氧活动		≥150(min/周)

* 指毛细血管血糖。

(一)治疗原则和个体化治疗

1.治疗原则　糖尿病应综合治疗,包括饮食、运动、知晓教育、血糖监测和降糖药物治疗,目的是使血糖维持在正常范围,控制高血糖,预防急慢性代谢紊乱,保护心、脑、肾重要器官,防止和延缓并发症,提高生存和生活质量。

(1)饮食、运动治疗为基础治疗,口服药和胰岛素控制血糖治疗。

(2)早期、长期、综合控制糖尿病进展及个体化治疗。

(3)重点控制高血糖、高血压、血脂异常,避免肥胖,改变生活方式。

2.个体化治疗

(1)老年前期发病的患者,病程长,发生各种慢性并发症可能性大,60岁以后发病则反之,病程短,并发症可能会少。病程长、合并症多或较重,口服降糖药不理想,则选择胰岛素的可能性大。

(2)明确有无其他心脑血管疾病、痴呆、耳目失聪等严重疾病。尽管血糖控制是重要的,但减少其心脑血管风险和事件的治疗,如控制血脂、血压以及阿司匹林抗血小板治疗所获得的益处甚至大于严格控制血糖。

(3)提高患者对糖尿病的了解程度和自我管理能力,让患者了解糖尿病的基础知识和治疗控制的要求,使患者学会正确使用便携血糖仪、了解自我管理饮食治疗的具体措施、体育锻炼的具体要求、使用降糖药的注意事项、学会胰岛素注射技术,能够在医务人员指导下长期坚持合理治疗。

(4)确定血糖控制目标:老年人,有频发低血糖倾向、合并心血管疾病和严重急、慢性疾病等患者血糖控制目标宜适当放宽。但应避免放宽控制标准而出现急性高血糖症状或与其相关的并发症。

(二)药物治疗

1.口服降糖药物 口服降糖药物根据作用效果的不同,可以分为促胰岛素分泌剂(磺脲类、格列奈类、二肽基肽酶Ⅵ(DPP-Ⅵ)抑制剂)和非促胰岛素分泌剂(双胍类、噻唑烷二酮类、α-糖苷酶抑制剂)。

(1)二甲双胍:目前临床上使用的双胍类药物主要是盐酸二甲双胍。双胍类药物主要药理作用是通过减少肝脏葡萄糖的输出和改善外周胰岛素抵抗而降低血糖,对轻度2型糖尿病老年人,首选二甲双胍。单独使用二甲双胍类药物不导致低血糖,注意二甲双胍与胰岛素或促胰岛素分泌剂联合使用时可增加低血糖发生的危险性。注意二甲双胍的主要副作用为胃肠道反应,双胍类药物禁用于肾功能不全的患者。

(2)磺脲类药物:磺脲类药物属于促胰岛素分泌剂,主要药理作用是通过刺激胰岛 β 细胞分泌胰岛素,增加体内的胰岛素水平而降低血糖。磺脲类药物主要为格列苯脲、格列美脲、格列齐特(达美康)和格列喹酮(糖平适)、格列吡嗪(美吡达,控释片为瑞易宁)。注意磺脲类药物如果使用不当可以导致低血糖,特别是老年患者和肝、肾功能不全者;磺脲类药物还可以导致体重增加。

(3)格列奈类药物:包括瑞格列奈和那格列奈,格列奈类药物是一种新的非磺脲类促胰岛素分泌剂,通过与胰岛 β 细胞膜上的磺酰脲受体结合,刺激胰腺在进餐后更快、更多地分泌胰岛素,从而有效地控制餐后高血糖。主要药理作用:非磺脲类的胰岛素促泌剂,通过刺激胰岛素的早期分泌而降低餐后血糖。格列奈类药物可以单独或与双胍类、噻唑烷二酮联合使用治疗糖尿病。格列奈类药物低血糖发生率低,安全性好,一般不导致低血糖。瑞格列奈、那格列奈是餐时血糖调节剂,主要用于控制餐后高血糖,刺激餐后胰岛素快速分泌,起效快,作用时间短,因此进餐时服药,不进餐则不服药。

(4)噻唑烷二酮类药物:噻唑烷二酮类药物主要通过增加靶细胞对胰岛素作用的敏感性而降低血糖。噻唑烷二酮类药物主要有罗格列酮和吡格列酮。噻唑烷二酮类药物单独使用时不导致低血糖,注意与胰岛素或促胰岛素分泌剂联合使用时可增加发生低血糖的风险。注意体重增加和水肿是噻唑烷二酮类药物的常见副作用,这种副作用在与胰岛素联合使用时表现更加明显。

(5)α-糖苷酶抑制剂:α-糖苷酶抑制剂通过抑制碳水化合物在小肠上部的吸收而降低餐后血糖,适用于以碳水化合物为主要食物成分和餐后血糖升高的患者。α-糖苷酶抑制剂有阿卡波糖、伏格列波糖和米格列醇。α-糖苷酶抑制剂可与磺脲类、双胍类、噻唑烷二酮类或胰岛素合用。注意 α-糖苷酶抑制剂的常见不良反应为胃肠道反应,服药时从小剂量开始,逐渐加量是减少不良反应的有效方法。

(6)二肽基肽酶-IV 抑制剂:DPP-IV 抑制剂增加胰高血糖素样肽 1(GLP-1)在体内的水平。GLP-1 以葡萄糖浓度依赖的方式增强胰岛素分泌,抑制胰高血糖素分泌。二肽基肽酶-IV 抑制剂为西格列汀抑制剂,单独使用不增加低血糖发生的风险,不增加体重。注意 GLP-1 受体激动剂的常见胃肠道不良反应,如恶心,程度多为轻到中度,主要见于刚开始治疗时,随治疗时间延长逐渐减少。

2.胰岛素治疗　胰岛素治疗是控制高血糖的重要手段。口服降糖药失效或出现口服药物使用的禁忌证时,需要使用胰岛素控制高血糖,以减少糖尿病急、慢性并发症发生的危险。所有开始胰岛素治疗的患者都应该接受低血糖危险因素、症状和自救措施的教育。胰岛素制剂类型见表 6-8。

表 6-8　常见胰岛素制剂类型

胰岛素制剂	起效时间/min	峰值时间/h	作用持续时间/h
短效胰岛素(RI)	15～60	2～4	5～8
速效胰岛素类似物 (门冬胰岛素)	10～15	1～2	4～6
速效胰岛素类似物 (赖脯胰岛素)	10～15	10～15	4～5
速效胰岛素类似物 (谷赖胰岛素)	10～15	1～2	4～6
中效胰岛素(NPH)	2.5～3	5～7	13～16
长效胰岛素(PZI)	3～4	8～10	长达 20
长效胰岛素类似物 (甘精胰岛素)	2～3	无峰	长达 30
长效胰岛素类似物 (地特胰岛素)	3～4	3～14	长达 24
预混胰岛素 (H130R,HI 70/30)	0.5	2～3	10～24

续表

胰岛素制剂	起效时间/min	峰值时间/h	作用持续时间/h
预混胰岛素 （50R）	0.5	2～3	10～24
预混胰岛素类似物 （预混门冬胰岛素30）	0.17～0.33	1～4	14～24
预混胰岛素类似物 （预混赖脯胰岛素25）	0.25	0.5～1.17	16～24
预混胰岛素类似物 （预混赖脯胰岛素50，预混门冬胰岛素50）	0.25	0.5～1.17	16～24

(1)胰岛素的起始治疗：基础胰岛素包括中效人胰岛素和长效胰岛素类似物。当仅使用基础胰岛素治疗时，不必停用胰岛素促分泌剂。使用方法：继续口服降糖药物治疗，联合中效或长效胰岛素睡前注射，起始剂量为 0.2μg/kg 体重。根据患者空腹血糖水平调整胰岛素用量。

(2)起始治疗中预混胰岛素的使用：预混胰岛素包括预混人胰岛素和预混胰岛素类似物。根据患者的血糖水平，可选择每日 1～2 次的注射方案。当使用每日 2 次注射方案时，应停用胰岛素促泌剂。每日 1 次预混胰岛素：起始的胰岛素剂量一般为每日 0.2U/kg，晚餐前注射。根据患者空腹血糖水平调整胰岛素用量，直到血糖达标。

(3)短期胰岛素的强化治疗：对于 HbA1c＞9% 或空腹血糖＞11.1mmol/L 新诊断的 2 型糖尿病患者可使用短期胰岛素的强化治疗，治疗时间在 2 周至 3 个月为宜，治疗目标是空腹血糖 3.9～7.2mmol/L，非空腹血糖≥10.0 mmol/L，不以 HbA1c 达标为治疗目标。使用方法：多次皮下注射胰岛素：餐时＋基础胰岛素 1～3 次/d 注射，血糖监测每天至少 3 次，每天 5～7 点监测，根据血糖监测水平调整胰岛素剂量直到血糖达标。

(4)胰岛素的强化治疗：多次皮下注射胰岛素：在胰岛素的起始治疗基础上，经多次调整仍未达标可考虑餐时＋基础胰岛素或 3 次/d 预混胰岛素类似物进行胰岛素强化治疗。

六、护理

(一)饮食护理

饮食护理是所有糖尿病治疗的基础，是糖尿病自然病程中任何阶段预防和控制糖尿病手段中不可缺少的组成部分，不良的饮食习惯还可导致相关的心血管危险因素。饮食护理的目标和原则：控制体重在正常范围内，通过配合运动或药物治疗获得理想的代谢控制（血糖、血脂、血压），减少心血管疾病的危险因素。饮食护理应尽可能做到个体化。

1.热量摄入 脂肪 25%～30%，饱和脂肪酸摄入量不超过总能量的 7%。单不饱和脂肪酸在总脂肪摄入中的供能比宜达到 10%～20%。胆固醇摄入量＜300mg/d。碳水化合物 50%～60%，每日定时进三餐，碳水化合物均匀分配。肾功能正常的糖尿病个体，推荐蛋白质的摄入量占供能比的 10%～15%。有显性蛋白尿的患者蛋白摄入量宜限制在 0.8g/(kg·d)，膳食纤维每天摄入量 14g/kCal。一日至少三餐按 1/5、2/5、2/5 分配或 1/3、1/3、1/3 分配主食。

2.限制饮酒　每周不超过 2 次。应警惕酒精可引起低血糖,避免空腹饮酒。

3.其他　食盐限量在 6g/d 以内,高血压患者更应严格限制摄入量。钙的摄入量应保证 1000～1500mg/d,以减少发生骨质疏松的危险性。

（二）运动护理

1.运动目的　运动能改善 2 型糖尿病患者能量消耗与存储的失衡,与饮食治疗配合维持理想体重,提高代谢水平,改善胰岛素抵抗状态,全面纠正糖尿病的多种代谢异常,改善心肺功能,减少心血管危险因素,改善患者健康状况,从而提高生活质量。

2.运动选择　糖尿病患者均应了解运动对血糖的影响,能主动参与运动,运动频率和时间为每周至少 150min,如每周运动 5d,则每次 30min 中等强度（50%～70%最大运动,感到有点用力,心跳、呼吸加快但不急促）有氧运动,中等强度运动包括快走、打太极拳、骑车、打高尔夫球和园艺活动。

3.运动的注意事项

（1）选择适合自己的运动;锻炼要有规律;强度由低开始;避免高强度运动。

（2）高血压患者不举重屏气;视网膜病变患者不举重、不潜水、头不低于腰;周围血管病患者走路过程中应该有间断休息;周围神经病变患者避免过度伸展,不负重。注意足部护理。

（3）血糖＞16.7mmol/L、有明显的低血糖症或者血糖波动较大、有糖尿病急性代谢并发症以及各种心肾等器官严重慢性并发症者暂不适宜运动。

（4）根据运动前后血糖的变化调整胰岛素与促胰岛素分泌剂的剂量和在运动前和运动中增加碳水化合物的摄入量。

（5）使用促胰岛素分泌剂和注射胰岛素的患者运动应在餐后 1h 开始。

（6）如果进行长时间激烈运动,应监测血糖并注意调整胰岛素和口服降糖药剂量;如运动前血糖低应加餐。进食后 1～3h 进行运动,运动减体重应缓慢进行。

（三）用药护理

1.口服降血糖药注意事项　①考虑药物的安全性,应用磺脲类易发生低血糖反应,特别是格列本脲。②非磺脲类胰岛素促泌剂作用短暂迅速,极少经肾排泄,适用于肾功能储备力下降的老年患者。③双胍类对肥胖糖尿病有效,但 80 岁以上老人易诱发乳酸性酸中毒。④注意服用降糖药的时间。如一、二代磺脲类应在餐前 30min 服用,三代每天定时服,二甲双胍、那格列奈为餐时服用。⑤尽早联合用药控制血糖,如磺脲类＋双胍类,磺脲类＋α-糖苷酶抑制剂,或餐时血糖调节剂＋双胍类可明显降低患者血糖波动。⑥不宜长期服用一种降糖药,血糖正常后不能停药,防止血糖反弹。⑦当口服降糖药不满意时,尽早使用胰岛素注射剂。

2.使用胰岛素注意事项

（1）胰岛素的注射途径有静滴和皮下注射两种。目前皮下注射有胰岛素专用注射器、胰岛素注射笔、胰岛素泵三种。

（2）胰岛素注射部位:腹部、大腿外侧、上臂外侧 1/4 处、臀部。注意部位的轮换,两次注射点之间的距离至少为 1cm。腹部注射需避开脐周 5cm 的范围内。

（3）胰岛素使用注意事项:①患病期间,不可以随意停注胰岛素,做好个体化血糖监测。②外出需带注射胰岛素的材料,便于进餐前注射。③注射时避开运动所涉及的部位。

（4）加强血糖监测：采用强化治疗方案后，可能出现空腹高血糖，其原因是夜间胰岛素作用不足，导致"黎明现象"或"Somogyi 效应"。"黎明现象"是指夜间血糖控制良好，仅黎明短时间内出现高血糖，可能由于清晨皮质醇、生长激素等胰岛素拮抗激素增多所致。"Somogyi 效应"是指夜间低血糖未发现，导致体内拮抗胰岛素的激素分泌增加，进而发生低血糖后反跳性高血糖。出现"Somogyi 效应"的患者应该减少睡前胰岛素的剂量或改变剂型，睡前适当加餐。夜间多次血糖测定有助于鉴别晨起高血糖的原因。除了常规的快速血糖监测，目前临床上还可运用动态血糖监测仪来监测血糖。24h 连续测试，记录约几百个血糖数据，每 3～5min 测试 1 次，并持续相当的时间，可同电脑联机绘制血糖动态曲线图，提供患者血糖变化的直观信息。

（5）胰岛素的储存：未启封的胰岛素，2～8℃冷藏保存（不得冷冻），超过标签上有效期的胰岛素不可使用。启封的瓶装胰岛素笔芯（注射针头刺穿橡胶塞后），应放至冰箱保存。

（四）糖尿病并发症护理

1. 急性并发症（糖尿病酮症酸中毒、高血糖高渗透压综合征、乳酸酸中毒）的护理　做好预防护理，应定期监测血糖，应激状况时每天监测血糖。合理用药，不要随意减量或停用药物。

（1）严密观察病情，记录患者的生命体征、神志、24h 出入量等。遵医嘱定时监测血糖、血钠和渗透压等变化。

（2）立即开放两条静脉通路，准确执行医嘱，确保体液和胰岛素的输入，输液是治疗 DKA 首要和关键的措施。只有在组织灌注得到改善后胰岛素降血糖的生物效应才能充分发挥。补液开始时通常使用生理盐水，第 1～2h 内输入 1000～2000mL（注意心功能）；第 3～6h 内输入 1000～2000mL；第一天总量 4000～5000mL，严重时可达 6000～8000mL。当血糖低于 13.9mmol/L 时遵医嘱改用 5%～10% 的葡萄糖溶液。补液过程中要观察心率、血压、尿量、周围循环的情况；如治疗前已有低血压或休克，应先输入胶体溶液进行抗休克处理。

（3）定期复查血糖血酮，遵医嘱小剂量使用胰岛素。开始以 0.1U/(kg·h)，如在第一个小时内血糖下降不明显，且脱水已基本纠正，胰岛素剂量可加倍。每 1～2h 监测血糖，根据血糖下降情况调整胰岛素剂量，血糖下降速度以每小时 3.9～6.1mmol/L 为宜。当血糖下降到 13.9mmol/L 时胰岛素剂量减至 0.05～0.1U/(kg·h)。

（4）纠正水电解质酸碱平衡紊乱：在开始胰岛素及补液治疗后如患者尿量正常，血钾低于 5.2mmol/L，即可静脉补钾。治疗前已有低钾血症且尿量≥40mL/h 时，在胰岛素及补液治疗时必须补钾。严重低钾血症可危及生命，应立即补钾，当血钾升至 3.5mmol/L 时，再开始胰岛素治疗，以免发生心律失常、心搏骤停和呼吸肌麻痹。血 pH 值在 6.9 以下时，应考虑适当补碱，直至 7.0 以上，补碱不宜过多。

（5）高血糖高渗压综合征的护理：护理基本同 DKA，主要包括积极补液、纠正脱水，严重失水时，24h 补液量可达 6000～10000mL，病情许可时配合管喂或口服温开水，每 2h 一次，每次 200mL；小剂量胰岛素静脉输注控制血糖，当血糖减至 16.7mmol/L 时，即可改用 5%～10% 的葡萄糖溶液；纠正水、电解质和酸碱失衡以及去除诱因和治疗并发症。患者病情稳定后根据患者的血糖及进食情况给予皮下胰岛素注射。

(6)糖尿病乳酸酸中毒的护理：遵医嘱补充生理盐水，血糖无明显升高者可补充葡萄糖液，并可补充新鲜血液，以改善循环。尽早大量补充碳酸氢钠，每 2h 监测动脉血 pH 值，上升至 7.2 时暂停补碱，严密观察病情，防止出现碱中毒。监测血糖、血电解质、动脉血气分析、血乳酸浓度等，纠正电解质紊乱，疗效不明显者可遵医嘱行腹膜透析以清除乳酸。

(7)发生并发症时应绝对卧床休息，给予持续低流量吸氧，加强生活护理，注意保暖、皮肤及口腔护理，昏迷患者按昏迷常规护理。

2.低血糖的护理 糖尿病患者血糖低于 3.9mmol/L，可表现为交感神经兴奋（如心悸、焦虑、出汗、饥饿感等）和中枢神经症状（如神志改变、认知障碍、抽搐和昏迷）。但是老年患者发生低血糖时常可表现为行为异常或其他非典型症状。夜间低血糖常常难以被发现和及时处理。有些患者屡发低血糖后，可表现为无先兆症状的低血糖昏迷。发生低血糖常常是由于未按时进食，或进食过少、运动量增加、酒精摄入，尤其是空腹饮酒、使用药物治疗所致的副作用等。因此要避免发生低血糖的诱因。当发生时需要补充葡萄糖或含糖食物。严重的低血糖需要根据患者的意识和血糖情况给予相应的治疗和监护。糖尿病低血糖具体处理方法见图 6-1。

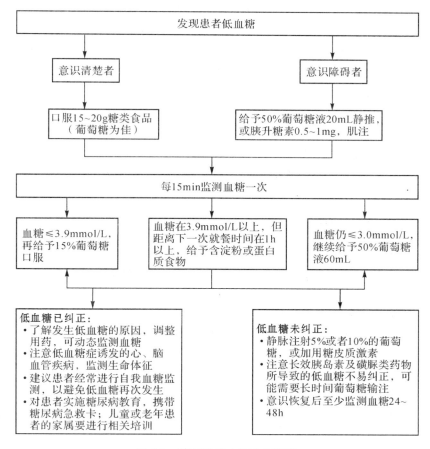

图 6-1 糖尿病低血糖处理流程

3.糖尿病足的护理

(1)足部观察与检查：自查足背、足底、脚趾、趾甲、趾尖、趾缝等部位，重点检查变形部位。查看内容：皮肤是否干燥、皲裂；有无鸡眼和老茧、内生甲、嵌甲；有无各种损伤、擦伤、水泡、瘀血、红肿、溃疡、感染等迹象。如果无法看清自己的足底，可以请他人帮助或利用一面镜子检查。如发现红肿、疼痛时，应尽早去医院检查，以免延误最佳治疗时期。

(2)保持足部清洁，避免感染：嘱患者勤换鞋袜，每天清洁足部。注意足部皮肤的保护，修剪趾甲应在洗脚后，水平地剪趾甲。夏季不光脚走路，不光脚穿鞋，不穿露脚趾的鞋子。冬季，脚部不直接接触热源，如要取暖，可用电热毯、热水袋等。睡前取出热水袋，关闭电热毯。

(3)学会正确的洗脚方法：水温在38℃以下，浸泡双脚一般不超过10~15min，用松软毛巾擦干，尤其是趾缝间的水分，并检查有无出血和渗液，并涂抹润肤乳液或营养霜，适当按摩足部。润肤乳液或营养霜不能涂抹在趾缝间或溃疡伤口上。

(4)选择合适的鞋袜：不穿过紧的袜子或鞋子，宜选择透气性好、鞋内较柔软、平整光滑的平跟厚底鞋，勤换洗，初穿新鞋20~30min后应脱下检查双脚是否有压红的区域或摩擦的痕迹，从每天穿1~2h开始，逐渐增加穿鞋时间，穿鞋前应检查鞋内是否有异物或异常。

(5)神经性足溃疡的护理：处理的关键是彻底清创、引流、保湿、减轻压力、促进肉芽组织生长、促进上皮生长和创面愈合。适当的治疗可以使90%的神经性溃疡愈合。对轻度缺血或没有手术指征者，可以采取内科保守治疗，静脉输入扩血管和改善血液循环的药物。如有严重的周围血管病变，应尽可能行血管重建手术，如血管置换、血管成形或血管旁路术、血管腔内介入治疗。只有当患者出现足部坏疽且在休息时有静息痛，或病变广泛不能通过手术改善，才考虑截肢。

(6)感染的治疗护理：有骨髓炎和深部脓肿者，必须早期切开，排脓减压，彻底引流，切除坏死组织、不良肉芽、死骨等，做好伤口护理。

六、糖尿病教育和管理

糖尿病的控制可根据治疗目标调整治疗方案。糖尿病是终身性疾病，糖尿病患者的行为和自我管理能力也是糖尿病是否能控制的关键。糖尿病治疗的近期目标是控制糖尿病，防止出现急性代谢并发症，远期目标是通过良好的代谢控制达到预防慢性并发症，提高糖尿病患者的生活质量和延长寿命。

1.接受糖尿病教育　每位糖尿病患者一旦确诊就必须接受糖尿病教育，可以是糖尿病教育课堂、小组式教育或个体化的饮食和运动指导，后两者的针对性更强。这样的教育和指导应该是长期的和随时随地进行的，特别是当血糖控制较差需要调整治疗方案时，具体的教育和指导是必不可少的。

2.教育的内容　疾病的自然进程，糖尿病的临床表现，糖尿病的危害以及急慢性并发症的防治，个体化的生活方式干预措施和饮食计划，规律运动和运动处方，饮食、运动、口服药、胰岛素治疗及规范的胰岛素注射技术，自我血糖监测和尿糖监测（当血糖监测无法实施时），血糖监测结果的意义和应采取的相应干预措施，胰岛素注射具体操作技巧，口腔、足部、皮肤护理的具体技巧,当发生特殊情况(如疾病、低血糖、应激、手术)时的应对措施,糖尿病患者的社会心理适应等。

3.血糖监测

(1)糖化血红蛋白(HbA1c):HbA1c 是评价长期血糖控制的金标准(正常值 4%~6%),也是指导临床治疗方案调整的重要依据之一。在治疗之初至少每 3 个月检测 1 次,一旦达到治疗目标可每 6 个月检查 1 次。

(2)自我血糖监测:自我血糖监测是指导血糖控制达标的重要措施,也是减少低血糖风险的重要手段。指尖毛细血管血糖检测是最理想的方法,但如条件所限不能查血糖,尿糖的检测包括定量尿糖检测也是可以接受的。自我血糖监测适用于所有糖尿病患者,为了严格控制血糖,同时减少低血糖的发生,患者必须进行自我血糖监测。

(3)血糖监测时间:①餐前血糖检测,当血糖水平很高时空腹血糖水平是首先要关注的,有低血糖风险者也应测定餐前血糖。②餐后 2h 血糖监测适用于空腹血糖已获良好控制但 HbA1c 仍不能达标者。③睡前血糖监测适用于注射胰岛素的患者,特别是晚餐前注射胰岛素的患者。④夜间血糖监测了解夜间有无低血糖,适用于胰岛素治疗已接近治疗目标而空腹血糖仍高者。⑤出现低血糖症状时或极力运动后应及时监测血糖。

4.其他心血管疾病风险因子的监测　血压与血脂的监测与血糖监测同等重要,是可以干预心血管疾病的风险因子,每年需检查 HDL-C、胆固醇、甘油三酯、LDL-C 一次,每次就诊测量血压,高血压患者在家自我监测血压。

第三节　痛　风

痛风是由嘌呤代谢紊乱及尿酸排泄减少引起的一种晶体性关节炎,临床表现为高尿酸血症和尿酸盐结晶沉积所致的特征性急性关节炎,痛风石形成痛风石性慢性关节炎并发尿酸盐肾病、尿酸性尿结石等,严重者出现关节炎致残、肾功能不全。痛风多发于中老年人肥胖者和绝经期后妇女以及脑力劳动者,其患病率逐渐上升,发作部位常见于大拇指关节、踝关节、膝关节等,且常在夜间发作。

一、概述

痛风(Gout,学名 Metabolic Arthritis)是一种由于嘌呤生物合成代谢增加,尿酸产生过多或因尿酸排泄不良而致血中尿酸升高的疾病。临床诊疗指南(2013)中痛风的定义是:"持续、显著的高尿酸血症,在多种因素影响下,过饱和状态的单水尿酸钠(MSU)微小结晶析出,沉积于关节内、关节周围、皮下、肾脏等部位,引发急、慢性炎症和组织损伤,出现临床症状和体征。"本病以关节液和痛风石中可找到有双折光性的单水尿酸钠结晶为特点。其临床特征为:高尿酸血症及尿酸盐结晶、沉积所致的特征性急性关节炎、痛风石、间质性肾炎,严重者可见关节畸形及功能障碍,常伴尿酸性尿路结石。

高尿酸血症(Hyperuricimia,HUA)是痛风最重要的生化基础,尿酸盐结晶沉积是高尿酸血症的结果。痛风发生率与血尿酸水平显著正相关,5%~18.8%高尿酸血症发展为痛风,1%痛风患者血尿酸始终不高,1/3急性发作时血尿酸不高,高尿酸血症既不能确诊也不能排除痛风。高尿酸血症如果没有出现急性关节炎等症状时,不能称之为痛风。只有出现了症状,才能叫痛风。高尿酸血症是生化类型,而痛风是一种临床疾病。痛风可分原发性痛风和继发性痛风,前者由尿酸排泄减少和尿酸产生增多所致,后者由于慢性肾功能衰竭致尿酸排泄减少,肾脏疾病、骨髓增生疾病致尿酸生成增多和药物抑制尿酸的排泄而产生。

二、病因

1.遗传与肥胖　有痛风家族史的人群,主要是嘌呤代谢酶的缺陷,多数为多基因缺陷。尤其是中老年男性和绝经后女性。雄激素使磷脂膜对尿酸结晶有易感性,雌激素正好相反,促进肾脏排泄尿酸。

2.生活习惯差　喜食海鲜、酷爱饮酒的人群,啤酒含有丰富的嘌呤,食用含有过多嘌呤成分的食品,新陈代谢过程中,身体未能将嘌呤进一步代谢成为可以从肾脏中经尿排出之排泄物。血中尿酸浓度如果达到饱和的话,这些物质最终形成结晶体,积存于软组织中。饮酒容易引发痛风,因为酒精在肝组织代谢时,大量吸收水分,使血尿酸浓度增高,尿酸加速进入软组织形成结晶,导致身体免疫系统过度反应而造成炎症。

3.心血管疾病和代谢性疾病　如高血压、动脉粥样硬化、冠心病、脑血管疾病(如脑梗死、脑出血等)、糖尿病、高脂血症等。

4.药物诱发　维生素 B_{12}、胰岛素、青霉素、噻嗪类利尿剂、糖皮质激素、抗结核药、环孢素 A。

5.曾患疾病　发生过关节炎,尤其是单个关节炎。复发性肾结石和双侧肾结石。

6.其他　外伤、烧伤、外科手术等,工作压力大、疲劳、情绪紧张、生活不规律、器官功能紊乱等均可诱发。

总之,痛风是由于原发性尿酸排出过少和尿酸产生过多以及酶缺陷,包括磷酸核糖焦磷酸激酶(PRPP 合成酶)、磷酸核糖焦磷酸酰基转移酶(PRPPAT)、次黄嘌呤磷酸核糖基转移酶(抗体 HPRT),继发性的核酸代谢加速和肾脏排泄尿酸过低以及药物性所致。

三、病理生理

尿酸是嘌呤体的代谢产物。外源性的尿酸主要通过饮食获得,仅占 1/7,剩余的 6/7 在体内合成。当血尿酸超过 7mg/dL 或 0.41mmol/L,血浆就呈饱和状态(在 pH 值为 7.4、温度 37℃ 及血清钠正常的情况下),当尿酸生成过多和/或肾对尿酸的排泄减少时,血清中尿酸含量超过 $416\mu mol/L$(7.0mg/dL),称为高尿酸血症。大约有 3/4 的尿酸由肾脏排泄至尿中,剩下的 1/4,则通过胆汁等消化液,从肠道随着粪便排出身体。以上尿酸浓度为尿酸在血液中的饱和浓度,超过此浓度时尿酸盐即可沉积在组织中,造成痛风组织学改变。在 30℃ 时,尿酸盐的溶解度为 4mg/dL,针形单钠尿酸盐(Monosodium Urate,MSU)就会在无血供(如软骨)或血供相对少的组织(如肌腱、韧带)沉积,这些部位包括远端的周围关节及像耳朵等温度较低的组织,严重及患病时间长的患者,单钠尿酸盐结晶可在中央大关节及实质器官如肾脏中沉积。

持续高尿酸血症常见的原因是肾脏尿酸盐清除率下降,尤其是接受长期利尿剂治疗的患者及肾小球滤过率下降的原发性肾脏病患者。高尿酸血症的程度越高、病程越长,发生晶体沉积和急性痛风发作的机会就越大,然而,仍有很多高尿酸血症的人并未发生痛风。痛风石是 MSU 结晶聚集物,最初大到可以在关节的 X 线片中出现时,为"穿凿样"病变,较后期表现为皮下结,由于尿液 pH 值呈酸性,尿酸易形成晶体,并聚集成结石,可导致阻塞性泌尿系统疾病。

引起大多数痛风患者尿酸合成增加的原因不清,少数患者是由于次黄嘌呤-鸟嘌呤磷酸核糖基转移酶缺乏或磷酸核糖焦磷酸合成酶活性升高引起。次黄嘌呤-鸟嘌呤磷酸核糖基转移酶异常可在幼年阶段引起肾结石、肾病及严重的痛风,如完全缺乏此酶,可引起神经系统异常,如手足徐动症、痉挛状态、智力发育迟缓及强迫性自残(Lesch-Nyhan 综合征)。饮食中的嘌呤也影响血清尿酸水平,不加节制地暴食富含嘌呤的食物,尤其同时饮酒可显著使尿酸水平增高。乙醇既可促进核苷在肝脏分解代谢,又可抑制肾小管尿酸盐的分泌,但是严格低嘌呤饮食仅能降低血尿酸约 1mg/dL(0.06mmol/L)。

总之,嘌呤代谢紊乱使尿酸产生过多,尿酸排泄减少,呈高尿酸血症,尿酸盐晶体沉积。高尿酸血症致痛风性急性关节炎、痛风石形成及慢性关节炎、慢性尿酸盐肾病、急性尿酸性肾病、泌尿系统尿酸性结石。

四、临床特点

(一)症状

1.无症状高尿酸血症期　患者除了血尿酸升高外,并未出现痛风的症状。

2.急性发作期

(1)痛风性关节炎是最常见的、最初的临床表现,尿酸钠沉积在关节滑膜、软骨、骨、周围软组织,由于尿酸盐微结晶可趋化白细胞,吞噬后释放炎性因子(如 IL-1 等)和水解酶,导致细胞坏死,释放出更多的炎性因子,引起关节软骨溶解和软组织损伤。常因饮酒、出血、高嘌呤饮食、药物、感染、创伤等而诱发急性发作。有跖趾、足背、膝、踝、足跟、指、腕、肘等关节受累,以第一跖趾关节多见,第一跖趾关节承受压力大、局部温度低、关节周围血管少、pH 值低,绝大多数人是在睡梦中被像刀割般的疼痛所惊醒,关节红肿、灼热发胀,若有轻微的风吹过或稍有触碰,活动一下脚趾,立马疼痛得像钻心一样,几天或数周内会自动消失,这种"来去如风"的现象,称为"自限性"。痛风性关节炎反复急性发作,关节渐渐变得肿胀僵硬、屈伸不利,逐渐影响多个关节致全身关节,大关节受累时可有关节积液,最终造成关节畸形。

(2)肾脏病变:①痛风性肾病:急性高尿酸肾病短期内出现血尿酸浓度迅速增高,尿中有结晶、血尿、白细胞尿,最终出现少尿、无尿,急性肾功能衰竭而死亡;②尿酸性肾结石、尿酸盐沉积于髓质,闭塞管腔,小管细胞变性坏死,周围有各种炎症细胞浸润,间质性肾炎,间质纤维化,肾萎缩,尿毒症;③慢性高尿酸血症肾病早期有蛋白尿和镜下血尿,逐渐出现夜尿增多,尿比重下降,最终由氮质血症发展为尿毒症;④20%～25%并发尿酸性尿路结石,患者可有肾绞痛、血尿及尿路感染症状。

3.间歇发作期　仅表现为血尿酸浓度增高,无明显临床症状。此期如能有效控制血尿酸浓度,可减少和预防急性痛风发作。

4.慢性痛风石病变期　痛风石形成最常见于关节内及其附近,如软骨、黏液囊及皮下组织处。典型部位是耳轮,也常见拇跖、指腕、膝肘等处。数个淡黄或白色圆形结节,如同小米至鸡蛋大小,质地与大小有关。

（二）检查

1.实验室检查

（1）血尿酸:成年男性血尿酸119～416μmol/L,女性119～368μmol/L,急性发作时也可正常,若降至正常可减少关节炎发作。低嘌呤饮食5d后,24h尿尿酸排泄量＞600mg为尿酸生成过多型(约占10%);＜600mg提示尿酸排泄减少型(约占90%),但不能排除同时存在两方面缺陷的情况。在正常饮食情况下,24h尿尿酸排泄量以800mg进行区分。

（2）关节液检测:关节液量增多,呈乳白色,不透明,细胞数常＞50000/μl,中性粒细胞＞75%;细菌培养阴性;结晶在偏振光显微镜下可显示被白细胞吞噬或游离、针状、负性双折光。关节液中发现尿酸盐结晶体(针尖状)是痛风诊断的金标准。

2.影像学检查　X线、B超检查早期为软组织肿胀表现,以后有骨质不规则缺损、关节软骨边缘破坏、关节面不规则,慢性期关节腔变窄,穿凿样骨质缺损,骨髓内痛风石沉积等诊断。

3.痛风的诊断　急性痛风关节炎分类标准(1977年ACR)(1)关节液中有特异性尿酸盐结晶,或(2)用化学方法或偏振光显微镜证实痛风石中含尿酸盐结晶。(3)具备以下12项(临床、实验室、X线)中6项。①急性关节炎发作＞1次;②炎性反应在1d内达高峰;③单关节炎发作;④可见关节发红;⑤第一跖趾关节疼痛或肿胀;⑥单侧第一跖趾关节受累;⑦单侧跗骨关节受累;⑧可疑痛风石;⑨高尿酸血症;⑩不对称关节内肿胀(X线证实);⑪无骨侵蚀的骨皮下囊肿(X线证实);⑫关节炎发作时关节液微生物培养阴性。

五、治疗

（一）高尿酸血症的治疗

首先改善生活方式:进行饮食控制,低嘌呤饮食,避免酒精饮料,多饮水,坚持运动,控制体重。积极治疗并减少与血尿酸升高相关的代谢性危险因素,避免应用使血尿酸升高的药物,应用降低血尿酸的药物,积极控制与HUA相关的心血管危险因素如高脂血症、高血压、高血糖、肥胖和吸烟。HUA治疗目标值:血尿酸＜357μmol/L(6mg/dL),常规检测血尿酸,尽早发现无症状HUA。所有无症状HUA患者均需进行治疗性生活方式改变,尽可能避免应用使血尿酸升高的药物。无症状HUA合并心血管危险因素或心血管疾病时(包括高血压、糖耐量异常或糖尿病、高脂血症、冠心病、脑卒中、心力衰竭或肾功能异常),血尿酸值＞8mg/dL给予药物治疗;无心血管危险因素或心血管疾病的HUA,血尿酸值＞9mg/dL则给予药物治疗。积极控制无症状HUA患者并存的心血管危险因素。

1.避免应用使血尿酸升高的药物,如噻嗪类利尿剂、环孢素、他克莫司、尼古丁、吡嗪酰胺、烟酸等。对于需服用利尿剂且合并HUA的患者,避免应用噻嗪类利尿剂,同时碱化尿液、多饮水,保持每日尿量在 2000mL 以上。对于高血压合并 HUA 患者,首选噻嗪类利尿剂以外的降压药物。

2.增加促进尿酸排泄的药物,包括苯溴马隆(立加利仙)、丙磺舒、磺吡酮等,代表药物为苯溴马隆。丙磺舒、磺吡酮只能用于肾功能正常的 HUA 患者,苯溴马隆可用于肌酐清除率(Ccr)>20mL/min 的肾功能不全患者。成人起始剂量 50mg,1 次/d,1～3 周后根据血尿酸水平调整剂量至 50 或 100mg/d,早餐后服用。有肾功能不全时(Ccr<60mL/min)推荐剂量为 50mg/d。应用时应注意:

(1)碱化尿液。碱化尿液是防治尿酸结石的重要措施,碱化尿液可使尿酸结石溶解,尿液 pH 值<5.5 时,尿酸呈过饱和状态,溶解的尿酸减少;pH 值>6.5 时,大部分尿酸以阴离子尿酸盐的形式存在,因此,应将尿 pH 值维持在 6.5～6.9。常用的碱性药物为碳酸氢钠。对已有肾功能不全的患者,应注意定期监测清晨第一次尿 pH 值,将尿 pH 维持在 6.2～6.9。同时保证每日饮水量在 1500mL 以上。

(2)监测肝肾功能。

(3)该类药物由于促进尿酸排泄,可能引起尿酸盐晶体在尿路沉积,有尿酸结石的患者属于相对禁忌证。

(4)通常情况下服用苯溴马隆 6～8d,血尿酸值达到 357μmol/L 左右,坚持服用可维持体内血尿酸水平正常。

3.抑制尿酸合成,代表药物为别嘌呤醇,成人初始剂量 50mg,1～2 次/d,每周可递增 50～100mg,至 200～300mg/d,分 2～3 次服,一日最大量不得>600mg。肌酐清除率(Ccr)<60mL/min 时,别嘌呤醇推荐剂量为 50～100mg/d;Ccr<15mL/min 时禁用。应用时应注意:别嘌呤醇常见的不良反应为过敏,重度过敏者(迟发性血管炎、剥脱性皮炎)常致死,应禁用。肾功能不全增加重度过敏的发生危险,服用期间定期检查肝肾功能、血常规和血细胞,严重肝功能不全和明显血细胞低下者禁用。

4.无症状高尿酸血症合并心血管疾病诊治流程(见图 6-2)。

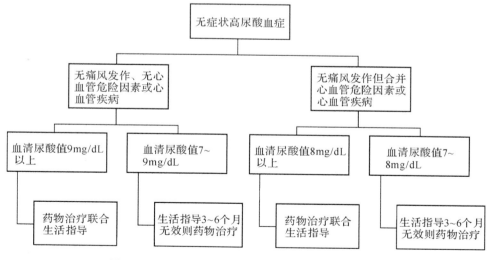

图 6-2　无症状高尿酸血症合并心血管疾病诊治流程

（二）痛风的治疗

治疗目的是迅速有效地控制痛风急性发作，预防急性关节炎复发，预防痛风石的沉积，保护肾功能，预防心血管疾病及脑血管疾病的发病。纠正高尿酸血症，理想血尿酸值为 300μmol/L 以下，阻止新的单钠尿酸盐（MSU）晶体沉积，促使已沉积的晶体溶解，逆转和治愈痛风。

1.急性痛风性关节炎的治疗　按照痛风自然病程，分期进行药物治疗，没有任何一种药物同时具有抗炎症和降尿酸的作用，药物选择：

（1）非甾体抗炎药：非甾体抗炎药有吲哚美辛、布洛芬、芬必得、戴芬、西乐葆等，通过抑制环氧化酶，减少炎症介质前列腺素的生成，发挥解热、镇痛、消炎的作用，从而缓解急性期关节红肿热痛的不适。副作用有胃肠道不适、肝功能受损、间质性肾炎、过敏反应等。

（2）秋水仙碱（Colchicine）：减少尿酸结晶的沉积，减轻炎症反应。副作用有胃肠道反应如恶心、呕吐、食欲减退、腹痛、腹泻等，严重者可有出血性肠炎、骨髓抑制、肝脏损害、肾脏损害，其他有脱发、皮肤过敏、精神抑郁、呼吸抑制等。初始剂量为每次 1mg，以后 0.5mg/h，直至疼痛缓解，或出现恶心、呕吐、腹痛、腹泻等严重副作用时停药。24h 总剂量一般不超过 6mg。如有胃肠疾病或为了减少胃肠刺激亦可静脉给药。为了避免秋水仙碱的副作用，必须注意：①用药剂量以能控制病情为宜，不能过量，用药时间不宜太久，关节炎发作一旦控制，就立即停药。②用药前及用药期间定期检查肝功能、血常规。③一般宜饭后立即服用，或服药前吃少量食物，以减少胃肠道反应。有严重胃肠道反应必须立即停药。

（3）糖皮质激素（Glucocorticoids）：上述两药无效或不能耐受或有禁忌时可短期使用。应避免滥用激素，不仅要防止量过大、时间过长，而且要严格掌握适应证，一般疗程在10d 以内。

急性痛风性关节炎应及早、足量使用药物，症状缓解后减或停药，急性发作时，开始不给予降尿酸药，降尿酸药物不仅没有抗炎止痛作用，而且还会使血尿酸下降过快，促使关节内痛风石表面溶解，形成不溶性结晶而加重炎症反应。已服用降尿酸药者出现急性发作不需停药。

2.间歇发作期及慢性期的降尿酸治疗　预防性使用小剂量秋水仙碱或 NSAIDs，进行降尿酸药物治疗用最小有效剂量，1～6 个月。

符合以下 1 项可应用降尿酸药物：①高尿酸血症；②急性痛风发作一次以上；③痛风石形成；④慢性痛风石性关节炎（影像学证实）；⑤尿酸性肾石病，肾功能受损；⑥发作时关节液中有 MSUM 微结晶。使用降尿酸药物以维持长期稳定，达到血尿酸<6.0mg/dL；使痛风石吸收，血尿酸<5.0mg/dL。使用时要注意不良反应。降尿酸药物无抗炎作用，不用于急性痛风关节炎，掌握适应证，选择合适药物，定期查血尿酸，观察疗效和监测药物毒性。

降尿酸药物有：

（1）抑制尿酸生成的药物——黄嘌呤氧化酶抑制剂：嘌呤类有别嘌呤醇、奥昔嘌醇。别嘌呤醇适用于尿酸≥1000mg/24h，肾功能受损、有泌尿系结石史、排尿酸药无效。副作用有肝功能损害，主要是转氨酶升高，胃肠道反应如恶心、呕吐，皮肤过敏反应及白细胞及血小板减少等。非嘌呤类有非布索坦片（Febuxostat），是非嘌呤类黄嘌呤氧化酶选择性抑制剂，通过降低患者血液中的尿酸水平改善痛风患者的症状。

（2）促进尿酸排泄的药物：促尿酸肾脏排泄药，如苯溴马隆、丙磺舒、苯磺吡酮，适用于肾功正常或轻度受损，尿尿酸$<600mg/24h$，无肾石；促尿酸肠道排泄药，如活性炭类的吸附剂。

（3）促进尿酸分解的药物——尿酸氧化酶。

总之，高尿酸血症与痛风的发病率逐年升高，最佳治疗方案是非药物治疗＋药物治疗，关注高尿酸血症对高危人群进行尿酸治疗的目标达到 $357\mu mol/L$ 以下，使用立加利仙时注意大量饮水，保持尿量$>2000mL$ 及碱化尿液，使尿 pH 值维持于 6.5 左右。降尿酸需要长期甚至终身使用药物，通过纠正高尿酸血症，逆转和治愈痛风，理想血尿酸值为 $300\mu mol/L$ 以下。

六、护理

1.病情观察　观察患者受累关节有无红、肿、热、痛和功能障碍，了解关节疼痛的性质、间隔时间，有无午夜因剧烈疼痛而影响睡眠，应用疼痛测评工具评价疼痛的程度。了解有无使痛风发作的诱因如关节局部损伤、穿紧鞋走路、手术、饮酒、过度疲劳、受冷受湿、感染等。观察有无痛风石的体征，了解结石的部位、症状。观察患者的体温及血尿酸、尿尿酸的变化。

2.疼痛的护理

（1）休息与体位：急性期患者除关节红肿热痛和功能障碍外，还常伴有发热，应绝对卧床休息，抬高患肢，避免受累关节受压、负重。待疼痛缓解后方可恢复活动，避免疲劳和受凉。

（2）局部护理：手、腕或肘关节受累时，可用夹板固定制动，也可对受累关节冰敷或 25％硫酸镁湿敷。痛风石严重时可能导致局部皮肤溃疡发生，要注意患部清洁，避免感染发生。

3.饮食的护理　目前针对痛风患者的饮食研究中，总体上认为，与其限制嘌呤含量较多的食物，还不如限制一天中摄取食物的总热量，不要过多摄取脂肪和蛋白质的饮食疗法。总热量的算法与糖尿病饮食中总热量的算法一致。痛风患者的饮食原则为：均衡营养，低脂肪饮食、适量蛋白质、低嘌呤饮食（表 6-9 为嘌呤食物分类表）。

（1）低脂肪饮食：脂肪摄入量一般控制在 $50g/d$ 左右，占总热量的 $20％～25％$，应以植物性油脂为主，如豆油、花生油、玉米油等。

（2）适量蛋白质：蛋白质摄入量以每日 $0.8～1.0g/kg$ 为宜，占总热量的 $12％～14％$。应以植物蛋白为主，动物蛋白可选用牛奶、鸡蛋，因牛奶、鸡蛋不含核蛋白。可适量食用河鱼，也可适量食用瘦肉、禽肉，但最好切成块煮沸，让嘌呤溶于水，然后去汤再吃。

（3）低嘌呤饮食：选择嘌呤含量低的食物，特别要避免动物内脏、海鲜，多吃新鲜蔬菜、水果（豆类适量），避免饮酒及酒精饮料（特别要避免饮用啤酒），少喝热性的饮料，戒烟。

（4）多饮水：每日饮水量 1.5L 以上，选择偏碱性、含热量低的水。苏打水是痛风患者的理想选择，如果不能接受苏打水的口感，白开水和淡茶水也可以，但不饮浓茶，因为茶中含有酸性物质不利于尿酸排泄。保证每日尿量达 2000～2500mL,增加尿酸排泄。可以用利尿的益元本草降酸茶和薏米粥来降尿酸。

(5)注意食物的烹饪方法,减少食物中嘌呤的含量,如将肉食先煮,弃汤后再行烹饪。此外,辣椒、咖喱、胡椒、芥末、生姜等食品调料,均能兴奋自主神经,诱发痛风急性发作,应尽量避免食用。

表 6-9　嘌呤食物分类表(100g 食物)

食物类别	低嘌呤 0～25mg 嘌呤	中量嘌呤 25～150mg 嘌呤	高嘌呤 150～1000mg 嘌呤
奶类及其制品	各类乳类及乳制品	—	—
肉蛋类	鸡蛋、鸭蛋、皮蛋、猪血	鸡肉、心、肠、猪肚、心、腰、肺、脑、皮、肉(瘦),牛肉,羊肉,兔肉	鸡肝,鸭肝,猪肝、小肠、脾、牛肝
水产品鱼类及其制品	海参、海蜇皮	旗鱼、黑鲳鱼、草鱼、鲤鱼、秋刀鱼、鳝鱼、鳗鱼、乌贼、虾、螃蟹、鱼丸、鲍鱼、鱼翅、鲨鱼皮	马刀鱼、白鲳鱼、鲢鱼、白带鱼、乌鱼、鲨鱼、海鳗、沙丁鱼、草虾、牡蛎、蛤蜊、干贝、小鱼干、鳊鱼干、乌鱼皮、白带鱼皮
谷物及淀粉类	糙米、糯米、白米、米粉、小麦、燕麦、面粉、通心粉、玉米、高粱、马铃薯、甘薯、芋头、太白粉、树薯粉、藕粉	—	—
豆类及其制品	—	豆腐、豆干、豆浆、绿豆、红豆、花豆、黑豆	黄豆、发芽豆类
蔬菜类	大白菜、卷心菜、空心菜、芥菜、莴苣菜、苋菜、芥蓝菜、高丽菜、芹菜、雪里蕻、花椰菜、韭菜、韭黄、韭菜花、葫芦花、苦瓜、小黄瓜、冬瓜、丝瓜、胡瓜、茄子、青椒、胡萝卜、萝卜、洋葱、番茄、木耳、豆芽菜、榨菜、萝卜干、葱、姜、蒜、辣椒	青江菜、茼蒿菜、四季豆、皇帝豆、鲍鱼菇、海藻、海带、笋干、金针菇、银耳	豆苗、黄豆芽、芦笋、紫菜、香菇
水果类	橘子、橙子、柠檬、莲雾、葡萄、苹果、梨、阳桃、杧果、木瓜、枇杷、菠萝、番石榴、桃子、李子、西瓜、哈密瓜、香蕉、红枣、黑枣	—	—

4.运动的护理　坚持运动,避免肥胖,控制体重。任何药物都不能代替运动。长期坚持运动的痛风患者可以减轻体重,血尿酸亦随之下降,此外运动不仅能增强体质,而且对于缓解关节疼痛、防止关节挛缩及肌肉废用性萎缩大有益处。所以,运动可以作为痛风有益的辅助治疗措施。但运动过度会引起痛风。因此在痛风间歇期要合理运动。

(1)选择有氧运动:选择走路、慢跑、慢游泳、跳舞、骑车等人体吸入的氧气与需求相等的有氧运动。不要选择短跑、跳高、举重、俯卧撑等肌肉在缺氧的状态下高速剧烈运动的无氧运动。

（2）坚持运动,从小运动量开始,循序渐进,运动中要注意休息。1h 的运动,每 15min 休息 5～10min,补充水分。

（3）运动选择的时间最好在午睡后或晚饭前,运动强度的靶心率大致控制在（170－年龄）～（180－年龄）次/分。

5. 用药护理　遵医嘱正确用药,让患者了解药物的作用与副作用及注意事项。

6. 心理护理　由于疼痛影响进食和睡眠,疾病反复发作导致关节畸形和肾功能损害,常常会有不同程度的忧虑和悲观情绪,应给予精神上的安慰和支持。

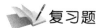复习题

一、单选题

1. 女性患者,糖尿病病史 10 年,近 2 个月感觉双足趾端麻木,下肢皮肤针刺样疼痛伴尿失禁,无汗就诊。体检:消瘦,营养欠佳,双手骨间肌萎缩,肌力 Ⅳ 级,空腹血糖 14.5 mmol/L,血酮（－）。下列哪项正确?

A. 糖尿病并发脑血管意外　　　　　　B. 糖尿病神经病变

C. 糖尿病微血管病变　　　　　　　　D. 糖尿病自主神经病变

2. 男,52 岁,无"三多一少"症状,空腹血糖 6.5mmol/L,有糖尿病家族史,疑糖尿病就诊,下列哪项试验最具有诊断意义?

A. 尿糖定性　　　　　　　　　　　　B. 糖化血红蛋白

C. 餐后血糖　　　　　　　　　　　　D. 葡萄糖耐量试验

3. 男,19 岁,诊断 1 型糖尿病 2 年,平时每日用胰岛素 40U,控制血糖满意,近 1 周因胰岛素用完停用。乏力 3d,昏迷 4h 入院,以下处理错误的是:

A. 立即测血糖、血酮　　　　　　　　B. 立即测尿糖、尿酮

C. 立即建立静脉通路　　　　　　　　D. 立即皮下静注 40U 短效胰岛素

4. 男性,26 岁,明显的"三多一少"症状 10 年,经胰岛素治疗症状时轻时重,有明显的低血糖症状,近 2 个月眼睑及双下肢浮肿,乏力,腰酸,血压 160/100mmHg,尿蛋白（＋＋）,管型尿少许,尿糖（＋＋）应诊断为:

A. 糖尿病肾病　　　B. 肾动脉硬化　　　　C. 肾盂肾炎　　　　D. 肾炎

5. 以下哪项不是糖尿病的慢性并发症?

A. 糖尿病神经病变　　　　　　　　　B. 视网膜病变

C. 冠心病　　　　　　　　　　　　　D. 糖尿病酮症酸中毒

6. 痛风的临床表现有:

A. 特征性急性关节炎　　　　　　　　B. 痛风石及慢性关节炎

C. 间质性肾炎　　　　　　　　　　　D. 以上均是

7. 富含嘌呤的食物是:

A. 牛奶　　　　　　　B. 鸡蛋　　　　　　C. 动物内脏　　　　D. 禽肉

8. 以下关于痛风急性发作期治疗说法错误的是:

A. 应及早、足量使用药物　　　　　　B. 症状缓解后减或停药

C. 急性发作时,开始就给予降尿酸药　　D. 多饮水

9. 患者男性,45 岁,1 年前体检发现血尿酸升高,当时无症状,未予重视,平时也不注意饮食控制。患者 1d 前参加同学聚餐,吃较多海鲜及肉食,并饮啤酒约 500mL,晨起感觉右拇趾关节疼痛,局部肿胀、发热。目前考虑最可能的诊断是:

A. 痛风　　　　　　　　　　　　B. 类风湿关节炎

C. 风湿性关节炎　　　　　　　　D. 足部细菌性感染

10. 痛风关节痛的特点,不正确的是:

A. 病变不累及踝、手、腕和肘关节

B. 常在饮酒、劳累或高嘌呤饮食后急起关节剧痛

C. 病变有自限性,1~2 周后自行消退,但常复发

D. 以第一跖趾关节、拇指关节多见

11. 控制血脂异常的基本和首要措施是:

A. TLC　　　　　　　　　　　　B. 他汀类药物

C. n-3 脂肪酸　　　　　　　　　D. 胆固醇吸收抑制剂

12. 在治疗高血脂启用他汀类药物时,要检测的项目不包括:

A. 谷丙转氨酶　　　　　　　　　B. 谷草转氨酶

C. 肌酸激酶　　　　　　　　　　D. 极低密度脂蛋白

13. 口服降糖药物非促胰岛素分泌剂,下列哪项不是:

A. 磺脲类降糖药物　　　　　　　B. 双胍类降糖药物

C. 噻唑烷二酮类药物　　　　　　D. α-糖苷酶抑制剂

14. 血液中胆固醇含量最多的脂蛋白是:

A. 乳糜微粒(CM)　　　　　　　B. 极低密度脂蛋白(VLDL)

C. 低密度脂蛋白(LDL)　　　　　D. 高密度脂蛋白(HDL)

15. 下列 TLC 基本原则表述错误的是:

A. 减少饱和脂肪酸和胆固醇的摄入

B. 选择能够降低 HDL-C 的食物(如植物甾醇、可溶性纤维)

C. 减轻体重

D. 增加有规律的体力活动

二、问答题

1. 简述高脂异常的治疗原则。

2. 简述痛风患者病情的观察要点。

三、案例题

案例一

患者男性,67 岁,有 2 型糖尿病 10 余年,目前使用胰岛素降血糖,进食早餐后约 1h 出现心慌、手抖、出冷汗,并打铃告知护士感到非常难受。如果你是这位护士,你会考虑该患者出现什么情况?你准备如何做?

案例二

患者,女性,24岁,身高160cm,体重45kg,近一周出现口干、多饮、多尿,3d前感冒发烧,体温高达38.5℃,1d前出现纳差,感恶心、乏力,由家人送至医院急诊室,测快速血糖29.5mmol/L,呼吸深快,可闻及烂苹果味。该患者可能的诊断是什么?需要做哪些化验检查?倘若你的判断正确,处理该类患者的原则是什么?

（许　瑛　胡一宇）

第七章　老年消化系统疾病护理

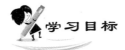学习目标

1. 简述老年营养不良的原因、评定方法、分类和护理措施。
2. 说出胃食管反流性疾病的概念、临床特点、治疗原则和护理措施。
3. 陈述胃癌的危险因素、临床特点和治疗原则。
4. 说出食管癌的危险因素、临床表现和治疗原则。
5. 解释大肠癌的危险因素、临床表现和治疗原则。
6. 陈述消化道肿瘤的护理措施。

第一节　老年营养不良

营养不良（Malnutrition）是老年人常见的临床综合征之一，常与脑卒中、抑郁、慢性阻塞性肺病、帕金森病、阿尔茨海默病等慢性病并存，两者互相影响，互为因果，进而形成恶性循环，使老年患者的感染率和失能率增加，住院时间延长、寿命缩短，增加社会和家庭的负担。

一、概述

老年患者营养不良是由于机体的需要与营养素摄入之间不平衡导致的一系列症状，常常对机体功能乃至临床结局产生不良的影响。老年人因摄食与获取营养素受到多种因素的影响，营养不良或者营养不良风险发生率高。根据相关权威数据表明，如今老年营养不良已经是一个全球性的问题，全球近 1/6 的人口受到营养不良的威胁。在我国，据估计高达 15％的社区老年人、35％～65％的住院老人以及 21％～60％的长期护理机构中的老年人存在营养不良，其中农村明显多于城市。

老年人营养不良与年龄、疾病状态和机体功能等相关，是躯体自然衰老、功能丧失、疾病影响、不良情绪和社会经济等因素共同作用下的结果。老年营养不良早期可出现疲倦、

烦躁、体重减轻、伤口愈合延迟等,严重机体营养不良可导致免疫功能降低、组织器官萎缩、营养性水肿、肝功能不全、感染率增加及心情抑郁等。因此,应积极加强对老年人群,特别是高龄、农村和住院老年人的营养管理,防止营养不良的发生,提高老年人的生活质量。

二、危险因素

营养不良受到生理学改变、疾病与药物、饮食习惯、精神、社会文化和健康观念等因素的影响。常见引起老年营养不良的危险因素如下:

1.生理学因素　随着年龄的增长,老年人会出现一些生理学上的改变,如牙齿松动、脱落或对假牙不适应,牙周炎,咀嚼功能差,嗅觉功能及视力的下降等。这些改变降低了老年人对选择和烹调食物的兴趣,使得老年人的营养素摄入减少。另外,老年人味蕾退化、消化液分泌减少、胃动力及排空速度减弱、肠蠕动减缓及活动能力普遍下降,从而使其对食物的消化和吸收能力下降。长期的摄入不足及消化吸收能力降低,就会影响机体整体的营养状况而造成营养不良。

2.疾病因素　随着老年人各种慢性疾病发生率的逐渐升高,机体摄入营养素相应减少。不少老年疾病对某些营养物质的摄入有所限制,如糖尿病患者要少摄入碳水化合物和脂肪,慢性肾炎要控制蛋白质与盐的摄入,肝肾功能衰竭会导致维生素 D 不能在体内转化成具有活性的形式等。而营养不良又会使病情变得更加复杂甚至恶化,如免疫力降低、伤口愈合延缓、体重减轻、肌肉强度降低等。这种恶性循环会导致老年人的营养状况越来越差,最终影响整体健康。

3.药物因素　不少老年人由于慢性疾病需要长期服用多种药物,而有些药物具有明显的抑制食欲或者影响营养素吸收的副作用,甚至会引起药物性营养不良。如抗帕金森病药物、降血糖药物、抗抑郁药、茶碱、洋地黄等可引起患者恶心、呕吐、味觉和嗅觉下降或导致口腔干燥而使食欲减退;长期使用吲哚美辛、泼尼松、利血平等可刺激胃肠壁上皮细胞,导致胃肠黏膜充血、水肿、糜烂、溃疡及出血,直接或间接地阻碍了营养物质的吸收。

4.精神因素　老年人的人际交往普遍减少,特别是住院或者独居的老人更容易产生一些不良的情绪状态,如焦虑、忧郁、恐惧、悲哀等。不良情绪可引起交感神经兴奋,抑制胃肠蠕动和消化液的分泌,进而引起食欲减退、恶心、呕吐、腹痛、胃肠道炎症、胆道疾病等,从而影响机体消化功能,导致心理性营养不良。

5.社会文化因素　老年营养不良还有一个重要因素就是社会文化因素,如经济状况、教育水平、社会支持系统等。比如在偏远农村,由于经济条件的限制,老年人摄入的食物品种较单调,动物性食物和豆类及其制品摄入量少,导致蛋白质的摄入量相对欠缺。而独居或者空巢老人由于缺乏家人的关怀,或者选购食物不方便,常会选择符合自己口味或易于烹调的食物,饮食种类常单一重复,这种长期偏食的不良习惯也同样会导致营养不均衡,甚至还会导致某些疾病。

6.错误的饮食观念　有些老年人因盲目地相信一些片面的保健饮食信息或者不实的食物及药品广告,而产生不正确的营养输入观念。比如有的老年人因认为"有钱难买老来瘦",严格地进行饮食控制,选择全素食或者过于依赖保健品。事实上,老年人的代谢过程以分解代谢为主,需较多的蛋白质补偿组织蛋白的消耗,长期的蛋白摄入不足,易发生蛋白质、铁、锌等营养素缺乏症。也有的老年人由于过于节俭,习惯吃剩菜、隔夜菜,而隔夜绿叶蔬菜,非但营养价值不高,还会产生亚硝酸盐。

三、临床特点

(一)评估

营养评估是对患者营养状况的客观评判,在营养治疗中处于基础而重要的地位。只有先评估患者目前所处的营养情况,才能结合患者的代谢特点来决定其营养需求。

1.病史　营养评估之前,首先应注意收集下列几项可能会影响其营养状态的病史:①饮食习惯,包括体重改变情况、日常饮食习惯、进食环境、是否有酗酒或多重用药史等;②有无和营养不良病因有关的疾病及服用药物情况,如有无抑郁、谵妄、吞咽困难、帕金森病、甲状腺功能亢进、糖尿病、高血压、慢性肝病,有无服用特殊药物等;③社会支持系统情况,如经济能力、文化习俗等。

2.身体评估　人体测量指标包括身高、体重、体质指数、皮肤皱褶厚度等。要获得准确的数据,必须注意器材的精确度、测量时间、患者姿势及衣着等。

(1)理想体重(Ideal Body Weight,IBW)百分率:患者实际体重偏离总体标准的程度,其和营养不良的关系详见表 7-1。

理想体重(kg)=[身高(cm)-100]×0.9

理想体重百分率(%)=(实际体重/理想体重)×100%

表 7-1　理想体重百分率的结果评价

理想体重百分率	结果评价
<60%	严重消瘦
60%~80%	中度消瘦
81%~90%	轻度消瘦
91%~110%	正常范围
111%~120%	超重
>120%	肥胖

(2)体质指数(Body Mass Index,BMI):也称体重指数,是反映蛋白质—热量营养不良以及肥胖症的指标。BMI 的计算公式为:BMI=体重(kg)/身高^2(m^2)。中国人的 BMI 标准正在研制中,目前最常用的是由 James 等提出的评定标准,详见表 7-2。

(3)上臂三头肌皮肤褶皱厚度(Triceps Skinfold Thickness,TST):可直接反映皮下脂肪厚度,皮下脂肪含量约占全身脂肪含量的 50%,因此可以推算体脂储备,同时也能间接反映热能营养状况。老年男性 TST 超过 10.4mm,老年女性超过 14mm 可判断为肥胖。

(4)上臂围(Arm Circumference,AC)和上臂肌围(Arm Muscle Circumference,AMC):通过测量上臂中点处的周长来获取上臂围,并间接计算上臂肌围,可以反映肌肉组织的储存和消耗程度,是快速而简便的评价指标之一。

表 7-2　BMI 的评定标准

BMI 值	等级
＞25.0	营养过剩,肥胖
18.5～25.0	正常范围
17.0～18.4	蛋白质—热量营养不良Ⅰ级
16.0～16.9	蛋白质—热量营养不良Ⅱ级
＜16.0	蛋白质—热量营养不良Ⅲ级

上臂肌围的计算方法:AMC(cm)＝AC(cm)－3.14×肱三头肌皮肤皱褶厚度 TSF(mm)。

正常参考值一般男性为 22.8～27.8cm,女性为 20.9cm～25.5cm。实际值占正常值的 90%以上为正常;80%～89%为轻度营养不良;60%～79%为中度营养不良,＜60%为重度营养不良。

(二)实验室检查

(1)人血白蛋白:白蛋白与创伤愈合、感染率、并发症等关系密切,常作为外科判定预后的一个指标。白蛋白半衰期为 21d,主要代谢部位是肠道和血管内皮,正常值范围是 35～50g/L。

(2)血常规及生化检查:包括血红素、血清胆固醇、钙、铁、锌等。

(3)免疫功能测定:通过外周血中总淋巴细胞计数(Total Lymphocyte Count, TLC)、外周血 T 细胞亚群、迟发型超敏皮肤试验等,可以判断细胞免疫功能。

(4)人体组成测定:总体脂肪、总体水和肌肉组织测定等。

(三)老年营养不良的分类

根据上述指标和实验室检查结果进行综合评价,可以确定患者是否存在营养不良。营养不良的患者并非所有指标均异常,根据其结果特点,常见的营养不良主要有以下四类。

(1)消瘦型营养不良:为能量缺乏型,以人体测量指标下降为主,BMI＜18.5kg/m^2,蛋白测量和免疫功能指标基本正常,临床表现为脂肪和肌肉的消耗,显得消瘦。

(2)低蛋白型营养不良:蛋白测量指标和免疫测量指标均下降,但人体测量指标基本正常。临床表现为毛发易脱落、水肿及伤口愈合延迟等,而脂肪和肌肉储备可在正常范围。

(3)混合型营养不良:兼有上述两种营养不良的特征,为蛋白质和热能摄入均不足所致,表现为多种测量指标的异常,属于最严重的一类营养不良,预后较差。

(4)营养过剩:过度肥胖会导致高血压、冠心病、糖尿病等相关疾病的风险增加,特别是 BMI＞30kg/m^2 的老年人要注意各营养素组成比例是否失衡。

四、治疗

老年营养不良是个全球性的普遍问题,它会使老年人的其他病情更加恶化。一旦发现老年人存在营养不良的情况,越早进行营养干预越好,以期取得较好的治疗效果。

1.老年人的营养需求

(1)能量:老年人新陈代谢减弱,60～70岁的基础代谢率比20岁的人减少了约20%,70岁以后约减少30%。在没有严重并发症的情况下,一般60岁的人每日能量需要量为25～30kCal/kg。在应激情况下,每日能量需要量为30～40kCal/kg。

(2)蛋白质:老年人蛋白质分解代谢增加而合成代谢减弱,较易发生负氮平衡。但老年人肝肾功能对蛋白质代谢产物的解毒和排毒能力下降,也不能摄入过多的蛋白质。因此,老年患者蛋白质摄入的原则是适量、优质。一般建议每日蛋白质供给量为1.0～1.2g/kg体重,约占总能量的15%～20%。在应激或创伤情况下,每日需要量约为1.5g/kg体重。肾功能正常的老人,应多选用牛奶、豆奶、瘦肉等富含优质蛋白质的食物。

(3)糖类:糖类是主要的供能物质,老年人热能需求有所降低,可在满足其基本营养要求的基础上适当控制糖类摄入量。一般建议膳食中糖类占总能量的50%～60%,如果胃肠道条件允许,可以增加膳食纤维的供给,推荐每日摄入25～30g。

(4)脂肪:老年人容易发生脂肪代谢异常,脂肪摄入过多,不但难以消化,而且容易导致营养过剩。因此,脂肪的供给量应该控制,一般每日摄入量最好不超过总热量的20%～25%。脂肪的种类以易于消化吸收的植物性脂肪为主,适当摄入胆固醇,限制饱和脂肪酸和反式脂肪酸的摄入量,少食猪、牛、羊肉及其油脂等。

(5)维生素:老年患者每日维生素的推荐摄入量与健康人无显著性差异,但由于吸收不良或排泄增加等原因,老年人常出现维生素的缺乏。老年人应该注意摄取的维生素有维生素A、B、C、E,主要存在于深绿色或黄色蔬菜水果、粗粮及植物油中。

(6)无机盐类:老年人由于胃肠功能减退、胃酸分泌减少、日照不足等原因,易出现维生素D的缺乏,对钙的吸收减少,从而出现钙质摄取不足,因而引起骨质疏松症。因此,老年人需要适量补充维生素D,同时应增加补钙,一般对老年人推荐钙摄入量为1200～1500mg/d。另外,老年人应严格控制食盐的摄入,以减少高血压发病的危险因素,健康老年人食盐的摄入量以每日6g为宜,如患有高血压、冠心病或慢性肾病则应控制在3～5g以内。

(7)水:脱水在老年人中较常见。一方面老年人在衰老过程中会出现口渴感减退,从而导致水摄入量减少;另一方面某些疾病(如认知功能下降或者活动功能受损)导致老年人无法感觉或表达口渴、不能自主取水,从而导致水摄入不足,血浆黏稠度增加,严重的甚至会导致脱水。一般来说,老年人需要保证每日30～40mL/kg的摄水量。当发热、感染或使用利尿剂时,摄水量还应该增加。

2.老年营养不良的护理

(1)去除诱因:综合分析老年人营养不良的诱发因素,并及时予以去除。如解决药物性营养不良的根本措施在于合理用药、安全用药,避免滥用。如出现药物学营养不良的征象,应在医生的指导下及时调整用药;如因环境因素影响进食,则应积极改善进食环境和条件;如因牙齿问题导致摄入减少的老年人,则应尽快安装假牙,同时应改变烹调方式(如多做炖汤、菜泥、肉丸)等。

(2)纠正不合理的饮食习惯:目前我国绝大多数老年人仍以植物性食物为主,尤其是偏远农村。应该逐渐改变食谱结构,尽量保证各种营养素种类齐全、比例合理,多摄入含优质蛋白的食物,如鸡肉、鱼肉、乳、蛋、豆类等;食物加工要将食物切碎煮烂,易于消化,便于咀嚼;同时,应帮助老年人纠正偏食、饮食单一、常吃隔夜菜等不良饮食习惯,提倡少量多餐,避免暴饮暴食。合理搭配营养和良好饮食习惯的形成是一项长期、持续的行为,需要反复、经常地进行健康教育和健康促进。

(3)个体化营养支持:对于存在营养不良的老年人,应根据患者的基础病情、营养评估结果,结合机体功能情况,及时制订个体化的营养支持方案,选择合适的营养支持途径,有步骤、有计划地进行营养支持。尽早纠正低血容量、电解质及酸碱平衡紊乱情况。一般只要胃肠道允许的情况下,首选口服、鼻胃管或消化道造瘘等肠内营养方式,这样有利于维持肠道功能,减少并发症,而且经济易行。全胃肠外营养通常只限于严重营养缺乏并且不能耐受肠内营养的患者。在纠正老年人营养不良时不能操之过急,肠内营养时应注意控制肠内营养液的量、速度、温度和浓度,循序渐进,以免引起腹胀腹泻、穿孔、心衰等并发症。

(4)积极治疗原发病:由于许多原发病可以引起营养不良,而营养不良又可加重原发病甚至引起并发症,因此应该及时治疗原发疾病,同时需要考虑营养与药物之间的相互作用,以便更好地纠正营养不良。如许多贫血的老年人除了膳食中营养素摄入不足外,还有其他慢性病如胃溃疡、十二指肠溃疡、肿瘤等,应到医院查明病因,积极治疗原发性疾病。

(5)预防胜于治疗:通过改变食物的色泽、质地、温度和适当加入一些调味剂,来弥补老年人因衰老而退化的味觉和嗅觉;减少盐和糖的摄入;养成细嚼慢咽的饮食习惯;对于食欲欠佳的老人,可增加锌的摄取量,多吃瘦肉、鱼、蛋、豆制品、核桃等,从而可以起到增强味蕾机能的作用;多进行室外锻炼,促进胃排空,增强饭前饥饿感,提高食欲;加强对老年人及其主要照顾者进行多形式的营养知识健康教育,提高其营养知识的知晓率和依从性。

第二节 老年胃食管反流病

胃食管反流病(Gastroesophageal Reflux Disease,GERD)是指过多的胃、十二指肠内容物反流入食管、口腔、咽喉和/或呼吸道所致的一种疾病,常有胃灼热、反酸等症状,并可导致食管炎和咽、喉、气道等食管以外的组织损害,影响患者的生活质量。

一、概述

胃食管反流现象(Gastroesophageal Reflux,GER)是指胃内容物通过松弛的食管下括约肌(Lower Esophageal Sphincter,LES)进入食管下端的一种现象。很多正常人都会出现GER,但并不引起任何食管黏膜病变与症状。当机体的防御机制削弱或受损,反流的强度、频率和时间超过组织的抵抗力时,就会引起组织损害和症状,即胃食管反流病。GERD是一种全球性疾病,其发病率随着年龄的增加而增加,老年人由于食管结构和功能的改变,成为GERD的高发人群,发病高峰为60～70岁,男女发病概率基本相当。GERD在欧美国家发病率可以高达20%～44%,亚洲国家发病率为5%～17%,在我国发病率相对较低。老年人GERD经内镜检出率约为8.9%,但有逐年上升的趋势。西方国家反流性食管炎(Reflux Esophagitis,RE)的发病率为 $10\%\sim20\%$,我国 RE 的发病率约为 1.9%,其中男性患者多于女性[2(~3):1]。

GERD 在临床常见,根据内镜下检查食管黏膜所见,可以分为非糜烂性反流病(Non-erosive Esophageal Reflux Disease,NERD)、RE 和 Barrett 食管(Barrett's Esophagus,BE)三种类型。NERD 是指通过传统内镜检查未发现食管黏膜糜烂且近期没有酸抑制治疗,但存在反流相关症状的 GERD 亚类,是 GERD 最常见的类型。研究显示临床上约 60% GERD 表现为 NERD。RE 是指由于胃和(或)十二指肠内容物反流入食管,引起食管黏膜的炎症、糜烂、溃疡和纤维化等病变,属于胃食管反流病之一。BE 是指由于胃液等长时间向食管持续反流,食管下段的鳞状上皮被耐酸的胃黏膜肠化生的柱状上皮所取代,有可能发展成为食管腺癌。

二、危险因素

胃食管反流病是由多种因素造成的消化道动力障碍性疾病,主要是由于食管抗反流的防御机制减弱和反流物对食管黏膜的攻击作用增强,保护因子和攻击因子建立的动态平衡被打破所致的结果。GERD 发病的危险因素很多,包括年龄、肥胖(尤其是腹部肥胖者)、吸烟、过度饮酒、精神压力、家族史、社会因素、某些药物(如阿司匹林、非甾体抗炎药、抗胆碱能药物等)、不良饮食习惯、便秘等。

三、病理生理

GERD 的主要病理生理变化包括以下几点:

(1)食管抗反流屏障减弱:抗反流屏障包括 LES、膈肌、膈肌角、膈食管韧带、食管与胃底间的锐角(His 角)等,其中最主要的是 LES 的功能状态。LES 是指食管末端 $3\sim4$cm 长的环形肌束。正常人静息时 LES 压为 $10\sim30$mmHg,为一高压带,可以防止胃内容物反流入食管。吞咽时 LES 松弛,使食物通过进入胃腔。常人餐后可有少量胃食管反流,但由于抗反流防御机制的存在,这种生理性胃食管反流时间短暂,不损害食管黏膜,常无症状。一过性 LES 松弛(transit LES relaxation,TLESR)是指非吞咽情况下 LES 自发性松弛,TLESR 是正常人生理性胃食管反流的主要原因。其松弛时间明显长于吞咽时 LES 松弛时间,频繁出现与吞咽无关的一过性 LES 压下降会造成胃食管反流。TLESR 是 LES 静息压正常的胃食管反流病患者的主要发病机制。老年人 LES 肌张力压力较中青年人低,且老年 GERD 患者常常伴有食管裂孔疝;加上不少老年人因患有多种疾病,口服如茶碱类、钙拮抗剂、苯安定、抗胆碱能药物、抗抑郁药、利多卡因、前列腺素等使 LES 压力下降的药物,明显促进了胃食管的反流。

(2)食管对反流物的清除能力下降:正常情况下,一旦发生胃食管反流,大部分反流物通过食管自发性和继发性蠕动收缩将食管内容物排入胃内,即容量清除,是食管廓清的主要方式。另外,食管廓清能力还和唾液的中和作用、食物的重力作用以及食管黏膜下分泌的碳酸氢盐等因素有关。老年人的食管蠕动功能下降,无推动性的自发收缩增加,而且老年人群唾液量和碳酸氢盐浓度也较年轻人减少,这些都会导致食管对胃酸的清除能力受损。此外,老年人滑动性食管裂孔疝的发病率增加,这也会使食管远端对胃酸的清除能力降低,因而延长了反流的有害物质在食管内的停留时间,增加了对食管黏膜的损伤。

(3)反流物对食管黏膜攻击作用的结果:反流物进入食管后,可以凭借食管上皮表面黏液、不移动水层和表面碳酸氢盐、复层鳞状上皮等构成的上皮屏障,以及黏膜下丰富的血液供应构成的后上皮屏障,发挥其抗反流物对食管黏膜损伤的作用。老年人内脏黏膜血管壁增厚、变细,血流量减少,黏膜的屏障功能下降。再加上食管黏膜上皮的增生和修复能力下降,食管黏膜组织防御功能也因此受到影响。因此,任何导致食管黏膜屏障作用下降的因素(长期吸烟、饮酒和浓茶以及抑郁、紧张等),都将使食管黏膜不能抵御反流物的损害。在食管抗反流防御机制下降的基础上,反流物刺激和损害食管黏膜,其受损程度与反流物的质和量有关,也与反流物与黏膜的接触时间、部位有关。胃酸与胃蛋白酶是反流物中损害食管黏膜的主要成分,可引起食管黏膜充血、水肿、糜烂、溃疡。胆汁反流,非结合型胆盐、胰酶也可成为主要的攻击因子,导致食管黏膜的损害,又称为碱性反流性食管炎。

4.其他:如胃食管感觉异常、胃排空障碍等。

四、临床特点

(一)症状体征

GERD 的临床表现多样,轻重不一,有些症状较典型,如反酸、反胃和烧灼感,有些症状则无特征性,容易混淆,从而忽略了对本病的诊治。总的来说可以将 GERD 的临床表现分为典型症状、非典型症状和并发症三类。

1.典型症状　GERD 典型症状指反胃、反酸、嗳气、腹胀、胃烧灼感、吞咽时胸痛、反流性食管炎等。其中最常见的症状就是反胃、反酸和烧灼感。胃内容物在无恶心和不用力的情况下涌入口腔统称为反胃,反流物中偶含少量食物,多呈酸性或带苦味,此时称为反酸。反酸有时会伴有胃烧灼感或者反流性胸痛。烧灼感是指自胃或下胸部冲向颈部的火辣辣的感觉,常在餐后 1h 出现,由胸骨下段向上伸延,尤其在饱餐后、平卧、弯腰或用力屏气时加重,严重时可出现剧烈胸痛,可向剑突下、肩胛区、颈部、耳部及臂部放射,酷似心绞痛,应注意鉴别。

2.非典型症状　GERD 非典型症状主要指咳嗽、咳痰、反流性咽喉炎、声音嘶哑、喘息、哮喘、复发性中耳炎、鼻炎、吸入性肺炎、特发性肺纤维化等食管外刺激症状。据报道,约有 10% 的耳鼻喉门诊患者的咽喉炎症状和反流相关。反流性咳嗽综合征是慢性咳嗽的常见原因之一,约占 20%。多数反流性咳嗽患者没有烧灼感、反酸等 GERD 典型症状,临床常用 24h 食管 pH 值监测诊断该病。

3.并发症　GERD 的并发症主要包括食管狭窄、Barrett 食管和上消化道出血。有 8%~20% 的严重性食管炎患者可发生食管狭窄,食管狭窄进一步又可能会引起吞咽困难、哽咽、呕吐及胸痛。食管溃疡时可发生较大量出血,表现为呕血或者黑便。BE 是食管腺癌的主要癌前病变,合并食管腺癌的概率比一般人高 30~50 倍。

(二)辅助检查

1.上消化道内镜检查　我国《中国胃食管反流病共识意见》将其作为 GERD 的常规首选检查。该检查可以直视并可以活检进行病理学诊断及鉴别诊断,还可以进行食管下扩张,对于确定有无食管炎症及炎症程度、有无 Barrett 食管和食管狭窄有重要价值。

1994 年洛杉矶分级法将 GERD 分为 5 级,包括:①正常:食管黏膜没有破损;②A 级:一个或一个以上食管黏膜破损,长径小于 5mm;③B 级:一个或一个以上黏膜破损,长径大于 5mm,但没有融合性病变;④C 级:黏膜破损有融合,但小于 75% 的食管周径;⑤D 级:黏膜破损有融合,至少达到 75% 的食管周径。

2.24h 食管 pH 值监测　食管 pH 值监测是目前诊断有无胃食管反流最好的定性与定量的检查方法。该方法是将 pH 值监测导管从鼻腔插入到食管腔内,并在体外一端连接记录仪记录食管内和胃内的 pH 值变化以证实反流是否存在。该方法对于内镜检查无食管炎但有典型反流症状或可疑症状的患者及是否系反流引起及抗反流疗效差的患者有较高价值。pH 值<4.0 为确定反流存在的界限点。pH 值<4.0 的时间称为反流时间,是临床应用最广泛的反流变量。生理性反流是指 24h 反流<50 次,食管内 pH 值<4.0 的总时间小于 1h。病理性反流是指 24h 反流>50 次,食管内 pH 值<4.0 的总时间大于 1h。要注意在行该项检查前 3d 应停用胃动力药物和抑酸药物。

3.质子泵抑制剂诊断性治疗　质子泵抑制剂(Proton Pump Inhibitors,PPIs)诊断性治疗已被证实不仅有助于诊断 GERD,同时还具有治疗作用。服用标准剂量的 PPI,每日 2 次,疗程 1～2 周。如服药后症状明显改善,则支持诊断为与酸相关的 GERD;如服药后症状改善不明显,可能有酸以外的因素参与或不支持诊断。

4.食管胆汁反流测定　部分 GERD 患者的发病有非酸性反流物质因素参与,特别是与胆汁反流相关。该方法主要采用胆汁反流监测仪对胆红素的监测来反映胆汁反流存在与否及其程度,缺点是固体食物颗粒易堵塞探头小孔影响检查结果,检查时应避免食用与胆汁吸收光谱相似的食物。

5.其他方法　主要包括:①X 线片:可显示黏膜病变、狭窄、食管裂孔疝等,但其无法区分生理性与病理性反流,因此在无并发症的 GERD 患者中不建议使用;②食管放射性核素检测:能定量显示胃内放射性核素标记的液体反流,但敏感性及阳性率均不高,所以较少使用;③食管测压:食管测压不直接反映胃食管反流,但能帮助评估食管的屏障功能,常用于治疗困难者。

五、治疗

老年人 GERD 治疗的目标是:缓解症状、治愈食管炎、预防和治疗并发症、防止复发、提高生活质量。

1.抑酸药物治疗　近年来的研究发现健康老年人有与中青年人相似的泌酸或胃液酸化能力,而老年人空腹胃液量的减少可能主要与黏液细胞和黏液分泌量减少有关。因此抑制胃酸治疗仍是目前治疗老年 GERD 的基本方法。抑制胃酸的药物包括质子泵抑制剂(PPIs)和 H_2 受体拮抗剂等。

(1)质子泵抑制剂:PPIs 抑制 H^+/K^+-ATP 酶的活性即可阻断由任何刺激引起的胃酸分泌,使反流液对食管黏膜上皮细胞的损害作用减少,从而减轻症状和增加病变愈合的机会,是治疗 GERD 的一线首选药物。目前常用的 PPIs 包括奥美拉唑,兰索拉唑每日 30mg/(1～2)次,泮托拉唑每日 40mg/(1～2)次,雷贝拉唑每日 10mg/(1～2)次,埃索美拉唑每日 40mg/(1～2)次等,疗程 4～8 周。主张采用递减法,即一开始首先使用质子泵抑制剂加促胃肠动力药,以求迅速控制症状,快速治愈食管炎,待症状控制后再减量维持;也可采用递增法,即从作用弱的药物开始。PPIs能快速经肝脏和肾脏排泄,不会引起药物蓄积,对一般老年患者的使用具有良好的安全性。

(2)H_2受体拮抗剂:目前常用的H_2受体拮抗剂包括西咪替丁、雷尼替丁、法莫替丁和尼扎替丁。标准剂量的H_2受体拮抗剂治疗GERD的疗效相近,均可抑制$60\%\sim70\%$的胃酸分泌,但对病变较重的病例效果较差。H_2受体拮抗剂仅适用于轻至中度GERD的初始治疗和症状短期缓解。老年人应用时要注意监测其潜在的不良反应及药物相互作用,对肾功能不全的患者要根据肾功能情况调节用量。

2.促动力剂　促动力药物包括氯贝胆碱、甲氧氯普胺、多潘立酮、莫沙比利等。研究证明这些药物有增加LES压力、促进食管蠕动、改善胃排空、减少食管酸暴露的时间等作用,但这类药物治疗GERD需要较大剂量,不良反应较多,单独应用疗效不理想,可与抑酸药物合用。

3.胃黏膜保护剂　常用的有硫糖铝、铋剂、铝碳酸镁等,其主要作用是在食管糜烂或溃疡病灶表面形成一层保护膜,对胃酸、胃蛋白酶、胆盐等起屏障作用,可缓解症状、促进黏膜破损愈合,对轻症GERD的疗效与H_2受体拮抗剂相似。铝碳酸镁还有中和胃酸和胆盐作用,更适合于胆汁反流性食管炎。虽然这类药物吸收很少,但对肾功能不全及高龄老年人不宜长期应用,一般以每年2个月为限,以避免体内铝和铋蓄积。

4.内镜治疗　可采用胃成形术、LES部位的黏膜下层或肌层注射治疗、腹腔镜下胃底折叠术及内镜扩张治疗等。

5.外科手术　抗反流手术是指不同术式的胃底折叠术,目的是阻止胃内容物反流入食管。一般适用于对严格内科治疗无效或有严重并发症且内科治疗无效的患者。如同时合并食管裂孔疝,可进行裂孔修补及抗反流术。

六、护理

(一)改进生活方式

改进生活方式的目的是减少膳食后胃食管反流的次数,促进食管对反流物的清除能力,这是治疗GERD的基础。

1.日常保健

(1)积极锻炼,控制体重:过度肥胖者会增大腹压而促成反流,可多参加慢跑、散步、健身操、太极拳等运动,增强体质,减轻体重。

(2)合适卧位:睡觉时将床头抬高$20°\sim30°$,以减少夜间平卧时的反流,利用重力来清除食管内的有害物。

(3)生活规律:按时作息,保证充足睡眠时间及质量。重视季节变化对病情的影响,避免受凉。

(4)避免增加腹压的各种动作和姿势:平常不过度弯腰、保持大便通畅、避免穿紧身衣裤、扎紧腰带等,有助于减少胃的压力,防止胃食管反流病的发作。

(5)尽量避免使用降低LES压的药物:如硝酸甘油制剂、钙拮抗剂、茶碱、多巴胺受体激动剂等。

2.饮食护理

(1)低脂饮食:过多地摄入高脂肪、高蛋白等不易消化的食物是反流的一个重要诱因。脂肪可延缓胃排空,刺激胆囊收缩与分泌,降低食管括约肌压力,因此要尽量以高蛋白、高纤维、低脂肪饮食为主,烹调宜蒸、煮、炖、烩,不用油煎炸。

(2)增加维生素及优质蛋白的摄入:宜吃新鲜蔬菜、水果、瘦肉、鱼、鸡蛋清、牛奶和各种大豆制品等,增加维生素 A、C 及优质蛋白质的摄入。

(3)避免食用降低 LES 张力和增加胃酸分泌的食物:如辣椒、咖喱、胡椒粉、大蒜、薄荷等,少喝鲜柠檬汁、鲜橘汁、番茄汁等酸性饮料,忌浓茶、烟酒、咖啡,避免吃过冷、过热、过硬、过咸、过甜及延长胃排空的食物。因抽烟减少唾液的生成,也与烧灼感有关。饮酒、摄入巧克力和咖啡等会降低 LES 张力,延缓胃的排空,食管清酸能力下降。

(4)每次反酸过后,宜喝少许温开水,以冲洗被酸烧灼过的食管黏膜(无水时可咽唾液)。每次饮水量不宜超过 200mL,少量多次。

(5)定时进餐,进食应细嚼慢咽,少食多餐,晚餐不宜过饱,睡前 2~3h 不予进食,饭后避免立即卧床。

(二)心理护理

心理因素对消化系统的影响十分明显,像焦虑、抑郁都会让消化系统出现不良反应,所以缓解压力、保持情绪稳定也同样重要。

(三)PPIs 药物护理

在 5 种 PPIs 药物中,奥美拉唑、兰索拉唑、雷贝拉唑和埃索美拉唑有胶囊或片剂,其中兰索拉唑还有草莓味的颗粒剂,因此老年患者在服药前可将胶囊内容物、药片或颗粒剂放在温开水、酸奶或流质饮食中服用。兰索拉唑口腔崩解片放在舌头上就会溶解,不需饮水,生物利用率与口服胶囊等制剂相似。这些剂型特别适用于身体虚弱的老年人,既增加了用药的顺应性,还可避免产生药丸性食管炎。

(四)监测与随访

(1)理论上讲,持续的胃酸抑制会产生高促胃液素血症,而且有可能掩盖上消化道肿瘤的预警临床表现,因此对长期服用制酸剂的 GERD 患者应加强随访观察。

(2)胃酸减少可能会影响维生素 B_{12} 的吸收,从而导致维生素 B_{12} 缺乏,长期应用 PPIs 的患者要注意监测有无维生素 B_{12} 的缺乏。

(3)随访:无异型性增生的 BE 患者应每 2 年复查 1 次内镜,如 2 次复查都未检出异型增生和癌变,可酌情放宽随访间隔;对伴有轻度异型增生者,第一年应每 6 个月复查 1 次内镜,如异型增生无进展,可每年复查 1 次;对重度异型增生 BE 患者应建议行内镜下黏膜切除或手术治疗,并密切监测随访。

第三节　消化道肿瘤的护理

随着人口老龄化的进展,肿瘤疾病已经成为威胁老年人身体健康的常见病和多发病,有统计表明,60~79 岁男性和女性主要的死亡原因是肿瘤,其中常见的是消化道肿瘤,而食管癌、胃癌和肠癌在我国尤为常见。

一、食管癌

食管癌(esophagus carcinoma)是老年人常见的消化道恶性肿瘤之一。我国是世界上食管癌的高发国家,也是世界上食管癌高死亡率的国家之一,每年死亡人数高达15万余人,约占全世界食管癌死亡人数的3/4。

(一)概述

食管癌的发病率有明显的地域差异,以太行山、秦岭东部、大别山、四川北部等地发病率高;男性高于女性,其比例为(1.3~3)∶1;食管癌发病率随着年龄的增加而增加,50~70岁是发病和死亡的高峰。我国食管癌的发生部位以中段最为常见,占50%~60%;下段占30%;上段最少,占10%~20%。我国及亚太地区以食管中段鳞癌为主,占90%以上,少数为腺癌,来自Barrett食管或食管异位胃黏膜的柱状上皮,另有少数为恶性程度高的未分化癌。食管癌以食管壁内扩散最常见,但因食管无浆膜层,容易直接侵犯其邻近器官和组织,如气管、肺、主动脉等;也可经淋巴管转移,可累及至纵隔、腹部及颈部淋巴结等;血行转移较少见,主要见于晚期患者。初诊时约有80%的患者已属中、晚期,失去治愈机会。目前食管癌最主要的治疗仍是以手术切除为主,联合放疗和化疗的综合治疗方式。食管癌的预后主要取决于患者就诊时的肿瘤分期TNM(T指肿瘤,N指淋巴结,M是转移),其手术切除后总5年生存率约为30%。

(二)危险因素

食管癌的确切病因目前尚不清楚。食管癌的发生可能与该地区的生活条件、饮食习惯、存在强致癌物、缺乏一些抗癌因素及有遗传易感性等有关。

1.亚硝胺类化合物和真菌毒素

(1)亚硝胺是公认的化学致癌物,其前体包括硝酸盐、亚硝酸盐、二级或三级胺等,在高发区的粮食和饮水中,其含量显著增高,且与当地食管癌和食管上皮重度增生的患病率呈正相关。

(2)真菌毒素:各种霉变食物能产生致癌物质,镰刀菌、白地霉菌、黄曲霉菌和黑曲霉菌等真菌不但能还原硝酸盐为亚硝酸盐,并能增加二级胺的含量,促进亚硝胺的合成。

2.饮食刺激与食管慢性刺激　食物粗糙、喜食过烫食物,咀嚼槟榔或烟丝、酗酒等习惯,可对食管黏膜造成慢性理化刺激,导致食管黏膜上皮增生,形成食管癌的癌前病变。慢性食管疾病如腐蚀性食管灼伤和狭窄、胃食管反流病、贲门失弛缓症或食管憩室等患者食管癌发生率增高,可能是由于食管内容物滞留而致慢性刺激所致。

3.营养因素　饮食中缺乏动物蛋白、新鲜蔬菜和水果,摄入的维生素 A、B_1、B_2、C 及烟酸缺乏,是引起食管癌的危险因素。流行病学调查表明,食物、饮水和土壤中的硒、硼、锌、镁和铁等微量元素含量较低,可能与食管癌的发生间接相关。

4.遗传因素　食管癌的发病表现出一定的家族性聚集现象,提示食管癌存在遗传倾向。在我国高发地区,本病有阳性家族史者达25%~50%,其中父系最高,母系次之,旁系最低。食管癌高发家族中,染色体畸变率较高,可能是决定高发区食管癌易感性的遗传因素。另外,一些癌基因(如 C-癌基因)等在食管癌中表达增强,而抑癌基因则表达缺失或低下。

5.病毒　一些研究发现食管上皮增生与乳头状病毒感染及 EB 病毒（Epstein-Barrvirus,EB）又称人类疱疹病毒有关,食管上皮增生则与食管癌有一定关系。

（三）病理生理

掌握食管癌的病理生理,对治疗方案的选择和治疗效果的评估有重要意义。

1.食管的分段:根据美国癌症协会 2009 年出版的食管分段方法,将食管分为 4 段。

（1）颈段:从食管入口或环状软骨下缘到胸骨柄上缘平面;

（2）胸上段:从胸骨柄上缘到气管分叉平面,发病率约 10%;

（3）胸中段:气管分叉至食管胃交接部（贲门入口）全长的上半段,发病率 58%;

（4）胸下段:气管分叉至食管胃交接部（贲门入口）全长的下半段,发病率 38%。

2.食管癌的病理分型

（1）早期食管癌的病理分型:食管癌鳞癌多见,腺癌少见。早期食管癌一般根据内镜或手术切除标本所见,可分为隐伏型、糜烂型、斑块型和乳头型。其中以斑块型为最多见,癌细胞分化较好;糜烂型次之,癌细胞分化较差。隐伏型是食管癌最早期的表现,多为原位癌。乳头型病变较晚,但癌细胞分化一般较好。

（2）中晚期食管癌的病理形态分型:可分为 5 型,即髓质型、蕈伞型、溃疡型、缩窄型和未定型。①髓质型,呈坡状隆起,侵及食管壁各层及周围组织,切面灰白色如脑髓,本型最多见,恶性程度最高;②蕈伞型,多呈圆形或卵圆形,向食管腔内突起,边缘外翻如蕈伞状,表面常有溃疡,属高分化癌,预后较好;③溃疡型,表面常有较深的溃疡,边缘稍隆起,出血和转移较早,而发生梗阻较晚;④缩窄型,呈环形生长,质硬,涉及食管全周,食管黏膜呈向心性收缩,出现梗阻较早,而出血和转移发生较晚,本型较少见;⑤少数中、晚期食管癌不能归入上述各型者,称未定型。

3.扩散和转移

（1）直接扩散:癌肿最先向黏膜下层扩散,继而向上、下及全层浸润,还可以通过疏松结缔组织直接侵犯邻近器官。

（2）淋巴转移:是食管癌最主要的转移途径。颈段食管癌常转移至喉后、颈深、锁骨上淋巴结及胸顶纵隔淋巴结。胸段则可转移至食管、气管、支气管旁淋巴结,肺门、贲门周围淋巴结及膈下、胃左动脉旁淋巴结。各段均可向上端或下端转移。

（3）血行转移:发生晚,主要转移到肝、肺、骨、肾、脑等。

4.临床分期　临床分期有助于帮助了解病情、设计治疗方案及比较治疗效果。

（1）食管癌国内临床病理分期见表 7-3。

表 7-3　食管癌国内临床病理分期

分期	长度	范围	转移
早期 0	不规定	限于黏膜（原位癌）	（一）
Ⅰ	<3cm	侵及黏膜下层（早侵）	（一）
中期 Ⅱ	3～5cm	侵及部分肌层	（一）
Ⅲ	>5cm	侵及肌层或外侵	局部淋巴（+）
晚期 Ⅳ	>5cm	明显外侵	远处淋巴（+）

（2）国际 TNM 分期[国际抗癌联盟（Union for Intermational Cancer Control, UICC）]

Tis:原位癌；T_{1a}:肿瘤只侵及黏膜固有层；T_{1b}:肿瘤侵及黏膜下层；

T_2:肿瘤侵及肌层；T_3:肿瘤侵及食管外膜；T_4:肿瘤侵及邻近器官；

N_0: 无区域淋巴结转移；N_{1a}:有 1～2 个区域淋巴结转移；

N_{1b}:有 3～5 个区域淋巴结转移；N_2:有 6～9 个区域淋巴结转移；

N_3:≥10 个区域淋巴结转移；

M_0: 无远处转移；M_1:有远处转移

（3）食管癌临床病理分期见表 7-4。

表 7-4　食管癌临床病理分期

分期	临床分期
0 期	$TisN_0M_0$
Ⅰ 期	$T_1N_0M_0$
Ⅱa 期	$T_2N_0M_0$，$T_3N_0M_0$
Ⅱb 期	$T_1N_1M_0$，$T_2N_1M_0$
Ⅲ 期	$T_3N_1M_0$，$T_4N_{0\sim3}M_0$
Ⅳ 期	$T_{0\sim4}N_{0\sim3}M_1$

（四）临床特点

1.症状体征

（1）食管癌的早期症状:老年人早期食管癌的症状多不典型,易被忽略,主要症状为胸骨后烧灼感、针刺样或牵拉样痛,进食时有食物通过缓慢、异物感或轻度哽噎感,症状时重时轻。下段食管癌还可引起剑突下或上腹部不适、呃逆、嗳气。初期一般症状时轻时重,持续时间长短不一,可反复发作。

（2）食管癌进展期表现:①进行性吞咽困难,这是食管癌患者的最典型症状,由不能咽下固体食物发展至液体食物亦不能咽下。吞咽困难与食管的机械性梗阻、不规则狭窄以及食管壁破坏等有关。缩窄型和髓质型癌吞咽困难的程度较为严重。②吞咽疼痛,常由癌糜烂、溃疡、外侵或近段伴有食管炎所致,进食时尤以进热食或酸性食物后更明显,疼痛可涉及颈、肩胛、前胸和后背等处。③呕吐或食物反流,因食管梗阻的近段有扩张与潴留,可发生食物反流或者呕吐,呕吐物多为不能通过的食物、分泌物或可见坏死脱落组织块。

（3）食管癌晚期表现:①侵及相邻器官,可引起持续疼痛、食管气管瘘、呛咳等;②神经受累,如压迫喉返神经所致的声音嘶哑、Horner综合征;③出现恶病质,如慢性脱水、营养不良、消瘦、贫血、低蛋白血症等;④远处转移:如肝转移可引起黄疸、腹水、昏迷。

2.辅助检查　根据临床症状、体征及影像学检查,经细胞学或组织病理学检查,符合纤维食管镜检查刷片细胞学或活检阳性者或临床诊断为食管癌,食管外病变经活检或细胞学检查明确诊断者可诊断为食管癌。

（1）食管造影检查:是可疑食管癌患者影像学诊断的首选,应尽可能采用低张双对比方法。对隐伏型等早期食管癌无明确食管造影阳性征象者应进行食管镜检查,对食管造影提示有外侵可能的患者应进行胸部 CT 检查。

(2)CT 检查:胸部 CT 检查目前主要用于食管癌临床分期、确定治疗方案和治疗后随访,增强扫描有利于提高诊断准确率。CT 能够观察肿瘤外侵范围,TNM 分期的准确率较高,可以帮助临床判断肿瘤切除的可能性及制订放疗计划。对有远处转移者,可以避免不必要的探查术。

(3)食管内镜检查:是食管癌诊断中最重要的手段之一,对于食管癌的定性定位诊断和手术方案的选择有重要的作用,是拟行手术治疗患者的常规必查项目。对可疑部位应用碘染色和放大技术进一步观察,进行指示性活检,这是提高早期食管癌检出率的关键。提高食管癌的发现率,是现阶段降低食管癌死亡率的重要手段之一。

(4)超声检查:食管超声内镜能准确判断食管癌的壁内浸润深度、异常肿大的淋巴结以及明确肿瘤对周围器官的浸润情况。腹部超声主要用于发现腹部脏器、腹部及颈部淋巴结有无转移。

(5)核磁共振成像(MRI)和正电子发射机断层显像(PET-CT):MRI 和 PET-CT 有助于鉴别放化疗后肿瘤未控、复发和瘢痕组织;PET-CT 检查还能发现胸部以外更多的远处转移。

(五)治疗

临床上应采取综合治疗的原则,即根据患者的机体状况、肿瘤的病理类型,有计划地、合理地应用现有的治疗手段,以期最大幅度地根治、控制肿瘤和提高治愈率,改善患者的生活质量。治疗方法包括手术、放疗、化疗、内镜介入治疗。

1.手术治疗　根据患者的病情、合并症、肿瘤的部位决定手术方式。

经胸食管癌完全性切除及区域淋巴结清扫是目前常规的手术方法。Ⅰ、Ⅱ期和部分Ⅲ期食管癌患者或食管癌放疗后复发,无远处转移,一般情况能耐受手术者均有手术适应证。根据病变部位行根治性食道癌切除及食道重建术。手术途径可经左侧或右侧开胸,常用胃重建食道,在颈部或后胸部行食管胃吻合术,中上端食管癌在颈部吻合,下段癌在主动脉弓上吻合,现行多数学者认为应全部在颈部吻合;也可行胸腔镜根治性食道癌切除及食道重建术。中晚期患者,如有远处转移、合并其他脏器病变不能耐受手术者,可以做姑息治疗。

2.放射治疗　主要适用于手术难度大的上段食管癌和不能切除的中、下段食管癌。上段食管癌放疗效果不亚于手术,故放疗作为首选。食管癌放疗包括根治性放疗、同步放化疗、姑息性放疗、术前和术后放疗等。手术前放疗可使癌块缩小,提高切除率和存活率。

3.化疗　食管癌化疗分为姑息性化疗、新辅助化疗(术前)和辅助化疗(术后)。食管癌对化疗不敏感,所以一般用于食管癌切除术后或和放疗配合使用,单独用化疗效果差。常用的化疗方案有顺铂加氟尿嘧啶(5-氟尿嘧啶)、多西紫杉醇(紫杉醇)、奥沙利铂加氟尿嘧啶等。

4.内镜介入治疗

(1)内镜下黏膜切除术(Endoscopic Mucosal Resection,EMR)和内镜黏膜下剥离术(Endoscopic Submucosal Dissection,ESD)已成为早期食管癌的治疗手段。切取标本应

整块送检,进一步明确病灶切除是否彻底及病灶的浸润深度,评估术后是否需补救治疗。术后应有严格的随访制度。

(2)食管金属支架置入或食管内照射支架治疗已成为食管癌性梗阻的治疗方法,联合放、化疗时,能保障患者治疗期间食管持续通畅,不中断进食,有效改善患者生活质量,赢得更多的治疗机会和生存时间。

(3)吞咽困难为晚期食管癌的主要临床症状,可行经皮内镜胃造瘘术(Percutaneous Endoscopic Gastrostomy,PEG)及内镜下空肠造瘘术(Percutaneous Endoscopic Jejunostomy,PEJ)放置胃造瘘管和(或)空肠营养管,直接给予胃肠营养支持。

二、胃癌

胃癌是发展中国家最常见的恶性肿瘤之一,在全球范围内,胃癌发病率在男性恶性肿瘤中仅次于肺癌而占第二位,在女性恶性肿瘤中居第四位,发病年龄一般在60岁以上,是严重威胁着中老年人身体健康的消化道恶性肿瘤。

(一)概述

胃癌是我国消化道最常见的恶性肿瘤,其发病率以西北最高,东北及内蒙古次之,华东及沿海又次之,中南及西南最低。胃癌可发生于任何年龄,但以60岁以上男性多见,男女比例在(2～3):1。一般而言,有色人种比白种人易患本病。胃癌起病隐匿,早期症状常常不明显,如捉摸不定的上腹部不适、隐痛、嗳气、泛酸、食欲减退、轻度贫血等部分类似胃十二指肠溃疡或慢性胃炎的症状。有些患者服用止痛药、抗溃疡药或饮食调节后疼痛可减轻或缓解,因而往往被忽视而未做进一步的检查。随着病情的进展,胃部症状渐转明显,出现上腹部疼痛、食欲不振、消瘦、体重减轻和贫血等。晚期胃癌可转移至肝、胰腺、大网膜、食管、胆管等部位,治疗效果较差,因此早期诊断、早期治疗至关重要。临床主要以手术治疗为主,辅以放疗、化疗等综合治疗方法。由于胃癌在我国常见,危害性大,有关研究认为其发病原因与饮食习惯、胃部原发疾病等有关,所以了解有关胃癌的基本知识对胃癌防治具有十分重要的意义。

(二)危险因素

胃癌的发生是多种因素长期作用的结果,如地域环境、饮食、遗传、长期幽门螺杆菌(HP)感染、慢性胃炎、胃息肉、肠上皮化生、手术后残胃等。

1.地域环境因素 不同国家与地区发病率的明显差别说明胃癌的发生与环境因素有关,饮用地质浅表水的人群胃癌发病率高于饮用山泉水或深层地下水的人群。近年来也有调查发现,在胃癌的高发区,人体对硒的摄入量明显低于胃癌低发区。

2.饮食因素 摄入过多的食盐、盐渍食品、熏制鱼类,其中的亚硝胺类化合物是诱发胃癌的相关因素。另外还有发霉的食物含有较多的真菌毒素,进食快、过烫、进食无规律等易致胃黏膜损伤也会诱发胃癌。而新鲜蔬菜、水果、豆类制品等含有维生素C、A、E或酚类,具有抑制胃肠道肿瘤的作用。

3.遗传因素 胃癌具有一定的家庭聚集倾向。研究发现胃癌患者直系亲属的胃癌发病率高出正常人4倍。一些资料也表明胃癌发生于A血型的人较O血型者为多,胃癌的发生与p53基因、腺癌性息肉基因(APC)、结直肠癌突变基因(MCC)杂合性丢失和突变有关。

4.幽门螺杆菌(Helicobacter Pylori,HP)感染   HP 感染是引发胃癌主要的危险因素之一。1994 年世界卫生组织将 HP 定位为Ⅰ类致癌原。全球范围内大约 20 亿人感染 HP,其中约 100 万人可能发展为胃癌。一项荟萃分析结果表明,HP 感染使胃癌的发病率显著提高。

5.社会心理因素   工作和心理压力过大、精神压抑、不良心理刺激、睡眠严重不足等都可导致胃癌的发病率增加。

6.吸烟   吸烟也是胃癌的风险因素。吸烟的男性死于胃癌的人数是不吸烟男性的 2 倍,吸烟时间越长或同时患有胃溃疡、胃灼热病史的人患胃癌的可能性越大。

7.胃的癌前疾病   所谓胃的癌前疾病是指某些具有较强恶变倾向的病变,这种病变如不予以处理,有可能发展为胃癌。慢性萎缩性胃炎及其伴有的肠化生、细胞异形增生与胃癌的发生率呈显著的正相关;胃息肉直径大于 2cm 者癌变率高;恶性贫血常伴有铁元素的缺乏,易导致胃黏膜慢性萎缩,使胃酸过低或缺乏;胃手术后残胃,癌症发生率显著上升。

(三)病理生理

胃癌可发生于胃的任何部位,但多见于胃窦部,尤其是胃小弯侧,其次是胃体小弯、胃底贲门部,胃大弯少见。

1.胃癌的分期   根据肿瘤侵犯胃壁的程度,可分为早期和进展期胃癌。早期胃癌指病变仅侵犯黏膜及黏膜下,不论病灶大小及是否淋巴转移。其中局限于黏膜内者称为原位癌。肉眼形态分为隆起型、浅表型、凹陷型以及混合型。进展期胃癌指病变超过黏膜下层,又称为中晚期胃癌。按国际传统的 Borrmann 分类法可以分为四型:①Ⅰ型结节型:凸入胃腔的菜花状肿块,边界清;②Ⅱ型溃疡局限型:边缘清楚、略隆或中央凹陷的溃疡;③Ⅲ型溃疡浸润型:边缘不清的溃疡,癌组织向四周浸润;④Ⅳ型弥漫浸润型:癌组织沿胃壁向四周浸润生长,使其变厚、僵硬,胃腔缩小如革袋状,此型恶性程度最高,转移最早,预后最差。

2.胃癌的转移途径   胃癌的转移途径有直接蔓延、淋巴转移、血行转移和腹膜种植转移等。直接蔓延是胃癌向纵深浸润发展,穿破浆膜后侵犯临近组织和器官;淋巴转移是胃癌的主要转移途径,发生较早,胃黏膜下有丰富淋巴网,癌细胞可沿淋巴管转移至所属区域,甚至直接侵犯远处淋巴结;血行转移多发生于晚期,癌细胞经门静脉或体循环转移至肝、肺、骨骼、肾、脑等,其中以肝转移最为常见;腹膜种植转移是指癌细胞穿透浆膜层后,癌细胞可脱落种植于腹膜、大网膜或其他脏器表面,广泛散播可形成癌性腹水。

3.胃癌 TNM 分期

(1)原发肿瘤(T):T_X 指原发肿瘤无法评价;T_0 指切除标本中未发现肿瘤;Tis 指原位癌,即肿瘤位于上皮内,未侵犯黏膜固有层;T_{1a} 指肿瘤侵犯黏膜固有层或黏膜肌层;T_{1b} 指肿瘤侵犯黏膜下层;T_2 指肿瘤侵犯固有肌层;T_3 指肿瘤穿透浆膜下层结缔组织,未侵犯脏腹膜或邻近结构;T_{4a} 指肿瘤侵犯浆膜(脏腹膜);T_{4b} 指肿瘤侵犯邻近组织结构。

(2)区域淋巴结(N):N_X 指区域淋巴结无法评价;N_0 指区域淋巴结无转移;N_1 指 1～2 个区域淋巴结有转移;N_2 指 3～6 个区域淋巴结有转移;N_3 指 7 个及 7 个以上区域淋巴结转移;N_{3a} 指 7～15 个区域淋巴结有转移;N_{3b} 指 16 个(含)以上区域淋巴结有转移。

（3）远处转移（M）：M_0 指无远处转移；M_1 指存在远处转移。

4.胃癌临床病理分期见表 7-5。

表 7-5　胃癌临床病理分期

分期	临床分期
0 期	$TisN_0M_0$
Ⅰa 期	$T_1N_0M_0$
Ⅰb 期	$T_1N_1M_0$、$T_2N_0M_0$
Ⅱa 期	$T_1N_2M_0$、$T_2N_1M_0$、$T_3N_0M_0$
Ⅱb 期	$T_1N_3M_0$、$T_2N_2M_0$、$T_3N_1M_0$、$T_{4a}N_0M_0$
Ⅲa 期	$T_2N_3M_0$、$T_3N_2M_0$、$T_{4a}N_1M_0$
Ⅲb 期	$T_3N_3M_0$、$T_{4a}N_2M_0$、$T_{4b}N_0M_0$、$T_{4b}N_1M_0$
Ⅲc 期	$T_{4a}N_3M_0$、$T_{4b}N_2M_0$、$T_{4b}N_3M_0$
Ⅳ 期	$T_{0\sim4}N_{0\sim3}M_1$

（四）临床特征

1.症状体征

（1）早期胃癌约 70% 以上无症状，随着病程的进展，疼痛与体重减轻是进展期胃癌的最常见的临床表现，同时有上腹部不适、进食后饱胀、食欲下降、反酸、嗳气、乏力、消瘦等，因为这些症状表现和胃炎或十二指肠溃疡比较相似，所以容易被老年人忽视。

（2）因癌肿的部位不同，临床症状不尽相同。胃窦部癌肿导致幽门部分或全部梗阻时，可表现为恶心、餐后饱胀、呕吐等；贲门癌肿累及食道下端时可出现吞咽困难；胃壁受累时可有易饱感；溃疡性胃癌、癌肿破溃或侵犯血管时，可有出血，一般仅为粪便隐血试验阳性，出血量较多时可有黑便，少数患者出现呕血。

（3）晚期患者因食欲缺乏、进食减少，以及癌肿导致的异常代谢和全身消耗，患者出现消瘦、乏力、贫血，最后表现为恶病质。中晚期胃癌体征中以上腹压痛最常见。胃体肿瘤有时可触及，但在贲门者则不能扪及。长期失血所致腹部偏右相当于胃窦处，有压痛。当癌肿转移到身体其他脏器可出现相应症状：如转移到肝脏可使之肿大并可扪及结实结节，腹膜有转移时可发生腹水，出现移动性浊音；有远处淋巴结转移时可摸到 Virchow 淋巴结，质硬而不能移动；转移到骨骼时，可有全身骨骼剧痛；如转移到胰腺可出现持续性上腹痛并放射至背部。

（4）高龄老年胃癌常常缺乏特异性症状和体征，包括上腹疼痛、饱胀不适、食欲减退、进行性消瘦，贫血、呕血、黑便、呕吐、吞咽不畅等，偶有以左锁骨上淋巴结肿大、黄疸或消化道穿孔为首发症状者。由于表现缺乏特异性，临床上易被延误诊治。

2.辅助检查

（1）胃镜检查：是确诊胃癌的必须检查手段，可在内镜直视下观察确定病变的部位和范围，并进行活检获得组织标本以行病理检查。必要时可酌情选用色素内镜或放大内镜。

（2）超声胃镜检查：有助于评价胃癌浸润深度、判断胃周淋巴结转移状况，推荐用于胃癌的术前分期。对拟施行内镜下黏膜切除术（EMR）、内镜黏膜下剥离术（ESD）等微创手术者必须进行此项检查。

（3）腹腔镜：在判断胃癌侵犯的范围、淋巴结和腹膜转移情况中有特殊的地位。在胃癌的术前分期、指导治疗和判断预后中均有不可替代的作用。有些胃癌还可以在腹腔镜下予以切除。

（4）X线钡餐检查：X线钡餐检查是诊断胃癌的重要检查方法。双重对比造影技术及多角度摄影可进一步提高胃癌的检出率，但其特异性、灵敏性和准确性都不如胃镜。目前主要用于不适合胃镜检查的患者。早期胃癌的X线征象难以鉴别，可能只见局部黏膜增粗、紊乱或小的容易忽视的充盈缺损或龛影。X线钡餐对中晚期胃癌的诊断相对容易，主要征象有胃壁僵直、蠕动消失、黏膜皱襞中断、明显的充盈缺损，浸润型胃癌还可表现为胃腔缩小、狭窄，累及全胃时呈"革袋状胃"。

（5）其他：如MRI、CT、B超、实验室检查等，有助于诊断各脏器及腹腔内转移情况。CT平扫及增强扫描在评价胃癌病变范围、局部淋巴结转移和远处转移状况等方面具有重要价值，应当作为胃癌术前分期的常规方法。

（五）治疗

应当采取综合治疗的原则，即根据肿瘤病理学类型及临床分期，结合患者一般状况和器官功能状态，采取多学科综合治疗（Multi-disciplinary Team，MDT）模式。早期胃癌且无淋巴结转移证据，可根据肿瘤侵犯深度，考虑内镜下治疗或手术治疗，术后无须辅助放疗或化疗；局部进展期胃癌或伴有淋巴结转移的早期胃癌，可考虑直接行根治性手术或术前先行新辅助化疗，再考虑根治性手术，根据术后病理分期决定辅助治疗方案；复发/转移性胃癌应当采取以药物治疗为主的综合治疗手段，在恰当的时机给予姑息性手术、放疗、介入治疗、射频治疗等，同时也应积极给予止痛、支架置入、营养支持等最佳支持治疗。

1.手术治疗　胃癌手术分为根治性手术与姑息性手术，应当力争根治性切除。根治性手术应当完整切除原发病灶，彻底清扫区域淋巴结，并重建消化道。对呈局限性生长的胃癌，切缘距病灶应当至少3cm；对呈浸润性生长的胃癌，切缘距病灶应当超过5cm。D0、D1、D2、D2＋（dissection表示淋巴结清除范围，如D1手术指清扫区域淋巴结至第1站，D2是至第2站，如果达不到第1站淋巴结清扫的要求，则视为D0手术，以此类推）。D2根治术是胃癌的标准术式。近年来胃癌的手术方式不断发展，早期胃癌可在内镜下利用高频电切技术行内镜下黏膜切除术（EMR）和内镜下黏膜剥离术（ESD）。胃癌姑息性手术包括胃癌姑息性切除术、胃空肠吻合术、空肠营养管置入术等。

2.腹腔镜　随着微创技术的发展，特别是高清晰腹腔镜的应用，早期甚至部分进展期胃癌患者可应用腹腔镜技术进行胃癌根治切除，但目前主要还是选择Ⅰ期患者为主。

3.放疗、化疗　胃癌放疗或放化疗的主要目的包括施行术前或术后辅助治疗、姑息治疗和改善生活质量。术后放化疗的适应证主要针对 $T_{3\sim4}$ 或淋巴结阳性的胃癌患者；术前放化疗的适应证主要针对不可手术切除的局部晚期或进展期胃癌；姑息性放疗的适应证为肿瘤局部区域复发和/或远处转移。化疗分为姑息化疗、辅助化疗和新辅助化疗，应当严格掌握临床适应证，并在肿瘤内科医生的指导下施行。化疗应当充分考虑患者病期、体力状况、不良反应、生活质量及患者意愿,避免治疗过度或治疗不足。及时评估化疗疗效,密切监测及防治不良反应,并酌情调整药物种类和表柔比星(或)剂量。常用的系统化疗药物包括:5-氟尿嘧啶(5-FU)、卡培他滨、替吉奥、顺铂、表阿霉素、多西紫杉醇、紫杉醇、奥沙利铂、伊立替康等。

4.其他治疗　包括生物免疫治疗、支持治疗、靶向治疗、介入治疗、射频治疗等。

三、大肠癌

结肠癌、直肠癌总称为大肠癌,多见于60岁及以上的老年人。由于老年人的脏器功能较青年人都有所减退,且易患多种疾病,故老年人大肠癌相对中青年结直肠癌有其特殊性。

(一)概述

结直肠癌(Colorectal Cancer,CRC)是世界范围内最常见的癌症之一,属于高危害消化道恶性肿瘤,其死亡率仅次于肺癌、胃癌。CRC在发达国家的发病率高于发展中国家,我国主要以上海、浙江、福建为高发区。男性多于女性,男女之比为(1.5～2.1)∶1。直肠癌比结肠癌发病率高,约1.5∶1;低位直肠癌在直肠癌中所占比例高,约占75%。近年来的研究结果表明,老年人结直肠癌是由环境、饮食、生活习惯与遗传因素协同作用的结果。老年人结直肠癌的癌肿部位与其他年龄相似,以直肠癌最多见,依次为乙状结肠、回盲部、横结肠及其他部位。由于不少老年人结直肠癌呈隐匿性生长,临床上早期无任何症状,加之老年人反应迟钝,对一般的腹部不适容易忽视,以致延误诊断和治疗。目前结直肠癌的治疗是以手术、放疗、化疗和靶向治疗为主的综合治疗。结肠癌根治性切除术后总5年生存率在60%～80%,直肠癌在50%～70%。

(二)危险因素

1.饮食与致癌物质　高脂、高蛋白质食物能使粪便中甲基胆蒽物质增多。动物实验已证实甲基胆蒽可诱发结直肠癌。高脂饮食致病的原因,可能是脂肪能促进胆汁酸的合成,间接地抑制了肠道对胆汁酸的重吸收,使其在结直肠中的浓度增加,而高浓度的胆汁酸具有促癌作用。纤维饮食与结直肠癌的发病率也有密切关系。结、直肠癌高发区人的每日平均粪便重量比低发区轻。饮食纤维中的戊糖具有很强的吸水能力,所以高纤维饮食的摄入可增加粪便的体积和重量,使得粪便通过肠道速度加快,减少肠道中有害物质的形成和活性,缩短致癌物质与肠黏膜的接触时间。

2.某些肠道疾病史　某些结直肠的慢性炎症如溃疡性结肠炎、血吸虫病等使肠黏膜反复破坏和修复而发生癌变。目前认为腺瘤性息肉、绒毛状腺瘤、家族性多发息肉病等是CRC的癌前病变,可明显增加结直肠癌的发病机会,结、直肠癌是通过正常黏膜—腺瘤—癌变这样一种规律顺序发展的。

3.遗传因素　研究发现,遗传相关的结直肠癌的发病率占CRC的15%～20%。一些家族性肿瘤综合征,如遗传性非息肉病结肠癌和家族性腺瘤性息肉病,可明显增加结直肠癌的发病机会。

(三)病理生理

60岁及以上的老年人的生理功能逐渐减退,大肠黏膜和肌层萎缩,加之吸水及蠕动能力减退,肠腔内容需较大的量才能引起扩张的感觉,便秘使肠腔内细菌产生的和烹调中产生的化学致癌物质与肠道黏膜接触时间延长,加上食物中摄入较多的脂肪和胆固醇,肠内厌氧菌将胆汁酸降解为次级胆酸从而对肠黏膜细胞产生增殖作用,结合修复基因的失活和突变,造成肠黏膜细胞突变、癌的前期病变形成,并逐渐发展成癌。其病理类型如下:

1.早期结直肠癌 癌细胞穿透结直肠黏膜肌层浸润至黏膜下层,但未累及固有肌层,无论有无淋巴结转移,都称为早期结直肠癌。上皮重度异型增生及不能判断浸润深度的病变称为高级别上皮内瘤变,如癌组织浸润固有膜则称黏膜内癌。对早期结直肠癌的黏膜下层浸润深度可进行测量并分级,即 SM_1(黏膜下层浸润深度≤1mm)和 SM_2(黏膜下层浸润深度>1mm)。

2.进展期结直肠癌的大体类型

(1)隆起型:肿瘤主体向肠腔内突出,呈结节状、菜花状或息肉状突起,大的肿块表面容易发生溃疡。

(2)溃疡型:最为常见。肿瘤形成深达或贯穿肌层的溃疡,可以分为局限溃疡型和浸润溃疡型两个亚型。

(3)浸润型:肿瘤向肠壁各层弥漫浸润,使局部肠壁增厚,但表面常无明显溃疡或隆起。

3.组织学类型 老年人CRC的病理组织学类型有显著的特点,即分化较好的腺癌所占比例比较大,占75%以上,包括高分化、中分化腺癌,乳头状腺癌,鳞形细胞癌,腺瘤癌变和类癌等。而分化差的腺癌所占比例较小,包括低分化腺癌、黏液腺癌、印戒细胞癌与未分化癌等。

4.大肠癌的转移方式

(1)直接浸润:结、直肠癌细胞可向肠壁深层、环状浸润、沿纵轴浸润3个方向扩散。结肠癌向纵轴浸润一般局限在5~8cm,直肠癌向肠壁纵轴浸润发生较少。直肠癌标本向远侧肠壁浸润超过2cm的为1%~3%;下切缘无癌细胞浸润的前提下,切缘的长短与5年生存率、局部复发率无明显相关,说明直肠癌向下的纵向浸润很少,这也是目前保肛术的手术适应证适当放宽的病理学依据。癌肿浸润肠壁1圈需1.5~2年。直接浸润可穿透浆膜层侵入邻近脏器如肝、肾、子宫、膀胱等。下段直肠癌由于缺乏浆膜层的屏障作用,易向四周浸润,侵入附近脏器如前列腺、精囊腺、阴道、输尿管等。

(2)淋巴转移:为主要转移途径,通常为逐级扩散。结肠癌可沿结肠上淋巴结、结肠旁淋巴结、中间淋巴结和中央淋巴结顺次转移。直肠癌主要以向上沿直肠上动脉、腹主动脉旁淋巴结转移,向侧方经直肠下动脉旁淋巴结转移到髂内淋巴结为主,很少发生逆行性的淋巴转移。淋巴转移途径是决定直肠癌手术方式的依据。

(3)血行转移:癌肿侵入静脉后沿门静脉转移至肝,也可转移至肺、骨和脑等。大肠癌致结肠梗阻或手术时的挤压,易造成血行转移。

(4)种植转移:结肠癌穿透肠壁后,脱落的癌细胞可种植于腹膜或其他器官表面,最常见为大网膜的结节和肿瘤周围壁腹膜的散在砂粒状结节,亦可融合成团,继而在全腹播散。直肠癌患者发生种植转移的机会较少。

5.结直肠癌TNM分期 美国癌症联合委员会(AJCC)/国际抗癌联盟(UICC)结直

肠癌 TNM 分期系统(2010 年第七版)如下。

(1)原发肿瘤(T):T_X 指原发肿瘤无法评价;T_0 指切除标本中未发现肿瘤;Tis 指原位癌,即肿瘤位于上皮内,未侵犯黏膜固有层;T_1 指肿瘤侵犯黏膜下层;T_2 指肿瘤侵犯固有肌层;T_3 指肿瘤穿透固有肌层到达浆膜下层,或侵犯无腹膜覆盖的结直肠旁组织;T_{4a} 指肿瘤穿透腹膜脏层;T_{4b} 指肿瘤直接侵犯或粘连于其他器官或结构。

(2)区域淋巴结(N):N_X 指区域淋巴结无法评价;N_0 指区域淋巴结无转移;N_1 指 1～3 枚区域淋巴结有转移,其中 N_{1a} 指有 1 枚区域淋巴结转移,N_{1b} 指有 2～3 枚区域淋巴结转移,N_{1c} 指浆膜下、肠系膜、无腹膜覆盖结肠/直肠周围组织内有肿瘤种植,但无区域淋巴结转移;N_2 指有 4 枚以上区域淋巴结转移,其中 N_{2a} 指有 4～6 枚区域淋巴结转移,N_{2b} 指有 7 枚及更多区域淋巴结转移。

(3)远处转移(M):M_0 指无远处转移;M_1 指存在远处转移。M_{1a} 指远处转移局限于单个器官或部位(如肝、肺、卵巢、非区域淋巴结),M_{1b} 指远处转移分布于一个以上的器官/部位或腹膜。

(四)临床特点

1.症状体征 早期结直肠癌可无明显症状。

(1)大便习惯及性状改变:最常见的症状是大便习惯及性状的改变。老年人结直肠癌的大便习惯改变以便秘为主,其次是大便频率和形状的改变。如果肿瘤的位置位于直肠,则可出现大便性状的改变或直肠刺激症状。大便性状改变为出现大便变细、血便、黏液便等。对于出现血便和黏液血便的老年患者,应注意排除痔疮或肠道炎性疾病等有类似症状的疾病。

(2)腹痛:由于老年人的生理功能逐渐衰退,对疼痛的反应能力差,腹痛部位常不确切,程度大多较轻;当癌肿并发感染或者肠梗阻时腹痛加剧,甚至出现阵发性绞痛。

(3)腹部肿块和肠梗阻症状:右半结肠肠腔较大,癌肿多呈隆起型向腔内生长,因此临床可见腹部包块,而肠梗阻症状不明显;左半结肠和直肠癌肿多呈浸润型生长,易引起肠腔环状缩窄,因此肠梗阻症状较多见。

(4)全身症状:患者出现进行性贫血、体重下降、低热、消瘦、乏力等症状。晚期患者还可出现黄疸、腹水、直肠前凹肿块、锁骨上淋巴结肿大等肿瘤远处转移的表现。

2.辅助检查

(1)内镜检查:包括直肠镜、乙状结肠镜及纤维结肠镜检查,可以观察肿块的部位、大小、形态、距肛缘位置、局部浸润的范围等,并可在直视下对可疑病变行病理学活组织检查。乙状结肠镜和直肠镜适用于病变位置较低的结直肠病变。

(2)X 线结肠钡剂灌肠检查:特别是气钡双重造影检查是诊断结直肠癌的重要手段,能够提供大肠癌的病变部位、大小、形态及类型。

(3)CT 检查:CT 检查的作用在于可明确病变侵犯肠壁的深度、向壁外蔓延的范围和远处转移的部位,有助于提供结直肠恶性肿瘤的分期,发现复发肿瘤,评价肿瘤对各种治疗的反应。

(4)MRI(磁共振)检查:MRI 具有较高的对比分辨率,对直肠癌术前分期、怀疑腹膜以及肝被膜下病灶及评价结直肠癌肝转移病灶有一定作用。

(5)经直肠腔内超声检查:推荐经直肠腔内超声或内镜超声检查为中低位直肠癌诊断及分期的常规检查。

(6)肿瘤标记物:癌胚抗原(Carcinoembryonic Antigen,CEA)作为早期结直肠癌的诊断缺乏价值。CEA 主要用于预测结直肠癌的预后和监测复发,但对术前不伴有 CEA 升高的结直肠癌患者术后监测复发亦无重要意义。

(五)治疗

手术切除是大肠癌的主要治疗方法,同时配合化疗、放疗等综合治疗以提高疗效。

1.结肠癌的手术治疗　全面探查,切除包括癌肿在内的足够的两端肠管,清扫所属系膜和区域淋巴结。对于 $T_1N_0M_0$ 早期结肠癌患者建议行局部切除;$T_{2\sim4}N_{0\sim2}M_0$ 结肠癌患者建议行结肠切除加区域淋巴结清扫;肿瘤侵犯周围组织器官行联合脏器整块切除;对于已经引起梗阻的可切除结肠癌,推荐行Ⅰ期切除吻合,或Ⅰ期肿瘤切除近端造口远端闭合,或造瘘术后Ⅱ期切除,或支架植入术后Ⅱ期切除。对于无严重影响手术的腹腔粘连、无急性肠梗阻或穿孔表现的患者可考虑行腹腔镜辅助的结肠切除术。

2.直肠癌的手术治疗

(1)早期直肠癌($T_1N_0M_0$)手术治疗原则:可行局部切除。早期直肠癌经肛门切除须满足以下条件:肿瘤大小<3cm;切缘距离肿瘤>3mm;活动,不固定;距肛缘 8cm 以内;仅适用于 T_1 肿瘤;无血管淋巴管浸润或神经浸润;治疗前影像学检查无淋巴结肿大的证据。

(2)进展期直肠癌($T_{2\sim4}N_{0\sim2}M_0$)手术治疗原则:须行根治性手术治疗。中上段直肠癌推荐行低位前切除术;低位直肠癌推荐行腹会阴联合切除术或慎重选择保肛手术。中下段直肠癌必须遵循直肠癌全系膜切除术原则,肠壁远切缘距离肿瘤≥2cm,直肠系膜远切缘距离肿瘤≥5cm 或切除全直肠系膜。在根治肿瘤的前提下,尽可能保留肛门括约肌功能、排尿和性功能。

(3)直肠癌手术方式:按照是否保留肛门分为两大类,主要包括:①腹会阴联合直肠癌根治术(Abdominal Perineal Resection,APR),即 miles 手术;②改良的柱状经腹会阴切除术(Cylindrical APR);③直肠低位前切除术(Low Anterior Resection,LAR),或称经腹直肠癌前切除术,即 Dixon 术;④改良 Bacon 术;⑤超低位(距肛缘 5cm 以下)直肠癌保肛术(Mason 手术);⑥直肠癌经肛内镜下切除手术(Transanal Endoscopic Microsurgery,TEM);⑦对直肠癌无法切除的患者,可行乙状结肠外置术,到出现梗阻时随时切开外置的肠管,尽可能减轻患者的心理和生活上的负担;⑧对已有远处转移的患者,若原发灶及转移灶均可切除则争取一期切除,若原发灶可切除,转移灶无法切除时,可将原发灶切除。

3.化疗　包括新辅助化疗/辅助化疗或者姑息治疗,应及时评价疗效和不良反应,并根据具体情况进行药物及剂量调整。

(1)新辅助化疗:目的在于提高手术切除率,提高保肛率,延长患者无病生存期。新辅助化疗仅适用于距肛门<12cm 的直肠癌。除结肠癌肝转移外,不推荐结肠癌患者术前行新辅助化疗。新辅助化疗中,化疗方案首选持续灌注 5-FU,或者 5-FU/LV,或者卡培他滨单药。建议化疗时限 2~3 个月。

(2)结直肠癌辅助化疗:应根据患者肿瘤的原发部位、病理分期、分子指标及术后恢复状况来决定化疗方案。一般术后 8 周内开始,化疗时限应不超过 6 个月。

4.放疗　直肠癌放疗或放化疗的主要目的为辅助治疗和姑息治疗。辅助治疗的适应证主要针对Ⅱ～Ⅲ期直肠癌;姑息治疗的适应证为肿瘤局部区域复发和/或远处转移。对于某些不能耐受手术或者有强烈保肛意愿的患者,可以试行根治性放疗或放化疗。对于老年直肠癌患者,高剂量率短距离放射治疗或接触治疗都有较好的前景,但不适用于肛管癌。

5.最佳支持治疗　最佳支持治疗包括疼痛管理、营养支持、精神心理干预等,应该贯穿于患者的治疗全过程,建议多学科综合治疗。

6.其他治疗　晚期患者可选择局部治疗如介入治疗、靶向治疗、瘤体内注射、物理治疗、免疫治疗或者中医中药治疗等。

四、消化道肿瘤的护理

手术是治疗消化道肿瘤的重要手段,但麻醉、手术创伤等也会加重患者的生理负担,导致术后并发症的增加。因此,加强围手术期护理,对提高患者的治疗效果有重要意义。

(一)术前护理

(1)心理护理:老年患者对疾病的心理适应性较差,如老年食管癌患者往往对进行性加重的吞咽困难焦虑不安。直肠癌患者既要面临癌症的打击,又要接受有可能无法保留肛门的事实,再加上癌症患者经济负担的加重,因而不少老年患者常常存在着不同程度的心理障碍,主要表现为悲观、恐惧、焦虑等心理反应。护士在日常工作中应加强与患者及其家属的沟通交流,根据患者的文化背景、心理特征、病情及对疾病的认知程度有针对性地进行心理疏导和健康教育,提高患者、家属尤其是配偶对本病及其预后的认知程度以及心理承受能力,消除患者顾虑,增强其治疗信心;护理人员应积极主动关心患者,营造安静舒适的环境,请已经好转或痊愈的患者进行自身叙述,让患者及其家属了解疾病的发生、发展及治疗效果,增强患者战胜疾病的信心,最大程度提高生活质量。

(2)加强营养:大多数消化道肿瘤患者因疾病原因存在不同程度的营养不良、水电解质紊乱,使机体对手术的耐受力下降,故术前应进行合理的营养支持。对于尚能进食者,鼓励患者摄入高热量、高蛋白、高维生素的流质或半流质饮食;若患者仅能食用流质或者长期不能进食且营养状况差,可遵医嘱提供肠内、肠外营养支持。低蛋白血症的患者,应输血或血浆蛋白给予纠正;如果患者出现明显脱水及急性肠梗阻,应及早纠正水电解质及酸碱平衡失调,提高其对手术的耐受性。

(3)胃肠道准备:术前 3～5d 口服抗生素,如甲硝唑、庆大霉素或新霉素和甲硝唑等。快速肠道准备可口服复方聚乙二醇电解质散,主要成分有氯化钠、氯化钾、无水硫酸钠、聚乙二醇、碳酸氢钠。术前日午餐后禁食,可以饮水,午餐 3h 后开始给药,药有两袋,将每袋内的三小袋药品全部溶解于水,搅拌均匀,1 号袋配制成 1L 的溶液,2 号袋配制成 2L 的溶液。以 1L/h 速度口服,待排出液变为透明液体时可结束给药,总药量不能超过 4L。服药 1h 后,肠蠕动加快,排便前患者会感到腹胀,如有严重腹胀或不适,可放慢服用速度或暂停服用,如出现呕吐、腹痛也应暂停服用,待症状消除后再继续服用直至排出水样清便。高龄患者给药时应减慢速度,边观察边给药。另外可口服磷酸钠稀释液(原液加温开水

750mL,术前晚1次服完,术日晨再重复饮一次)或清肠饮。有幽门梗阻的患者,在禁食的基础上,术前3d每日温盐水洗胃,以减轻胃黏膜的水肿。食道癌若有食物滞留或反流者,术前1d晚用等渗盐水100mL加抗生素经鼻胃管冲洗食管及胃,有利于减轻局部充血水肿。术日晨或麻醉后留置胃管、导尿管。

(4)做好术前各项检查及心、肺功能评估:老年患者机体及主要脏器功能逐渐衰退,免疫功能低下,机体代谢能力差,术前心肺功能检查多有异常,应做好相应的检查和药物控制。患者应禁烟、锻炼深呼吸及有效咳嗽排痰,控制呼吸道感染,改善心肺功能。糖尿病患者术前应控制血糖在正常范围内。

(二)术后护理

1. 监测生命体征及合适体位:密切观察病情,监测生命体征并及时记录;全麻清醒前去枕平卧位,头偏向一侧。麻醉清醒、血压平稳后取半坐卧位,使膈肌下降,利于引流和呼吸。

2. 呼吸道的护理:由于老年患者常伴有慢性支气管炎、肺气肿、肺功能低下等问题,因此术后应做好呼吸道护理,预防肺部并发症。密切观察患者的呼吸频率、节律和呼吸音;鼓励患者深呼吸,做有效咳嗽,咳嗽时用手按住胸腹部切口以减轻疼痛。痰多黏稠或咳嗽无力的患者,可根据医嘱合理使用化痰药、雾化吸入,必要时吸痰;有呼吸困难者,给予吸氧,监测血氧饱和度和血气分析,必要时行气管切开应用呼吸机辅助呼吸。

3. 疼痛护理:评估和了解疼痛的程度;观察患者疼痛的时间、部位、性质和规律;术后遵医嘱使用止痛泵;指导患者应用正确的非药物止痛方法,做好疼痛管理。

4. 引流管护理:胃肠减压管、胸腔引流管(食道癌手术)、腹腔引流管(直肠癌Dixon术式用负压引流)保持负压,胸腔引流管注意观察液面波动情况。观察和记录各引流管引流液的量、颜色及性状,保持引流管通畅,防止受压、扭曲或阻塞。若胸腔引流管、胃肠减压管或腹腔引流管引流血性液超过100mL/h,结合临床活动性出血表现应及时报告和处理。胃管在胃肠功能恢复、腹腔引流管在术后5~7d且引流少、胸腔引流管在术后2~3d且引流液24h≤50mL时可考虑拔管。

5. 饮食护理:术后患者一般需禁食3~4d,禁食期间注意经静脉补充营养;胃管拔除后,可先试饮少量温水,如无不适可摄入少量流质食物,每次60mL,每2h一次,如无不良反应,再逐日增量;术后10~12d改无渣半流质饮食,但应注意少量多餐;食管癌术后进食1~2h内不要平卧,以免胃液及食物反流;食管胃吻合术后患者可由于胃拉入胸腔而出现进食后胸闷、呼吸困难等症状,应严密观察,少量多餐。

6. 胃肠造瘘术后的护理:行食管癌切除及食管胃吻合术,术中可将营养管引入十二指肠下以便于术后肠内营养。食管癌晚期,可经皮行PEG或PEJ放置胃造瘘管和(或)空肠营养管,通过管饲给予胃肠营养支持。PEG或PEJ导管应妥善固定,PEG或PEJ置管后1周内每日用碘附消毒管道外层及其周围2次,严防脱落、移位、腹泻、造瘘口感染等。管饲时应采取坐位或半卧位,防止营养液的反流和误吸;选用营养要素饮食管饲2~3周后,可适当增加自配匀浆饮食;管饲速度要慢,正常速度约100mL/h,首次剂量不宜超过300mL,由少到多,逐渐增加至全量,每天1500~2000mL;饮食温度控制在37~40℃;管饲前后用30~50mL温开水冲洗造瘘管,以保持清洁,防止管腔堵塞。

7. 肠造口术后的护理：Miles 手术为直肠癌经腹会阴联合直肠癌切除左下腹结肠并行永久性造口，做好术后造口的护理非常重要。造口开放前应观察肠造瘘口有无回缩、出血、坏死等现象。结肠造口一般于术后 2～3d，待肠蠕动恢复后开放，置放造口袋，袋内积粪定时清除，减少异味，保持造瘘口及周围皮肤的清洁干燥，用生理盐水、碘附溶液等清洁结肠造口黏膜及周围皮肤，造口周围皮肤可涂以氧化锌软膏加以保护，预防感染。每天应密切观察造瘘口处肠黏膜血运及排便情况，有无造瘘口黏膜水肿、出血、坏死、狭窄等。肠造口愈合开放后即可开始扩张，戴手套，示指涂以液状石碏，缓慢插入造口至 2～3 指的关节处，在造口内停留 3～5min，开始时每日 1 次，7～10d 后改为隔日 1 次。指导患者自我护理造口，可采用示范、让患者观看护理全过程 1～2 次、独立操作 1～2 次等方法，以确保患者在出院前能完全进行造口的自我护理。

8. 化放疗护理

(1)化疗分为姑息化疗、辅助化疗和新辅助化疗，化疗应当充分考虑患者的病期、体力状况、不良反应、生活质量及患者意愿，避免治疗过度或治疗不足。化疗药物对人体正常细胞如骨髓细胞、胃肠道黏膜细胞等有相当程度的损伤，应密切监测及防治不良反应，根据医嘱调整药物种类和（或）剂量。化疗期间应大量饮水以减轻药物对消化道黏膜的刺激，并有利于毒素排泄保护静脉；避免化疗药液外漏及静脉炎；及时预防和处理胃肠道、骨髓抑制等化疗反应；按照疗效评价标准及不良反应评价标准及时评估化疗疗效。

(2)放疗后的损伤作用主要表现为一系列的功能紊乱与失调，如精神不振、食欲下降、身体衰弱、疲乏、恶心呕吐、食后胀满等。应及时予以心理支持，以消除患者的顾虑和紧张情绪；保护好照射"标记"以免影响疗效；加强营养，鼓励患者多饮汤水，加速体内毒素的排泄，减轻厌食、恶心呕吐等不良反应；射线照射后皮肤会发生不同程度的急性反应，表现为红斑、烧灼感、瘙痒、破损脱屑等，要保持照射部位皮肤清洁、干燥，防止感染，局部皮肤避免刺激；提高免疫功能，提升人体耐受能力，以帮助患者按时按量完成放疗方案。

9. 并发症的观察和护理

(1)食管癌术后并发症的观察和护理：①吻合口瘘：吻合口瘘是食管癌术后最严重的并发症，多发生在术后 5～10d。术后应密切观察患者有无呼吸困难、胸腔积液和全身中毒症状。一旦出现上述症状，应立即通知医生并配合处理，具体措施常包括患者禁食禁饮、胃肠减压、胸腔闭式引流、抗感染治疗、静脉营养、胃或空肠造口手术等。②乳糜瘘：多因手术伤及胸导管所致，多发生在术后 2～10d。由于乳糜液中 95% 以上是水，并含有大量脂肪、蛋白质、胆固醇、酶、电解质等，若未及时治疗，可在短时间内因全身耗竭而死亡。应密切注意患者有无呼吸困难、胸闷、心悸、胸腔积液、血压下降、纵隔移向健侧、休克等症状。如果诊断成立，应立即协助胸腔负压引流、静脉营养支持并做好手术准备。

(2)胃癌术后并发症的观察和护理：①胃出血，可以用肾上腺素稀释液注入胃腔，生理盐水 500mL 内加肾上腺素 8mg，经胃管注入胃内，每次 100～200mL，夹闭胃管 15～30min 后抽出，可以反复应用，直至抽出液变清亮为止。如胃管内流出鲜血量超过 100mL/h，则考虑出血量较大，需急诊手术。若为应激性溃疡所致出血，可服用奥美拉唑、西咪替丁及凝血酶原复合物等药物。②吻合口瘘，多发生在术后 1 周左右，临床表现为高热、脉率速、腹膜炎以及腹腔引流管引流出含肠内容物的浑浊液体等。临床上多主张在胃癌术后放置双套管,若发生吻合口瘘可以通过冲洗及低负压吸引保持局部清洁,促使漏口愈合。吻合口瘘发生后是否行手术治疗应根据漏口大小、引流量多少及全身与局部情况而定,若漏口大、发生早、引流量多、有腹痛等征象,则应以手术引流为主。③十二指肠残端瘘,多发生在术后 3~6d,表现为右上腹突发剧痛和局部明显压痛以及腹肌紧张等急性弥漫性腹膜炎症状,应尽早手术,以充分引流为主,空肠造瘘以维持营养。④肠梗阻,按照梗阻部位可分为输入段、吻合口及输出段梗阻。急性、完全性输入段梗阻突发剧烈疼痛,频繁呕吐,上腹部偏右有压痛及可疑包块,应立即手术处理。慢性、不完全性输入段梗阻则表现在进食后 15~30min,上腹阵发性胀痛,大量喷射状呕吐,含胆汁,呕吐后症状缓解,亦需早期手术治疗。吻合口梗阻主要表现为上腹饱胀及呕吐,通常需手术治疗。输出段梗阻表现为上腹饱胀,呕吐食物、胆汁等,X 线及钡餐检查可确定梗阻部位,如不能自行缓解需行手术治疗。⑤倾倒综合征及低血糖综合征,倾倒综合征一般表现为进食(特别是进食甜的流质)后 10~20min,患者出现剑突下不适、心悸、乏力、出汗、头晕、恶心、呕吐,甚至虚脱,并伴有肠鸣音亢进和腹泻等。其原因是胃大部切除术后丧失了幽门括约肌的约束作用,食物过快排入上段空肠,未经胃肠液充分混合、稀释而呈高渗状态,将大量细胞外液吸入肠腔,循环血量骤减;也与肠腔突然膨胀,释放 5-羟色胺,刺激肠蠕动剧增等有关。应做好健康宣教,告诫患者少量多餐、细嚼慢咽、避免过甜及过热的流质、进餐后平卧10~20min。低血糖综合征多发生在进食后 2~4h,表现为心慌、无力、眩晕、出汗、手颤、嗜睡,也可导致虚脱,与食物一过性刺激胰岛素大量分泌有关,应做好饮食指导,少量多餐进行预防。

(3)直肠癌术后并发症的观察和护理:①吻合口瘘:是直肠癌术后常见的严重并发症之一。吻合口瘘重在预防,首先应充分做好术前准备,纠正低蛋白血症及贫血,控制肠道感染,改善患者全身症状。术后引流管放置到位,充分彻底引流,合理使用抗生素及应用肠外营养支持治疗。吻合口瘘一经诊断,应积极给予有效引流、肠外营养支持和抗感染治疗,开腹行造瘘手术。②造口并发症:造口并发症主要有造口位置不当、造口坏死、造口回缩、造口旁疝、造口狭窄和造口周围皮炎等。对于造口坏死应该严密观察,一旦坏死界限清楚即行手术切除。造口回缩一般不会予以特殊处理,但是需要警惕因为造口回缩导致肠液大便对造口周围皮肤的腐蚀引起造口周围炎的发生。对于发生造口旁疝的患者,应该积极处理引起患者腹内压增高的疾病,术时避免切口过大和切断过多的腹壁肌肉。

10. 健康指导

(1)保持稳定和乐观的情绪,帮助患者树立战胜癌症的信心和决心。

(2)饮食指导:患者出院后进食时仍需细嚼慢咽、少量多餐,以高蛋白质、高维生素、易消化食物为宜;进食后 1h 内避免平卧,睡觉时床头可保持抬高 30°~45°,必要时口服促进胃排空药物及抑酸药等,预防反流性食管炎;避免高脂肪及辛辣刺激性食物;如有行肠造口的患者,需控制粗纤维过多、过稀及可引起胀气的食物摄入量。

(3)指导患者正确服药,缓解不适症状,预防并发症。

(4)保持健康的生活习惯,如戒烟戒酒、生活规律、适当进行力所能及的运动、劳逸结合、保证充足的睡眠、保持排便通畅等,避免引起癌变的因素。

(5)鼓励肠造口患者参与造口护理活动,指导他们正确处理造口、换药、更换人工肛袋以及皮肤护理。

（6）出院后定期复查，根据个体情况及时调整治疗方案。随访频率为3年内每3～6个月1次，3～5年每6个月1次，5年后每年1次，若有不适及时就诊。

复习题

一、单选题

1. 有一名患者，身高160cm，体重64kg，请问其体重指数为：

A. 22　　　　　　　　B. 23　　　　　　　　C. 24　　　　　　　　D. 25

2. "蛋白测量指标和免疫测量指标均下降，但人体测量指标基本正常"指的是下列哪一种营养不良？

A. 消瘦型营养不良　　　　　　　　B. 低蛋白型营养不良

C. 混合型营养不良　　　　　　　　D. 营养过剩

3. 胃癌主要的转移途径是：

A. 直接蔓延　　　　B. 淋巴转移　　　　C. 血行转移　　　　D. 腹膜种植

4. GERD最常见的类型是哪一种？

A. NERD　　　　　　B. EE　　　　　　　C. BE　　　　　　　D. RE

5. 下列不属于GERD典型临床症状的是：

A. 反胃　　　　　　B. 反酸　　　　　　C. 腹胀　　　　　　D. 哮喘

6. GERD的常规首选辅助检查方法是什么？

A. 上消化道内镜　　　　　　　　B. 食管pH值监测

C. 放射性核素检测　　　　　　　D. 胆汁反流测定

7. 下列哪一项属于治疗GERD的一线首选药物？

A. H_2受体拮抗剂　　　　　　　　B. PPIs

C. 促胃动力剂　　　　　　　　　　D. 胃黏膜保护剂

8. "癌组织沿胃壁向四周浸润生长，使其变厚、僵硬，胃腔处理缩小，如革袋状"，按照Borrmann分类法可以分为哪一型？

A. 结节型　　　　　　B. 溃疡局限型　　　　C. 浸润型　　　　D. 弥漫浸润型

9. 下列不属于胃癌前期变化的病变是？

A. 慢性萎缩性胃炎　　　　　　　　B. 恶性贫血

C. 十二指肠溃疡　　　　　　　　　D. 残胃

10. 食管癌患者术后护理措施错误的是：

A. 术后禁饮、禁食3～4d　　　　　B. 胃管拔除后食少量流质食物，每次60mL

C. 患者饭后立即平卧　　　　　　　D. 术后10～12d改无渣半流质饮食

11. 食管癌患者最典型的临床症状是：

A. 胸骨后烧灼感　　　　　　　　　B. 吞咽疼痛

C. 进行性吞咽困难　　　　　　　　D. 食物反流

12. 食管癌术后最严重的并发症是：

A. 出血　　　　B. 吻合口瘘　　　　C. 吻合口狭窄　　　　D. 乳糜瘘

13.中下段直肠癌必须遵循直肠癌全系膜切除术原则,肠壁远切缘距离肿瘤和直肠系膜远切缘距离肿瘤分别是:

A.≥2cm,≥3cm

B.≥2cm,≥5cm 隆起型

C.≥1cm,≥3cm 浸润型

D.≥3cm,≥5cm 增生型

14.胃癌术后胃出血量超过多少需急诊手术?

A.50mL/h   B.100mL/h   C.150mL/h   D.200mL/h

15.老年人大肠癌大体类型中最常见的是:

A.溃疡型   B.隆起型   C.浸润型   D.增生型

16.老年人结肠癌的大便习惯改变以什么为主?

A.便秘   B.血便   C.黏液便   D.便频

二、问答题

1.简述老年人的营养需求。

2.针对老年 GERD 患者如何进行饮食护理?

3.试述胃癌的危险因素。

4.陈述中晚期食管癌患者的病理形态分型及其特点。

5.概述肠造口患者的护理。

三、案例题

苏某,男性,65 岁,身高 171cm,体重 55kg。3 个月前开始出现反酸、嗳气、上腹部不适、食欲减退,服用制酸剂效果不佳,既往有溃疡病史。经胃镜检查确诊为胃癌,在全麻下行胃癌根治术,术后放置胃管和腹腔引流管各一根。目前处于术后第 1 天,请问:

(1)如何恢复饮食?

(2)术后第 10 天,患者进食后 15min 左右出现上腹饱胀、头晕、心悸、冷汗、恶心呕吐。考虑可能发生了什么问题? 应如何处理?

(黄　回)

第八章　老年神经系统疾病护理

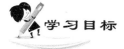学习目标

1. 简述脑卒中的概念,能说出脑卒中的危险因素。
2. 解释短暂性脑缺血发作概念、临床特点和主要治疗措施。
3. 说出脑梗死的发病机制,简述时间治疗窗的概念和意义。
4. 陈述脑梗死的护理。
5. 说出脑出血后继发性脑损伤、临床表现和治疗要点,脑疝的急救护理。
6. 简述帕金森病的概念、临床表现、治疗要点和护理。
7. 解释特发性震颤的概念、临床表现和治疗要点。
8. 能说出阿尔茨海默病的危险因素。
9. 能说出阿尔茨海默病典型的记忆障碍的特点。
10. 能对阿尔茨海默病患者进行症状护理或照顾指导。

　　人的各种生命活动是由神经系统支配和调节的,随着躯体的老化,中枢神经系统也发生了一系列的改变,这表现为脑重量减轻、体积缩小,神经细胞数量减少,神经递质的含量与活性下降,脑血管硬化等。这些改变直接影响了中枢神经系统的功能,导致老年人易患脑血管疾病及神经系统变性疾病,如帕金森病等。

第一节　脑卒中

　　目前脑卒中已成为危害我国中老年人身体健康和生命的主要脑血管疾病,是致死率最高的疾病。据世界卒中组织(World Stroke Organization,WSO)报告,全世界每六秒钟就有一人死于脑卒中。我国第三次国民死因调查结果表明,脑卒中已经升为第一位死因。我国脑血管病的发病率和死亡率大大高于心血管疾病,当前我国高血压患者的数量正在快速递增,且多数患者血压控制不理想,这可能是导致脑血管病高发的最主要原因。另一

原因是很多人由于缺乏科学的防病保健知识,养成了不健康的生活方式。脑卒中高发病率、高致残率、高死亡率、高复发率这四个特点给患者、家庭乃至社会造成了沉重的精神压力和经济负担。所以进一步加大防治力度,尽快降低卒中的发病率和死亡率,已成为当前一项刻不容缓的重要任务。

一、概述

脑卒中(Stroke),又称中风(Apoplexy)、脑血管意外(Cerebrovascular Accident),是急性脑循环障碍迅速导致局限性或弥漫性脑功能缺损的临床事件。脑卒中所引起的神经系统局灶性的症状和体征,与受累脑血管的血供区域相一致。一般依据病理性质,脑卒中分为出血性脑卒中和缺血性脑卒中两大类,出血性脑卒中包括脑出血和蛛网膜下腔出血;缺血性脑卒中是指局部脑组织包括神经细胞、腔质细胞和血管由于血液供应缺乏而发生的坏死,包括脑梗死(或称脑梗死)、脑血栓形成、脑栓塞等。缺血性脑卒中的发病率高于出血性脑卒中。

(一)脑的血液供应和血流量调节

脑的血液供应来自颈内动脉系统和椎-基底动脉系统,两者之间由脑底动脉环(Willis环)相连通。脑部动脉分支示意见图8-1。

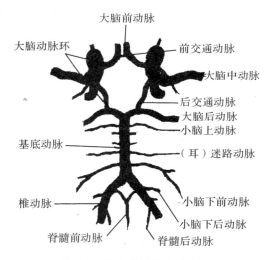

图8-1 脑部动脉分支示意图

1.颈内动脉系统 又称前循环,起自颈总动脉,进入颅腔后,依次分出眼动脉、脉络膜前动脉、后交通动脉、大脑前动脉和大脑中动脉等主要分支,供应眼部和大脑半球前3/5部分(额叶、颞叶、顶叶和基底节)的血液。

2.椎-基底动脉系统 又称后循环,起自锁骨下动脉,入颅后至脑桥下缘,与对侧的椎动脉汇合形成基底动脉。主要分支有脑膜动脉、脊髓后动脉、小脑下后动脉、大脑后动脉、小脑上动脉、小脑下前动脉和脑桥支,主要供应大脑半球后2/5部分、丘脑、脑干和小脑的血液。

3.脑底动脉环 又称Willis环,由双侧大脑前动脉、双侧颈内动脉、双侧大脑后动脉、前交通动脉和双侧后交通动脉组成。双侧大脑前动脉之间由前交通动脉相连,两侧颈内动脉或大脑中动脉与大脑后动脉之间由后交通动脉相连。此环对颈内动脉系统和椎-基底动脉系统之间,特别是两侧大脑半球的血液供应具有重要的调节和代偿作用。

脑是人体最重要的器官,虽然脑重量仅占体重的 2%～3%,但脑血流量(Cerebral Blood Flow,CBF)占每分钟心搏出量的 20%,为 800～1000mL/min,葡萄糖和耗氧量占全身供给量的 20%～25%。因脑组织中几乎没有葡萄糖和氧的储备,所以当脑供血中断导致脑缺氧时,2 分钟内脑电活动停止,5 分钟后脑组织出现不可逆性损伤,尤其是大脑皮质对缺血缺氧更为敏感。

脑血流量与脑灌注压成正比,与脑血管阻力成反比。正常情况下脑血管具有自动调节能力。当平均动脉压介于 8.0～21.3kPa(60～160mmHg)之间时,脑血管随着血压的变化相应地收缩和舒张,以保证脑血流的稳定,为 Bayliss 效应。当平均动脉压低于 8.0kPa(60mmHg)时,脑小动脉舒张达最大限度,血管阻力不能继续降低,导致脑血流量的减少;相反,当平均动脉压高于 21.3kPa(160mmHg)时,脑小动脉收缩达最大限度,脑血管阻力不能继续增加,引起脑血流量增加。高血压患者脑血流量自动调节范围的上、下限均上移,对低血压的耐受能力减弱,因此在急剧降压后会诱发脑缺血发作。

(二)危险因素

脑血管疾病的流行病学调查研究表明,脑卒中的危险因素可分为可干预性和不可干预性两类。不可干预性危险因素包括年龄、性别、种族、遗传因素等。脑卒中在寒冷季节发病率高,尤其是出血性卒中更为明显。脑卒中发病高峰时间是上午与中午临近的一段时间,年龄多在 40 岁以上,男性较女性多,严重者可引起死亡。

可干预性的危险因素如下:

1.高血压　研究均证实,高血压是脑出血和脑梗死最重要的危险因素。老年人单纯收缩期高血压(收缩压≥160mmHg,舒张压＜90mmHg)是脑卒中的重要危险因素。高血压使 ICH 危险性增高 2～6 倍,高血压患者中不规则服药者是规则服药者的 2 倍。在控制了其他危险因素后,收缩压每升高 10mmHg,脑卒中发病的相对危险增加 49%;舒张压每增加 5mmHg,脑卒中发病的相对危险增加 46%。

2.心脏病　心房纤颤是脑卒中的一个非常重要的危险因素,房颤患者发生卒中的危险性与年龄呈正相关。有些研究认为,高达 40%的隐源性卒中与潜在的心脏栓子来源有关。

3.糖尿病　糖尿病是缺血性脑卒中的独立危险因素,2 型糖尿病患者发生卒中的危险性比常人增加 2 倍。脑血管病的病情轻重和预后与糖尿病患者的血糖水平以及病情控制程度有关。

4.血脂异常　研究证实,血清总胆固醇(TC)、低密度脂蛋白(LDL)升高,高密度脂蛋白(HDL)降低与心血管病有密切关系。

5.吸烟　吸烟是脑卒中的独立危险因素,其危险度随吸烟量的增加而增加,经常吸烟是一个公认的缺血性脑卒中的危险因素。

6.饮酒　人群研究证据已经显示,酒精摄入量与出血性卒中有直接的剂量相关性。老年人大量饮酒也是缺血性卒中的危险因素。每天喝相当于 22～28g 酒精含量的酒,每周饮酒 4 天以上时对心脑血管可能有保护作用。每天饮酒大于 55～70g 酒精量者发生脑梗死的危险性明显增加。

7.其他　脑卒中也与颈动脉狭窄、肥胖、高同型半胱氨酸血症、代谢综合征、缺乏体育活动、饮食营养不合理、口服避孕药、促凝危险因素等有关。抗凝剂华法林与脑出血危险性增高有关。

大剂量阿司匹林(每周≥1225mg)与 ICH 发生率轻度增高有关,血栓栓塞性疾病溶栓治疗可并发脑出血。

二、短暂性脑缺血发作(TIA)

短暂性脑缺血发作(Transient Ischemic Attack,TIA)是由颅内血管病变引起的一过性或短暂性、局灶性脑或视网膜功能障碍,临床症状一般持续 10～15min,多在 1h 内,不超过 24h。TIA 患者发生卒中的概率明显高于一般人群,一次 TIA 后 1 个月内发生卒中的概率约 4%～8%,1 年内约 12%～13%,5 年内则达 24%～29%。

(一)病理生理

TIA 是由动脉粥样硬化、动脉狭窄、心脏疾患、血液成分异常和血流动力学变化等多因素致成的临床综合征。TIA 的发病机制主要有:(1)微栓子学说;(2)在颅内动脉有严重狭窄的情况下,血压的波动可使原来靠侧支循环维持的脑区发生一过性缺血;(3)血液黏度增高等血液成分改变,如纤维蛋白原含量增高也与 TIA 的发病有关;(4)无名动脉或锁骨下动脉狭窄或闭塞所致的椎动脉—锁骨下动脉盗血也可引发 TIA。

(二)临床特点

1.症状　突然发病,持续时间短暂,一般 10～15min,多在 1h 内,最长不超过 24h 恢复完全,不遗留神经功能缺损体征,多有反复发作的病史。症状是多种多样的,取决于受累血管的分布。

(1)颈内动脉系统的 TIA:多表现为单眼(同侧)或大脑半球症状。视觉症状表现为一过性黑矇、雾视、视野中有黑点,或有时眼前有阴影摇晃光线减少。大脑半球症状多为一侧面部或肢体的无力或麻木,可以出现言语困难(失语)和认知及行为功能的改变。

(2)椎—基底动脉系统的 TIA:表现为眩晕、头晕、构音障碍、跌倒发作、共济失调、异常的眼球运动、复视、交叉性运动或感觉障碍、偏盲或双侧视力丧失。

2.检查

(1)头颅 CT 和 MRI:头颅 CT 有助于排除与 TIA 类似表现的颅内病变。头颅 MRI 的阳性率更高,但是临床并不主张常规应用 MRI 进行筛查。

(2)超声检查:颈动脉超声检查作为 TIA 基本检查手段,可显示动脉硬化斑块;颅彩色多普勒超声是发现颅内大血管狭窄的有力手段,能发现严重的颅内血管狭窄、判断侧支循环情况、进行栓子监测。

(3)脑血管造影:选择性动脉导管脑血管造影(数字减影血管造影,Digital Subtraction Angiography,DSA)是评估颅内外动脉血管病变最准确的诊断手段(金标准),但有一定的风险。

（三）治疗

1. 控制危险因素

2. 药物治疗

（1）抗血小板聚集药物：对 TIA 尤其是反复发生 TIA 的患者应首先考虑选用抗血小板药物。阿司匹林（ASA）75～100mg/d，环氧化酶抑制剂 50～150mg/d，也可使用小剂量阿司匹林（25mg）加潘生丁缓释剂（200mg）的复合制剂（片剂或胶囊），2 次/d；双嘧达莫（DPA），可抑制血小板磷酸二酯酶，DPA 缓释剂 200mg 联合应用小剂量 ASA 25mg，2 次/d 可加强其药理作用；噻氯匹定，抗血小板作用与阿司匹林或双嘧达莫不同，不影响环氧化酶，而抑制二磷酸腺苷（ADP）诱导的血小板聚集，可有效预防中风，250mg，2 次/d，但可出现中性粒细胞减少等严重并发症，应注意检测血常规；氯吡格雷与噻氯匹定同属 ADP 诱导血小板聚集的抑制剂，但不良反应较前者为少，常用剂量为 75mg/d。

（2）抗凝药物：临床上对房颤、频繁发作 TIA 或椎—基底动脉 TIA 患者可考虑选用抗凝治疗；若 TIA 患者经抗血小板治疗，症状仍频繁发作，可考虑选用抗凝治疗。

（3）降纤药物：TIA 患者血液成分改变，如纤维蛋白原含量明显增高，当频繁发作时，患者可考虑选用巴曲酶或降纤酶治疗。

（4）TIA 的外科治疗：反复发作性（在 4 个月以内）的大脑半球或视网膜短暂性缺血发作（TIA）可选颈动脉内膜切除术（Carotid Endarterectomy，CEA）。

三、脑梗死

脑梗死（Cerebral Infarction，CI）是由于血管狭窄、闭塞或供血不足而使相应部位的脑组织缺血、缺氧所致的局限性的脑组织缺血性坏死或软化。白色梗死即缺血性梗死，红色梗死即出血性梗死。脑梗死按不同病因和发病机制临床上分为脑血栓形成、脑栓塞和脑腔隙性梗死，统称为缺血性卒中。

（一）病理生理

脑耗氧量最大，脑耗氧量占总耗氧量的 23%，脑血流占全身血流量的 15%。脑组织能量储存匮乏，如脑供血完全停止时脑组织中的氧在 8～12s 耗尽，ATP、磷酸肌酸在 2min 内耗尽。缺血脑组织极易受损，完全中断脑供血 6s 出现意识丧失，10s 自发脑电活动消失，5min 开始产生永久脑细胞损害。

脑梗死发病后数小时（3～6h），梗死区中心部分脑细胞缺血性坏死，难以逆转。但周围的边缘地带为缺血性半暗带（Ischemic Penumbra）或水肿带，如治疗合理，则可能恢复或缓解，使脑梗死区不再扩大，有利于神经功能的代偿与康复。Astrup 等提出缺血阈和缺血半暗带概念，正常人脑血流量为 55mL/（100g·min），当脑血流量降至 20 mL/（100g·min）左右，脑诱发电位就有异常，降至 15mL/（100g·min）左右，脑电活动即消失。因此，脑血流量低于 20mL/（100g·min）时脑电活动衰竭，出现神经症状。当脑流量降至 10～12mL/（100g·min）时脑细胞即发生离子失衡，产生能量衰竭。脑缺血中心区局部脑血流量常低于 10mL/（100g·min），脑电活动丧失且发生离子失衡而发生不可逆性损害。围绕缺血中心的脑组织，其脑血流处于电衰竭[15～18mL/（100g·min）]与能量衰竭[10～12mL/（100g·min）]阈值间，称为缺血半暗带，其脑功能失活，但仍保持正常的离子平衡和结构完整,恢复再灌注后有可能恢复。因此尽早恢复缺血半暗带的血液供应和应用有效的脑保护药物对减少脑梗死的致残率是非常重要的,但这些措施必须在一个限定的时间内进行,这个时间段即为治疗时间窗(therapeutic time window,TTW)。TTW 包括了再灌注时间窗(Reperfusion Time Window,RTW)和神经保护时间窗(Cytoprotective Time Window,CTW)。一般认为,RTW 为发病后的 3~4.5h,不超过 6h,进展性脑卒中可以相应地延长。不同患者的 TTW 存在差异,因为受诸多因素的影响,如脑血管闭塞部位、侧支循环、脑组织对缺血的耐受性以及体温等。脑缺血时会触发神经元水平的生化和代谢改变,即缺血性病理生化级联反应,最终导致神经元死亡。

近年发现,脑缺血、缺氧造成的能量代谢障碍—兴奋性神经介质释放—钙过量内流—自由基反应—细胞死亡等一系列缺血性连锁反应,是导致缺血性脑损害的中心环节,称之为缺血瀑布。缺血早期,产生无氧糖酵解,产生大量乳酸、导致细胞内外酸中毒。由于酸中毒,抑制细胞线粒体电子呼吸链,使 ATP 合成受阻,能量衰竭,$Na^+K^+-ATPase$(钠钾泵)活性受抑制,细胞离子失衡,大量 K^+ 游离到细胞膜外,Na^+、Cl^- 及 Ca^{2+} 大量进入胞内,细胞毒性水肿形成,酸中毒加剧,细胞水肿。ATP 合成障碍加剧,诱导形成更多的自由基及脂质过氧化物,破坏细胞的完整性。缺血/再灌注时,最早的反应是缺血区的白细胞积聚和炎症细胞因子的释放,引起局部炎症反应,并加大微循环障碍,甚至造成再灌注后的"无复流"现象。随后白细胞通过内皮细胞进入脑组织内,释放出多种分解酶,导致组织破坏。研究发现,只有在脑缺血早期恢复其脑血流,才能防止脑损伤,延迟再灌注反而会加重脑损伤。

(二)临床特点

多数在静态下急性起病,动态起病者以心源性脑梗死多见,部分病例在发病前可有 TIA 发作。病情多在几小时或几天内达到高峰,部分患者症状可进行性加重或波动。临床表现决定于梗死灶的大小和部位,主要为局灶性神经功能缺损的症状和体征,如偏瘫、偏身感觉障碍、失语、共济失调等,部分可有头痛、呕吐、昏迷等全脑症状。牛津郡社区卒中研究分型急性脑梗死的牛津郡社区卒中计划(Oxfordshire Community Stroke Project,OCSP)分型法,已经广泛应用,常规 CT、MRI 尚未能发现病灶时就可根据临床表现迅速分型,并提示闭塞血管和梗死灶的大小和部位。该分类方法将急性缺血性中风分为四类:完全前循环脑梗死、部分前循环脑梗死、后循环脑梗死、腔隙性脑梗死。

1.症状

(1)完全前循环脑梗死(Total Anterior Circulation Infarct,TACI):表现为三联征,即完全大脑中动脉(MCA)综合征的表现:大脑较高级神经活动障碍(意识障碍、失语、失算、空间定向力障碍等);同向偏盲;对侧三个部位(面、上肢与下肢)较严重的运动和(或)感觉障碍,多为 MCA 近段主干,少数为颈内动脉虹吸段闭塞引起的大片脑梗死。

(2)部分前循环脑梗死(Partial Anterior Circulation Infarct,PACI):有以上三联征中的两个,或只有高级神经活动障碍,或感觉运动缺损较 TACI 局限,提示是 MCA 远段主干,各级分支或 ACA 及分支闭塞引起的中、小梗死。

(3)后循环脑梗死(Posterior Circulation Infarction,POCI):表现为各种不同程度的椎—基动脉综合征,可表现为同侧脑神经瘫痪及对侧感觉运动障碍;双侧感觉运动障碍;

双眼协同活动及小脑功能障碍,无长束征或视野缺损等,为椎—基动脉及分支闭塞引起的大小不等的脑干、小脑梗死。

(4)腔隙性梗死(Lacunar Infarction,LACI):表现为腔隙综合征,如纯运动性轻偏瘫、纯感觉性脑卒中、共济失调性轻偏瘫、手笨拙—构音不良综合征等,大多是基底节或脑桥小穿通支病变引起的小腔隙灶。

2. 检查

通过询问病史和血液检查可了解发病的危险因素和卒中病因,影像学检查可直观显示脑梗死的部位、范围、血管分布、有无出血、病灶是否陈旧等,帮助临床采取合适的治疗措施、判断预后。

(1)一般检查:询问发病时间、发病体位、诱发因素。触诊颈动脉、桡动脉搏动强度、对称性、有无异常搏动感。测上肢左右血压,听诊脑供血动脉杂音的最强部位。

(2)血液检查:血液检查包括血常规、血液流变学、血糖、血脂、凝血功能、血电解质、肾功能等,这些检查有助于发现脑梗死的危险因素。

(3)脑结构学检查(CT、MRI):①头颅 CT:最常用的检查。在超早期阶段(发病 6h 内),CT 可以发现一些轻微的改变;大脑中动脉高密度征;皮质边缘(尤其是岛叶)以及豆状核区灰白质分界不清楚;脑沟消失等。24h 后梗死区呈低密度影像(见图 8-2)。发病后尽快进行 CT 检查,有助于早期识别脑梗死还是脑出血。②头颅核磁共振(MRI):对发病几个小时内的脑梗死不敏感。弥散加权成像(DWI)可以早期显示缺血组织的大小、部位,甚至可显示皮质下、脑干和小脑的小梗死灶。

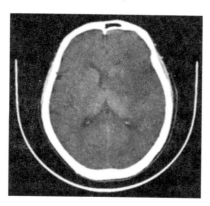

图 8-2　脑梗死 CT 表现

(4)脑血管检查:①颈动脉超声:直观地看到血管的管壁以及管腔的血流情况,颈部动脉干是否存在粥样硬化斑块,斑块是否稳定、是否容易碎裂脱落。②脑血流多普勒能探测到脑底动脉环的各向血流,分析所探测到脑动脉内血流的速度、频谱形态和声音等的变化,对判断颅内外血管狭窄或闭塞、血管痉挛、侧支循环建立程度有帮助。③颈动脉 CT 血管成像:能直观多角度观察颈部或脑动脉所发生的狭窄或闭塞改变。④颈动脉磁共振血管成像:能直观并多角度地观察颈部或脑动脉所发生的狭窄或闭塞病变。⑤脑动脉造影是观察脑动脉病变最精确的方法,在开展血管内介入治疗、动脉内溶栓、判断治疗效果等方面DSA 很有帮助,但仍有一定的风险。

（三）治疗

脑梗死的治疗应根据不同的病因、发病机制、临床类型、发病时间、血管情况等建立个体化和整体化的治疗方案，尽可能使脑卒中患者受损的功能达到最大限度的改善，从而提高其日常生活自理能力和社会适应能力，同时还要积极治疗原发疾病，这有利于改善疾病的预后。脑梗死通常按病程可分为急性期（1 个月）、恢复期（2～6 个月）和后遗症期（6 个月以后）。脑梗死治疗重点是急性期的分型治疗，腔隙性脑梗死不宜脱水，主要是改善循环；大、中梗死应积极抗脑水肿降颅压，防止脑疝形成，在 6h 的时间窗内有适应证者可行溶栓治疗。

1. 药物治疗　缺血性脑血管病急性期的治疗根据病理生理、组织病理所见存在时间窗（可为 3～6h），其合理治疗分为三个不同时间段，各阶段采取以下相应的不同治疗措施。

第一阶段（1～48h）

（1）3～6h 内（超早期）溶血栓治疗：要严格掌握适应证、禁忌证。溶栓治疗目的是在 6h 的时间窗内使血管再通，重建血供，将半暗带的脑细胞从坏死边缘挽救过来。根据我国"九五"攻关的经验，可用尿激酶（UK）150 万～200 万 IU，静脉溶栓有效剂量应为≥100 万 IU，150 万 IU 比较安全，200 万 IU 对较多患者安全；动脉溶栓为 50 万～75 万 IU。组织型纤溶酶激活物（t-PA）0.85mg/kg（总量＜90mg）；重组组织型纤溶酶激活物（rt-PA）0.9mg/kg（总量≤90mg）；静脉给药，其 10% 剂量一次性注入，其余剂量持续 60 分钟滴入。超选择性动脉溶栓比静脉溶栓具有更高的再通率和更低的脑出血率，但动脉溶栓价格贵而不能尽早应用，可能耽误病情。有主张联合应用静脉和动脉溶栓方案，即先给予一定剂量的溶栓剂静脉注射，同时积极进行超选择性动脉溶栓。溶栓治疗最严重的并发症为脑出血，发病后 12～24h 内或 48h 内禁用葡萄糖液，可用林格氏液或生理盐水，加 ATP、辅酶 A、维生素 C 等，避免葡萄糖不利因素加重半暗带的损害。

（2）抗血小板聚集治疗：没有溶栓且无禁忌证的缺血性脑卒中患者应在发病后尽早给予口服阿司匹林 150～300mg/d 或阿司匹林 100～300mg/d 加潘生丁 200mg/d，溶栓治疗者应在 24h 后且在 CT 证实无颅内出血的情况下才能使用。对不能耐受阿司匹林的患者可考虑选用噻氯匹定 250mg/d、氯吡格雷 75mg/d、银杏叶制剂（金纳多、舒血宁、杏丁）、三七通舒胶囊。

（3）抗凝治疗：常用的药物有肝素、低分子肝素和华法林，抗凝治疗因人而异，使用抗凝药物期间，应密切监测凝血功能，以免发生出血的危险。

（4）降纤治疗：常用的药物有降纤酶、巴曲酶等，很多研究显示脑梗死急性期血浆纤维蛋白原和血黏度增高，使用降纤药物可显著降低血浆纤维蛋白原，并有轻度溶栓和抑制血栓形成的作用。

（5）神经保护治疗：其作用机制在于通过阻断由缺血所致各种有害病理过程的发生，从而防止或局限缺血所引起的脑损害，减少脑细胞死亡和促进功能恢复。临床研究的神经保护剂包括钙通道阻滞剂、谷氨酸释放抑制剂、兴奋性氨基酸受体拮抗剂、GABA 受体激动剂、自由基清除剂、抗细胞间黏附分子抗体、神经营养因子等。但临床研究的神经保护剂仅少数药物如胞磷胆碱（膜稳定剂，是细胞膜组成部分之一磷脂酰胆碱合成的原料，也能促进大脑乙酰胆碱合成,既能清除自由基,又能稳定细胞膜,且具有双重保护作用)及氯甲噻唑(GABA 受体激动剂)等对某些脑卒中亚型可能有一定疗效并受时间窗限制。

第二阶段(3～14d)

2～3 天后主要是抗脑水肿、降颅压,这些是脑保护的重要措施。继续使用第一阶段的神经保护剂治疗包括自由基清除剂、钙离子拮抗剂,兴奋性氨基酸受体拮抗剂、抗细胞的黏附分子抗体等;应用促进和改善脑细胞代谢,有助脑细胞功能恢复的细胞激活剂。其他活血化瘀的中药,促进神经功能恢复的药物也可使用。还有早期康复措施,康复语言训练,肢体被动活动,保护患肢功能体位等。

第三阶段(3～12 周)

继续使用改善脑代谢、促进神经功能恢复药物。进行针灸,以及按摩、肢体运动练习。做康复治疗,进行正规语言功能康复训练,肢体功能锻炼等。其他:体外反搏,超声波治疗、高压氧、He－Ne 激光血管内照射等治疗。

2. 介入治疗　随着影像学和医疗技术的发展,颅内外血管经皮腔内血管成形术、血管内支架置入术、颈动脉内膜切除术和急性期的机械取栓碎栓术等介入治疗越来越受到重视。

3. 外科治疗　内科治疗通常不能遏止脑水肿→颅内压增高→脑疝→死亡的病理变化过程,临床上在患者出现脑疝症状时采取外科手术治疗。外科的治疗手段包括去骨瓣减压手术和缺血脑组织切除术。目前临床上采用的大多是单纯去骨瓣减压术。去骨瓣减压手术是去除额颞顶的大骨瓣,剪开硬膜,减轻脑组织的压力,防止颞叶钩回疝的形成,增加脑灌注。这种方法被认为是一项救命的方法。去骨瓣减压术并不能减轻缺血脑组织的局部损伤,也不能改善梗塞灶引起的神经功能缺损,但去骨瓣后颅内压降低,可减轻或缓解由于颅内压升高引起的继发性脑损伤,从而改善临床预后,所以目前仍提倡进行去骨瓣减压手术。

(四)护理

1. 病情观察

(1)密切观察意识状态、生命体征、瞳孔大小及对光反应、颅高压的症状和体征。

(2)评估意识障碍(嗜睡、昏睡、浅昏迷、中昏迷、深昏迷)、意识内容改变(意识模糊、谵妄状态)等。评估意识障碍类型及程度(GCS 评分),生命体征情况,有无伴随神经系统症状(观察瞳孔的大小和对光反应、眼球的位置、肢体肌力、病理体征等)。评估有无伴随症状,如意识改变、感觉障碍、认知障碍、病理反射等。

(3)评估运动障碍:评估瘫痪、僵硬、不随意运动及共济失调等。评估运动障碍的性质、分布、程度、肢体的肌肉容积(外形、体积)、肌力、肌张力、走路的姿势和步态等。

2. 溶栓护理

(1)遵医嘱即刻行凝血功能、血常规、血小板计数、随机血糖、心电图、脑 CT 等检查。

(2)观察记录意识状态、生命体征、瞳孔、肢体肌力等神经功能损害情况,建立输液通道,给氧,心电监测,溶栓前尽可能不进行导尿、插管等有创性操作。

(3)做好溶栓药物的准备:重组组织型纤溶酶原激活剂(a Rt-PA),溶栓剂量为0.9mg/kg,最大剂量为 90mg,用法为开始时注总量的 10%,余下部分于 1h 内微泵推完。

尿激酶剂量为 100 万～150 万单位溶于 100mL 生理盐水中,于 30min 内静滴。

(4)溶栓过程中观察和记录生命体征、意识、头痛、瞳孔、肌力等神经系统的症状和体征的变化,1 次/15min,持续 2h;随后 6h,1 次/30min;以后 1 次/lh,直至 24 h。患者出现头晕、头痛、瞳孔异常、烦躁不安、恶心呕吐、血压急剧升高≥180/100 mmHg、小便潴留、失禁或其他神经功能损害程度加重时应立即停止溶栓治疗,并报告医生。注意颅内出血及全身出血情况,如患者出现腹痛、面色苍白、大汗、血压下降、呕血、咯血等皮肤黏膜出血时,需立即停止溶栓治疗,查找病因。询问患者有无呼吸困难、胸闷、瘙痒、嘴唇或舌头刺痛等主诉,检查有无舌体肿胀等过敏反应的发生。若出现高热、寒战等不良反应也应立即停止溶栓治疗,治疗后应对静脉注射穿刺部位延长压迫时间,防止穿刺部位出血。

(5)设立卒中绿色通道和卒中单元(Stroke Unit,SU):有条件的医院均要开辟脑卒中的绿色通道,尽量为急性期的溶栓和神经保护治疗赢得时间。

3.用药护理

(1)使用降压药、脱水剂、利尿药时,观察药物疗效及不良反应。应密切观察颅内压、血压、尿量及血电解质等变化;使用脑血管扩张药时,应密切监测血压变化。

(2)使用抗凝药物时应密切观察有无皮下、牙龈、鼻腔黏膜等出血倾向,监测全套凝血功能。

(5)溶栓后密切关注患者的生命体征,及时复查血 PT、头颅 CT。注意全身出血现象。24h 后无禁忌证者给予抗凝和抗血小板药物,防止血管再闭塞。

4.保持呼吸道通畅　及时清除口鼻分泌物或吸痰,遵医嘱选择合适的氧疗。

5.血压管理　调整血压,改善微循环,减少乳酸堆积,减轻或消除颅内盗血综合征,慎用降血压药,禁用或慎用血管扩张剂。急性脑梗死,为了保证脑的灌注压,原则上不用降血压治疗,在发病后第一个 24h,维持血压相对较高水平尤为重要。既往有高血压的患者血压维持在 160～180/100～105mmHg 水平;无高血压者,血压维持在 100～180/100mmHg 水平。①收缩压≤220mmHg 或舒张压≤120mmHg 时,如未合并急性心肌梗死、急性心力衰竭、主动脉夹层动脉瘤、急性肾功能衰竭、急性肺水肿、高血压脑病等,遵医嘱首先处理疼痛、恶心、呕吐及颅内压增高等导致血压增高的原因,可暂不用降压药,但应严密监测血压变化。②当收缩压>220mmHg,或舒张压>120mmHg,或平均动脉压>130mmHg 时,遵医嘱给予缓慢降压治疗,严密监测血压变化,24h 血压下降不应超过15%。③收缩压<185mmHg,舒张压<105mmHg 时无须用药,当收缩压<100mmHg 时则需扩容或升压治疗。④溶栓治疗的患者要求收缩压<185mmHg,或舒张压<100mmHg,以降低溶栓治疗后出血的概率。

6.血糖管理　当血糖>11.1mmol/L 时,应立即遵医嘱予胰岛素治疗,控制血糖在8.3mmol/L 以下。血糖低于 2.8mmol/L 时给予 10%～20%葡萄糖口服或注射治疗。

7.做好基础护理　保持合适的体温,遵医嘱积极进行脑复苏治疗。预防肺部感染、尿路感染、下肢静脉血栓形成、压疮等的发生;专人陪伴,防止坠床、跌倒;烦躁不安者加床栏,适当进行肢体约束,定期观察肢体末端的血供;正确佩戴腕带,便于身份确认;吞咽功能障碍的患者应预防误吸或吸入性肺炎的发生;防止烫伤。

8.早期康复护理　卒中的早期康复是指患者早期在医院急诊室或神经内科的常规治

疗及早期康复治疗。一级康复多在发病后 14d 以内开始。此阶段多为卧床期,主要进行良肢位摆放,关节被动活动,早期床边坐位保持和坐位平衡训练。二级康复是指患者在康复病房或康复中心进行的康复治疗,主要是坐位平衡、移乘、站立、重心转移、跨步、进食、更衣、排泄等以及全身协调性训练、立位平衡、实用步行、手杖使用及上下楼梯等。

(1)保持良好体位:早期给予偏瘫患者正确的卧位姿势,有利于预防并发症,也为肢体功能的早期康复打下基础。床应放平,床头不应抬高,任何时候都应避免半卧位,因为它会增加不必要的躯干屈曲伴下肢伸直。卧床时身体与床边平行,不要斜卧,手中避免放置任何物品来对抗屈肌痉挛。

(2)根据患者的意识和肌力情况,患者可在发病数天后进行肢体功能锻炼,维持关节活动度的训练,一般各关节及各方位的运动每天做 2 次,每次 10～20min,运动时注意保护关节。应用 Bobath 握手的方法进行肩部及肩关节的活动训练,床上进行桥式运动,为患者行走做好准备。鼓励患者尽早从床上进行坐起训练及转移动作训练,预防坠床跌倒。

(3)感觉障碍护理:表现为感觉过敏、感觉过度、感觉异常等刺激性症状,或感觉缺失、感觉减退等抑制性症状。评估感觉障碍的性质、部位、类型和范围,有无伴随症状,如意识改变、运动障碍、认知障碍、病理反射等。慎用热水袋或冰袋,防止烫伤、冻伤。感觉训练应建立感觉—运动训练一体化的概念,可进行肢体的拍打、按摩、理疗、针灸、被动运动和各种冷、热、电的刺激等。

(4)言语障碍护理:表现为失语和构音障碍。评估言语障碍的类型、程度、有无伴随症状,评估口、咽、喉等发音器官有无肌肉瘫痪及共济运动障碍,有无面部表情改变、流涎或口腔滞留食物等。借助卡片、笔、本、图片、表情或手势等与患者沟通,沟通时说话速度要慢,要给予足够的时间做出反应。在专业治疗师指导下,协助患者进行言语训练。

(5)吞咽障碍护理:表现为饮水呛咳、进食呛咳、进食缓慢和口中含食等,严重者可发生误吸或吸入性肺炎。评估吞咽障碍的类型、程度、有无伴随症状,如咳嗽、咳痰、肺部呼吸音改变等。患者意识不清、虚弱无力或不合作时不能喂食,进食时采用半坐卧位或坐位,食物应调制成易于吞咽的状态,用勺子把食物放在健侧的颊部或舌后部,进食速度适宜,进食后及时清理口腔残留物。早期进行吞咽功能训练。

四、脑出血

脑出血(Intracerebral Hemorrhage,ICH)是指源于脑实质内血管的非创伤性自发性出血。原发性脑出血最常见的类型是在长期高血压或淀粉样脑血管病(Cerebral Amyloid Angiopathy,CAA)作用下发生病理改变的血管突然破裂所致。继发性脑出血则与血管畸形、肿瘤和凝血障碍有关。脑出血最常见的病因是高血压动脉硬化,其次是脑血管畸形、淀粉样血管病、moyamoya 病、动脉瘤、血液病等。正常脑动脉能耐受1500mmHg 压力而不破裂,故发生脑出血的动脉基本上均伴有管壁的破坏,特别是有微小动脉瘤或小血管痉挛、局部缺血引起血管软化后出血。

(一)病理生理

1.高血压性脑出血　高血压性脑出血,50 岁以上者多见,常见的出血部位是壳核、丘脑、小脑和脑桥。无外伤、淀粉样血管病等脑出血证据。高血压致中小穿支动脉中膜脂质透明变性(一种脂肪浸润)破裂或形成粟粒状微动脉瘤(尚不确定)。

2.脑血管淀粉样变性脑出血　CAA 是由于不可溶的 β-淀粉样蛋白沉积于软脑膜和皮质动脉、微动脉、毛细血管所致。β-淀粉样蛋白取代了血管中膜平滑肌,使动脉顺应性降低。其随年龄呈指数增长,90 岁以上者约 58% 有 CAA。CAA 伴高血压增加 ICH 危险性。

3.急性期血肿演化　病态动脉破裂,血液进入周围脑实质形成血肿。血液分隔组织,压迫邻近结构。动态 CT 显示 20%～38% 的 ICH 血肿于发病后 36h 内增大。体积大于 25cm³ 的血肿更容易于病后 6h 内扩大。急性期血肿演化大致可分为 3 个阶段。

(1)初期:一般在出血后 4d 内。多数出血于 20～30min 形成血肿。脑出血急性期出血灶由液态或半液态的红细胞团组成,其中可能含有小块的坏死脑组织,其周边可见出血的瘀点及水肿,水肿多出现于出血后 6～7h,8～72h 加重,并达高峰。数天后,血肿变得更稠,呈褐色。出血 2d 后,出血灶周围可见多核白细胞。因脑出血的血肿一般均较大,对周围组织挤压,故周围组织常有缺血软化。收缩压与血糖升高是血肿增大的独立危险因素,病后未能安静卧床休息、早期使用大剂量脱水剂、高血压未能控制在安全范围(<200/110mmHg)、凝血机制障碍、血管畸形等易致血肿扩大。临床上 ICH 发病后患者意识障碍进行性加重,应首先想到血肿扩大。

(2)血肿吸收期:持续 5～15d。大约在出血 4～10d 后,红细胞破裂,血红蛋白逐渐被吞噬。① 血肿形成后数小时,血肿及其周围凝血与抗凝作用加强,凝血作用逐渐减弱,抗凝血作用逐渐增强,有利于血肿松解、吸收;② 血肿及其周围纤溶活性于出血 6h 后逐渐增强,有利于血肿溶解吸收;③血肿周围吞噬细胞(小胶质细胞、巨噬细胞)增生,强度大则血肿吸收快;④ 血肿周围组织毛细血管增生与开放,有利于血肿裂解物的清除。

(3)后期:血肿吸收后,形成胶质纤维瘢痕或中风囊。

4.继发性脑损伤

(1)脑出血继发脑干出血:血液由大脑出血灶沿传导束下行注入脑干,呈索条状,多沿锥体束流入中脑基底部;破坏丘脑,直接延及中脑;大脑出血灶破入脑室,导水管扩张积血,血液进入导水管周围灰质;脑干小血管出血,多呈点片状出血,有的孤立存在,有的融合成片。镜下可见出血灶中有管壁破坏的动脉,故基本上为小动脉出血。

(2)脑出血后脑水肿:根据 CT 和 MRI 等影像学资料所示,脑出血后 1h 即可出现脑水肿,24h 后加重,3～6d 达高峰,可持续 3～4 周。脑出血后血肿周围水肿形成大致可分为 3 个阶段:①超早期(出血数小时):主要是血块收缩,血清成分析出所致。见于发病 1～4h 的脑出血患者,2/3 在头颅 CT 上即可见到血肿周围低密度,此时血脑屏障尚未被破坏(一般在 3h 后),故不能认为是血源性脑水肿。②早期:主要由凝血酶化学刺激引起。③迟发性脑水肿:主要由红细胞溶解产生血红蛋白及其代谢产物氧化血红素和铁离子等的毒性作用,引起血脑屏障通透性增加所致。也有人认为,血肿周围存在缺血"半暗带",是脑实质微循环受压或血肿释放代谢产物引起血管收缩所致。这种水肿于 ICH 后 6h 即已发生,24～48h 达高峰,颅内压增高,血肿占位效应更为明显。

(3)脑出血继发脑疝:脑出血可以并发天幕疝、中心疝、枕大孔疝等,天幕疝时出现同侧瞳孔散大;中心疝时双侧瞳孔均小,呼吸不规则。其病理标志为:黑质、红核向下移位,第三脑室向下移位,丘脑下部及上部脑干向下移位;出现中心疝时,则很可能发生枕大孔疝,呼吸心跳解离,致死亡。

(二)临床特点

1. 症状

多在动态下急性起病,突发出现局灶性神经功能缺损症状,常伴有头痛、呕吐,可伴有血压增高、意识障碍和脑膜刺激征。各部位脑出血的临床特点如下。

(1)壳核出血:是最常见的脑出血,约占50%~60%,出血经常波及内囊。对侧偏盲、肢体偏瘫,对侧肢体感觉障碍,主要症状是痛、温觉减退,还可出现失用、体像障碍、记忆力和计算力障碍、意识障碍等。若优势半球出血常出现失语。

(2)丘脑出血:约占20%。丘脑性感觉障碍、失语、痴呆、眼球运动障碍。

(3)脑干出血:约占10%,多为脑桥出血,偶见中脑出血,延髓出血极为罕见。

(4)中脑出血:突然出现复视、眼睑下垂;一侧或两侧瞳孔扩大、眼球不同轴、水平或垂直眼震、同侧肢体共济失调,严重者很快出现意识障碍、去大脑强直。

(5)脑桥出血:突然头痛、呕吐、眩晕、复视、眼球不同轴、交叉性瘫痪或偏瘫、四肢瘫等。出血量较大时,患者很快进入意识障碍、针尖样瞳孔、去大脑强直、呼吸障碍,多迅速死亡。

(6)延髓出血:突然意识障碍,血压下降,呼吸节律不规则,心律失常,继而死亡;轻者可表现为不典型的Wallenberg综合征。

(7)小脑出血:约占10%。突发眩晕、呕吐、后头部疼痛,无偏瘫,有眼震、站立和步态不稳、肢体共济失调、肌张力降低及颈项强直。

(8)脑叶出血:约占5%~10%。额叶出血:前额痛、呕吐、对侧偏瘫、共同偏视、精神障碍。顶叶出血:偏瘫较轻,而偏侧感觉障碍显著。颞叶出血:对侧中枢性面舌瘫及上肢为主的瘫痪,对侧上象限盲。枕叶出血:对侧同向性偏盲。

(9)脑室出血:约占3%~5%。突然头痛、呕吐,迅速进入昏迷或昏迷逐渐加深。

2. 检查

(1)血液检查:可有白细胞增高、血糖升高等。

(2)影像学检查:①头颅CT扫描:这是诊断脑出血安全,有效快捷的方法,可准确、清楚地显示脑出血的部位、出血量、占位效应、是否破入脑室或蛛网膜下腔及周围脑组织受损的情况。脑出血CT扫描示血肿灶为高密度影,边界清楚。根据CT影像估算出血量,方法如下:出血量 = 0.5×最大面积长轴(cm)×最大面积短轴(cm)×层面数。②头颅MRI检查:出血后的不同时期血肿的MRI表现也各异。对急性期脑出血的诊断CT优于MRI,但MRI检查能更准确地显示血肿演变过程。③脑血管造影(DSA):脑血管造影可清楚地显示异常血管及造影剂外漏的破裂血管和部位。

(3)腰穿检查:脑出血破入脑室或蛛网膜下腔时,腰穿可见血性脑脊液。对于大量的脑出血或脑疝早期,腰穿应慎重,以免诱发脑疝。

(三)治疗

1. 一般治疗 卧床休息,保持呼吸道通畅,氧疗,鼻饲,过度烦躁不安的患者可适量用镇静药。

2.调控血压　脑出血患者血压的控制并无一定的标准,应视患者的年龄、既往有无高血压、有无颅内压增高、出血原因、发病时间等情况而定,一般可遵循下列原则。

(1)脑出血患者不要急于降血压,因为脑出血后的血压升高是对颅内压升高的一种反射性自我调节,应先降颅内压,再根据血压情况决定是否进行降血压治疗。

(2)血压≥200/110mmHg时,在降颅压的同时可慎重平稳降血压治疗,使血压维持在略高于发病前水平或180/105mmHg左右;收缩压在170～200mmHg或舒张压100～110mmHg,暂时可不必使用降压药,先脱水降颅压,并严密观察血压情况,必要时再用降压药。血压降低幅度不宜过大,否则可能造成脑低灌注。收缩压<165mmHg或舒张压<95mmHg,不需降血压治疗。

(3)血压过低者应升压治疗,以保持脑灌注压。

3.降低颅内压　颅内压升高是脑出血患者死亡的主要原因,因此降低颅内压为治疗脑出血的重要任务。脑出血后,由于血肿的占位效应,颅内压增高形成脑疝是早期死亡的主要原因。目前认为,将颅内压控制在20mmHg以下,并使脑灌注压(CPP)维持在70mmHg以上最为理想。渗透性脱水剂甘露醇为治疗高颅压的首选。目前认为,使血浆渗透压维持在310～320mOsm/kg就足以产生高渗效应,如果高于320mOsm/kg,就可能导致肾功能衰竭,渗透性脱水剂甘露醇从脑脊液清除速率低于血浆,所以停药后甘露醇在CSF中和血中渗透压会发生短暂逆转,反而导致颅内压升高,形成"反跳"现象,故贯彻用量不宜过大、时间不宜过长的原则,一旦怀疑有活动性出血,应当慎用甘露醇,因为甘露醇使血肿以外的脑组织脱水后,可使血肿—脑组织的压力梯度迅速增大,从而促进血肿扩张或加重活动性出血,导致临床症状恶化。注意尿量、血钾及心肾功能。可酌情选用呋塞米(速尿)、白蛋白。尽量不使用类固醇,因其副作用大,且降颅压效果不如高渗脱水药。应用脱水药时要注意水及电解质平衡。

4.神经保护剂治疗　目前认为脑出血血肿周围继发性缺血损害也可用神经保护剂治疗。动物实验表明,胞磷胆碱、GABA激动剂、钙通道阻滞剂、心钠素、金属蛋白酶抑制剂等均可减轻血肿周围水肿。其可能机制为抑制自由基和游离脂肪酸释放,稳定神经细胞膜、降低谷氨酸诱导的神经元毒性作用,保护血管基底膜完整性、解除血管痉挛、降低钙超载等而发挥作用。

5.应用活血化瘀中药治疗的设想,对脑出血患者在应用常规治疗基础上加复方丹参、水蛭、三七、红花、大黄等活血化瘀药物,发现比单纯西药治疗效果更佳;丹参具有改善微循环、抗炎、清除自由基、促进血肿溶化与吸收等作用。

6.亚低温治疗　亚低温治疗是辅助治疗脑出血的一种方法。

7.手术治疗　手术目的主要是尽快清除血肿、降低颅内压、挽救生命,其次是尽可能早期减少血肿对周围脑组织的压迫,降低致残率。主要采用的方法有以下几种:小骨窗开颅血肿清除术,这比较适合血肿靠外的脑出血,对深部的血肿止血往往不够彻底,对颅压较高者,减压不够充分。微创血肿清除术适用于各种血肿,但由于不能在直视下止血,可能发生再出血;优点是简单、方便、易行。YL-1型颅内血肿粉碎穿刺针经CT定位,在钻驱动下进入血肿区,应用生化酶技术使血肿液化成液态经针腔排出体外。

8.康复治疗　早期将患肢置于功能位,如病情允许,危险期过后,应及早进行肢体功能、言语障碍及心理的康复治疗。

（四）护理

1. 一般护理

（1）卧床休息：抬高床头 15°～30°，发病 24～48h 内变换体位时应尽量减小头部的摆动幅度，以免加重出血。一般应卧床休息 2～4 周，避免情绪激动及血压升高。

（2）病情监测：密切观察意识、生命体征、瞳孔大小及对光反射情况，评估肌力、语言、吞咽功能，注意有无颅内高压的症状和体征。

（3）保持呼吸道通畅：应将昏迷患者头歪向一侧，以利于口腔分泌物及呕吐物流出，并可防止舌根后坠阻塞呼吸道，随时吸出口腔内的分泌物和呕吐物，必要时行气管切开。有意识障碍、血氧饱和度下降或缺氧现象（$PaO_2<60mmHg$ 或 $PaCO_2>50mmHg$）的患者应给予吸氧。

（4）饮食管理：急性期给予高热量、高蛋白、高维生素饮食，并限制钠盐摄入（<3 g/d）；伴意识障碍、消化道出血、吞咽困难者禁食 24～48h 后可遵医嘱鼻饲流质。

（5）对症治疗：过度烦躁不安的患者可适量用镇静药；便秘者可选用缓泻剂。

（6）预防感染：加强口腔护理，及时吸痰，保持呼吸道通畅；留置导尿时应做膀胱冲洗，昏迷患者可酌情用抗生素预防感染。

2. 并发症护理 脑疝是导致患者死亡的主要原因，一旦发生，应立即进行抢救。

（1）立即采取正确卧位：如患者为小脑幕切迹疝，可抬高床头 15°～30°，如患者发生枕骨大孔疝影响呼吸，应立即平卧并开放气道，保持呼吸道通畅。

（2）立即使用脱水剂：20％甘露醇 250mL 快速静脉滴注或推注，呋塞米 20～40mg 静脉推注。

（3）氧疗：出现呼吸困难可用加压面罩给氧，必要时气管插管呼吸机辅助通气或过度通气（$PaCO_2$ 降至 30mmHg 最佳，不低于 25mmHg）。

（4）做好头颅 CT/MRI 检查的准备，必须由医生护士陪同，备齐抢救药品、器械。

（5）做好急诊手术准备。

上消化道出血是由于胃、十二指肠黏膜应激性糜烂所致。

（1）观察患者有无面色苍白、皮肤湿冷、烦躁不安、尿量减少、血压下降等失血性休克的表现。

（2）遵医嘱补充血容量、纠正酸中毒，应用血管活性药物、质子泵抑制剂等。

（3）必要时胃内灌洗：冰生理盐水＋去甲肾上腺素或＋凝血酶口服或胃饲等。

第二节 帕金森病

帕金森病（Parkinson's Disease,PD）是一种常见的神经系统变性疾病，老年人多见，PD 的发病率和患病率均随年龄的增高而增加。原发性帕金森病好发于 50～70 岁，以 60～70 岁之间最多，这提示发病与衰老有关，男性多于女性。我国 65 岁以上人群 PD 的患病率大约是 1.7％。大部分帕金森病患者为散发病例，仅有不到 10％的患者有家族史，包括常染色体显性遗传或常染色体隐性遗传。流行病学调查显示,长期接触杀虫剂、除草剂或某些工业化工品等可能是导致帕金森病的危险因素。高血压脑动脉硬化、脑炎、外伤、中毒等产生的震颤、强直等症状,称为帕金森综合征。

一、概述

帕金森病,又称震颤麻痹,最主要的病理改变是中脑黑质多巴胺(Dopamine,DA)能神经元的变性死亡,由此而引起纹状体 DA 含量显著性减少而致病。其临床表现主要包括静止性震颤、运动迟缓、肌强直和姿势步态障碍,同时患者可伴有抑郁、便秘和睡眠障碍等非运动症状。导致这一病理改变的确切病因目前仍不清楚,遗传因素、环境因素、年龄老化、氧化应激等均可能参与 PD 多巴胺能神经元的变性死亡过程。帕金森病的诊断主要依靠病史、临床症状及体征,一般的辅助检查多无异常改变。药物治疗是帕金森病最主要的治疗手段。左旋多巴制剂仍是最有效的药物。手术治疗是药物治疗的一种有效补充。康复治疗、心理治疗及良好的护理也能在一定程度上改善症状。目前应用的治疗手段虽然只能改善症状,不能阻止病情的进展,也无法治愈疾病,但有效的治疗能显著提高患者的生活质量。

二、危险因素

目前普遍认为,PD 并非单一因素致病,可能为多种因素共同参与。遗传因素使患病易感性增加,在环境因素及年龄老化共同作用下,通过氧化应激、线粒体功能衰竭、钙超载、兴奋性氨基酸毒性及细胞凋亡等机制引起黑质 DA 能神经元变性,导致发病。

1. 年龄老化　PD 主要发生在中老年人,40 岁以前发病十分少见,这提示年龄老化与发病有关。30 岁以后随年龄增长黑质 DA 能神经元、酪氨酸羟化酶(TH)和多巴脱羧酶(DDC)活力、纹状体 DA 递质逐年减少或降低。老年人患病仅是少数,说明生理性 DA 能神经元退变不足以引起发病,只有黑质 DA 能神经元减少 50% 以上、纹状体 DA 递质减少 80% 以上,临床上才会出现 PD 的运动症。故年龄老化只是 PD 发病的促发因素。

2. 环境因素　环境中接触吡啶类衍生物 1-甲基-4-苯基 1,2,3,6-四氢吡啶(1-methyl-4-phenyl-1,2,3,6-tetrahydropyridine,MPTP)分子结构与工业或农业毒素的结构类似,可能是 PD 的病因之一。MPTP 可在脑内引起 DA 能神经元变性死亡。已发现环境中与 MPTP 分子结构相类似的工业或农业毒素,如某些除草剂、杀虫剂、鱼藤酮、异喹啉类化合物可能与 PD 发病相关。

3. 遗传因素　PD 在一些家族中呈聚集现象,呈不完全外显的常染色体显性遗传或隐性遗传,其余为散发性 PD。迄今已确定 PARK 1~10 等 10 个单基因与 PD 有关,其中已确认三个基因产物与家族性 PD 有关,即 4 号染色体长臂 4q21~23;6 号染色体长臂 6q25.2~27 及 4 号染色体短臂 4p14。细胞色素 P4502D6 基因和某些线粒体 DNA 突变可能是 PD 发病易感因素之一,可能使 P450 酶活性下降,使肝脏解毒功能受损,易造成 MPTP 等毒素对黑质纹状体损害。

4. 氧化应激和自由基生成　研究表明,PD 时黑质纹状体中氧化标志物明显增加,细胞处于氧化应激状态。自由基可使不饱和脂肪酸发生脂质过氧化,后者可氧化损伤蛋白质和 DNA，导致细胞变性死亡。PD 患者由于 B 型单胺氧化酶（MAO-B）活性增高，可产生过量 OH 基，破坏细胞膜。在氧化同时，黑质细胞内 DA 氧化产物聚合形成神经黑色素，与铁结合产生 Fenton 反应可形成 OH。正常情况下，细胞内有足够的抗氧化物质，如脑内的谷胱甘肽（GSH）、谷胱甘肽过氧化物酶（GSH-PX）和超氧化物歧化酶（SOD）等，PD 患者黑质部还原型 GSH 降低和 LPO 增加，铁离子浓度增高和铁蛋白含量降低，使黑质成为易受氧化应激侵袭的部位。

5. 线粒体功能缺陷　目前认为，体内与线粒体功能相关的基因突变及基因调控紊乱，异常代谢产生的内源性毒物如 NO、强氧化性的自由基、活性离子以及泛素—蛋白酶体功能失调等，均可影响线粒体呼吸链功能，引发线粒体功能障碍，导致多巴胺能神经元变性死亡。

6. 泛素—蛋白酶体系统（Ubiquitin-proteasomes System，UPS）功能异常　很多研究证明 UPS 功能异常在 PD 发病机制中起重要作用，其中基因突变、蛋白异常聚集与氧化应激、线粒体损伤等可能互为因果。

三、病理生理

PD 突出的病理改变是中脑黑质多巴胺能神经元的变性死亡、纹状体多巴胺含量显著性减少，以及黑质残存神经元胞质内出现嗜酸性包涵体，即路易小体（Lewy body）。出现 PD 临床症状时黑质多巴胺能神经元死亡至少在 50% 以上，纹状体多巴胺含量减少在 80% 以上。纹状体多巴胺含量显著下降与帕金森病运动症状的出现密切相关。中脑—边缘系统和中脑—皮质系统多巴胺浓度的显著降低与帕金森病患者出现智能减退、情感障碍等密切相关。

1. PD 黑质与基底节神经环路改变　帕金森病主要病理生理改变发生在中脑黑质与基底节复杂的神经环路之间。正常的基底节运动环路分为直接环路和间接环路。直接环路由大脑皮质—纹状体—苍白球内侧部/黑质网状部复合体—丘脑腹外侧核—大脑皮质组成。间接环路由大脑皮质—纹状体—苍白球外侧部—底丘脑核—苍白球内侧部/黑质网状部复合体—丘脑腹外侧核—大脑皮质组成。两条运动环路之间神经递质主要为谷氨酸（Glu）和 γ-氨基丁酸（GABA），Glu 为兴奋性神经递质，GABA 为抑制性神经递质。由于基底节环路间复杂的神经递质联系，直接环路对运动起兴奋作用，间接环路对运动起抑制作用。而从黑质致密部到纹状体的多巴胺能投射到直接环路的纹状体神经元具有（Dopamine D1 Receptors，D1DR）受体，易化传导；及投射到间接环路的神经元具有（Dopamine D2 Receptors，D2DR）受体，抑制传导。尽管接受的多巴胺能受体不同，两条环路的多巴胺能传入可以导致相同的效应，即减少丘脑皮质运动神经元的抑制，易化由大脑皮质发起的运动。因此，帕金森病的多巴胺减少会产生运动减少、肌张力增高症状。

2. PD 多巴胺能代谢改变　PD 主要的神经生化学的改变为脑内多巴胺含量减少。正常情况下，黑质致密部多巴胺能神经元自血液摄取左旋酪氨酸，经细胞内酪氨酸羟化酶（Tyrosine Hydroxylase，TH）的作用转化为左旋多巴，再经多巴胺脱羧酶（Dopamine Decarboxylase，DDC）的作用转化为多巴胺。黑质纹状体储存和释放的多巴胺被单胺氧化酶（Monoamine Oxidase，MAO）和儿茶酚-氧位-甲基转移酶（Catechol-o-methyhl

Transferase,COMT)分解为高香草酸而排出。在 PD 细胞损害的过程中,主要生化改变为酪氨酸羟化酶(TH)减少,到晚期多巴胺脱羧酶(DDC)也减少。

3. PD 神经递质功能失调　多巴胺和乙酰胆碱(Ach)是纹状体内两种重要的神经递质,功能相互拮抗。PD 时由于黑质多巴胺能神经元变性、丢失,纹状体多巴胺含量显著降低,Ach 系统功能相对亢进,产生震颤、肌强直、运动减少等临床症状。

四、临床特点

PD 起病隐袭,进展缓慢。PD 首发症状通常是一侧肢体的震颤或活动笨拙,进而累及对侧肢体,临床上主要表现为静止性震颤、运动迟缓、肌强直和姿势步态障碍。近年来人们越来越多地注意到抑郁、便秘和睡眠障碍等非运动症状也是帕金森病患者常见的主诉,它们对患者生活质量的影响甚至超过运动症状。

(一)症状

1. 静止性震颤(Static Tremor)　约 70% 的患者以震颤为首发症状,多始于一侧上肢远端,静止时明显,精神紧张时加重,做随意动作时减轻,睡眠时消失。典型的表现是频率为 4~6Hz 的"搓丸样"震颤。部分患者可合并姿势性震颤。

2. 肌强直(rigidity)　检查者活动患者的肢体、颈部或躯干时可觉察到有明显的阻力,这种阻力的增加呈现各方向均匀一致的特点,类似弯曲软铅管的感觉,故称为"铅管样强直"。患者合并有肢体震颤时,可在均匀阻力中出现断续停顿,如转动齿轮,故称"齿轮样强直"。

3. 运动迟缓　是指动作变慢,始动困难,主动运动丧失。在疾病的早期,患者常常将运动迟缓误认为是无力,且常因一侧肢体的酸胀无力而被误诊为脑血管疾病或颈椎病。因此,当患者缓慢出现一侧肢体的无力,且伴有肌张力的增高时应警惕帕金森病的可能。表现为面具脸(面部表情动作减少,瞬目减少)、"小写征"(写字可变慢变小),说话声音单调低沉、吐字欠清,洗漱、穿衣和其他精细动作可变得笨拙、不灵活,行走的速度变慢,常曳行,手臂摆动幅度会逐渐减少甚至消失,步距变小。

4. 姿势步态异常　出现"慌张步态"(行走时常常会越走越快,不易止步);疾病的中晚期出现姿势反射消失,患者不易维持身体的平衡,稍不平整的路面即有可能跌倒;晚期患者由坐位或卧位起立困难、出现冻结现象(表现为行走时突然出现短暂的不能迈步,双足似乎粘在地上,须停顿数秒钟后才能继续前行或无法再次启动)。

5. 非运动症状　可出现情绪低落、焦虑、睡眠障碍、认知障碍等非运动症状。疲劳感也是帕金森病常见的非运动症状。

(二)检查

1. 头颅核磁　头颅核磁检查无异常发现,但常作为临床鉴别诊断。

2. 生化学检查　采用高效液相色谱法(High Performance Liquid Chromatography, HPLC)检测帕金森病患者脑脊液及尿液中高香草酸含量。帕金森病患者脑脊液及尿液中高香草酸含量减少。

3. 功能影像学(SPECT/PET)检查　采用 PET 或 SPECT 进行特定的放射性核素检测,可显示脑内多巴胺转运体(Dopam Transporter,DAT)功能降低,多巴胺递质合成减

少等,对早期诊断、鉴别诊断及监测病情有一定价值,但非临床诊断所必需和常用。常用的检测方法包括:

(1)神经递质显像　PD 主要表现为纹状体区^{18}F-dopa 摄取减少;其中,尾状核受累程度较轻,后壳核受累最为显著;而且,双侧壳核摄取减少的程度并不一致。

(2)多巴胺受体显像　早期未经治疗的 PD 患者,其病侧壳核区 D2 受体密度升高,而尾状核区无异常改变。对于病程较长或经过替代治疗的 PD 患者,壳核区 D2 受体显像正常,尾状核区 D2 受体下调。

(3)突触前膜多巴胺转运体(DAT)显像　帕金森病患者 DAT 显像纹状体摄取下降。研究显示,PD 患者双侧纹状体(包括壳核和尾状核)摄取水平均较对照组下降,而且双侧摄取变化呈不对称性。

(4)脑代谢显像　PD 患者豆状核、丘脑、脑干、运动辅助区等脑区代谢下降。

2006 年中华医学会神经病学分会运动障碍与帕金森病学组制定诊断帕金森病的金标准:①运动迟缓:随意运动在始动时缓慢,进行性言语和重复性动作的速度及幅度均降低。②肌肉强直、4～6Hz 静止性震颤、姿势不稳(非原发性视觉,前庭功能,小脑功能及本体感觉功能障碍造成)至少符合其中一项。

五、治疗

PD 治疗目的是改善症状,延缓病程,提高生活质量。一旦被诊断为 PD 就应及早予以保护性治疗,保护性治疗的目的是延缓疾病的发展,改善患者的症状。目前临床上作为保护性治疗的药物主要是单胺氧化酶 B 型(MAO-B)抑制剂。多巴胺受体(DR)激动剂可能神经保护作用,大剂量辅酶 Q10 的临床试验也被认为可能有神经保护作用。

1. 早期 PD 治疗(Hoehn-Yahr Ⅰ-Ⅱ级)　疾病早期若病情未影响患者的生活和工作能力,应鼓励患者坚持工作,参与社会活动和医学体疗,可暂缓给予症状性治疗用药;若疾病影响患者的日常生活和工作能力,则应开始症状性治疗,用药原则如下:

(1)<65 岁的患者且不伴智能减退:①首选非麦角类 DR 激动剂,吡贝地尔缓释片(泰舒达)初始剂量 50mg/次,1 次/d,易产生副反应患者可改为 25mg/次,2 次/d;第 2 周增至 50mg/次,2 次/d 或普拉克索(森福罗)初始剂量 0.125mg/次,3 次/d,每周增加 0.125mg/次,3 次/d。②MAO-B 抑制剂或加用维生素 E。③金刚烷胺 50～100mg/次,2～3 次/d,末次应在下午 4 时前服用。若震颤明显而其他抗 PD 药物效果不佳则可选用抗胆碱能药(苯海索,1～2mg/次,3 次/d)。

(2)65 岁以上的患者或伴智能减退:首选复方左旋多巴(美多芭)初始剂量 62.5～125.0mg/次,2～3 次/d,餐前 1h 或餐后 1.5 h 服药,必要时可加用:①DR 激动剂:溴隐亭 0.625mg/次,1 次/d,每隔 5 d 增加 0.625mg/次;或 α-二氢麦角隐亭 2.5mg/次,2 次/d,每隔 5d 增加 2.5mg/次。②MAO-B 抑制剂:司来吉兰 2.5～5.0mg/次,2 次/d,应早、中午服用,勿在傍晚或晚上服用以免引起失眠。③COMT 抑制剂:恩托卡朋(珂丹)每次 100～200mg/次,2～3 次/d。托卡朋每次 100mg/次,3 次/d。

2. 中期 PD 治疗(Hoehn-Y ahr Ⅲ级)

(1)早期阶段首选 DR 激动剂、MAO-B 抑制剂或金刚烷胺/抗胆碱能药治疗的患者,发展至中期阶段,则症状改善已不明显,此时应添加复方左旋多巴治疗。

(2)早期阶段首选低剂量复方左旋多巴治疗的患者,至中期阶段其症状改善也不显著,此时应适当加大剂量或添加 DR 激动剂、MAO-B 抑制剂、金刚烷胺或 COMT 抑制剂。

3.晚期 PD 治疗(Hoehn-Yahr Ⅳ-Ⅴ级)/运动并发症治疗 运动并发症(症状波动和异动症)是 PD 晚期常见的症状,调整药物剂量及服药次数可能改善症状,手术治疗如脑深部电刺激术(Deep Brain Stimulation,DBS)亦有效。

(1)症状波动处理原则:①增加复方左旋多巴次数;②换用复方左旋多巴控释片;③加用 COMT 抑制剂或 MAO-B 抑制剂;④加用 DR 激动剂;⑤复方左旋多巴水溶剂。

(2)异动症的处理原则:①减少每次复方左旋多巴的剂量;②若患者是单用复方左旋多巴,可适当减少剂量,同时加用 DR 激动剂或加用 COMT 抑制剂;③加用金刚烷胺;④手术治疗。

(3)对晨起肌张力障碍的处理方法:睡前加用复方左旋多巴控释片或长效 DR 激动剂,或在起床前服用复方左旋多巴标准片或水溶片。

4.非运动症状的治疗

(1)精神障碍的治疗原则:首先考虑依次逐减或停用如下抗 PD 药物:抗胆碱能药、金刚烷胺、MAO-B 抑制剂、DR 激动剂。若采取以上措施患者仍有症状,则将左旋多巴逐步减量。如果药物调整效果不理想或必须以加重 PD 症状为代价,就要考虑对症下药。

(2)自主神经功能障碍的治疗:对于便秘,增加饮水量和高纤维含量的食物对大部分患者行之有效;可以考虑停用抗胆碱能药;乳果糖、龙荟丸、大黄片、番泻叶等治疗有效。

(3)睡眠障碍的治疗:睡眠障碍主要包括失眠、不宁腿综合征(Restless legs sydrome,RLS)和周期性肢动症(Periodic Leg Movements Sydrome,PLMS)。失眠如果与夜间的 PD 症状相关,加用左旋多巴控释片、DR 激动剂或 COMT 抑制剂会有效。但如果是异动症引起的,需将睡前服用的抗 PD 药物减量。对伴有 RLS 和 PLMS 的 PD 患者,在入睡前 2h 内选用 DR 激动剂治疗十分有效,或使用复方左旋多巴也可奏效。

5.手术治疗 早期药物治疗显效而长期治疗疗效明显减退,同时出现异动症者可考虑手术治疗。需强调的是,手术仅是改善症状,而不能根治疾病,术后仍需应用药物治疗,但可减少剂量。手术对肢体震颤和(或)肌强直有较好疗效,但对躯体性中轴症状如姿势步态异常、平衡障碍无明显疗效。手术方法主要有神经核(丘脑、苍白球)毁损术和脑深部电刺激术(DBS),因 DBS 相对无创、安全和具可调控性而作为主要选择。

六、护理

(一)用药护理

让患者和家属了解要遵医嘱服药,不要自行停药和加服药物;了解常用药物的种类、名称、用法、服药注意事项、疗效及不良反应的观察和应对方法。

(1)服药期间尽量避免使用维生素 B_6、氯氮卓、利血平、氯丙嗪、奋乃静等药物,以免降低药物疗效或导致直立性低血压。

(2)了解药物的不良反应,出现不良反应及时就诊。①复方左旋多巴副作用有消化道症状、体位性低血压、心律失常、幻觉、错乱等。②抗胆碱能药物可致口干、视物模糊、便秘、排尿困难、失眠、烦躁不安、幻觉、妄想等,尤其老年患者慎用,闭角型青光眼及前列腺肥大患者禁用。③促多巴胺释放剂,肾功能不全、癫痫、严重胃溃疡、肝病患者慎用。④多巴胺受体激动剂常见的副作用包括胃肠道症状、嗜睡、幻觉等。⑤单胺氧化酶 B 抑制剂晚上使用易引起失眠,建议早、中午服用,胃溃疡者慎用,禁与 5-羟色胺再摄取抑制剂(SSRI)合用。⑥儿茶酚—氧位—甲基转移酶(COMT)抑制剂副作用有腹泻、头痛、多汗、口干、氨基转移酶升高、腹痛、尿色变黄等,须严密监测肝功能。

(3)疗效观察:服药过程中要仔细观察震颤、肌强直和其他运动功能、言语功能的改善程度,观察患者行动速度、步行姿态、讲话语调以及日常生活动作等,以确定药物疗效。

(二)观察药物治疗并发症

(1)疗效减退(Wearing-off):又称剂末恶化,指每次用药的有效作用时间逐渐缩短,表现为症状随血药浓度发生规律性波动。出现"开"期缩短,"关"期延长,患者服用一剂 DA 能药物后通常不足 4 小时 PD 症状即再度出现,再服一剂则症状缓解。适当增加服药次数或增加每次服药剂量,或改用缓释剂,或加用其他辅助药物可以预防。

(2)"开—关"现象:是指症状在突然缓解(开期)与加重(关期)间波动,即"开—关"现象开期常伴异动症。"开—关"现象多见于病情较严重患者,其发生与患者服药时间、药物血浆浓度无关,故无法预测关期发生的时间。

(3)"异动症":表现为舞蹈症或手足徐动样不自主运动、肌强直或肌阵挛,可累及头面部、四肢和躯干,有时表现为单调刻板的不自主动作或肌张力障碍。①剂峰异动症:出现在用药 1~2 小时的血药浓度高峰期,与用药过量或多巴胺受体超敏有关;②双相异动症:剂初和剂末均可出现;③肌张力障碍:表现为足或小腿痛性肌痉挛,多发生于清晨服药之前。

(三)安全护理

(1)饮食安全:选择易消化、富营养、柔软、易吞咽的食物,慢吞咽,少量多餐,避免呛咳。吞咽困难和流口水可以出现在疾病的任何阶段,食物、药片、唾液可在口腔内残留而出现呛咳,致隐匿性吸入性肺炎。指导患者进食时采用坐位或半坐卧位服药方法。吞咽障碍严重者,可鼻饲喂养。

(2)日常生活安全指导:日常生活动作受到影响的患者,日常生活用品和设施应方便取用,避免烧伤、烫伤等。精神错乱、意识模糊或智能障碍的患者应有专人陪护。记忆力差、反应迟钝者应随身携带标明姓名、地址、联系人电话及疾病史信息卡。

(3)预防跌倒的发生:告知患者步行时思想放松,向前走时脚要抬高,双臂要摆动,眼睛看前方,不要看地面,转弯不要过快、过猛,最好有扶持,适当使用步行辅助器或拐杖等。

第三节 特发性震颤

特发性震颤(Essential Tremor,ET)是临床常见的运动障碍性疾病,主要为手、头部及身体其他部位的姿位性和运动性震颤。该病在普通人群中发病率为 0.3%~1.7%,并且随年龄增长而增加,大于 65 岁的人群中发病率为 10.2%,男女之间的发病率无明显差异。特发性震颤约 60% 患者有家族史,呈现常染色体显性遗传特征,有家族史的发病年龄较早。

一、概述

特发性震颤,又称家族性或良性特发性震颤,是一种常染色体显性遗传病,为最常见的锥体外系疾病,也是最常见的震颤病症,约 60% 患者有家族史。特发性震颤是单一症状性疾病。姿势性震颤是本病的唯一临床表现,缓慢进展或长期不进展。所谓姿势性震颤是指肢体维持一定姿势时引发的震颤,在肢体完全放松时,震颤自然消失。目前认为,年龄是特发性震颤重要的危险因素,患病率随年龄而增长。特发性震颤起病缓慢,任何年龄均可发病,但多起始于成年人,有文献报道男性略多于女性。本病的震颤,在注意力集中、精神紧张、疲劳、饥饿时加重,多数病例在饮酒后暂时消失,次日加重,这也是特发性震颤的特征。特发性震颤唯一的症状就是震颤,偶有报道伴有语调和轻微步态异常。

二、危险因素

1. 年龄老化　特发性震颤是一种大脑能力衰退的疾病,多发于 50 岁以上的人群。

2. 环境因素　特发性震颤的患病率存在地区差异,与环境中可能存在一些有毒的物质有关,主要是除草剂、杀虫剂、一氧化碳、汞、锰等化学物质,损伤了大脑的神经元,对人体造成伤害,可能是引起特发性震颤的主要原因。β-咔保啉碱有哈尔碱(Harmane,去氢骆驼蓬碱)和骆驼蓬碱两种。日常食谱中常可检出哈尔碱成分,目前认为其是一种潜在的导致震颤的神经毒物,而 ET 患者的血清哈尔碱浓度都有所增高,哈尔碱可通过破坏橄榄小脑传导束,导致小脑上升性传导纤维和浦肯野细胞的严重破坏从而引起震颤。骆驼蓬碱通过电紧张性耦联诱导下橄榄核神经元同步化有节律性活动,从而形成位置性或运动性震颤。

ET 患者血清哈尔碱浓度增高的原因不明,可能与日摄取量的增加(特别是精心烹调的肉)和遗传代谢因素有关。有研究显示对男性患者的调查中,ET 患者与对照组的肉消耗量相比差异有显著统计学意义,在 2002 至 2007 年的大规模病例对照调查中,ET 患者血清哈尔碱的浓度比对照组高出约 50%,其中,家族性 ET 患者的血清浓度最高,散发性其次,对照组最低,这提示了哈尔碱浓度的增高可能和遗传因素有关。有研究认为,(N-甲基-D-天冬氨酸受体(N-methyl-D-aspartic Acid Receptor,NMDA)的调节异常也可能是引起 ET 的原因,因为乙醇能够降低血液中经 NMDA 介导的谷氨酸浓度,从而短暂地改善 ET 症状。相反,哈尔碱浓度增加可破坏 NMDA 介导的谷氨酸调节,引起谷氨酸浓度的增加,从而加重了 ET 症状。

研究也发现,ET 患者小脑皮质中氮—乙酰门冬氨酸和总肌酸比值有所降低,可能与 ET 的发生有关。此外,ET 的发生与血铅浓度增高也有关,长期暴露于铅的环境中可引起小脑的破坏,可能导致个体发展为 ET。

3. 药物因素　服用大剂量镇静剂和抗精神病药,这些药阻滞多巴胺受体和多巴胺结合,使多巴胺无法发挥抑制作用。利血平可大量消耗脑内多巴胺,使多巴胺耗竭。

4. 家族遗传　有特发性震颤病患者的家族其亲属的发病率较正常人群高,50%～70%的 ET 患者有家族史,这提示遗传因素参与了 ET 的发病。家族性 ET 是一类常染色体显性遗传,具有表型变异性和遗传异质性的遗传性运动障碍。研究推测 ET 的发病是环境因素和遗传因素共同作用的结果。

三、病理生理

研究发现,特发性震颤由中枢神经系统内散在的网状结构或核团异常振荡所致,在骆驼蓬碱诱导下橄榄核神经元产生同步节律性放电,传导至小脑浦肯野细胞和小脑核团,后经 Deiter's 核和网状核激活脊髓运动神经元。目前特发性震颤病因最普遍假说是橄榄体—小脑节律性改变,下橄榄核—小脑神经通路振荡通过丘脑和皮质向脊髓传播,最终引起震颤。正电子发射断层扫描(PET)检测发现,ET 患者无震颤时丘脑和延髓(主要是下橄榄核)糖代谢率增加,用 H2150-PET 测定双侧小脑血流量增加;震颤时下橄榄核和小脑代谢率与血流量进一步增加,丘脑、纹状体和运动皮质血流量也增加。乙醇(酒精)可能作用于小脑,因而改善震颤,使小脑血流、代谢速度增加。这些都提示小脑对特发性震颤的产生也有重要作用。

假设振动起源于脑干(橄榄核),经过小脑至丘脑,小脑的损害可使同侧的震颤消失。用核素标记的 CO_2 进行 PET 扫描检测发现,患者丘脑和延髓的糖代谢增加,双侧小脑血流增加,震颤时血流增加更明显,主动或被动震动手腕时,仅引起同侧小脑血流增加。因此,认为 ET 可能与双侧小脑联络通路的过度活动有关。用功能性磁共振显像(FMRI)显示患肢对侧皮质运动和感觉区、苍白球、丘脑的活动增强,双侧齿状核、小脑半球和红核的活动亢进。这些提示震颤的产生,是丘脑和运动皮质至脊髓通路中小脑—橄榄核环路振荡的结果。因为病理解剖没有特异性改变,异常振动的中枢神经系统“起搏器”的确切位置尚不清楚,因此推测中枢性振荡器被外周反射增强或抑制,调节震颤的产生和震颤幅度。

震颤常靠冲动来维持,外周传入干扰冲动变化可影响震颤,这依赖于干扰的大小和震颤周期的时程。其次,外周传入的干扰性冲动也能影响中枢自律性起搏器节律性放电所造成的震颤。

四、临床特点

1. 症状

(1)主要表现为姿位性震颤,可同时含有运动性、意向性或静止性震颤成分。震颤可能在指向目的的运动中加重。震颤的频率为 4～8Hz,起病时频率为 8～12Hz,随着病程和年龄的增加,频率逐渐降低,幅度逐渐增加。

(2)典型症状是手的节律性外展,多呈内收样震颤和屈伸样震颤,旋前旋后样震颤(类似于帕金森病)十分少见。书写的字可能变形,但不会表现为写字过小。另一个常影响的部位是颅颈肌肉群。头部、舌或发声肌均可累及,表现为患者手部严重的姿位性震颤和头部震颤,包括垂直的“点头”运动和水平的“摇头”运动。软腭、舌的震颤会导致发声困难。

(3)特发性震颤唯一的症状就是震颤,偶有报道伴有语调和轻微步态异常。患者通常首先由上肢开始,主要影响上肢,双侧上肢对称起病,也可单侧上肢起病;一旦上肢受到影响后,常向上发展至头、面、舌、下颌部,累及躯干和双侧下肢者少见,仅在病程的晚期出现,而且累及程度比上肢轻。

2.检查

(1)CT、MRI检查、正电子发射断层扫描(PET)或单光子发射断层扫描(SPECT),对鉴别诊断有意义。脊柱和脊髓疾病的诊断正确率 MRI 明显比 CT 高,病源显示清晰、定位准确,可作为首选的检查方法。

(2)肌电图(EMG) 应用电子学仪器记录肌肉静止或收缩时的电活动,及应用电刺激检查神经、肌肉兴奋及传导功能的方法,可记录到 4~8 Hz 的促动肌—拮抗肌同步化连续发放活动,另有约 10% 患者表现为促动肌—拮抗肌交替收缩。单运动单元分析显示电冲动是集合性或同步化的。震颤发作期间募集相中新募集的运动单元有异常高的瞬间 20~50Hz 放电频率。

3.脑脊液常规检验(CSF) 脑脊液是一种包绕并循环于神经系统脑组织和脊髓周围的特殊体液,对于脑的保护、营养、代谢等起着至关重要的作用。

4.震颤的临床分级 1996 年美国国立卫生研究院(National Institutes of Health,NIH)特发性震颤研究组提出的震颤临床分级为 5 个。

0 级:无震颤。

Ⅰ级:很轻微震颤(不易发现)。

Ⅱ级:易发现的幅度不到 2cm,无致残性震颤。

Ⅲ级:明显的幅度 2~4cm,部分致残性震颤。

Ⅳ级:严重的幅度超过 4cm,致残性震颤。

美国运动障碍学会和世界震颤研究组织提出了 ET 的核心诊断标准:①双手及前臂的动作性震颤;②除齿轮现象外,不伴有其他神经系统体征;③或仅有头部震颤,但不伴有肌张力障碍。

五、治疗

特发性震颤早期不需要治疗。当症状影响工作与生活时,可首先选择药物治疗,普萘洛尔及地西泮等,当药物治疗无效时可选择 A 型肉毒毒素肌注;当出现活动困难甚至丧失劳动力时,可考虑立体定向手术治疗。

1.药物治疗 治疗 ET 的一线用药:普萘洛尔(Propranolol)、扑米酮(Primidone)、加巴喷丁(Gabapentin)、托吡酯(Topimmace)。二线用药(大致有效的药物):阿普唑仑(Alprazolam)、阿替洛尔(Atenolol)、氯硝西泮(Clonazepam)、索他洛尔(Sotalol)。三线用药(可能有效的药物):氯氮平(Clozapine)、纳多洛尔(Nadolol)、尼莫地平(Nimodipine)。

(1)β-肾上腺素能阻滞药,可通过阻断外周受体起作用,普萘洛尔能减轻震颤幅度,对震颤频率无影响,需长期服用,在特定情境下震颤明显者可预先临时应用 10~30mg/次,3 次/d;或用阿罗洛尔 10mg/次,3 次/d。

(2)扑米酮,若特发性患者同时存在慢性阻塞性气道疾病、心功能不全或周围血管病,禁忌用普萘洛尔则可首选扑米酮治疗。对于幅度大的震颤,扑米酮比普萘洛尔更有效,甚至可以把震颤降至无症状的幅度范围。扑米酮治疗特发性震颤可用 125mg 每周 2 次,最大可用 250mg 每周 3 次。扑米酮治疗中 1/5 患者即使服用极小的剂量也可能出现急性毒性反应,如头昏、恶心、呕吐等,所以起始剂量用 62.5mg 每日 1 次,加量要慢,每 2d 增加 62.5mg,直至达到治疗效果好而又无副作用为度。

(3)其他药物:常用苯巴比妥、地西泮(安定)等,最近研究认为氯硝西泮可能有较好疗效,副作用主要是嗜睡。可乐定(Clonidine)0.15～0.45mg/d 也有效。小剂量氯氮平(18～75mg/d)对大多数患者有效。碳酸酐酶抑制剂(Methazolamide)对头部和发声震颤高度有效,但也有完全无效的报道。

(4)肉毒毒素 A(Botulinum Toxin,BTX-A)可有效减轻肢体、软腭等震颤幅度,对震颤频率影响不大。有文献报道,每只前臂注射肉毒毒素 A 50～100U 可降低震颤的幅度。颈部注射肉毒毒素 A 可显著减轻头部震颤,尤其是对于那些服药疗效不好的患者。一项观察显示,手伸肌和屈肌注射 BTX-A100U 治疗 4 周,75% 的患者震颤轻至中度缓解。BTX-A 也可治疗原发性言语震颤,Blitzer 等将 BTX-A 经环甲膜皮下注射至患者声带,多数患者发声功能显著改善,部分患者需再次注射至胸骨舌骨肌及胸骨甲状肌,BTX-A局部肌内注射能有效缓解震颤及肌紧张,机制可能为作用于周围神经末梢,阻断神经递质乙酰胆碱释放。

(5)少量饮酒以减轻震颤:多数患者少量饮酒后震颤可暂时显著缓解,但随时间延长可能需加大饮酒量才能取得相同疗效,建议患者餐前或参加社会活动前少量饮酒以减轻震颤。

2.手术治疗

(1)立体定向丘脑毁损术:最佳靶点是丘脑腹中核或腹外侧核。单侧丘脑毁损术可缓解 90% 以上患者震颤,安全有效,药物治疗无效的严重偏侧震颤可应用。

(2)深部脑刺激术(Deep Brain Stimulation,DBS):通过在丘脑腹中核埋植微型脉冲发生器,一般采用 135～185 次/s 高频刺激脉冲 60～120μs,波幅 1～3V,干扰和阻断神经元电生理活动以控制震颤,不需毁损丘脑核。

六、护理

(1)心理护理:震颤影响患者的日常生活和工作。随着症状的加重甚至出现生活难以自理,患者常有自卑绝望感,从而产生抑郁症状。常见症状多为情绪低落、工作和兴趣减退、忧虑、思维迟缓、失眠、疑病、自卑等,因此要细心观察患者的心理反应,鼓励患者表达并注意倾听他们的心理感受,与患者、家属共同讨论身体改变所造成的影响、不利于应对的因素,及时给予正确的信息和引导,使患者能够接受和适应自己目前的状态并能设法加以改善。鼓励患者尽量维持过去的兴趣和爱好,或者发展新的兴趣和爱好,多与他人交往,多参加一些团体活动,不要孤立自己。指导家属关心体贴患者,为患者创造良好的亲情氛围,减轻患者的心理压力。告诉患者疾病治疗的效果与情绪的关系,鼓励患者保持良好的心态。

(2)药物护理:观察药物疗效及副作用,注意普萘洛尔(心得安)相对禁忌证包括未得到控制的心功能衰竭、Ⅱ～Ⅲ度房室传导阻滞及哮喘等支气管痉挛疾病,少见副反应包括疲乏、恶心、腹泻、皮疹、阳痿及抑郁等,多数患者对普萘洛尔(心得安)能较好耐受,用药期间监测脉搏和血压脉搏,令其保持 60 次/min 以上通常是安全的。扑米酮可能出现急性毒性反应,如头昏、恶心、呕吐等

(3)手术护理:立体定向手术治疗的不良反应包括感觉异常、局部疼痛、构音障碍、平衡失调等,与立体定向治疗硬件相关的并发症包括导线的折断、移位、短路和断路,脉冲发生器故障及皮肤溃破感染等。由于患者术中清醒,术前向患者交代手术过程,取得患者理解,减轻患者对手术的恐惧心理,并应做好心电、血压、血氧监测。术后及时倾听患者的主诉,加强对手术部位皮肤的观察,一旦发现有不良反应的发生应及时向医生汇报。

(冯志仙　冯　怡)

第四节　阿尔茨海默病

痴呆是由于多种原因引起的,以认知功能缺损为主要临床表现的一组综合征,在病程某一阶段常伴有精神、行为和人格异常。痴呆的患病率高,致残、致死率高,现已成为西方发达国家的第四位死因,仅次于心脏病、癌症和脑卒中。在痴呆中,最常见的类型是阿尔茨海默病(Alzheimer Disease,AD),曾称老年期痴呆。现一般称 65 岁以前发病者为早发型 AD,65 岁以后发病者为晚发型 AD,有家族发病倾向的称家族性 AD,无家族发病倾向的称散发性 AD。老年痴呆症分类中阿尔茨海默病占 55%,其他血管性痴呆、路易体痴呆、额颞叶痴呆等占 45%。患病年龄 65～74 岁约 3%,75～84 岁约 18.7%,≥85 岁约47%。本节主要陈述阿尔茨海默病。

一、概述

AD 是一种原因不明、表现为智力与认知功能减退和行为及人格改变的进行性退行性神经系统疾病。认知损害可涉及记忆、学习、定向、理解、判断、计算、语言、视空间等功能,其智能损害的程度足以干扰日常生活能力或社会职业功能。临床特征为隐匿起病,进行性智能衰退,以进行性远近记忆力障碍、分析判断能力减退、情绪改变、行为失常,甚者意识障碍等为特点。全世界阿尔茨海默病患者,预计 2050 年将会有近亿人。我国目前已有阿尔茨海默病患者约占世界患者数 1/4。阿尔茨海默病的病程较长,通常为 5～10 年,不仅严重危害老年人身心健康,还影响家庭、社会和经济。目前尚无治疗 AD 的特效药,关键还是早期预防、早期诊断、早期治疗。

二、危险因素

(1)遗传因素:有较多的证据证明,此病与遗传有关。有痴呆病家族史者,其患病率为普通人群的 3 倍。近年发现,三种早发型家族性常染色体显著性遗传(FAD)的 AD 致病基因,分别位于 21 号染色体、14 号染色体和 1 号染色体。载脂蛋白 E(Apolipoprotein E,

ApoE)基因是老年型 AD 的重要危险基因。ApoE 基因位于 19 号染色体,使神经细胞膜的稳定性降低,导致神经元纤维缠结和细胞死亡。

(2)年龄和性别:年龄是阿尔茨海默病的重要危险因素。AD 的患病率随年龄增加几乎成倍增长,认知功能亦随年龄增加持续下降。流行病学调查显示,AD 的发病率至少在85 岁以前随年龄增加而增加,几乎每 5 年增加 1 倍。65 岁以上女性患阿尔茨海默病的风险比年龄相匹配的男性高约 2 倍,可能与女性绝经后雌激素减少有关。这种患病率的性别差异可能部分归于女性寿命较长以及痴呆发病后女性比男性存活时间更长。

(3)疾病:抑郁情绪在伴有认知功能损害者中较常见,而这些人更可能在随访阶段发生 AD。有报道抑郁情绪能增加 AD 发病的危险性。高血压可能也是 AD 发病的危险因素。研究发现,AD 患者在发病前 9~15 年通常有较高的收缩压和舒张压,提示高血压能增加 AD 的发病危险。中年期患高血压的阿尔茨海默病患者神经元纤维缠结和老年斑数量均多于无高血压的阿尔茨海默病患者。高脂血症还可直接影响 β 淀粉样蛋白的代谢,高血胆固醇水平可能是 AD 的危险因素。少数研究报道动脉粥样硬化、心脑血管疾病、糖尿病可能也与 AD 的发生有关,是目前已知的阿尔茨海默病的最危险因素,糖尿病能促进脑老化,患者常有轻、中度认知功能损害。有头颅外伤的可导致脑内淀粉样斑块易于形成,可提高患阿尔茨海默病的患病概率。

(4)文化程度:文盲或低文化程度是 AD 发病率和患病率高的重要预测因素。文盲患病率是受过中学以上教育者的 3.71 倍。文盲可使痴呆的发病提前 5~10 年,早期的文化教育可能通过增强大脑的功能性储备而延缓 AD 临床症状的发生。

(5)其他:吸烟、饮酒与 AD 发生之间的关系尚无定论。微量元素(如铝等)报道铝等金属离子对淀粉样蛋白寡聚化及在老年斑(Senile Plaqae,SP)中的积累起促进作用。职业暴露(如工业溶剂、铅、杀虫剂、除草剂、油漆、电磁场等)与 AD 关联性的研究结果多不一致。

三、病理生理

AD 的神经病理改变是脑皮层弥漫性萎缩、沟回增宽、脑室扩大(见图 8-3),AD 症状

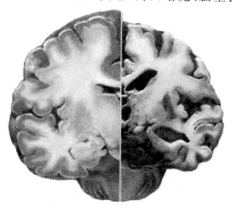

图 8-3　左边为正常人的大脑,右边为同龄 AD 患者的大脑

发生前的一个重要标志是基底前脑萎缩,这可以作为其生物学标记。组织病理学除额、颞叶皮层细胞大量死亡脱失外,还包括老年斑(SP)、神经元纤维缠结(NFT)、颗粒空泡变性(GD)、平野小体(HB)及神经元减少。其中最重要的特征性病理改变是老年斑(SP)和神经元纤维缠结(NFT),它是 AD 所特有的病理改变。到目前为止,阿尔茨海默病发病的分子机制依然不清楚,根据大脑实验研究提出了 Aβ 级联反应学说、Tau 蛋白代谢异常学说、神经细胞轴突转运障碍学说等。

(1)Aβ 级联反应学说:β-淀粉样蛋白也叫 Aβ,大脑皮层及海马区的神经元胞外积累并形成了大量的以 β-淀粉样蛋白积聚为主而成的老年斑,Aβ 的前体物质是人体内的一种叫做 β 淀粉样前体蛋白(Amyloid Precursor Protein,APP)(位于 21 号染色体),β 淀粉样前体蛋白、早老蛋白 1(位于 14 号染色体),早老蛋白 2(位于 1 号染色体)等基因的突变和异常排列可促进淀粉样蛋白沉积并最终导致神经元死亡。淀粉样前体蛋白基因突变可导致淀粉样蛋白产生过多。载脂蛋白 E(ApoE)基因位于第 19 号染色体上。ApoE 有载脂蛋白 E2、载脂蛋白 E3、载脂蛋白 E4 三种等位基因,ApoE4 则影响 Aβ 的沉积,基因异常削弱老年大脑神经原纤维保护能力,大脑中形成更多不溶性斑块,破坏大脑组织正常功能。SP 是神经细胞外的斑块状沉积,其核心含有淀粉样肽,并围绕变性的轴索、树突突起、类淀粉纤维和胶质细胞及其突起,不断地沉积在布满神经的大脑里。

(2)Tau 蛋白代谢异常学说:神经元内的神经纤维缠结主要成分是 Tau 蛋白,是一种低分子量的微管相关蛋白,它主要位于神经元的轴突。Tau 蛋白的正常功能是促进并稳定微管聚合。微管是神经细胞的骨骼支架,也是细胞胞体与树突及细胞胞体与轴突之间的重要运输工具。Tau 蛋白与微管的结合与分离的动态过程是由 Tau 蛋白去磷酸化和磷酸化来调节的,异常的 Tau 蛋白在神经元内形成直的纤维丝或双股螺旋纤维丝。双股螺旋纤维丝是神经纤维缠结的主要结构成分,病理性 Tau 蛋白具有过度的磷酸化,减少了 Tau 蛋白与微管的结合能力,从而降低轴突转运,导致神经元功能丧失。

(3)神经细胞轴突转运障碍学说:神经细胞轴突转运障碍不光在阿尔茨海默病中发生,也是众多神经退变性疾病共同现象。在众多神经退变性疾病中,由于其毒性蛋白的作用,变性蛋白错误折叠聚集形成单体、双体和寡聚体,最后形成了不溶性的纤维凝集物,这些不溶性的纤维凝集物不断增多增大,侵占细胞或神经细胞突起的位置,在细胞内运输系统形成物理障碍,导致神经轴突转运功能障碍。

四、临床特点

(一)症状

AD 临床表现最有特征的是典型皮质型痴呆综合征,核心症状随病程时间的推移逐渐加重,伴随精神症状随时间的推移无明显加重,体征不明显,可有肌阵挛。

主要症状:

1.记忆障碍是 AD 早期突出症状或核心症状。记忆障碍经常是老年性痴呆的初发症状,一般先出现近记忆力损害,表现为记住新知识的缺陷,称之为遗忘。它与皮质功能障碍有关。随病情发展,逐渐出现远记忆缺陷,即回忆过去已记住信息的能力低下,称之为健忘。它与皮质下功能障碍有关。早期主要累及短程记忆,记忆保存(3min 内不能记住

3个无关词)和学习新知识。记忆障碍,不能完成新的任务,表现为忘性大、好忘事、丢三落四,严重时刚说的话或刚做过的事转眼就忘,反复说同样的话或问同样问题。交谈开始就忘了开头说了些什么,因此难以进行语言交流。东西常放错或丢失,可出现似曾相识和旧事如新症,如遇路人热情招呼,宛如亲人,而对熟人熟地却感到陌生。随着病程进展,远记忆也逐渐受累,记不住自己的生日、家庭住址和生活经历,严重时连家里几口人,他们的姓名、年龄和职业都不能准确回答。一般病程在开始2～4年进展缓慢。

2. 认知障碍对诊断 AD 有决定意义,它是 AD 特征性临床表现,它是指掌握和运用知识的能力。比如:在 AD 早期就会出现失算、注意力分散、概括能力丧失等障碍。AD 患者是一种全面性智力减退,包括理解、推理、判断、抽象概括和计算等认知功能。智力活动与思维、记忆和注意力密切有关。记忆本身虽不属于智力,但严重记忆障碍往往伴有智能缺损。思维能力迟钝缓慢,不能进行抽象逻辑思维,不能区分事物的异同。

3. 言语障碍失语是 AD 的特征性症状,语言改变是皮质功能障碍的敏感指标。失语在其他原因的痴呆中不常见。其特点是先出现理解障碍,再出现复述障碍;先出现对语义的障碍,再出现发音障碍。

4. 视空间和定向障碍、失认是 AD 早期症状之一,不能识别物体、地点和面容,如常在熟悉环境或家中迷失方向,找不到厕所在哪儿,走错自己的卧室,散步或外出迷路。时间定位差,不知道今天是何年、何月、何日。失用,观念性失用,表现为不能按指令执行正确完成系列动作,如穿衣,将里外、前后、左右顺序穿错;不会使用最常用的物品如筷子、汤匙等,但仍可保留运动的肌力和协调。

5. 伴随症状——精神及行为异常。幻觉以幻听、幻视较多见。妄想如嫉妒妄想型,认为自己的配偶或爱人不忠。大部分情况下,这些指控完全是虚构的,个案通常会质疑其配偶或爱人,并且企图阻止想象的不忠事件发生。抑郁主要表现为情绪低落,兴趣减低,悲观,思维迟缓,缺乏主动性,自责自罪,饮食、睡眠差,严重者可出现自杀念头和行为。躁狂以情感高涨、思维奔逸,以及言语动作增多为典型症状。激越,明显的焦虑并有坐立不安和过多的肢体活动。

AD 临床各期的表现:

(1)早期(1～3 年):症状轻微,典型的首发症状是记忆障碍,尤其是近期记忆力受损,表现为在日常生活中对刚刚经历过的事情特别容易忘记,空间定向障碍,复杂结构视空间技能差;同时出现语言障碍,词汇少,找词困难,情感悲伤,有些患者有妄想;运动系统正常。

(2)中期(2～10 年):远近记忆严重受损;简单结构视空间技能差,空间定向障碍;流畅性失语;计算不能;观念运动性失用;淡漠或激惹;某些患者有妄想;烦躁不安,踱来踱去。

(3)晚期(8～12 年):智力严重衰退;肢体强直,屈曲体位;大小便失禁。

(二)辅助检查

1. 神经心理学测验　由于到目前为止阿尔茨海默病的诊断尚无具体的生物学实验室检查方法,因此阿尔茨海默症的诊断必须借助各种量表,对所有主要的认知领域进行评价,包括注意力、定向力、语言、记忆力、空间构造力、操作能力及执行功能,通过这些可发现认知功能损害。常用的量表可分为以下几类:

（1）筛查量表：如简易精神状态检查（Mini Mental State Examination，MMSE）表、蒙特利尔认知评估（Montreal Cognitive Assessment，MoCA）表、长谷川智能量表、画钟测试等。

MMSE 由 Folstein 于 1975 年编制。MMSE 一直是国内外最普及、最常用的老年痴呆筛查量表，它包括时间与地点定向（10 分）、语言（自发语言 1 分、复述 1 分、命名 2 分、理解指令 4 分，共 8 分）、心算（100 连续减 7，5 分）、3 个词语的即刻与短时听觉记忆（6 分）、结构模仿（交叉五边形，1 分）等项目，满分 30 分，耗时 5～10min。评定计分标准，如回答或操作正确记"1"，错误记"5"，拒绝回答或说不会记"9"或"7"。主要统计"1"的项目总和（MMSE 总分），范围为 0～30。国际标准 24 分为分界值，18～24 为轻度痴呆，16～17 为中度痴呆，≤15 分为重度痴呆。中文版 MMSE 依据不同教育程度做出划界分值，国内张明园根据 DSM-Ⅲ-R 诊断标准制定划界分值是：文盲组≤17 分、小学组≤20 分、中学或以上组≤24 分。

（2）画钟测试就是让患者在纸上画钟，先画圆圈，然后在正确的位置写上 12 个数字，并将时针和分针放置在医生指定时间点上，如 8 点 20 分或 11 点 10 分等。总分为 4 分，分别为：画出闭合的环 1 分；数字在正确位置 1 分；包含 12 个数字 1 分；指针位置正确 1 分（见图 8-4）。画钟测试简便易行，很适合在家中进行，如不能得到 4 分，建议早日到医院就诊。

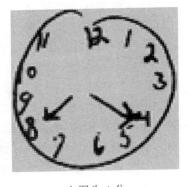 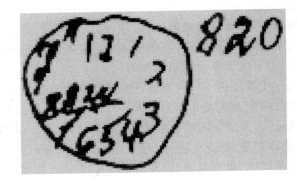

左图为 4 分　　　　　　　　　　　　　右图为 2 分

图 8-4　画钟测试

（3）针对某一认知领域的专项测验：如韦氏记忆量表、Fuld 物体记忆测试、快速词汇测试、数字广度测试等。

（4）确定严重程度的量表：如日常生活评定量表、临床痴呆评定量表等。

2.影像学检查　脑 CT 扫描检查 AD 患者，头颅 CT 可见脑萎缩，分为脑灰质萎缩及脑白质萎缩。前者表现为脑回变窄，脑沟加深、增宽；后者表现为侧脑室扩大，脑室角变钝。MRI 显示脑解剖结构较 CT 清晰，结合分析颅脑横断、冠状位和矢状位像，能更准确显示 AD 患者的脑萎缩改变。AD 患者的 MRI 结构影像学检查主要针对脑萎缩进行测量，内嗅皮质、后扣带回、海马萎缩与 AD 发病相关，并在 AD 早期即有不同程度改变，主要表现在内侧颞叶海马结构，随病情进展，其他部位脑灰质和脑白质出现普遍萎缩。MRI 内颞叶结构测量可有效区分轻度 AD 与认知正常的老年人。有研究发现 AD 最早病变发生于内嗅皮质，然后才累及海马，海马萎缩被认为是 AD 患者早期特异性标志。MRI 功能影像学检查研究显示 AD 患者颞顶叶的相对血容量显著降低。

3.脑脊液检查 常规检查无明显异常,tau 蛋白及 β 淀粉样蛋白的测定近年来备受关注,但因为是创伤性检查,其诊断及推广意义尚待进一步确定。

4.脑电图检查 早期通常是正常的,随着病程的进展,90% 患者的脑电图可有异常,表现为 α 节律减慢、不规则、消失、波幅下降,出现广泛性 θ 波,其间混有 δ 波活动等。

五、治疗

目前该病尚无特效的治疗方法,但早发现、早诊断、早治疗可以逆转或阻止疾病的病情进展,提高患者的日常生活质量,因此要重视对阿尔茨海默病的早期诊断和早期治疗,而且要接受长期的正规的治疗。

（一）药物治疗

1.胆碱能药物治疗 胆碱能药物通过抑制胆碱酯酶来提高乙酰胆碱的活性,从而改善神经递质的传递功能。明确诊断为轻至中度 AD 患者可以选用胆碱酯酶抑制剂（主要包括多奈哌齐、卡巴拉汀、加兰他敏和石杉碱甲）治疗。多奈哌齐、卡巴拉汀、加兰他敏治疗轻至中度 AD 患者改善认知功能、总体印象和日常生活能力疗效确切。应用某一胆碱酯酶抑制剂治疗无效或因不良反应不能耐受时,可根据患者病情及不良反应程度,选择停药或调换其他胆碱酯酶抑制剂进行治疗,治疗过程中严格观察患者可能出现的不良反应。必须与患者或知情人充分地讨论治疗益处及其可能出现的不良反应。

2.兴奋性氨基酸受体拮抗剂 AD 患者脑内兴奋性氨基酸含量降低。盐酸美金刚是一种具有非选择性、非竞争性、电压依从性、中亲和力的 NMDA N-甲基-D-天冬氨酸（N-methyl-D-aspartic acid）受体拮抗剂,为 FDA（美国食品药品监督管理局,Food and Drug Administration）批准的第一个用于治疗中重度痴呆的药物。使用盐酸美金刚 10～20mg/d,24 周可显著抑制 AD 患者从中度向重度痴呆的进程,可改善认知功能、日常生活能力、全面能力及精神行为症状,明确诊断为中至重度 AD 患者可以选用盐酸美金刚或盐酸美金刚与多奈哌齐、卡巴拉汀联合治疗。因该药可致失眠,每日最后 1 次服药应在下午 4 时以前为宜。

3.轻至中度 AD 患者可以选用尼麦角林、尼莫地平、吡拉西坦或奥拉西坦、维生素 E 等作为胆碱酯酶抑制剂、兴奋性氨基酸受体拮抗剂的协同治疗药物,以扩张血管、改善脑血液供应、神经营养和抗氧化治疗等。

4.伴随症状治疗 阿尔茨海默病患者常伴有不同程度的精神症状,如焦虑、抑郁、兴奋、躁动、幻觉等伴随症状,因此需要使用抗精神病药物、抗抑郁药物和抗焦虑药物来控制患者伴发的行为异常症状。

（二）非药物治疗

非药物治疗是对药物治疗的补充。

1.日常生活治疗 鼓励患者参与各种社会活动和日常生活活动,尽量维持其生活自理能力,以延缓衰退程度。

2.心理治疗 心理治疗的目的在于使患者已丧失的心理功能恢复,并合理利用其残存的脑功能。心理治疗一般由心理治疗师进行,通过与患者的交谈,了解患者的行为和心理,通过行为的纠正和心理的引导达到治疗目的。

3.现实导向治疗 现实导向疗法是以周围环境的事物作为治疗媒介,让患者重新认识周围环境,从而提升他们的认知能力。这一治疗适用于老年护理院或社区康复院内的中重度阿尔茨海默病患者,根据人数将他们分成若干小组,每组 6～8 人,通过提醒患者日期和时间、玩简单的数字游戏、复习物品名称、翻看家庭照等来刺激脑部活动,从而改善患者的认知功能。

4.认知疗法 认知疗法是通过一系列激发患者认知和记忆能力的活动,提高其客观记忆能力,如记忆技能训练,可帮助患者形成与目前记忆能力相适应的观念,适用于轻度认知功能损害的患者。另外的记忆训练方法有辅助记忆修复法、间隔回忆法、综合认知补救法等,可根据不同的情况使用。

(1)瞬时记忆训练法:护理人员可以念一串不按顺序排列的数字,从三位数起,每次增加一位,如 125、2334、51498……念完后立即让患者复述,直至不能复述为止。

(2)短时记忆训练法:给患者看几件物品,如手机、苹果、饭碗、电池等,然后马上收起来,让他回忆刚才看到了什么物品,数量可由少到多,逐渐增加,观看的时间可由长到短。

(3)长时记忆训练法:不时让患者回忆亲戚、朋友、原来单位同事的姓名,前几天看过的电视和以前的照片等。

(4)强化记忆训练法:在室内反复带领患者辨认卧室和厕所,亲人们要经常和患者聊家常或讲述以前有趣的小故事,以强化其回忆和记忆,如能坚持长久、循序渐进训练,可取得较好的效果。日常生活中应随时进行患者的记忆锻炼,如陪同患者外出时尽量让患者辨别方向,或告诉患者该如何走。

六、护理

个性化的护理可让阿尔茨海默病患者不同程度受益。评估要覆盖患者的整体病情,如患者的意识状况、认知功能程度、行为症状、精神状态和生活自理程度等;同时还要对患者的支持系统和家庭主要照料者的心理和身体健康,以及家庭的文化、宗教信仰、语言、教育情况等方面进行评估。

(一)护理原则

护理的目的是提高患者的生活质量,延缓病情发展,因此应遵循以下原则。

(1)帮助患者、家庭照料者掌握疾病的相关知识,提高照料者照顾患者的意愿和照料能力。

(2)鼓励家属参与社会支持性团体活动,如病友会等,通过分享交流使患者家庭有足够的心理准备共同参与患者的护理。

(3)协助照料者构建一个适宜患者生活的稳定环境,增强患者的安全感和依存性。

(4)帮助照料者建立辅助支持系统,以保留患者最大的生活自理能力,如在卫生间门口贴上醒目的标识增加对患者的感官刺激,让患者正确区分卧室和卫生间等。

(5)充分尊重患者的尊严、隐私。

(6)积极鼓励患者参与日常生活活动,提高患者的自信心和成就感。

(7)最好使用非药物方法处理患者的异常行为,为患者提供身心统一的整体护理。

(8)注意潜在性的危险和意外,避免跌倒、走失等意外事件的发生。

(二)AD 各期护理

1.早期患者的护理　疾病早期,病情进展相对缓慢,患者有较多的机会改变和保持生活质量、参与护理计划的制订,并对未来生活做出计划。

(1)在患者可耐受的范围内进行适度的躯体锻炼,以提高患者的平衡和协调能力。

(2)对患者进行认知训练和记忆康复训练,如回忆治疗、音乐治疗和视频治疗等。

(3)鼓励患者参加综合性的娱乐活动,如艺术、写作、参与社交等。

(4)积极改善患者睡眠环境和睡眠质量,减少脑细胞的损失。

(5)各种提示物的使用,帮助患者维持现存功能。

(6)发现患者病情或生活能力等状态急剧下降时,应及时与照料者或家属沟通。

2.中期患者的护理　在疾病的中期,患者除了记忆力丧失、言语困难、失认、失用外,精神行为症状更为突出,要经常评估患者临床表现,在早期护理的基础上保证患者的安全。

(1)对有潜在危险的物品进行有效的管理,如刀、叉、电动工具、打火机、药品等,必要时上锁。

(2)保障用水、用电、用气的安全,避免患者一人独处。

(3)禁止患者单独外出,以免走失。一起外出要给患者随身携带联系卡,避免到人流量大的地方走散。

(4)运用语言、肢体语言和倾听等多种手段与患者沟通,帮助患者建立良好的社会支持系统。

(5)尽可能用非药物干预的方法来控制患者的异常行为,谨慎使用或不使用身体约束。

(6)训练家庭照料者,协助处理患者的精神行为问题。

3.晚期患者的护理　阿尔茨海默病患者到了晚期,生活基本不能自理,部分卧床、大小便失禁,容易引起一些并发症,如泌尿系感染、吸入性肺炎、压疮等,而这些并发症往往是导致患者死亡的主要原因,因此晚期患者护理的重点是预防这些并发症的发生。

(1)运用营养监测量表(如简化营养评估表、营养不良通用筛查工具、2002 版营养危险筛查表等)评估患者的营养状况,防止营养不良的发生,保证患者对水和食物的需求。轻度吞咽障碍的患者,进食要预防窒息或误吸;对中重度吞咽障碍的患者给予鼻饲胃管进食或经皮胃造瘘进食。

(2)定期帮助患者更换体位,保持床单位干净、平整,及时更换被便液污染的床单位,适当使用皮肤保护剂,保持皮肤的清洁和滋润,防止压疮的发生。

(3)定时进行肢体关节的被动运动和适当的床边、床下活动,防止肌肉萎缩,也有利于预防肺部感染。

(4)评估各项生理机能,提供尽可能多的舒适护理。

(5)与家属充分沟通,做好临终关怀。

(三)家庭护理

阿尔茨海默病患者病程长(一般在 5～10 年),在这个过程中,家庭护理显得十分重要。患者家属或陪护人员应该知道如何照顾好患者衣、食、住、行、排泄、用药等各方面,从而保证患者的生活质量。

(1)日常生活起居护理:安排好作息时间,每天定时起床、洗脸、刷牙、进餐、活动。保证患者夜间睡眠,创造睡眠环境。做好患者的如厕护理,在厕所门上贴一个彩色或明显的标识,提示患者定时排便、排尿,对尿失禁患者可接尿袋或穿尿裤。

(2)患者服药照料:要严格按照医生的治疗方案服药,不要擅自加药或减药。患者常忘记吃药或吃错药,家属要及时提醒,要按时按量看着患者服下。服药后家属要细心观察患者有何不适反应或副作用,以便及时调整治疗方案。

(3)患者日常行为照料:不要让患者独自外出,以免走失。避免频繁更换环境,早期鼓励患者自我照顾和参与社会娱乐活动。

(4)给患者带上标记家庭住址、电话和回家路线用的卡片,走散时以防万一。

(5)注意安全,使用热水袋或其他电热产品时应避免发生烫伤,妥善保管家里的危险物品,如药品、化学日用品、热水瓶、电源、刀剪等。不要让患者单独承担家务,以免发生煤气中毒、火灾等意外;拆除厕所和卧室的门锁,以防患者反锁而发生意外。

(6)与交流障碍患者建立良好的有效沟通的护理,与患者交谈时,语言要简练、吐字要清楚,表达的意思要明确。尝试将患者说话中重要的字句加以串联组合起来,并复述。询问患者问题时,应以"是"或"否"作为问题回答。

(7)护理有毁物、破坏行为患者时,患者会出现兴奋症状,有时表现出攻击行为,应将兴奋患者置于安静的环境中,多加看护,采取适当的保护措施,房间的陈设应当尽量简单化,一切尖锐的利器都应收好,以免因失去控制而伤人或自伤。如患者暴力表现变得频繁,应与医生商量给予药物控制。

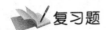 **复习题**

一、单选题

1.脑梗死最常见的病因是:

A. 高血压   B. 糖尿病   C. 高血脂   D. 动脉粥样硬化

2.脑梗死易发生在安静状态下的原因是:

A. 晚餐过饱   B. 气温较低

C. 血流缓慢、血液黏稠   D. 低枕平卧

3.对 TIA 患者尤其是反复发生 TIA 的患者治疗应首先考虑选用:

A. 降纤药物   B. 抗凝药物

C. 颈动脉内膜切除术   D. 抗血小板药物

4.急性脑梗死,为了保证脑的灌注压,在发病后第一个 24h,既往有高血压患者血压应维持在:

A. 150~170/100~105mmHg   B. 160~180/100~105mmHg

C. 170~180/110~115mmHg   D. 180~200/110~115mmHg

5.脑梗死超早期溶栓治疗主要是为了:

A. 防治并发症   B. 减少梗死核心区

C. 抢救半暗带组织　　　　　　　　　　　　D. 清除自由基

6. 脑出血患者急性期床头抬高的适宜角度为：

A. 0°～15°　　　　　　B. 15°～30°　　　　　C. 30°～45°　　　　　D. 45°～60°

7. 内囊出血典型表现的"三偏"症状是：

A. 伸舌偏，嘴角偏，抬眼偏　　　　　　　　B. 偏瘫，偏身麻木，偏身疼痛

C. 偏瘫，偏身感觉障碍，偏盲　　　　　　　D. 偏侧面瘫，偏侧肢瘫，偏侧感觉障碍

8. 脑梗死患者水肿高峰时间出现在发病后的：

A. 1～3d　　　　　　　B. 24h 内　　　　　　C. 3～5d　　　　　　　D. 5～7d

9. 预防脑卒中发生最重要的环节是：

A. 防治心脏病　　　　B. 预防糖尿病　　　　C. 控制高血压　　　　D. 不酗酒

10. 脑出血患者出现交叉瘫时，出血部位在：

A. 脑桥　　　　　　　　B. 小脑　　　　　　　C. 基底节区　　　　　D. 脑叶

11. 脑出血患者死亡的主要原因是：

A. 应激性溃疡　　　　　　　　　　　　　　　B. 颅内压升高

C. 肺部感染　　　　　　　　　　　　　　　　D. 下肢静脉血栓形成

12. 提示桥脑出血的表现是：

A. 双侧瞳孔极度缩小，伴深昏迷　　　　　　B. 昏迷加深，伴血压升高

C. 瞳孔反应良好，视野缩小　　　　　　　　D. 双侧瞳孔不等大，伴潮式呼吸

13. 脑梗死超早期静脉溶栓治疗的时间窗为：

A. 6h 内　　　　　　　B. 8h 内　　　　　　　C. 12h 内　　　　　　D. 24h 内

14. 脑卒中的早期 I 级康复多在发病后何时开始？

A. 一周后　　　　　　B. 二周后　　　　　　C. 三周后　　　　　　D. 一月后

15. 有关溶栓后的护理下列哪项描述是不正确的？

A. 密切观察患者的意识、瞳孔和生命体征的变化

B. 密切观察患者的神经系统功能

C. 注意全身出血现象

D. 早期给予抗血小板聚集药物治疗

16. 高血压性脑出血最好发生部位是：

A. 皮质下白质　　　　　　　　　　　　　　　B. 脑桥

C. 壳核及其附近　　　　　　　　　　　　　　D. 小脑

17. 下列哪项不是帕金森病典型表现？

A. "搓丸样"震颤　　　　　　　　　　　　　B. 面具脸

C. "大写征"　　　　　　　　　　　　　　　D. "铅管样强直"

18. 高血压脑出血最常见的破裂血管是：

A. 大脑中动脉　　　　　　　　　　　　　　　B. 颈内动脉

C. 颈外动脉　　　　　　　　　　　　　　　　D. 豆纹动脉

19. 帕金森病主要病变发生在：

A. 小脑　　　　　　　　B. 中脑黑质　　　　　C. 苍白球　　　　　　　D. 丘脑核

20.特发性震颤的症状下列哪项少见？

A.手的节律性外展呈内收样震颤   B.垂直的"点头"运动

C.手的节律性外展旋前旋后样震颤   D.水平的"摇头"运动

21.帕金森病药物治疗并发症下列哪项不是？

A.剂末恶化   B."开—关"现象

C.剂峰异动症   D.单相异动症

22.当特发性震颤药物治疗无效时可选择：

A.A 型肉毒毒素肌注   B.针灸

C.冬眠   D.神经核（苍白球）毁损术

23.老年患者中最常见的痴呆是：

A.血管性痴呆   B.帕金森病性痴呆

C.路易体痴呆   D.阿尔茨海默病

24.阿尔茨海默病最重要的危险因素是：

A.遗传因素   B.生活因素   C.年龄因素   D.性别因素

25.阿尔茨海默病早期常常出现：

A.人格障碍   B.思维障碍

C.远期记忆受损   D.近期记忆受损

26.影像学检查中哪项是阿尔茨海默病重要的早期征象？

A.海马萎缩   B.小脑萎缩   C.颞叶萎缩   D.额叶萎缩

27.阿尔茨海默病患者出现精神行为异常时,以下哪项是护理的重点？

A.在患者可耐受的范围内进行适度的躯体锻炼,以提高患者的平衡和协调能力

B.进行认知训练和记忆康复训练,如回忆治疗、音乐治疗和视频治疗等

C.有潜在危险的物品如刀、叉、电动工具、打火机等应有效管理,必要时锁住

D.鼓励患者参加综合性的娱乐活动,如艺术、写作、参与社交等

二、问答题

1.简述脑卒中的危险因素。

2.脑梗死急性期血压控制和脑出血的血压控制原则有何不同？

3.缺血性脑血管病急性期的第一阶段如何治疗？

4.脑出血可发生哪些继发性脑损伤？

5.简述帕金森病患者的用药护理和药物治疗并发症护理。

6.阿尔茨海默病的护理原则是什么？

三、案例题

案例一

患者,男,65 岁,因"突发右侧肢体无力及言语含糊 2h"来院急诊。查体:意识清楚,轻度构音障碍,右侧肢体肌力 3 级,左侧肢体肌力 5 级,生命体征平稳,急诊 ECG 检查显示正常,急诊血电解质、血常规、凝血功能无特殊,急诊 CT 无明显异常。患者溶栓后出现恶心,呕吐,头痛,肢体功能改变,意识状态加深。查体:GCS 评分下降,肢体肌力下降,神经功能改变。用药后半小时患者出现呼吸困难并逐渐加重,胸闷、瘙痒,嘴唇或舌头刺痛,吞

咽困难。查体:口腔水肿,可闻及喘鸣音,呼吸频率增加。

请问:(1)该患者是什么诊断?急诊护士应该做什么?为什么?

(2)该患者溶栓后发生什么状况?如何观察与护理?如何急救?

(3)用药后半小时患者发生了什么情况?如何处理?

案例二

患者,男性,63岁,因"突发右侧肢体无力、言语不清1d"入院。入院查体:嗜睡,言语不能,但能听懂别人说话,刺激后左上肢躁动,经常抚摸头部,以点头表示有头痛,双侧瞳孔等大等圆,光反应灵敏,呼吸平稳,右侧肢体肌力0级,左侧5级,洼田饮水试验4级,右侧病理征阳性,留置导尿,尿色清,BP180～200/90～100mmHg,T37.1℃。头颅CT示:左基底节区高密度影。入院第二天上午9:15,护士发现患者右侧瞳孔4mm,光反应灵敏,左侧2mm,光反应迟钝,意识障碍加深,呼之不应,疼痛刺激有反应,BP:200/120 mmHg,P 56次/min,R18次/min。

请问:(1)该患者是什么诊断?存在哪些症状?如何护理?

(2)入院第二天上午9:15患者发生什么状况?如何急救?如何观察监测?

（冯志仙）

第九章 老年泌尿系统疾病护理

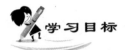学习目标

1. 明确老年人泌尿系感染病因、临床特点及治疗要点。
2. 陈述前列腺增生初始评估及主要检查。
3. 能对前列腺增生临床进展的危险因素进行分析。
4. 解释 BPH 的治疗和护理要点及尿潴留的处理。
5. 明确前列腺癌病因、病理分级 Gleason 评分系统。
6. 陈述前列腺癌临床特点及治疗要点。
7. 叙述前列腺手术前后及并发症护理。

第一节 泌尿系感染

泌尿系感染可分单纯性尿路感染和复杂性尿路感染。单纯性尿路感染是指发生于泌尿系统解剖结构功能正常而又无糖尿病或免疫功能低下等合并症的患者的尿路感染,短期抗菌药物治疗即可治愈,通常不会对肾脏功能造成影响。老年人可发生女性绝经后急性单纯性膀胱炎和男性急性单纯性泌尿道感染。复杂性尿路感染是指尿路感染伴有增加获得感染或者治疗失败风险的疾病,如泌尿生殖道的结构或功能异常,或其他潜在疾病。老年人往往因膀胱颈梗阻、神经源性膀胱、尿路结石、肿瘤以及膀胱输尿管逆流和其他功能异常而导致复杂性尿路感染。

一、概述

尿路感染是临床常见的感染性疾病,老年泌尿系感染在老年人感染性疾病中仅次于呼吸道感染而居第二位,其发生率随年龄增长而明显增加,尤其以女性及住院患者最为多见。大量抗菌药物的应用也使得尿路感染病原体的分布发生改变,并诱导耐药性的产生,复杂性尿路感染细菌谱的特点是大肠埃希菌感染比例降低,而产超广谱 β-内酰胺酶

（Extended Spectrum Beta-Lactamases，ESBLs）比例升高；另一个特点是肠球菌感染比例升高，临床可伴或不伴有症状（如尿急、尿频、尿痛、排尿困难、腰背部疼痛、肋脊角压痛、耻骨上疼痛和发热）。有些老年人仅表现为乏力、头晕或意识恍惚，早期常因尿路症状不明显而误诊。老年人复杂性尿路感染常伴随其他疾病，如糖尿病和心血管疾病，后遗症较多，最严重和致命的情况是尿脓毒症和肾功能衰竭。

二、病因

泌尿系感染是与泌尿道的局部及全身的免疫能力减退、诱发因素增多及常见致病菌改变有关，复杂性尿路感染有潜在诱发因素（见表 9-1），诊断复杂性尿路感染有两条标准，尿培养阳性以及包括至少 1 条复杂性尿路感染潜在诱发因素。老年男性存在不同程度的排尿不畅，这可使老年人的泌尿系感染反复发作。老年人体质衰弱或长期卧床的老年患者可由各种非尿路致病菌或条件致病菌导致严重的尿路感染。女性尿路感染与生理解剖有关，女性尿道长度仅 3～5cm，直而宽，尿道括约肌弱，细菌易沿尿道口上升至膀胱，同时尿道口与肛门接近，为细菌侵入尿道提供条件。

1. 遗传因素和免疫功能减退　可与细菌黏附的尿路上皮细胞表面受体的类型与数目至少部分是由遗传因素决定的。这些结构中许多是血型的抗原成分。P 血型阳性的红细胞与其尿路上皮细胞表面受体均存在能与大肠杆菌 P 菌毛结合的抗原，所以 P 血型阳性者易患尿路感染。老年人的全身免疫机能在逐渐减退，包括体液免疫和细胞免疫，这使其对感染及其他应激因素的反应能力下降。同时糖尿病、肿瘤、高血压、冠心病等的患病率在老年人群中的比例也明显增高，长期卧床及使用激素和免疫抑制剂等，都可以使尿路感染的机会增多。老年人由于疾病和老化等多种原因的影响，使他们的体力活动减少，生活自理能力下降，从而机体对外来感染的抵抗能力降低。

2. 老年人尿道退行性变　老年人尿路黏膜发生萎缩、变薄等的退行性变，局部产生的抗菌活性物质（分泌性免疫球蛋白）减少，使局部黏膜的防御能力减弱，老年肾脏及膀胱膜均处于相对缺血的状态，骨盆肌肉松弛、习惯性便秘等可进一步加剧局部黏膜的血循环不良。老年男性前列腺液的分泌量会减少，老年人泌尿道上皮细胞对细菌的黏附敏感性增加，尤以女性最为明显。可能与雌激素水平的变化有关，雌激素刺激可能增加细胞表面细菌受体的密度并增加细胞黏附的活性。女性因雌激素水平的下降使阴道酸度降低，阴道黏膜萎缩使其成为革兰阴性需氧菌的易发地带，老年萎缩性尿道炎更增加了这种机会。

3. 老年人尿路梗阻　尿路不通畅，功能性或解剖异常，如尿路结石、畸形、神经性膀胱等，是最主要的易感因素，老年人尿路梗阻及尿流不畅的因素明显增加，常可因男性伴有前列腺增生或女性易得膀胱颈梗阻以及尿路结石、肿瘤等原因发生尿路不全或完全梗阻，同时其发生神经源性膀胱或无力性膀胱的概率也明显增多，这些因素均可导致尿流不畅、膀胱内残余尿增多、尿路上皮细胞局部抗菌力减退，从而易受感染。

4. 侵入性操作　老年人因为前列腺增生、脑血管意外及泌尿系肿瘤等疾病需要进行多种尿道操作，如导尿、尿道手术、膀胱镜检查，可将细菌带入和/或损伤尿路黏膜。尤其是留置导尿管和膀胱造瘘术更容易造成局部损伤和病菌的侵入，使老年人医院内获得性泌尿系感染的概率明显增高，老年人其他系统感染而长期相对大剂量使用广谱抗生素，使部分患者发生泌尿系的霉菌感染。

5. 老年人泌尿系感染大肠杆菌所占的比例明显,而变形杆菌、克雷白杆菌、绿脓杆菌、肠球菌以及其他革兰阳性菌、霉菌、衣原体的感染率也逐渐增高,这是由于老年人的泌尿系感染多为慢性、反复发作及院内或社区内获得性感染所致,由于抗生素的广泛使用,耐药菌所致的尿路感染也在不断增多。

表 9-1　复杂性尿路感染潜在诱发因素

序号	诱发因素
1	留置导尿管、支架管,或间歇性膀胱
2	残余尿>100mL
3	任何原因引起的梗阻性尿路疾病,如膀胱出口梗阻、神经源性膀胱、结石和肿瘤
4	膀胱输尿管返流或其他功能异常
5	尿流改变
6	化疗或放疗损伤尿路上皮
7	围手术期和术后尿路感染
8	肾功能不全、移植肾、糖尿病、免疫缺陷

三、病理生理

正常情况下膀胱内的细菌被尿液稀释,且很快随尿液排出体外。酸性尿液,尿中含有的大量尿素和有机酸使尿液呈高渗状态(大量饮水后可以是低渗)均不利于细菌生长。尿路黏膜可分泌有机酸、IgG、IgA,膀胱壁内的多形核白细胞均可清除细菌。男性排尿终末时前列腺收缩排出前列腺液于后尿道,有杀菌作用。尿路感染的病理生理改变是病原菌的致病因子和宿主的防御系统相互作用的复杂过程。①带有 P 菌毛的细菌菌落在肠道和尿道口周围并播散至尿道。②通过尿液反流,细菌在泌尿道内逆行并与泌尿道的上皮细胞的相应受体结合,局部繁殖,产生炎症。③通过输尿管中尿液的湍流,细菌上行至肾脏,如炎症没及时控制,则肾组织损伤,最终发生纤维化。通常感染途径是:①上行感染:细菌沿尿道上行至膀胱、输尿管乃至肾引起感染。女性多见,因其尿道很短,尿道周围及阴道的黏膜有细菌存在,如果不注意外阴卫生,尿道附近的细菌很容易进入尿道和膀胱,引起下尿路感染,此时细菌可以随尿液反流进入肾盂,引起上尿路感染。②血行感染:细菌从体内的感染灶侵入血流,到达肾脏及尿路引起感染。绝大多数发生于原先已有严重尿路梗阻者或机体免疫力极差者,金黄色葡萄球菌败血症患者常见血源性肾感染。③淋巴道感染:下腹部和盆腔器官,特别是升结肠与右肾的淋巴管相通,因此,盆腔器官有炎症时,细菌可能借此进入肾脏。④直接感染:外伤或邻近脏器感染致细菌直接侵入尿路引起炎症,罕见。老年人肾小管功能及膀胱功能随年龄增长而降低,表现出对水、钠转运功能下降以及尿浓缩能力的减退。健康老年人尿渗透压为 $500\sim700$mmol/L,尿、血渗透压比和纯水清除率较中青年降低。另外,老年人对经肾脏排泄的药物代谢功能下降,易引起肾小管药物中毒、化学性损伤,在此基础上更易招致上尿路感染。下尿路随增龄而出现功能异常,表现出排尿失常、夜间及白天的排尿次数均有增加。男性多有尿急感,女性常有排尿困难、失禁及压力性尿失禁。无症状的老年人排尿速度也渐渐减慢,65 岁以上老年人最大排尿速度>13mL/s,属正常范围。另外,局部的结构改变,如高发的老年肾囊肿、肾结石、尿路机械性梗阻、膀胱输尿管逆流、心血管病的心排血量下降、脑血管病的神经性膀胱等均影响了下泌尿道的排尿速度及排尿量,且易导致尿路感染。

正常膀胱对细菌有很强的抵抗力,细菌很难通过尿路上皮侵入膀胱壁,尿道远段内的细菌一般也不能进入膀胱,即使进入膀胱,在正常情况下,也随着尿液的排泄而驱出体外,致使细菌在膀胱内不能停留、繁殖而引起感染。但在上尿路感染、下尿路梗阻、膀胱本身病变抵抗力降低时,正常的膀胱黏膜抗感染屏障容易遭到破坏,则膀胱又极易引起感染。所有可破坏膀胱黏膜正常抗菌能力、改变膀胱壁正常组织结构及适合于细菌滞留、生长和繁殖的一切因素均可诱发膀胱炎,使膀胱黏膜充血、上皮细胞肿胀,黏膜下充血、水肿和白细胞浸润,严重者可有点、片状出血,黏膜溃疡。甚至发生急性肾盂肾炎,一侧或两侧,局限广泛,黏膜充血水肿、脓性分泌物,肾实质常有数个小的脓肿。

四、临床特点

临床表现不典型,大部分老年人下尿路感染常见症状为尿频、尿急、尿痛等尿路刺激症状,急性膀胱炎突然发生,尿可有臭味且发混浊,约 30%患者肉眼血尿,全身症状不明显,体检常有耻骨弓上压痛。上尿路感染则以肾区疼痛、发热较为多见。突发一侧或两侧腰痛,可放射到髂窝和耻骨弓上部位,脊柱肋缘角有触(叩)痛,尿沉渣镜检有白细胞、白细胞管型,可有暂时性尿浓缩功能减退,全身症状明显,急骤起病,寒战、高烧、恶心、呕吐。泌尿生殖道结构、功能异常或者其他存在易发感染的原发病所引起的临床症状多种多样。仅根据临床表现判断极易误诊或漏诊,应及时做尿液检查、细菌培养及其他相关检查。

1. **体格检查**　包括泌尿外生殖器的检查,腹部和肾区的体检。直肠指诊鉴别是否合并其他疾病。

2. **实验室检查**　包括血常规、尿常规、尿涂片镜检细菌、中段尿细菌培养加药敏、血液细菌培养加药敏、肾功能检查等。尿常规:白细胞排泄增加提示尿路炎症,在诊断方面也具有重要意义,尿路感染最常见的致病菌是革兰阴性杆菌,大肠杆菌占首位(90%),其次是肺炎杆菌和奇异变形杆菌。镜下血尿不是提示细菌感染的可靠证据。无蛋白尿不能排除尿路感染。尿培养:对于复杂性尿路感染,清洁中段尿培养,菌落计数女性>105 cfu/mL、男性>104cfu/mL,或所有患者导尿留取的尿标本细菌菌落计数>104cfu/mL 是确诊的重要依据。老年女性尿培养留取标本困难时可用导尿法,标本留取后立即送检。

3. **影像学检查**　包括超声、腹部平片、静脉肾盂造影等,必要时可选择 CT 或 MRI 检查,主要目的是寻找泌尿生殖道结构、功能异常或者其他存在易发感染的疾病。

五、治疗和护理

(一)控制原发病,去除诱因

老年人泌尿系感染原因复杂,耐药菌多,条件致病菌多,复发率高,应积极控制原发病,去除诱发因素,特别是老年男性的尿路梗阻、前列腺肥大应积极处理。老年女性患者局部使用雌激素可以恢复绝经前的下尿道生理状态、阴道 pH 值和菌群关系,另外也应尽量减少老年人诊疗时泌尿道内操作,如采用套尿管代替留置导尿,注意局部清洁等。

(二)合理使用抗生素

老年人有不同程度的肾脏功能减退,在使用抗生素时应尽量避免对肾脏有毒性的药物。根据尿培养和药敏试验结果选择敏感抗菌药物。对于复杂尿路感染有症状的治疗需要了解可能的病原菌谱和当地的耐药情况,还要对基础泌尿系统疾病的严重程度进行评估(包括对肾功能的评估)。抗菌药物的经验性治疗需根据临床反应和尿培养结果随时进行修正。

1.轻中度患者或初始经验治疗

(1)氟喹诺酮类:近期未用过氟喹诺酮类的患者可选择左氧氟沙星(500mg 静脉或口服,1 次/日)。该药具有高尿液浓度的特点,对铜绿假单胞菌有很强的杀菌效果,同时对于部分 ESBLs 阳性大肠埃希菌、粪肠球菌也有一定的杀菌效果。

(2)头孢菌素(2 代如头孢呋辛或 3 代):对革兰阴性菌的杀菌活性显著增加,同时保持了对葡萄球菌属较高的杀菌活性。

(3)磷霉素氨丁三醇:3g/隔日,口服,对复杂性尿路感染的大肠埃希菌、粪肠球菌、肺炎克雷伯菌等均有很好的抗菌活性,可用于非发热性尿路感染。

2.重症患者或初始经验性治疗失败患者治疗

(1)氟喹诺酮类:如果未被用于初始治疗。

(2)脲基青霉素(哌拉西林)+β内酰胺酶抑制剂:可选用哌拉西林/他唑巴坦(3.375～4.5g,静脉滴注,1 次/6h),此药具有广谱抗菌活性,包括大多数铜绿假单胞菌、肠杆菌科、肠球菌,因为同时带有β内酰胺酶抑制剂,对产超 ESBLs 的肠杆菌有很好的抗菌作用。

(3)头孢菌素(3b 代):增加了对假单胞菌的抗菌活性,如头孢他啶或头孢吡肟(2g,静滴,1 次/8h)。

(4)碳青霉烯类:如亚胺培南、美罗培南、帕尼培南及比阿培南等。

对有发热者应静脉给药,治疗时间要足够,尽力争取早期控制感染。坚持停药后的随访。

3.适当调节尿液酸度 老年人肾脏功能减退不仅表现为肾小球滤过率减低,肾小管的泌酸功能也减退,使得尿液 pH 值上升,不利于抑制细菌生长,可以适当使用药物降低尿液的 pH 值,发挥酸性尿的抗菌作用,对于在酸性环境下才能发挥最大抗菌效能的抗生素也可增加抗生素的药效。应鼓励多喝水,保证每日尿量达 1500mL 以上,以达到冲洗、清洁尿道的目的,减少细菌繁殖。

4.对尿路导管相关的尿路感染 对大多数无症状者不推荐使用抗菌药物。当出现感染症状时,首先应移除导管,如果导管无法去除,在取尿样培养前和应用抗菌药物治疗前应更换留置时间超过 7d 的导管。

(三)治疗原发病和并发症

老年人尿路感染常合并影响其发生、发展的因素,因此,治疗时必须注意其原发病和并发症的治疗。①有尿路梗阻者必须解除梗阻,恢复尿路的通畅。②积极治疗全身性疾病,提高患者的营养状况和免疫功能,使其保持较好的抗病能力。③发热或全身症状较重者应卧床休息,多进水分,多排尿,这有助于冲出细菌。

第二节　前列腺疾病

老年前列腺疾病有前列腺炎、良性前列腺增生及前列腺癌等,本节重点讨论良性前列腺增生及前列腺癌的护理。两种疾病均可导致老年男性排尿障碍,影响日常生活,造成患者痛苦。后者为前列腺组织中的恶性肿瘤,晚期可转移至骨关节、脊髓。

一、良性前列腺增生

(一)概述

良性前列腺增生(Benign Prostatic Hyperplasia,BPH)是引起老年男性排尿障碍原因中最为常见的一种良性疾病。患者可出现以尿急症状为特征的症候群,常伴有尿频和夜尿症状,可伴或不伴有急迫性尿失禁。良性前列腺增生主要表现为前列腺间质和腺体成分的增生、解剖学上的前列腺增大、下尿路症状为主的临床症状以及尿动力学上的膀胱出口梗阻。BPH 的发病率随年龄的增长而增加,排尿困难等症状也随之增加。下尿路症状加重会导致患者生活质量下降、最大尿流率进行性下降、急性尿潴留、反复血尿、复发性尿路感染以及肾功能损害。

(二)病因

前列腺增生与性腺内分泌的紊乱有密切关系,包括雄性激素和雌性激素代谢失衡,血浆中的睾酮在 5α-还原酶作用下,转化为双氢睾酮(DHT),DHT 与雄激素受体结合形成 DHT 受体二聚体,后者能识别并激活染色体上雄激素依赖性基因的表达与转录,从而对前列腺的增殖、分化等功能进行调节。中年以后由于睾丸、肾上腺的性激素合成代谢失常,导致血中雄雌激素比例失调,引起前列腺的病理改变。发生前列腺增生有两个必备的条件:一是高龄;二是存在有功能的睾丸。多肽类生长因子,如 bFlGF、表皮生长因子(Epidermal Growth Factor,EGF)、转移生长因子(Transforming Growth Factor,TGF),转移生长因子 α 抗体(TGFα)均调节前列腺增生,并受雄激素水平调节,转移生长因子 β 抗体(TGF-β)则抑制前列腺细胞增生,它们之间相互作用失调,可能与 BPH 的发生发展有关。有人发现类胰岛素样生长因子-Ⅰ(Insulin-like Growth Factor I,IGF-Ⅰ)可以刺激前列腺增生的发展。前列腺组织中各种细胞成分调节前列腺增殖、分化、凋亡等过程,其调控失常可能与 BPH 有关。其他因素如若以低脂肪、低蛋白质及高纤维素饮食为主,这种饮食可能含有一些化学成分,如异黄酮类化合物等可抑制 BPH 发生。而酗酒、嗜食辛辣等刺激性食物可刺激前列腺增生,过度性生活及慢性炎症使前列腺充血而增生。

(三)病理生理

前列腺位于直肠前,形似栗子,底部紧贴膀胱颈部,包绕着后尿道。正常成年男性前列腺底部横径 4cm,纵径 3cm,前后径 2cm,重 20g,是男性最大的附属性腺。前列腺位于盆腔底部,膀胱颈的下方,包绕着膀胱口与尿道结合部位,前列腺分为前叶、中叶、后叶和两侧叶,前列腺增生的好发部位主要是中叶和两个侧叶。前列腺段尿道黏膜下腺体区域内出现多个中心的纤维肌肉结节及基质增生,进而才有腺上皮增生。病理可分为腺型结节和基质结节两种,基质增生是前列腺增生的重要特征。前列腺增生时,间质所占比例明显增加,同时间质的结构成分也发生变化,平滑肌占间质的面积百分比明显高于正常前列腺,而上皮增生以基底细胞的增生肥大为特点,逼尿肌内的神经末梢减少,膀胱体积增大,但肌肉的收缩强度相对减弱,前列腺肌细胞可通过受体刺激平滑肌收缩张力增加,引起膀胱出口部梗阻。前列腺增生时前列腺腺体、结缔组织和平滑肌组织逐渐增生,可形成多发性结节,这些组织学改变过程开始于尿道周围的前列腺等组织,然后向前列腺外层扩展。在膀胱流出通道梗阻基础上发生膀胱功能异常、上尿路扩张及肾功能损害。膀胱功能异常表现为不稳定膀胱、膀胱无力和低顺应性膀胱。不稳定性膀胱是引起尿频、尿急、紧迫性尿失禁的主要原因。前列腺增生不断进展,排尿困难加剧,膀胱逼尿肌因长期过分逼尿,最终导致损害,膀胱壁由初起的代偿增高,到最终膀胱壁变薄,更加剧了排尿障碍。大量残余尿、膀胱内压持续 $>40cmH_2O$ 是导致前列腺增生症上尿路扩张的两个基本原因。根据膀胱的主要病理特征分为:①高压性慢性尿潴留,以低顺应性膀胱为其特征,储尿期膀胱内压 $>40cmH_2O$。②低压性慢性尿潴留,以膀胱感觉功能受损、大量残余尿为其特征,储尿期的膀胱内压 $<40cmH_2O$。下尿路梗阻若不能得到合理治疗,膀胱壁可失去代偿能力,膀胱扩大,膀胱壁变薄,造成膀胱输尿管入口处活瓣作用受到损害,产生膀胱输尿管反流,而发生双侧肾盂、输尿管积水,肾积水发生后,肾血流量减少,引起肾功能损害。

(四)临床特点

BPH 是一种缓慢进展的前列腺良性疾病,其临床进展性的定义为:下尿路症状加重而导致患者生活质量下降、最大尿流率进行性下降、急性尿潴留、反复血尿、复发性尿路感染以及肾功能损害等,BPH 患者接受外科治疗是疾病进展的最终表现形式。BPH 引起的下尿路症状(Lower Urinary Tract Symptoms,LUTS)主要表现为储尿期症状、排尿期症状、排尿后症状及相关合并症。各种症状可先后出现或在整个病程中进行性发展。部分患者可能出现膀胱过度活动症(Overactive Bladder,OAB)的表现,即一种以尿急症状为特征的症候群,常伴有尿频和夜尿症状,可伴或不伴有急迫性尿失禁。夜尿即夜间尿频,指夜间排尿次数 $\geqslant 2$ 次。应对夜尿和夜间多尿进行区分。

1. 初始评估

(1)下尿路症状的特点、持续时间及其伴随症状。夜尿增多、排尿困难、排尿不尽、排尿无力、尿频等症状。

(2)手术史、外伤史,尤其是盆腔手术或外伤史。

(3)既往史和性传播疾病、糖尿病、神经系统疾病。

(4)药物史,了解患者目前或近期是否服用了影响膀胱出口功能的药物。

(5)患者的一般状况。

(6)BPH/LUTS 症状的评估主要依据国际前列腺症状评分表(International Prostatic Symptoms Score,I-PSS)(表 9-2),是目前国际公认的判断 BPH 患者症状严重程度的最佳手段。I-PSS 评分与生活质量评分同时使用。总分 0~35 分,轻度症状 0~7 分;中度症状 8~19 分;重度症状 20~35 分。

（7）生活质量评分（Quality of Life，QOL）（表 9-2）：是了解患者对其目前下尿路症状程度的主观感受，明确 BPH 患者受下尿路症状困扰的程度及是否能够忍受，因此又叫困扰评分。

表 9-2　国际前列腺症状评分表和生活质量评分

在最近一个月内，您是否有以下症状	在 5 次中						症状评分
	0	1	2	3	4	5	
是否经常有尿不尽感	0	1	2	3	4	5	
两次排尿间隔是否经常 2h*	0	1	2	3	4	5	
是否曾经有间断性排尿	0	1	2	3	4	5	
是否有排尿不能等待*	0	1	2	3	4	5	
是否有尿线变细	0	1	2	3	4	5	
是否需要用力及使劲才能开始排尿	0	1	2	3	4	5	
从入睡到早起一般需要起来排尿几次*	没有 0	1 次 1	2 次 2	3 次 3	4 次 4	5 次 5	
问题	高兴	满意	大致满意	还可以	不太满意	苦恼	很糟
如果在您今后的生活中始终伴有现在的排尿症状，您认为如何？	0	1	2	3	4	5	6

注：* 患者尿期症状，其余为排尿期症状，轻度 0～7 分，中度 5～18 分，重度 20～35 分。

2.检查

（1）直肠指诊：是 BPH/LUTS 患者重要检查项目之一，需在膀胱排空后进行。直肠指诊可以了解前列腺的大小、形态、质地、有无结节及压痛、中央沟是否变浅或消失以及肛门括约肌张力情况。直肠指诊还可以了解是否存在前列腺癌。

（2）尿常规：尿常规可以确定下尿路症状患者是否有血尿、蛋白尿、脓尿及尿糖等。

（3）血清 PSA：前列腺癌、BPH、前列腺炎都可能使血清 PSA 升高。但血清 PSA 与 BPH 的相关性为 0.30ng/mL，与前列腺癌为 3.5ng/mL。

（4）超声检查：超声检查可以了解前列腺形态、大小、有无异常回声、突入膀胱的程度，以及残余尿量。经直肠超声检查还可以精确测定前列腺体积，经腹部超声检查可以了解泌尿系统（肾、输尿管）有无积水、扩张、结石或占位性病变。

（5）尿流率检查：检查最大尿流率和平均尿流率，其中最大尿流率更为重要。尿量在 150～200mL 时进行检查较为准确。

根据病情可选择性检查排尿日记、尿动力学检查、静脉尿路造影、尿道造影、尿道膀胱镜等。

3.BPH 临床进展的危险因素分析

（1）年龄：年龄是 BPH 临床进展的一个高危因素，随着年龄的增加进行性加重，急性尿潴留（Acute Urinary Retention，AUR）及需要手术的发生率随着年龄的增加而升高。

(2)血清PSA:血清PSA是BPH临床进展的风险预测因素之一,高血清PSA患者的PV增长更快,急性尿潴留的发生风险和手术需要随着血清PSA升高而增加,血清PSA≥1.6ng/mL的BPH患者发生临床进展的可能性更大。

(3)前列腺体积:前列腺体积是BPH临床进展的另一风险预测因素,前列腺体积可预测BPH患者发生急性尿潴留的危险性和需要手术的可能性。研究发现,前列腺体积≥30mL的BPH患者发生急性尿潴留的可能性是前列腺体积<30mL患者的3倍。

(4)最大尿流率:最大尿流率可预测BPH患者发生急性尿潴留的风险及临床进展的可能性。研究发现,最大尿流率≤12mL/s的BPH患者发生急性尿潴留的风险是最大尿流率>12mL/s患者的4倍。

(5)残余尿量:残余尿量可预测BPH的临床进展。残余尿量≥39mL的BPH患者发生临床进展的可能性更大。

(6)症状评分:I-PSS>7分的BPH患者发生急性尿潴留的风险是I-PSS<7分患者的4倍。

(7)组织学炎症:组织学炎症也是BPH临床进展的危险因素。

4.BPH临床进展性的评价指标

(1)LUTS:症状是否加重主要通过I-PSS评分的方法来评价,研究表明BPH患者的I-PSS评分逐年增加,年平均增幅为0.29~2分不等。

(2)最大尿流率进行性下降:尿流率是评判BPH临床进展性的客观指标之一,研究表明70岁以上年龄段每年下降值达到6.5%;所有年龄组患者的最大尿流率呈持续下降趋势,平均每年下降达2%。

(3)BPH相关并发症的发生:下尿路症状加重而导致患者生活质量下降、最大尿流率进行性下降、急性尿潴留、反复血尿、复发性尿路感染、结石产生以及肾功能损害等为BPH进展的并发症,其中急性尿潴留和肾功能损害为BPH进展的主要指标。急性尿潴留发生率最高。

(4)BPH手术治疗几率上升:手术治疗风险的加大、手术几率的升高是BPH临床进展性标志。

(五)BPH的治疗

BPH的治疗主要包括观察指导、药物治疗及外科治疗。BPH治疗的目的是为改善患者的生活质量,同时保护肾功能。BPH具体治疗方法的选择应根据患者症状的轻重,结合各项辅助检查、当地医疗条件及患者的依从性等综合考虑。由于患者的耐受程度不同,下尿路症状及其所致生活质量的下降是患者寻求治疗的主要原因,也是治疗措施选择的重要依据。

1.药物治疗 BPH患者药物治疗的短期目标是缓解患者的下尿路症状,长期目标是延缓疾病的临床进展,预防合并症的发生。

(1)α受体阻滞剂:α受体阻滞剂是通过阻滞分布在前列腺和膀胱颈部平滑肌表面的肾上腺素能受体,松弛平滑肌,达到缓解膀胱出口动力性梗阻的作用。坦索罗辛、多沙唑嗪、阿夫唑嗪和特拉唑嗪适用于有下尿路症状的BPH患者的药物治疗。对于表现为OAB症状的BPH患者,可以采用α受体阻滞剂加用抗胆碱能制剂(如托特罗定、索利那新)治疗。

(2)5α还原酶抑制剂:5α还原酶抑制剂通过抑制体内睾酮向双氢睾酮的转变,进而降低前列腺内双氢睾酮的含量,达到缩小前列腺体积、改善排尿困难的治疗目的。5α还原酶抑制剂包括非那雄胺(Finasteride)、度他雄胺(Dutasteride)和依立雄胺(Epristeride),适用于治疗有前列腺体积增大伴下尿路症状的BPH患者。

(3)联合治疗:联合治疗是指联合应用α受体阻滞剂和5α还原酶抑制剂治疗BPH。联合治疗适用于前列腺体积增大、有下尿路症状的BPH患者。

(4)植物制剂:植物制剂(Phytotherapeutic Agents)如普适泰等适用于BPH及相关下尿路症状的治疗。

2.外科治疗 重度BPH的下尿路症状已明显影响患者生活质量时可选择外科治疗。当BPH导致反复尿潴留(至少在一次拔管后不能排尿或两次尿潴留)、反复血尿、5α还原酶抑制剂治疗无效、反复泌尿系感染、膀胱结石、继发性上尿路积水(伴或不伴肾功能损害)合并症时可采用外科治疗。

(1)手术治疗:经典的外科手术方法有经尿道前列腺电切术(Transurethral Resection of the Prostate,TURP)、经尿道前列腺切开术(Transurethral Incision of the Prostate,TUIP)以及开放性前列腺摘除术。目前TURP仍是BPH治疗的"金标准"。

(2)激光治疗:激光在BPH治疗中的应用逐渐增多。目前常用的激光类型有钬激光(Ho:YAG)、绿激光(KTP:YAG或LBO:YAG)、铥激光(Tm:YAG)。激光的治疗作用与其波长的组织学效应和功率有关,可对前列腺进行剜除、汽化、汽化切割等。

(3)其他治疗:经尿道微波热疗(Transurethral Microwave Therapy,TUMT)、前列腺支架经尿道前列腺气囊扩张。

3.BPH患者尿潴留的处理

(1)急性尿潴留:BPH患者发生急性尿潴留时,首选置入导尿管,置入失败者可行耻骨上膀胱造瘘。一般留置导尿管3~7d,如同时服用α受体阻滞剂,可提高拔管成功率。拔管成功者,可继续接受BPH药物治疗。拔管后再次发生尿潴留者,应择期进行外科治疗。

(2)慢性尿潴留:BPH长期膀胱出口梗阻、慢性尿潴留可导致输尿管扩张、肾积水及肾功能损害。如肾功能正常,可行手术治疗,如出现肾功能不全,先行尿液引流,待肾功能恢复到正常或接近正常,病情平稳,全身状况明显改善后再择期手术。

(六)BPH的护理

1.观察指导 观察病情进展情况,症状有无加重,生活质量下降程度,有无合并症发生。轻度下尿路症状(I-PSS评分≤7)的患者,以及中度以上症状(I-PSS评分≥8)同时生活质量尚未受到明显影响的患者可以采用观察方式,在此期间做好健康指导,包括患者教育、生活方式指导、随访等。同时患者应进行全面检查(初始评估的各项内容)以排除各种BPH相关合并症。

2.药物护理 BPH患者药物治疗时加强观察,力求减少药物治疗副作用的同时保持患者较高的生活质量。

(1)α受体阻滞剂:观察常见副作用包括头晕、头痛、无力、困倦、体位性低血压等,体位性低血压更容易发生在老年及高血压患者中。

(2)5α还原酶抑制剂:观察副作用包括勃起功能障碍、射精异常、性欲低下和其他如男性乳房女性化、乳腺痛等。

3.心理护理 BPH患者常因下尿路症状和生活质量下降而郁闷苦恼,有难言之隐,不愿与人沟通,怕外出活动,怕家人嫌弃,对人不信任,怀疑别人在议论自己,加上老年人固执的心理特点,行为刻板,自以为是,难以接纳他人的意见,易发脾气,容易产生不遵医行为。要多与患者沟通,耐心倾听患者诉说,详细讲解本病的相关知识,让患者了解和认识自己所患的疾病,使患者认识到对疾病的不正确认知,以缓解患者焦虑抑郁情绪,改善心理健康状况,提高治疗依从性。同时向患者家属、同事或亲友说明社会支持对患者康复的重要性,多给患者心理精神上的关心和支持,让患者充分感受到家庭和社会的关爱与温暖,增强战胜疾病的信心,以良好的心态、乐观的情绪,积极配合治疗。

4.患者教育 向患者提供BPH疾病相关知识,包括下尿路症状和BPH的临床进展及前列腺癌的相关知识。

(1)生活方式的指导:适当限制饮水可以缓解尿频症状,例如夜间和出席公共社交场合时限水,但每日水的摄入不应少于1500mL。酒精和咖啡具有利尿和刺激作用,可以引起尿量增多、尿频、尿急等症状。因此,应适当限制酒精类和含咖啡因类饮料的摄入。指导排空膀胱的技巧,如重复排尿等。精神放松训练,把注意力从排尿的欲望中转移开。膀胱训练,鼓励患者适当憋尿,以增加膀胱容量和排尿间歇时间。

(2)用药的指导:BPH患者常因为合并其他全身性疾病而同时使用多种药物,应了解和评价患者这些合并用药的情况,必要时在其他专科医师的指导下进行调整以减少合并用药对泌尿系统的影响。慎用如阿托品、颠茄片类药物,因其会加重排尿困难,剂量大时可引起急性尿潴留;钙阻滞剂和维拉帕米可减弱逼尿肌的收缩力,加重排尿困难。有不稳定性膀胱的情况出现时,一方面做好心理疏导,另一方面可用镇静、镇痛解痉药物。

(3)自我保健:防止受寒,预防感冒和上呼吸道感染;绝对忌酒,饮酒可使前列腺及膀胱颈充血水肿而诱发尿潴留;适量饮水,多食含纤维素食物,少食辛辣刺激性食品,避免会阴部充血、便秘症状加重压迫前列腺,加重排尿困难。不可憋尿,憋尿会造成膀胱过度充盈,使膀胱逼尿肌张力减弱,排尿发生困难,容易诱发急性尿潴留。避免久坐而致会阴部充血引起排尿困难。

5.随访 观察开始后第6个月进行第一次随访,以后每年进行一次随访。随访的目的主要是了解患者的病情发展状况,是否出现临床进展以及BPH相关合并症和/或绝对手术指征,并根据患者的愿望转为药物治疗或外科治疗。

二、前列腺癌

(一)概述

前列腺癌主要是老年男性前列腺组织中的恶性肿瘤。95%以上的前列腺癌是发生于前列腺腺体组织的腺癌,新诊断患者中位年龄为72岁,高峰年龄为75~79岁。在美国,大于70%的前列腺癌患者年龄都超过65岁,50岁以下男性很少见,但是大于50岁,发病率和死亡率就会呈指数增长。前列腺癌在非洲裔美国人中的发病率最高。中国人与美国黑人之间可相差 100 倍。

（二）病因

1.遗传 前列腺癌最重要的危险因素之一是遗传。研究发现单卵双生子的前列腺癌的发病率明显高于双卵双生子,提示遗传因素在发病因素中占有重要地位。重要基因的多态性是导致前列腺癌基因易感性的另一个原因,如雄激素受体(AR)、维生素 D 受体(VDR)、细胞色素 P450(CYP)和 2 型 5α 还原酶(SRD5A2)的编码基因等。当家族中有直系男性家属患前列腺癌时,该家族中男性发病率明显增高。直系亲属(兄弟或父亲)患有前列腺癌,其本人患前列腺癌的危险性会增加 1 倍。

2.年龄 前列腺癌在小于 45 岁的男性中非常少见,但随着年龄增大,前列腺癌的发病率急剧升高。在 40 岁以后年龄每增加 10 岁,前列腺癌的发病率就几乎加倍。

3.雄激素水平 前列腺分泌功能受雄激素睾酮调节,促性腺激素的黄体生成素发挥间接作用。雄激素是前列腺癌发生的必要因素,在动物实验中雄激素和双氢睾酮能够诱发前列腺癌,但其浓度与发病率并无明确关联,且与受体水平影响有关。胰岛素和胰岛素样生长因子(IGF)也是前列腺癌发病的相关因素,IGF-1 是一种多肽生长因子,参与调节肿瘤细胞的增殖、分化和凋亡。

4.外源性因素 高动物脂肪饮食是一个重要的危险因素,研究证实前列腺癌患者的脂肪摄入量和脂肪所占的能量比明显高于对照者,多项研究显示高脂饮食会刺激前列腺癌的发展,维生素 E、硒、木脂素类、异黄酮的低摄入也是危险因素。阳光暴露与前列腺癌发病率呈负相关,阳光可增加维生素 D 的水平,这可能是前列腺癌的保护因子,绿茶可能为前列腺癌的预防因子。

（三）病理变化

前列腺癌初期为单个或多个硬结节,前列腺可增大,也可正常大小,早期病灶发生在前列腺包膜下,大多数在后叶,其次在两侧及前叶,发生在中叶是极少数,晚期可整个前列腺发生,使前列腺增大变硬,呈灰白或浅黄色。前列腺癌 97% 是腺癌,移行细胞癌和鳞状细胞癌少数。分化程度可分高分化、中分化和低分化,高分化者较多,低分化者少见。分化差的肿瘤,其细胞和结构的异型性显著,但高分化的癌往往因缺乏显著的恶性形态学表现而难以诊断。前列腺癌的腺体结构的紊乱、核的异型性及浸润现象为主要病理诊断。

前列腺癌病理分级目前最常使用 Gleason 评分系统,采用与预后密切相关的五级法。

①根据腺体分化程度,按 5 级评分(第 1 级 1 分,分化好;每递升 1 级增加 1 分;第 5 级 5 分,为未分化)。②前列腺癌组织被分为主要分级区和次要分级区,每区的 Gleason 分值为 1~5,Gleason 评分是把主要分级区和次要分级区的 Gleason 分值相加,形成癌组织分级常数(如腺癌主要结构评为 2 分,次要结构评为 4 分,则积分为 2+4=6 分;只有 1 个结构类型,评分为 3 分,则积分为 3+3=6 分)。③积分为 2、3、4 分者相当于高分化腺癌;5、6、7 分者相当于中分化腺癌;8、9、10 分者相当于低/未分化癌。Gleason 分级以全部肿瘤的分化程度并兼顾生长方式及间质浸润状态为基础,考虑到同一前列腺癌标本中不同区域组织类型多样性的特点,采用 5 级 10 分制的表示方法,分级标准:①Ⅰ级,肿瘤腺体形态一致,单个存在,境界清楚。②Ⅱ级,肿瘤界限较清楚,肿瘤腺体为单个,大小不一致。③Ⅲ级,肿瘤浸润于非肿瘤前列腺组织中,腺体大小明显不一致,多数腺体较Ⅰ、Ⅱ

级小,为小腺泡。另外,还有大腺泡和筛状。④Ⅳ级,肿瘤腺体融合,异形性明显。⑤Ⅴ级,肿瘤失去腺体分化,呈实性团块或单个细胞浸润,可见坏死。前列腺癌转移途径有三种:①血行转移最常见为骨盆、脊椎、股骨。剧烈疼痛,可发生病理性骨折,也可转移至肝、肺、胸、膜、肾上腺、脑等内脏器官;②淋巴转移可至髂内外腹主动脉旁淋巴结等;③向附近组织或邻近器官浸润,首先侵及两侧叶,穿破被膜,至输精管壶腹、精囊、膀胱颈和后尿道。

(四)临床特点

1.症状　早期前列腺癌通常没有症状,但肿瘤侵犯或阻塞尿道、膀胱颈时,则会发生类似下尿路梗阻或刺激症状,严重者可能出现急性尿潴留、血尿、尿失禁。若出现疲劳,体重减轻,全身疼痛,可能已经是晚期进展性前列腺癌。骨转移时会引起骨骼疼痛、病理性骨折、贫血、脊髓压迫导致下肢瘫痪等。

2.检查　前列腺癌通常由前列腺直肠指检或血清前列腺特异性抗原(Prostate Specific Antigen,PSA)检查后再确定是否进行前列腺活检。直肠指检联合PSA检查是目前公认的早期发现前列腺癌最佳的初筛方法。

(1)直肠指检(Digital Rectal Examination,DRE),DRE是最简便的检查方法,对前列腺癌的早期诊断和分期都有重要价值。正常前列腺大小约$4cm \times 3cm$,中央沟存在,质地柔软,无结节;前列腺癌的前列腺增大,不对称,质地硬,有结节,可与精囊等粘连。

(2)前列腺特异性抗原(Prostate Specific Antigen,PSA)检查,具有较高的前列腺癌阳性诊断预测率,对50岁以上有下尿路症状的男性进行常规PSA和DRE检查。血清总PSA(TPSA)>4.0ng/mL为异常。PSA应在前列腺按摩后一周,直肠指检、膀胱镜检查、导尿等操作48h后检测及前列腺穿刺一个月后检测。PSA检测时应无急性前列腺炎、尿潴留等疾病。我国前列腺增生(BPH)患者总前列腺特异性抗原(TPSA),各年龄段分别为40～49岁为0～1.5ng/mL,50～59岁为0～3.0ng/mL,60～69岁为0～4.5ng/mL,70～79岁为0～5.5ng/ml,80岁为0～8.0ng/mL。游离PSA(free PSA,FPSA)水平与前列腺癌的发生率呈负相关。当患者血清TPSA介于4～10ng/ml,FPSA/TPSA<0.1时,该患者发生前列腺癌的可能性高达56%。国内推荐FPSA/TPSA>0.16为正常值。PSA密度(PSA density,PSAD)即血清总PSA值与前列腺体积的比值,PSAD正常值<0.15,PSAD可有助于区分良性前列腺增生症和前列腺癌。

(3)经直肠超声检查(Tranrectal Ultrasonography,TRUS):在TRUS引导下进行前列腺系统性穿刺活检,是前列腺癌诊断的主要方法。

(4)前列腺穿刺:直肠指检发现结节,B超发现低回声结节或/和MRI发现异常信号,PSA>10μg/mL,PSA 4～10μg/mL、f/tPSA或PSAD值异常时考虑前列腺穿刺。穿刺前应做好血、尿、粪及凝血功能常规检查,预防性抗生素应用和围手术期抗凝及抗血小板药物使用,术前做好肠道准备。术后可能会出现血尿、血便感染及迷走神经反射等并发症。

(5)前列腺癌的其他影像学检查:CT对于早期前列腺癌的诊断敏感性低于MRI,CT检查的目的主要是进行肿瘤的临床分期;MRI检查可以显示前列腺包膜的完整性,是否侵犯前列腺周围组织及器官,还可显示盆腔淋巴结受侵犯的情况及骨转移的病灶;前列腺癌的核素检查（ECT）：前列腺癌的最常见远处转移部位是骨骼。ECT 可比常规 X 线片提前 3～6 个月发现骨转移灶。

3.危险因素分析　根据血清 PSA、Gleason 评分和临床分期将前列腺癌分为低、中、高危三类（见表 9-3 前列腺癌低、中、高危评价标准），以便指导治疗和判断预后。

表 9-3　前列腺癌低、中、高危评价标准

项目	低危	中危	高危
PSA(ng/mL)	<10	10～20	>20
Gleason 评分	≤6	7	≥8
临床分期	≤T2a	T2b	≥T2c

4.前列腺癌分期　前列腺癌分期的目的是指导选择治疗方法和评价预后。通过 DRE、PSA、穿刺活检阳性针数和部位、骨扫描、CT、MRI 以及淋巴结切除来明确分期。2002 年美国癌症联合委员会（American Joint Committee for Cancer，AJCC）发布 TNM 分期系统（见表 9-4 前列腺癌 TNM 分期）。

（1）T 分期表示原发肿瘤的局部情况。

（2）N 分期表示淋巴结情况，只有通过淋巴结切除才能准确地了解淋巴结转移情况。N 分期对准备采用根治性疗法的患者是重要的，分期低于 T2、PSA<20ng/mL 和 Gleason 评分<6 的患者淋巴结转移的机会<10%。Gleason 评分是按照细胞的分化程度由高到低分为 1～5 级。细胞分化程度越高，评分越低，预后相对越好（第 1 级 1 分，分化好，每递升 1 级增加 1 分，第 5 级 5 分，为未分化）。肿瘤可分主要和次要分化程度分别评分，以两项评分相加的总分作为判断预后的标准。总分为 2、3、4 分者相当于高分化腺癌；5、6、7 分者相当于中分化腺癌；8、9、10 分相当于低/未分化癌。

（3）M 分期主要针对骨骼转移，骨扫描、MRI、X 线片检查是主要的检查方法。尤其是对病理分化较差（Gleason 评分>7）或 PSA>20ng/mL 的患者，应常规行骨扫描检查。

表 9-4　前列腺癌 TNM 分期

原发肿瘤（T）	
临床	病理(pT)*
Tx 原发肿瘤不能评价	pT2* 局限于前列腺
T0 无原发肿瘤的证据	pT2a 肿瘤限于单叶≤1/2
T1 不能被扪及和影像无法发现的临床隐匿性肿瘤	pT2b 肿瘤超过单叶的 1/2 但限于该单叶
T1a 偶发肿瘤体积<所切除组织体积的 5%	pT2c 肿瘤侵犯两叶
T1b 偶发肿瘤体积>所切除组织体积的 5%	pT3 突破前列腺
T1c 穿刺活检发现的肿瘤（如由于 PSA 升高）	pT3a 肿瘤突破前列腺
T2 局限于前列腺内的肿瘤	pT3b 肿瘤侵犯精囊

续表

临床	病理(pT)*
T2a 肿瘤限于单叶的 1/2(≤1/2)	pT4 侵犯膀胱和直肠
T2b 肿瘤超过单叶的 1/2,但限于该单叶(1/2—1)	
T2c 肿瘤侵犯两叶	
T3 肿瘤突破前列腺包膜**	
T3a 肿瘤侵犯包膜(单侧或双侧)	
T3b 肿瘤侵犯精囊	
T4 肿瘤固定或侵犯除精囊外的其他临近组织结构,如膀胱颈、尿道外括约肌、直肠、肛提肌和(或)盆壁	

区域淋巴结(N)***

临床	病理
Nx 区域淋巴结不能评价	PNx 无区域淋巴结取材标本
N0 无区域淋巴结转移	pN0 无区域淋巴结转移
N1 区域淋巴结转移(一个或多个)	pN1 区域淋巴结转移(一个或多个)

远处转移(M)****

M x 远处转移无法评估

M0 无远处转移

M1 有远处转移

M1a 有区域淋巴结以外的淋巴结转移

M1b 骨转移(单发或多发)

M1c 其他器官组织转移(伴或不伴骨转移)

*:穿刺活检发现的单叶或两叶肿瘤,但临床无法扪及或影像不能发现的定为 T1c;

**:侵犯前列腺尖部或前列腺包膜但未突破包膜的定为 T2,非 T3;

***:不超过 0.2cm 的转移定为 pN1mi;

****:当转移多于 1 处,为最晚的分期。

(五)治疗

1.观察等待治疗　指主动监测前列腺癌的进程,对低危前列腺癌(PSA4~10ng/mL,GS≤6,临床分期≤T2a)和预期寿命短的患者及晚期前列腺癌患者密切随访,每 3 个月复诊,检查 PSA、DRE,必要时缩短复诊间隔时间和进行影像学检查,患者必须充分知情,了解并接受肿瘤局部进展和转移的危险,并接受密切的随访。

2.前列腺癌根治性手术治疗　根治性前列腺切除术(简称根治术)是治疗局限性前列腺癌最有效的方法,有三种主要术式,即传统的经会阴、经耻骨后及近年发展的腹腔镜前列腺癌根治术。已确定采取根治术的患者(做经直肠穿刺活检)应等待 6~8 周及经尿道前列腺切除术者应等待 12 周再行手术,可降低手术难度和减少并发症。手术主要并发症有术中严重出血、直肠损伤、术后阴茎勃起功能障碍、尿失禁、膀胱尿道吻合口狭窄、尿道狭窄、深部静脉血栓、淋巴囊肿、尿瘘、肺栓塞。腹腔镜前列腺癌根治术还可能出现沿切口种植转移、转行开腹手术、气体栓塞、高碳酸血症、继发出血等并发症。

手术没有硬性的年龄界限,但 70 岁以后伴随年龄增长,手术并发症及死亡率将会增加。手术适应于前列腺癌局限,临床分期 T_1T_2c 的患者,预期寿命≥10 年者则可选择根治术。前列腺癌患者多为高龄男性,手术并发症的发生率与身体状况密切相关,身体状况良好,没有严重的心肺疾病的患者适应根治术,对于 PSA>20ng/mL 或 Gleason 评分≥8 的局限性前列腺癌患者符合上述分期和预期寿命条件的,根治术后可给予其他辅助治疗。对患有严重的心血管疾病、肺功能不良、严重出血倾向或血液凝固性疾病及已有淋巴结或骨转移,预期寿命不足 10 年的患者不宜手术。

3. 前列腺癌外放射治疗(External-beam Radiation Therapy,EBRT)　前列腺癌患者的放射治疗具有疗效好、适应证广、并发症少等优点,适用于各期患者。局部晚期前列腺癌(T_3T_4 N0 M0)治疗原则以辅助性放疗和内分泌治疗为主。转移性癌可行姑息性放疗,以减轻症状、改善生活质量。三维适形放疗(3D-CRT)的优点为可最大限度地减少对周围正常组织及器官的照射,提高肿瘤局部的照射剂量及靶区的照射总量,提高肿瘤局部控制率,减少并发症。IMRT 是 3D-CRT 技术的新扩展,使外照射的剂量达到更高的适形程度。

4. 前列腺癌近距离照射治疗　近距离照射治疗(brachytherapy)包括腔内照射、组织间照射等,是将放射源密封后直接放入人体的天然腔内或放入被治疗的组织内进行照射。符合临床分期为 T1~T2a 期;Gleason 分级为 2~6 ;PSA<10ng/mL 的患者可行单纯近距离照射治疗。

5. 试验性前列腺癌局部治疗　前列腺癌的冷冻治疗(Cryo-surgical Ablation of the Prostate,CSAP)、高能聚焦超声(High-intensity Focused Ultrasound,HIFU)和组织内肿瘤射频消融(Radiofrequency Interstitial Tumour ablation,RITA)等试验性局部治疗(Experimental Local treatment),与根治性前列腺癌手术及放疗相比较,其对临床局限性前列腺癌的治疗效果,还需要长期临床研究加以评估和提高。

6. 前列腺癌内分泌治疗　任何抑制雄激素活性的治疗均可被称为雄激素去除治疗。内分泌治疗的目的是降低体内雄激素浓度、抑制肾上腺来源雄激素的合成、抑制睾酮转化为双氢睾酮或阻断雄激素与其受体的结合,以抑制或控制前列腺癌细胞的生长,治疗切缘残余病灶,减少残余阳性淋巴结和微小转移病灶,提高长期存活率。内分泌治疗的方法包括:①去势:通过药物去势或手术去势抑制睾酮分泌;②最大限度阻断雄激素:通过抗雄药物阻断雄激素与雄激素受体结合,去势加抗雄药物能够最大限度地阻断雄激素对前列腺细胞的作用;③间歇内分泌治疗;④根治性治疗前先行辅助内分泌治疗;⑤辅助内分泌治疗:前列腺癌根治性切除术后或根治性放疗后,辅以内分泌治疗。对于激素难治性前列腺癌(HRPC)目前化疗方案是①多烯紫杉醇(Docetaxel)为基础的化疗方案,多烯紫杉醇 $75mg/m^2$,1 次/3w 静脉用药,加用泼尼松 5mg,2 次/d 口服,共 10 个周期;②米托蒽醌(Mitoxantrone)为基础的化疗方案,米托蒽醌,$12mg/m^2$,1 次/3w 静脉用药,同时联合泼尼松治疗;③雌二醇氮芥(Estramustine)+长春碱(Vinblastine);④雌二醇氮芥+ VP16(Etoposide)。

7. 激素非依赖前列腺癌的骨转移治疗　对于有骨转移的激素非依赖前列腺癌的治疗目的主要是缓解骨痛,预防和降低骨相关事件(skeletal related events,SREs)的发生,提高生活质量,提高生存率。双膦酸盐(zoledronic acid,唑来膦酸)是目前治疗和预防前列腺癌骨转移的首选治疗药物。唑来膦酸是第三代双膦酸盐,具有持续缓解骨痛、降低骨相关事件的发生率、延缓骨并发症发生时间的作用。体外放射治疗可改善局部和弥漫性骨痛。

(六)护理

1. 手术护理见本章的第三节、前列腺手术护理。

2. 放疗患者的护理

放疗前护理

(1)心理护理应针对性地做好疏导工作。

(2)劝导患者戒烟戒酒,忌吃辛辣和酸醋食物,避免过熟过硬的食物,以免损伤黏膜。

(3)照射前向患者解释有关放疗知识及有关保护照光野皮肤的重要性和方法,避免照光野皮肤受机械物质的刺激,以免损伤皮肤,内衣宜柔软、宽大、吸湿性强,保持照光野皮肤的清洁干燥,防止溃疡感染。尤其是会阴部皮肤。出汗时可用温水和软毛巾轻轻蘸洗照光部位,忌用肥皂、粗毛巾擦拭,局部避免冷热刺激、光线的直接照射以免损伤皮肤,切忌用手指直接接触或用手去剥痂皮,以免损伤皮肤而延长愈合的时间。放射部位不可涂用含金属的药膏及使用含氧化锌的胶布,因其照射时可产生两次射线,加重皮肤反应。

放疗期间护理

(1)始终保持照光野线条清晰,照射时不可移动位置。

(2)在照射前、后半小时内,嘱患者尽量不进食,以免引起条件反应性厌食。每次放疗后至少静卧 30～60min 以减轻放射反应。

(3)养成良好的卫生习惯,饭后漱口可清除口腔中食物残渣,可减轻口腔黏膜反应。

(4)指导患者宜选高热量、高蛋白、高维生素、低脂肪易消化清淡的食物。鼓励患者多饮水,每日 2000～4000mL,以利于毒素排泄,也可选用人参、红枣以利于提高肌体免疫功能。

放疗后护理

(1)放射性膀胱炎的护理:告知患者放疗前排空小便,平时注意多饮水,每天饮水1000～2000mL。如出现有尿路刺激征,应进行抗感染治疗。注意不憋尿,保持外阴及尿道清洁,预防逆行感染。如出现重度放射性膀胱炎,应遵医嘱膀胱灌注,嘱其排尽尿液后灌注,勤翻身改变体位,使药物充分接触膀胱内壁。

(2)放射性直肠炎护理:放疗中注意保持体位不变以防发生直肠狭窄和肠黏膜溃疡出血。观察排便性状、防止便秘。观察有无腹痛、水电解质紊乱等症状。

3. 健康教育

(1)术后 3 个月内避免剧烈活动,如负重,以免发生继发出血。建立良好的生活习惯,保持合适的体重,忌食辛辣刺激食物,戒烟酒,限制脂肪的摄入,不吃垃圾食品,避免进食油炸和油煎食物,饮用绿茶,适当提高饮食中微量元素硒和维生素 E 的含量。保持大便通畅,有尿失禁者,保持会阴干燥清洁,定时训练收缩盆底肌。若出现血尿、排尿困难或尿线变细及腰痛、骨关节疼痛等骨转移征象时需及时就诊。

(2)随访:治疗后前 2 年之内应该每 3 个月随访 1 次,2 年后每 6 个月随访 1 次,5 年后每年随访 1 次。随访项目:有关的临床表现,血清 PSA 水平的检测或 DRE 为常规随访方法,还有肌酐、血红蛋白、肝功检测,骨扫描,超声和胸片等。

第三节　前列腺手术护理

前列腺增生的手术治疗有经尿道前列腺电切术 TURP、经尿道前列腺切开术 TUIP及开放性前列腺摘除术。目前 TURP 是 BPH 治疗的"金标准"。以下重点介绍 TURP的手术前后护理和手术并发症的护理。

一、前列腺增生的手术护理

(一)术前护理

1.心理护理　应针对老年患者的心理特点,运用心理学知识,耐心细致地解释手术的必要性及安全性,向患者和家属介绍 TURP 的手术优点,如不需开腹、损伤小、出血少、安全性高等,使患者有心理准备,消除顾虑。

2.评估患者身体、心理、社会情况。

3.做好术前准备　协助完成各项术前检查,如心电图、X 线、CT、B 超等,术前 1d 备血、备皮,嘱患者禁食 12h,禁饮 4h,术前晚使用恒康正清液导泻,保证肠道清洁。教会患者深呼吸、有效咳嗽,训练床上大小便,术晨遵医嘱使用术前用药和膀胱冲洗。

(二)术后护理

1.生命护理　多数患者有心血管疾病,加之麻醉及手术刺激可引起血压下降或诱发心、肺、脑并发症。因此,应严密观察生命体征、心电监护、常规持续低流量吸氧,严格控制输液速度。

2.管道护理

(1)术后患者均留置三腔导尿管,应妥善固定,并防止受压、扭曲、滑脱。

(2)密切观察膀胱冲洗是否通畅,观察引流液的性质、色、量,根据引流液的颜色调节冲洗速度,色深则快,色浅则慢,防止血块堵塞,一般为 80～100 滴/min。冲洗液的温度应该接近体温,约 38～40℃,过高易引起血管扩张,加重出血;过低易导致体温下降、寒颤,甚至出现膀胱痉挛。准确记录冲洗量、排出量和尿量,如出现腹胀、有排尿困难感、尿液引流少,甚至进多出少、只进不出的现象时可能有血块堵塞尿管,应挤捏尿管,如无效则应用生理盐水低压冲洗。每天用 0.5%碘附消毒尿道口 2 次,随时清洗尿道口分泌物;每日更换集尿袋 1 次,集尿袋应低于膀胱水平位,袋内尿液不超过 2/3,及时倾倒,防止尿液逆流造成逆行感染;嘱患者多饮水,每日>2500mL,以冲洗尿路。

(3)3～5 天尿液颜色清澈后停止膀胱冲洗,嘱患者多饮水,使尿量增加,起到冲洗膀胱的作用。造瘘口愈合后可夹闭尿管,2～4小时定时开放,使膀胱舒缩功能得以恢复。拔出导尿管后造瘘口常有漏尿,一般经换药瘘口可在1～2周内自行愈合,术后漏尿为暂时现象。应注意保持造瘘口周围的皮肤清洁、干燥,及时更换浸湿的敷料,减少尿液对周围组织的刺激。

3.基础护理　保持臀部、会阴部皮肤清洁,预防湿疹及压疮发生。加强饮食护理,术后禁食6～8h,腹胀者可适当延长禁食时间,肠蠕动恢复后可由稀到干提供高热量、高蛋白、高维生素饮食。保持大便通畅,切忌用力屏气排便,以免出现前列腺窝出血。预防肺部感染。

4.并发症护理

(1)注意防止汽化电切综合征(TURS)的发生:TURS指术中及术后常规用尿道冲洗液5万～6万mL,大量冲洗后被人体吸收,使血容量急剧增加,导致稀释性、低钠血症。患者可在几小时内出现烦躁、恶心、呕吐、抽搐、昏迷、甚至肺水肿,脑水肿等。患者在术后12h内易发生TURS,应及时准备好抢救物品,一旦发生,应立即予以吸氧、强心、利尿,必要时静脉滴注3%氯化钠300mL以补充血钠,5%碳酸氢钠150～200mL纠正酸中毒,如有脑水肿症状,给予20%甘露醇,静脉滴注。

(2)出血护理:一般早期出血多发生在术后24h内,与术中止血不彻底、气囊导尿管压迫不够或创面渗血有关。临床表现为持续膀胱冲洗液呈深红色伴有小血块,量多时易造成导尿管阻塞,应加快膀胱冲洗速度,防止膀胱内血块形成,并将气囊导尿管加压牵引压迫前列腺窝,防止前列腺窝血液反流到膀胱。一旦发生严重出血可给予冰盐水持续膀胱冲洗,并遵医嘱使用止血药。为防止术后出血,术前1周可应用己烯雌酚2mg口服,每晚1次,促使前列腺窝变硬,减少出血。若发生继发性出血,立即使用三腔气囊尿管压迫止血,静脉给予止血剂,加快持续膀胱冲洗速度。必要时重新放入电切镜,寻找出血点止血。

(3)膀胱痉挛护理:手术创伤,留置在前列腺窝的三腔导尿管气囊压迫膀胱及术后膀胱冲洗不通畅等原因而发生膀胱痉挛,患者常表现为耻骨区、会阴部及尿道外口不适,尿意急迫,肛门坠胀,部分患者表现为膀胱、尿道的阵发性和痉挛性收缩痛。轻者应予心理护理,指导放松疗法,保持引流通畅,中重型可用镇痛泵、洛沃克或消炎痛等药物治疗;同时控制导尿管气囊注水量,在确保有效压迫前列腺窝创面前提下,应尽量减少气囊导尿管注水量,一般25～30mL即可,待冲洗液变清亮即可逐渐分次减少气囊液体;保持膀胱冲洗通畅,避免因管道堵塞所致的引流不畅,以防膀胱痉挛发生,保持冲洗液温度,避免温度过低刺激膀胱平滑肌而膀胱痉挛。高龄老年人反应能力差,膀胱痉挛发作时没有明显下腹部疼痛,而更多的是出现膀胱冲洗不通畅,冲洗液反流等现象,应引起注意。

(4)暂时性尿失禁护理:术后尿失禁是因为尿道括约肌的损伤或牵拉,可出现永久性尿失禁或暂时性尿失禁,严重影响日常生活质量。患者拔管后会出现暂时性尿失禁,让患者对此有充分的心理准备,配合术后继续治疗,克服患者术后紧张、焦虑情绪。并做盆底肌肉收缩训练,嘱患者做提肛收缩动作或在排尿过程中做终止动作,提肛运动为4次/d,每次缩肛10下,每下不少于10s,记录患者产生尿急到排尿的时间,嘱咐患者忍耐以增加膀胱容量,高龄患者提肛肌训练不宜过频。

(5)下肢静脉血栓形成:老年人血管硬化,血流迟滞,易呈高凝状态而发生栓塞,

TUVP术后患者需卧床休息,肢体活动减少,致血流缓慢,加之术后应用止血药,可造成血液高凝状态及血液瘀滞,易导致血栓形成,在可能的条件下应让患者尽早在床上活动或下床活动,鼓励患者做深呼吸、咳嗽和腿部活动,下床活动时,陪护人员应当予以帮助。尽早适当活动不仅可减少静脉血栓和肺部并发症的发生,还能防止褥疮并有助于伤口愈合。

5.出院后指导　出院时嘱患者一般1～2周内进行1次复查,以后每月复查1次,若3个月后平稳,排尿功能良好,每6个月复查1次。3个月内注意休息,勿做重体力活动,不走远路,勿骑单车,保持大便通畅,避免用力解便而引起继发出血,3个月内尽量不做下蹲等增加腹压动作,保持尿道口、会阴清洁,如有持续性血尿且血块阻塞尿道,尿线变细、分叉或尿潴留则需及时就诊。

二、前列腺癌的手术护理

前列腺癌的手术治疗有经会阴或耻骨后前列腺癌根治术或腹腔镜前列腺癌根治术。耻骨后根治性前列腺切除术可经同一入路完成盆腔淋巴结切除,改良式盆腔淋巴结切除术达到根治的目的。根治性前列腺切除术的手术切除范围包括完整的前列腺、双侧精囊和双侧输精管壶腹段、膀胱颈部。腹腔镜根治性前列腺切除术其疗效与开放手术类似,优点是损伤小、术野及解剖结构清晰,术中和术后并发症明显减少,缺点是技术操作比较复杂,手术切除步骤和范围同开放手术。

（一）术前护理

1.心理护理　了解患者对癌症的认知程度和心理变化,采用相应的心理护理。向患者详细介绍国内外前列腺手术开展情况,让患者了解手术的目的、方法、术后效果及注意事项,使患者减轻焦虑,树立信心,配合完成手术及术后的治疗。

2.了解患者全身各系统的情况　对有心、脑、肺部疾病的患者应做详细的护理记录,配合医生积极治疗。对有吸烟史的患者劝其戒烟,指导练习床上翻身、咳嗽排痰,对排尿困难需留置导尿的患者,做好导管护理。

3.饮食及肠道准备　术前3d半流质饮食,口服甲硝唑片肠道抑菌。术前1d流质饮食,术前禁食12h,禁饮4h,术前晚使用恒康正清液导泻,保证肠道清洁。术前保证睡眠,必要时给予服用镇静剂。

（二）术后护理

1.加强心肺功能监测　老年患者除本身各器官功能减退外,均有不同程度的心肺功能疾患,手术创伤可出现心率、呼吸、血压的变化,术后应严密监测生命体征的变化,保持呼吸道通畅,鼓励患者早期活动,鼓励咳嗽排痰,必要时给予雾化吸入,防止肺部感染。

2.保持各引流管通畅　保证引流管通畅,防止脱落,详细记录引流量及颜色。维持引流管通畅,防止引流管和尿管脱出、打结、堵塞或尿液逆流。

3.指导患者做床上双下肢屈伸运动,有利于下肢血液循环,防止下肢静脉血栓形成,避免血栓脱落。胃肠功能恢复后应鼓励患者进食水果、蔬菜等以保持大便通畅,防止因腹压升高引起出血。每日用0.05%络合碘清洗尿道外口,保持会阴部清洁。

4.并发症的预防及护理

（1）尿失禁的护理　术后尿失禁是因为尿道括约肌的损伤或牵拉,可出现永久性尿失禁或暂时性尿失禁。患者因为不能控制排尿,严重影响日常生活质量,长期尿失禁,容易继发泌尿系及会阴部皮肤感染。因此,对拔除尿管后出现暂时性尿失禁患者让其有充分的心理准备。指导患者进行盆底肌肉锻炼,即平卧床上以降低腹压,增加尿道闭合压,同时收缩肛门。

(2)尿道吻合口狭窄的护理 如进行性尿线变细和排尿困难可能有尿道吻合口狭窄。行尿道扩张可以缓解,扩张前向患者解释行尿道扩张的方法,取得配合。保证尿道口的清洁,避免并发症的发生。

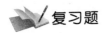 复习题

一、单选题

1.复杂性尿路感染细菌谱的特点是:

A.大肠埃希菌感染比例降低
B.产超广谱 β-内酰胺酶比例降低
C.肠球菌感染比例降低
D.克雷白杆菌比例降低

2.老年人尿路感染最常见的致病菌是:

A.肺炎杆菌
B.大肠杆菌
C.克雷白杆菌肠球菌
D.奇异变形杆菌

3.老年人有不同程度的肾脏功能减退,尿路感染在使用抗生素时应注意的问题中,有误的是:

A.避免对肾脏有毒性的药物
B.使尿液 pH 值上升
C.使尿液 pH 值下降
D.鼓励多喝水

4.目前国际公认的判断 BPH 患者症状严重程度的最佳手段是:

A.I-PSS
B.QOL
C.直肠指诊
D.尿流率检查

5.BPH 导致的严重并发症中,发生率最高的是:

A.肾功能不全
B.反复尿路感染
C.急性尿潴留
D.尿失禁

6.前列腺癌发生因素中,其中必要的因素是:

A.遗传
B.高动物脂肪饮食
C.年龄
D.雄性激素水平

7.前列腺癌危险因素分析,不包括:

A.血清 PSA
B.MRI 检查
C.Gleason 评分
D.临床分期

8.目前公认早期发现前列腺癌最佳的初筛方法是:

A.直肠指检联合 PSA 检查
B.MRI 检查联合 PSA 检查
C.Gleason 评分联合 PSA 检查
D.临床分期及 PSA 检查

9.轻度下尿路症状的患者,I-PSS 评分是:

A.I-PSS 评分≤7
B.I-PSS 评分≥8
C.I-PSS 评分≥7
D.I-PSS 评分≤8

10. 通过阻滞分布在前列腺和膀胱颈部平滑肌表面的受体,松弛平滑肌,达到缓解膀胱出口动力性梗阻的作用,此制剂是:

A. 植物制剂
B. 5α 还原酶抑制剂
C. α 受体阻滞剂
D. 激素

11. 膀胱过度活动症的表现,是以下列哪种症状为特征的症候群?

A. 夜尿
B. 尿急
C. 尿频
D. 尿失禁

12. 目前 BPH 治疗的"金标准"是:

A. 激光治疗
B. TURP
C. TUIP
D. 尿道微波热疗

13. 下列哪项不是 BPH 临床进展性的评价指标?

A. LUTS
B. 最大尿流率进行性下降
C. BPH 相关并发症的发生
D. I-PSS

14. 前列腺癌术后多长时间内避免剧烈活动,如负重等?

A. 2 周
B. 1 个月
C. 3 个月
D. 6 个月

15. 前列腺增生手术治疗后并发症,除哪项以外?

A. 汽化电切综合征(TURS)
B. 膀胱痉挛
C. 出血
D. 膀胱炎

二、问答题

1. 老年人泌尿系感染的病因有哪些?

2. 请解释 BPH 临床进展性的定义。

3. 何谓下尿路症状和膀胱过度活动症?

4. 对 BPH 患者如何做初始评估?

5. BPH 临床进展性的评价指标有哪些?

三、案例题

男,65 岁,在体检时发现有前列腺增大。他又去医院泌尿科进一步检查。B 超显示前列腺增大,近年来出现尿频、尿急,夜间尿频,逐渐有排尿等待、尿线细而无力、排尿不尽,还有间断排尿、终末滴沥等现象。经检查最大尿流率≤14mL/s,前列腺体积≥25mL,前列腺症状评分(I-PSS)18 分,最后行经尿道前列腺电切术。请问手术后及并发症应如何护理?

(姚蕴伍)

第十章　老年运动系统疾病护理

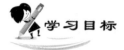学习目标

1. 明确颈椎病概念、危险因素及病理生理变化。
2. 陈述各型颈椎病的临床表现、治疗要点及手术护理。
3. 陈述老年性腰椎管狭窄症治疗要点及手术护理。
4. 陈述老年肩周炎危险因素、现代康复治疗。
5. 明确老年骨关节炎临床特点、并发症护理及手术护理。
6. 陈述 Colles 骨折概念、临床特点和护理。
7. 解释老年骨质疏松危险因素、临床特点及治疗要点和护理。

第一节　老年颈椎病

老年颈椎退行性改变是一种自然现象,颈椎病的病理基础是颈椎间盘的退化,不良因素对退化起到了促进的作用,常见不良因素有年龄、外伤、积劳、不良体位、寒冷潮湿、过度的锻炼、甚至不合适的用枕。老年人所经历的以上因素比年轻人更多,所以老年颈椎病的发病率高。

一、概述

颈椎病好发于中老年,是一种以退行性病理改变为基础的疾患。颈椎病主要是颈椎长期劳损、骨质增生,韧带增厚继发的椎管狭窄,或椎间盘脱出致使颈椎脊髓、神经根或椎动脉受压,刺激或压迫了邻近的神经根、脊髓、椎动脉及颈部交感神经等组织,出现一系列功能障碍的临床综合征。

老年颈椎病起病特点多种多样,大部分患者存在病理基础,但往往是新近发病,部分患者年轻时就患病,但过了相当长时间没有症状而新近才发作,也有部分患者是病情缠绵难愈,反复频繁发作。老年颈椎只要保持相对平衡,就可以不出现症状。所谓平衡是指肌

肉与骨骼的平衡,也就是活动与静止状态的颈部肌群、韧带结构与颈椎骨性结构之间的协调。颈椎的稳定性依靠肌性与骨性作用共同维持,以及椎管与脊髓神经组织间的平衡。退变必定会造成椎管容积的减少,老年的脊髓、神经根同肌肉一样也相应地萎缩,只要脊髓神经不因之受到压迫或刺激就不发病,即使椎管狭窄对脊髓和神经组根形成了压迫,神经组织对压迫物能够耐受和适应也不发病,若平衡被打破,往往就导致颈椎病的发生。

二、危险因素

1.颈椎的退行性改变　颈椎退行性改变是颈椎病发病的主要原因,其中椎间盘的退变尤为重要,由此演变出一系列颈椎病的病理解剖及病理生理改变。①椎间盘变性;②韧带—椎间盘间隙的出现与血肿形成;③椎体边缘骨刺形成;④颈椎其他部位的退变;⑤颈椎管矢状径及容积减小。

2.发育性颈椎椎管狭窄　近年来已明确颈椎管矢状径大小的重要性,其不仅与颈椎病的发生和发展有关,而且与颈椎病的诊断、治疗、手术方法选择以及预后判定均有着十分密切的关系。有些人颈椎退变严重,骨赘增生明显,但并不发病,其主要原因是颈椎管矢状径较宽,椎管内有较大的代偿间隙。而有些患者颈椎退变并不十分严重,但症状出现早而且比较严重。

3.慢性劳损　慢性劳损因其有别于明显的外伤或生活、工作中的意外,因此易被忽视,但其与颈椎病的发生、发展、治疗及预后等都有着直接关系,此种劳损的产生与起因主要来自以下三种情况。

(1)不当的工作姿势:大量统计材料表明某些工作量不大,强度不高,但处于坐位,尤其是低头的工作者的颈椎病发病率特高,包括刺绣女工、办公室人员、打字抄写者、仪表流水线上的装配工等等。

(2)不良的睡眠体位:不良的睡眠体位因其持续时间长及在大脑处于休息状态下不能及时调整,则必然造成椎旁肌肉、韧带及关节的平衡失调。

(3)不适当的体育锻炼:正常的体育锻炼有助于健康,但在缺乏正确指导的情况下超过颈部耐量的活动或运动,如以头颈部为负重支撑点的人体倒立或翻筋斗等,均可加重颈椎的负荷。

4.颈椎的先天性畸形　正常人颈椎进行健康检查,可发现颈椎段中骨骼明显畸形,约占5%。

三、病理生理

颈椎病是一个连续的病理反应过程,可将其分为三个阶段。

1.椎间盘变性阶段　椎间盘的变性从20岁即已开始。纤维环变性所造成的椎节不稳是髓核退变加速的主要原因。可见纤维变性、肿胀、断裂及裂隙形成;髓核脱水、弹性模量改变,内部可有裂纹形成,变性的髓核可随软骨板向后方突出。若髓核穿过后纵韧带则称为髓核脱出。后突之髓核既可压迫脊髓,也可压迫或刺激神经根。从生物力学角度看,此期的主要特征是:椎间盘弹性改变、椎间盘内压升高、椎节间不稳和应力重新分布。

2.骨刺形成阶段　骨刺形成阶段也是上一阶段的延续。骨刺形成本身即表明所在节段椎间盘退变引起椎节应力分布的变化,从生物力学看,骨赘的形成以及小关节、黄韧带的增生肥大均为代偿性反应,其结果是重建力学平衡,这是人体的一种防御机制。从病理角度看,多数学者认为骨赘来源于韧带——椎间盘间隙血肿的机化、骨化或钙化,病程较久的骨刺坚如象牙。骨刺见于两侧钩突、小关节边缘及椎体后上缘,椎体后下缘及椎体前缘亦不少见。后期可有广泛的骨质增生,黄韧带、后纵韧带亦可同时增生。位于椎体后缘的骨赘主要刺激脊髓和硬膜。钩突、小关节等侧方骨赘主要刺激根袖从而出现根性症状。椎体前缘的骨刺十分巨大时,才有可能刺激食管。由于颈 5、6 处于颈椎生理前屈的中央点,椎间盘所受应力较大,所以颈 5、6 椎间盘的骨赘最多见,其次为颈 4、5 及颈 6、7。

3.脊髓损害阶段　脊柱对脊髓的压迫可来自前方和后方,也可两者皆有。前方压迫以椎间盘和骨赘为主,前正中压迫可直接侵犯脊髓前中央动脉或沟动脉。前中央旁或前侧方的压迫主要侵及脊髓前角与前索,并出现一侧或两侧的锥体束症状。侧方和后侧方的压迫来自黄韧带、小关节等,主要表现以感觉障碍为主的症状。一般单纯的退变不一定产生临床症状和体征,这也是颈椎病和颈椎退变之间的区别。只有当以上两个病理节段的变化对周围组织产生影响而引起相应变化才具有临床意义。

脊髓的病理变化与压力的强度和持续时间有关。急性压迫可造成血流障碍,组织充血、水肿,持久的压迫可致血管痉挛、纤维变性、管壁增厚甚至血栓形成。脊髓会出现变性、软化和纤维化,脊髓囊性变,空腔形成。脊髓灰质和白质均萎缩,以脊髓灰质更为明显。

四、临床特点

由于颈椎病的病理变化较多样化,因此各型颈椎病产生不同的临床表现并呈现不同的影像学特征。各型颈椎病的临床表现分述如下。

(一)颈型颈椎病

1.症状　患者颈部感觉酸、痛、胀等不适,常主诉不知把头颈放在何种位置才舒适。这种酸胀感以颈后部为主。而女性患者往往诉肩胛、肩部也有不适。部分患者有颈部活动受限,少数患者可有一过性上肢麻木,但无肌力下降及行走障碍。

2.体征　患者颈部生理曲度减弱或消失,常用手按捏颈项部。棘突间及棘突旁可有压痛。但颈部一般无歪斜。

3.X 线片　颈椎椎体轻度退变,颈椎生理曲度变直或消失。侧位伸屈动力摄片可发现约 1/3 病例椎间隙松动,表现为轻度梯形变,或屈伸活动度变大。

(二)神经根型颈椎病

1.根性痛　疼痛范围与受累椎节的脊神经分布一致。常伴随的是该神经分布区的其他感觉障碍,其中以麻木、痛觉过敏、感觉减弱等为多见。

2.根性肌力障碍　早期可出现肌张力增高,但很快即减弱并出现肌无力和肌萎缩,在手部以大小鱼际肌及骨间肌萎缩最为明显。

3.腱反射异常　早期腱反射表现活跃,而后期反射逐渐减弱,严重者反射消失。但单纯根性受压不会出现病理反射,若伴有病理反射则表示脊髓本身也有损害。

4.颈部症状　颈痛,颈旁可有压痛。压迫头顶时可有疼痛,棘突也可有压痛。

5.特殊试验 颈椎间盘突出时压颈试验阳性。脊神经牵拉试验,方法是请患者坐好,术者一手扶住患者颈部,另一手握住患者腕部,两手呈反方向牵拉,若患者感到手疼痛或麻木则为阳性。这是由于臂丛受牵、神经根被刺激所致。

6.X线表现 侧位片可见颈椎生理前凸减小、变直或成"反曲线",椎间隙变窄,病变椎节有退变,前后缘有骨刺形成。伸屈侧位片可见有椎间不稳。在病变椎节平面常见相应的项韧带骨化。

7.CT检查 可发现病变节段椎间盘侧方突出或后方骨质增生并借以判断椎管矢状径。磁共振检查也可发现椎体后方对硬膜囊有无压迫。若合并有脊髓功能损害者,可看到脊髓信号的改变。

(三)脊髓型颈椎病

1.症状 患者开始时感觉下肢双侧或单侧发沉、发麻,逐渐出现行走困难,下肢肌肉发紧,抬步慢,不能快走。重者明显步态蹒跚,更不能跑。双下肢协调差,不能跨越障碍物,双足有踩棉花样感觉。患者主诉颈部发硬,颈后伸时易引起四肢麻木。有时上肢症状可先于下肢症状出现,但一般略迟于下肢。上肢一侧或两侧先后出现麻木、疼痛。早期晨起拧毛巾时感双手无力,拿小件物体常落地,不能扣衣服纽扣。严重者写字困难、饮食起居不能自理,部分患者有括约肌功能障碍、尿潴留。除四肢症状外,患者往往感到胸以下皮肤感觉减退、胸腹部发紧,即束带感。

2.体征 患者表现为四肢肌张力升高,严重者活动肢体即可诱发肌肉痉挛,下肢较上肢重。下肢的症状为双侧,但严重程度可有不同。上肢肌张力升高,但有时上肢的主要表现是肌无力和肌萎缩,并有根性感觉减退,而下肢肌萎缩不明显,主要表现为肌痉挛、反射亢进,出现踝阵挛和髌阵挛。四肢腱反射均可亢进。上肢锥体束征(Hoffmann征)阳性或罗索利莫征(Rossolimo征)阳性。巴宾斯基征(Babinski征)、压胫征(Oppenheim征)、夏道克征(Chaddock征)、戈登征(Gordon征)亦可阳性。腹壁反射、提睾反射可减弱甚至消失。

3.影像学检查

X线侧位片多能显示颈椎生理前曲消失或变直,大多数椎体有退变,表现为前后缘骨赘形成,椎间隙变窄。伸屈侧位片可显示受累节段不稳,相应平面的项韧带有时可有骨化。测量椎管矢状径,可小于13mm。由于个体差异和放大效应,测量椎管与椎体矢径比更能说明问题,小于0.75者可判断为发育性椎管狭窄。断层摄片对怀疑有后纵韧带骨化者有意义。

CT对于术前评价,指导手术减压有重要意义。CT检查对椎体后缘骨刺、椎管矢状径的大小、后纵韧带骨化、黄韧带钙化及椎间盘突出的判断比较直观和迅速,而且能够发现椎体后缘致压物是位于正中还是有偏移。三维CT可重建脊柱构像,可在立体水平上判断致压物的大小和方向。有条件时,应积极采用这些先进的手段。

MRI分辨能力更高,脊髓型颈椎病在MRI图像上常表现为脊髓前方呈弧形压迫,多平面的退变可使脊髓前缘呈波浪状。MRI优点是能从矢状切层直接观察硬膜囊是否受压,枕颈部神经组织的畸形也可清晰显示。脊髓有变性者可见变性部位也即压迫最重的部位脊髓信号增强,严重者可有空洞形成。脊髓有空洞形成者往往病情严重,即使彻底减压也无法恢复正常。值得注意的是，X线片上退变最严重的部位有时不一定是脊髓压迫最严重的部位，MRI影像较X线片更准确可靠。

（四）椎动脉型颈椎病

1.眩晕　头颅旋转时引起眩晕发作是本病的最大特点。椎动脉在此处受挤压。如头向右旋时，右侧椎动脉血流量减少，左侧椎动脉血流量增加以代偿供血量。若一侧椎动脉受挤压血流量已经减少，无代偿能力，当头转向健侧时，可引起脑部供血不足产生眩晕。询问发作时头颅的转向，一般头颅转向健侧，而病变在对侧。眩晕可为旋转性、浮动性或摇晃性，患者感下肢发软、站立不稳，有地面倾斜或地面移动的感觉。

2.头痛　头痛部位主要位于枕部及顶枕部，也可放射至两侧颞部深处，以跳痛和胀痛多见，常伴有恶心呕吐、出汗等症状。由于椎—基底动脉供血不足，使侧支循环血管扩张引起。

3.猝倒　患者猝倒发作前并无预兆，多发生于行走或站立时，头颈部过度旋转或伸屈时可诱发，反向活动后症状消失。患者摔倒前察觉下肢突然无力而倒地，但意识清楚，视力、听力及讲话均无障碍，并能立即站起来继续活动。这种情形多系椎动脉受刺激后血管痉挛，血流量减少所致，是本病的一种特殊症状。

4.视力障碍　患者会突然弱视或失明，持续数分钟后逐渐恢复视力，此系双侧大脑后动脉缺血所致。此外，患者还可有复视、闪光、冒金星、黑矇、幻视等症状。

5.感觉障碍　患者面部感觉异常，口周或舌部发麻，偶有幻听或幻嗅。

（五）交感神经型颈椎病

患者表现为头晕、眼花、耳鸣、心动过速、心前区疼痛、手麻等一系列症状，X线片可见颈椎有退变或失稳。

（六）食管压迫型颈椎病

椎体前鸟嘴样增生压迫食管引起吞咽困难等。

老年颈椎病特点，首先，老年颈椎病病史长，发作反复，多数患者存在常年颈椎病病史，平素以颈型颈椎病表现为主，病史容易被忽略，年老时复发或转化为其他类型颈椎病起病。另外多数老年人退休后，家务劳作、打麻将等危害颈椎健康的因素反而大幅度增加，常使颈椎病反复发作。其次，老年颈椎病临床表现重，老年脊髓型颈椎病致残率高，神经根型颈椎病又往往出现重度的根性痛，疼痛剧烈，彻夜不眠，严重影响患者身心健康，而且往往有突然加重的可能，尤其是脊髓型颈椎病，部分患者"爆进型"进展，出现脊髓的变性、液化等，短期内可引起瘫痪。

五、治疗

老年颈椎病患者的特点是年老体弱，而且常有高血压、冠心病、糖尿病及呼吸道疾病等常见疾病，基础条件差，给患者选择治疗，尤其是手术治疗的选择带来困难。

（一）非手术治疗

1.非手术治疗的适应证　神经根型颈椎病、颈型颈椎病、早期脊髓型颈椎病，手术治疗后的恢复期治疗、实验性治疗。

2.非手术治疗的方法　颈椎牵引、颈椎制动，包括石膏围领及颈围、轻手法按摩。避免有害的工作体位,如长时间低头。保持良好的睡眠休息体位,睡眠中保持正确的睡姿和睡枕的合适高度。理疗、封闭疗法、针灸及药物外敷。

（二）手术治疗

颈椎病的手术方式有微创手术和开放手术两种。

微创介入手术是在影像学的引导下穿刺到病变部位,通过定位穿刺,将套管置入疾患的椎间盘内,采用切割、抽吸、钳夹、消融等方法取出病变组织,使盘内压力降低,病变组织消除,椎间盘回纳,增生的骨赘和退变的间盘切除,解除对脊髓和神经根的压迫。老年患者往往由于合并心脑血管疾病、糖尿病、高血压等不能耐受大的手术。虽然颈椎病很重,但是心脏功能不允许患者接受大的颈椎手术,而微创手术可安全有效地摘除患者的颈椎间盘,缓解病情,提供创伤小、疗效好、安全有效的治疗。

开放手术根据入路分为前路和后路。前路手术的目的是彻底解除脊髓和神经根的压迫、稳定颈椎。前路手术方式:①椎间盘切除加椎体间植骨融合术是颈椎病的经典术式,包括切除病变节段的椎间盘组织和上、下软骨板、突入椎管的髓核组织和后骨刺、椎体间植骨重建椎体间稳定性。②椎间盘切除加椎体次全切除术加椎体间大块植骨融合术。③椎间盘切除加人工椎间盘置换术。后路手术的目的是扩大椎管、解除脊髓的压迫。后路手术方式:①后路椎板成形术(单开门、双开门)。②后路椎板成形术加侧块(椎弓根)钛板螺钉内固定、椎板间植骨融合术。③后路椎板成形术(单开门、双开门)加神经根管扩大术。

从手术术式选择的角度可以把颈椎病分为两大类:脊髓多节段受压(三个或三个以上节段),尤其是 MRI 上显示脊髓腹背侧均受压者,如发育性和退变性颈椎管狭窄、颈椎后纵韧带骨化,应当采用后路椎板成形术(双开门、单开门);脊髓单节段或两个节段受压而椎管比值等于或大于 0.75 者、颈椎后凸畸形或有明显不稳定者,采用前路减压、椎体间植骨融合术。对于伴有局限性椎管狭窄的脊髓型颈椎病、局限性后纵韧带骨化者应采用椎体次全切除术。对于颈椎髓核突出及脱出者、以椎体后缘骨质增生为主的颈椎病、颈椎不稳症、吞咽困难型颈椎病、后纵韧带骨化症等可考虑手术治疗。

六、护理

（一）非手术治疗护理

非手术治疗可消除症状体征,尽量恢复正常生理功能和工作能力,但不可能消除颈椎间盘退变与颈椎骨质增生。

（1）颈椎牵引是最常用而有效的方法,主要适用于神经根型患者,如颈椎间盘突出或膨出压迫硬膜囊所致脊髓型患者,若为椎体后缘增生、小关节或黄韧带病变导致椎管狭窄则不宜牵引。牵引可使椎间隙增宽、椎间孔增大、颈背部痉挛的肌肉放松,并改善局部血循环,促进水肿吸收、粘连松解,从而能缓解和消除对神经根的刺激和压迫,使症状逐渐减轻与消失。

（2）卧床休息可以减少颈椎负载,有利于椎间关节的创伤炎症消退。注意枕头的选择与颈部姿势,不能用高枕,平卧与自身拳头同高,侧卧与肩同高。

（3）运动疗法是提高和巩固疗效的重要手段,急性症状减轻后即可开始应用。包括保持和恢复颈部与肩部活动范围的练习,应用抗阻等长收缩以增强颈部肌肉力量的练习,以及牵伸颈部肌肉的练习。

(4)注意避免长时间低头位或仰头位,改善坐位阅读、书写条件。围领与颈托可起到制动与保护作用,有助于缓解症状和组织修复,但戴用时间不宜过久。

(二)手术治疗护理

1.术前护理

(1)心理护理:颈椎病由于病程长或伴有进行性的肢体活动功能障碍,而且手术部位高,易发生高位截瘫或死亡,患者存在高度精神和情绪不安,对术后机体康复持怀疑态度等多种情绪反应。术前恐惧心理和不同程度的焦虑,直接影响手术效果,易引起并发症。因此,护士应对患者的情绪表示理解,关心和鼓励患者,向患者和家属做耐心的解释工作,介绍疾病的相关知识、治疗方案及手术的必要性、手术目的及优点,使患者及家属了解目前的医疗护理情况和技术水平,列举手术效果显著的案例,请同类术后患者介绍如何配合手术的经验,往往能使患者减轻顾虑,有安全感,愉快地、充满信心地接受手术。还应重视通过社会支持系统的影响,尤其是亲人的关怀和鼓励。

(2)术前一般护理:颈椎病术前应进行充分的术前准备,配合做好各种辅助检查,了解患者的心、肺、肝、肾、血液等系统的功能状态,正确估计手术的耐受力,对于存在心、肺、肝、肾功能不良的患者,应给予相应的有效治疗,以改善患者的手术耐受力。术前常规备血,术野备皮,需植骨者应注意供骨部位的皮肤准备。尤应加强呼吸道的管理,吸烟者术前戒烟,避免受凉,呼吸道感染者应采取措施加以控制。术前晚对精神紧张难以入眠者应适当给用镇静药物可缓解紧张情绪以保证睡眠。患者送手术室后,床边备好氧气、负压吸引器、心电监护仪等。

(3)体位及床上进食、大小便训练:拟行颈椎后路手术患者,术中患者需俯卧在手术台的支架上,以两肩、上胸及两髂部为支撑点,胸腹部悬空,以减轻对胸腹的压迫,可减少术中椎管内出血,也有利于呼吸。因为手术中俯卧位时间较长,患者在手术中难以耐受,常感吸气困难,因此术前训练尤为重要。首先应反复强调体位训练的重要性,提高患者对其意义的认识。在指导患者体位训练时,护士要向主管医师了解患者的基本情况,以免盲目进行训练,瘫痪患者不宜训练,避免加重脊髓损伤而危及生命。方法:将被褥与枕头垫起放置于床的中间,患者俯卧其上,头颈前倾,双上肢自然后伸,同时可在小腿下方垫枕,保持膝关节适当屈曲以缓解肌肉紧张及痉挛抽搐。开始时 10～30min/次,2～3 次/d,逐渐增加至每次 2～4h,初练时感呼吸困难,3～5d 后即能适应。对于颈前路手术患者指导其去枕仰卧,肩部垫枕,使颈稍后伸并制动。教会患者翻身方法并使其理解其重要性。指导患者术前练习仰卧位进食,避免术后呛咳。实施患者床上排便的适应性训练,以防术后因平卧位不习惯而致尿潴留、便秘而需插管排尿。

(4)气管、食管推移训练:颈椎前路手术是经内脏鞘(包括甲状腺、气管和食管)与血管神经鞘间隙抵达椎体前方,术中须将内脏鞘牵向对侧,方可显露椎体前方。显露椎体时,必须将气管长时间拉向非手术侧,这对气管刺激大,尤其是颈部粗而短的患者,往往造成患者呼吸困难、咳嗽、反复吞咽困难,影响手术进行,术后患者咽痛、痰多、呼吸不畅。系统而正确的气管推移训练可显著降低血压、心率、呼吸及吞咽次数在术中的波动幅度,从而减少手术的风险。但这种操作易刺激气管引起反射性干咳等症状,因此,必须向患者及家属反复讲明其重要性,如牵拉不合乎要求,不仅会造成术中损伤大、出血多,而且可因无法牵开而损伤气管或食管,甚至破裂。训练方法:患者取仰卧位,枕头垫于肩下,头后伸,嘱患者用自己的 2～4 指在皮外插入切口侧的内脏鞘与血管神经鞘间隙处,持续地向非手术侧推移,尽量把气管及食管推移过中线。开始用力尽量缓和,若训练中出现不适,如局部疼痛、恶心呕吐、头晕等,可休息 10～15 分钟后再继续,直至患者能适应。训练时间:术前 3～5 天开始,第 1 天,3 次,15～20min/次,每次间隔 2～3h,以后每天逐渐加量,增加至 4 次/d,20～30min/次左右,直至符合手术要求为止,训练时注意不要过于用劲,以免造成咽喉水肿、疼痛。

(5)呼吸功能训练:脊髓型颈椎病患者老年人居多,由于颈髓受压呼吸肌功能降低,加上有些患者长期吸烟或患慢性阻塞性肺病等,伴有不同程度的肺功能低下,表现为潮气量减少,肺的通气量下降,肺活量降低,血氧分压在正常低限等,同时易引起肺部感染。因此,术前指导患者练习深呼吸,如通过导管向盛有水的玻璃瓶内吹气或吹气球等肺功能训练,以增加肺的通气功能,增加肺活量。鼓励患者咳嗽咳痰,可用超声雾化吸入,以稀释痰液,利于痰液咳出,减少气管及肺内分泌物。

(6)安全护理:颈椎病患者存在肌力下降致四肢无力时应防烫伤和跌倒,不要自行倒开水,以防持物不稳而致烫伤。嘱患者穿平跟软底鞋,并保持地面干燥,走道、浴室、厕所等日常生活场所应设置有扶手,以防步态不稳而摔倒。椎动脉型颈椎病患者,应避免头部过快转动或屈伸,以防猝倒。颈部制动,卧床期间头颈部两侧各放置一个沙袋固定,外出检查或下床活动时予颈托或颈围固定,以限制颈椎过度活动,防止术前病情加重。

(7)术前肢体运动感觉情况评估:术前评估四肢肌力、肌张力、各种反射、感觉异常平面、括约肌的功能及其他症状并记录,以备术后提供对比。

2.术后护理

(1)生命体征监测:术后严密观察生命体征,患者术后回病房时向麻醉师或医生了解患者术中情况,同时连接心电监护仪,每小时监测血压、脉搏、呼吸、血氧饱和度变化,注意呼吸频率、深度的改变,脉搏的节律、速率的改变,血压的波动及脉压差的变化;保持呼吸道通畅,予低流量给氧;同时应注意观察患者的神志、面色、口唇颜色、尿量的变化。

(2)体位护理:由于颈椎手术的解剖特殊性,术后应特别注意保持颈部适当的体位,稍有不慎,即可发生意外,尤其是上颈椎减压术后以及内固定不确定者。术后保持头颈部的中立位,切忌扭转、过屈或过伸,术后三人同时将患者移至床上,一人固定头部,保持头、颈、胸在同一水平面,动作要协调,且轻搬轻放,减少搬动对内固定的影响。术后患者取仰卧位,枕既不能过高也不能悬空颈部,枕部垫水垫,沙袋固定于颈部两侧制动,使颈部与躯干保持一直线,侧卧时枕与肩同高。术后 6 小时可进行保持头、颈及躯干呈一直线轴位翻身,注意观察患者有无面色青紫、口唇发绀、心悸胸闷、四肢发麻等表现,一旦出现立即将患者置于平卧位,测量 T、P、R,并报告医生进行处理。

根据手术方式决定卧床时限,颈椎内固定术,术后第 2 天拔除引流管,在颈围固定下可采取半坐位并逐渐下床活动。上颈椎手术,如单纯植骨融合术,则卧床 3 个月,卧床期间,翻身时保持头颅与躯干一直线,不能扭曲颈部,以免术后植骨块移位而影响手术效果或者佩戴颈胸前后固定支具。下颈椎前路减压植骨术,未给予内固定或内固定不牢固时,必须卧床,且尽可能减少颈部活动。

(3)切口引流管的护理:密切观察伤口局部渗血、渗液情况,特别观察颈深部血肿,多见术后当日,尤其术后12h内应特别注意,并准确记录。伤口常规放置引流管接负压引流袋,注意保持其引流管通畅及有效负压,防止引流管扭曲、松动、受压、漏气及脱出,注意观察引流液量、色、性状等变化并记录。判断有无进行性出血,如24h内出血超过200毫升,检查是否有活动性出血,以防伤口内积血致局部肿胀、压力增高而压迫气管,乃至窒息。若引流量多且呈淡红色,考虑有脑脊液漏发生,应及时报告医生处理。如短时间内出血量多或少,并伴有生命体征改变或有颈部增粗、创口周围皮肤张力增高、发音改变、胸闷、气短、呼吸困难、口唇紫绀等症状时,应立即通知医生处理。紧急情况下,协助医生在床边立即拆除缝线,取出积血,以缓解症状。每日更换引流袋,观察切口有无感染,监测体温、粒细胞的变化。

(4)脊髓神经功能的观察:由于手术的牵拉及周围血肿的压迫均可造成脊髓及神经的损伤,患者可出现声嘶,四肢感觉运动障碍,大、小便功能障碍。损伤是可逆的、渐进的,故及时发现处理至关重要。

(5)饮食护理:由于术中对咽、喉、食管、气管的牵拉刺激,常致喉头水肿、吞咽困难,进食时极易发生误吸及疼痛感。术后6h后以半流质饮食为主,温度不宜过高,吞咽速度不宜过快。做好口腔护理,进食时勿污染敷料,对切口污染敷料要及时更换。

(三)并发症的护理

(1)预防窒息:由于颈前路手术切口靠近气管,手术时将气管、食道牵向对侧,术中牵拉损伤较重,长时间受牵拉及麻醉插管作用会造成气管水肿及喉头水肿,呼吸道分泌物增加,痰液堆积;同时术中对颈段脊髓的刺激也可造成脊髓和脊神经水肿,引起呼吸肌麻痹;术后切口出血压迫,术后伤口及气管反应性水肿;移植骨块松动、移动、脱落压迫气管及其他并发症等原因皆可造成气管受压,引起呼吸困难窒息,甚至死亡。因此,床边应常规准备气管切开包、负压吸引器、开口器、拉舌器。术后严密观察患者的呼吸频率、节律和深度以及监测血氧饱和度,及早发现组织缺氧。呼吸困难是前路手术后最危急的并发症,一般多发生在术后1~2d即48h内。当患者出现呼吸费力,张口呼吸、应答迟缓、紫绀等症状时,应立刻通知医生,必须马上行气管切开或切口开放引流。

(2)神经损伤:神经损伤是手术的主要并发症,喉返神经损伤的表现是声音嘶哑、憋气和伤侧声带运动麻痹,喉上神经损伤表现为患者吃流质及饮水时易发生呛咳。术后当日因术中对喉部的机械刺激和仰卧体位的不适应,也有部分患者表现出轻度声音嘶哑、呛咳、呼吸困难等症状,但一般在术后1~2d内明显好转或消失,应与神经损伤症状相鉴别。

(3)植骨块的脱落、移位:植骨块的脱落、移位多发生在术后5~7天内,可能颈椎旋转时,椎体与植骨块间产生界面间的剪切力使骨块移动、脱出。所以术后体位护理是关键,防止颈椎过度屈伸,禁止旋转,减少椎间前方剪切力。患者平卧时保持颈中立位至过伸位,过伸位10°左右,侧卧时枕与肩同高,始终保持头、颈和躯干在同一平面。

(4)食道瘘:食道瘘属罕见的严重并发症,据学者统计发生率在0.04%~0.25%之间,应引起重视。凡颈椎前路术后颈部切口肿胀、疼痛、发热、咽痛均应引起重视。口服亚甲蓝、瘘管造影、食管钡餐、颈椎 X 线片、食道镜等可确诊。发现食道损伤应立即手术缝合伤口，充分引流，控制感染，禁饮食，用胃管鼻饲或造瘘予营养支持。

（四）健康教育

1.功能锻炼　肢体能活动的患者均要做主动运动，以增强肢体肌肉力量；不能活动者，应协助并指导其家属做好各关节的被动活动，以防肌肉萎缩和关节僵硬。功能锻炼根据脊髓受损的程度、运动感觉功能情况，以及患者的年龄、体质，进行功能康复评估，确定功能锻炼目标。术后第 1 天，开始进行患者的肩肘腕、手指、下肢的髋膝踝和足趾的主动及被动功能锻炼，目的是促进神经和肌肉的恢复，增加血液循环，防止静脉血栓形成。术后 3～5 天可戴颈围下地活动，进行四肢肌力、坐位和站立位平稳训练，步行功能训练，膀胱功能和大便功能以及日常生活活动能力等训练。活动顺序是：平卧时先戴好颈围，床上坐起，有人协助床边站立、行走。要循序渐进练习，保持头颈部中立位，避免突然转动头部。术后 8～12 周时，行颈、肩部轻手法按摩和颈部肌肉的等长收缩训练，逐步加强颈部的肌力。脊髓型颈椎病脊髓受压损害后，可造成脊髓病手指间肌麻痹，致手指并拢及握拳障碍，因此主要应锻炼手的捏与握的功能。方法有拇指对指练习，手握拳然后用力伸指，手指练习外展内收，用手指夹纸，揉转石球或核桃，捏橡皮球或拧毛巾等训练。

2.日常生活指导　改善长期低头工作，枕头的高度以头部压下后与自己的拳头高度相等或略低为宜，重视颈部外伤的治疗，即使是一般的颈椎损伤、挫伤、落枕也不能忍痛任之，应给予及时治疗，防止发展成颈椎病。保持颈椎自然状态，女性在家务劳动中，勿长时间弯腰、屈背、低头操作；休息时如看电视，也应避免头颈过伸、过屈或倾斜。勿用颈部扛、抬重物，直接压力最易发生颈椎骨质增生。乘车时抓好扶手，系好安全带，以防紧急刹车扭伤颈部。积极预防和治疗咽喉炎或上呼吸道感染，因为上述疾病也是颈椎病发病的诱因之一。

3.出院指导　患者出院后颈围固定 3～6 个月，松紧适宜，颈围解除也需要一段时间的适应，如先在夜间睡眠时或锻炼时取下，然后间断使用颈围，直到解除。遵医嘱服用神经营养药，坚持四肢功能锻炼，饮食应富含钙质、高营养。术后 1、3、6、12 个月定期复查。

第二节　老年性腰腿痛

老年性腰腿痛以腰椎退行性改变为主要病变，临床上以腰椎间盘突出症及腰椎管狭窄症最为常见。在老年人群中，腰腿痛发病率高达 60%～80%。老年腰椎管狭窄症系指 60 岁以上的患者由于腰椎退行性变所致椎管和神经根管狭窄，使神经根及马尾受压，以腰腿痛为主要特点的临床综合征。

一、老年性腰椎间盘突出症

（一）概述

由于老年脊柱本身的退行性改变及生理特点，长时间反复损伤与修复，椎体间各韧带松弛，各关节松动不稳，导致腰椎生物力学分布异常，腰部后结构应力增加，关节失稳。老年腰椎间盘突出多为多节段突出,少数为双侧突出合并腰椎管狭窄。由于老年腰椎间盘突出多由退行性改变引起,90%发生于负荷最大的 L3～4 及 L4～5,部分患者可同时存在 2 个以上椎间盘突出。

（二）危险因素

（1）椎间盘退变:随着年龄的增长椎间盘发生退变,在退变的基础上可产生关节的松弛或不稳,同时加上长期的姿势不良或外伤等外因的相互作用,致使椎间盘突出症发生。

（2）外伤:外伤后会使脊柱的应力平衡打破,使椎间盘的负荷不平衡而产生病变,同时加快了椎间盘退变的发生。外伤的作用主要包括了三方面:①外伤与过度负荷;②累积性劳损;③肌肉与韧带紧张性增高。

（3）遗传因素:研究表明,同卵双生约 70% 的椎间盘退变与遗传因子具有统计相关性。

（4）脊柱畸形和腰骶椎先天性发育异常:脊柱畸形和腰骶椎先天性发育异常可导致长期应力不平衡分布,加速退变,易发椎间盘突出。

（5）长期的震动:长期的震动易导致肌肉紧张,诱发退变的提前发生,这一危险因素多与职业相关,如司机。

（6）糖尿病、吸烟和血黏度高:影响椎间盘的供血,加快退变的发生。

（7）其他:抑郁和焦虑是慢性下腰痛综合征的诱因之一。腰椎穿刺或麻醉时的误伤,致医源性损伤。另外,腰椎间盘突出还与年龄、身高、种族等相关。

（三）病理生理

椎间盘位于相邻两椎体之间,正常椎间盘是由软骨终板、纤维环和髓核构成。软骨终板在椎体上、下各有 1 个,可承受压力、保护椎体,有退行性病变时软骨板出现裂隙,当承受的压力超负荷过大时,软骨板则会破裂或形成空洞,椎间盘、血管等软组织就会突出其间,形成斯莫若(Schmorl)结节。纤维环分为内、外两层,外层由胶原纤维组成,内层由纤维软骨组成。纤维环围绕在髓核的周围,可防止髓核向外突出。纤维环甚为坚固,紧密附着于软骨终板上,保持脊椎的稳定性。髓核位于纤维环中央略稍后,周围被纤维环及软骨板紧密包裹。髓核总量的 75%～90% 是水,是立体富有弹性的网状胶样结构,有缓和冲击的作用。髓核具有可塑性,在压力下变为扁平,随着年龄的增长,胶原物质逐渐被纤维软骨所取代。椎间盘发生退行性改变,纤维环中的纤维变粗,发生玻璃变性以致最后破裂,使椎间盘失去原有的弹性,不能担负原来承担的压力。在过度劳损、体位骤变、猛力动作或暴力撞击下,纤维环即可向外膨出,从而髓核也可经过破裂的纤维环裂隙向外突出。

1.腰椎退行性改变

（1）纤维环的退变:椎间盘纤维环各呈 45° 倾斜角与椎体骺环附着,两层间以 90° 角交叉。深浅层间互相交织,增强了纤维环的韧性及弹性。随年龄的增加,纤维之间出现切割样磨损,部分产生网状变性和玻璃样变性,特别在纤维环后部出现放射性或环形裂隙,此处为髓核突出的好发部位。

（2）软骨终板的退变:软骨终板随着年龄增加而变薄、钙化和不完整,并产生软骨囊性变及软骨细胞坏死。成年后,在软骨终板上经常可以发现撕裂而留的裂隙。

（3）髓核的退变:退变及坏死细胞数量随着年龄的增加而逐渐增加。坏死细胞主要表现为外形消失,细胞核崩解,细胞核消失,异染为主,功能下降。

2.分型

(1)膨隆型:纤维环表层完整,此时髓核因压力而向椎管内局限性隆起,这一类型保守治疗大多可缓解或者治愈。

(2)突出型:纤维环完全破裂,髓核突出椎管,仅有后纵韧带或一层纤维膜覆盖,表面高低不平,或呈菜花状,常需要手术治疗。

(3)脱垂游离型:破裂突出的椎间盘组织或碎块脱入椎管内或完全游离,此型不仅引起神经根症状,还易压迫马尾神经。

(4)Schmorl结节及经骨突出型:前者是指髓核经上下软骨终板的发育性或后天裂隙突入椎体疏松骨内;后者是髓核沿椎体软骨终板和椎体之间的血管通道向前纵韧带方向突出,形成椎体前缘的游离骨块。这两种类型在临床上仅出现腰痛症状,而无神经根症状。

(四)临床特点

1.症状体征

(1)腰椎间盘突出症主要症状是下腰痛和坐骨神经痛,表现为先腰痛后腿痛,也可腰背痛和腿痛同时发生,其疼痛的部位与性质,因椎间盘突出的部位不同而不同。95%的腰椎间盘突出症发生在腰4、5或腰5骶1椎间盘,这一类患者多主要表现为,一侧或双侧下肢的沿坐骨神经走行的放射痛,个别患者疼痛可始于小腿或外踝。多合并间歇性跛行病史,下肢麻木、疼痛与体位有较明显的关系。疼痛的范围与神经根接触突出的椎间盘多少有关。病程较久或神经根受压较重者,有下肢麻木或感觉迟钝。

(2)由于老年人脊柱的特殊生理特点,症状易反复发作,具有阵发性、间歇性特点。由于老年人腰椎间韧带、肌肉、腰椎小关节、椎板和椎间盘等组织存在广泛的退行性变,与椎间盘突出互相影响,使症状加重和复杂化。

(3)典型的腰椎间盘突出症患者,其体征包括腰部肌肉痉挛,保护性的腰椎侧弯,腰部向一侧弯曲,腰椎的生理曲度减小(俗称"板腰"),腰椎活动受限(以前屈为主),腰部多有明显的压痛点或叩痛点(可伴同一侧下肢放射痛)、椎旁压痛、直腿抬高受限等。腰部活动受限,多以前屈受限为主,容易与单纯腰部软组织劳损、骨质增生等退行性脊柱疾病相混淆,也容易将腰椎原发性或转移性肿瘤误诊为本病,因此必须注意鉴别。本病多合并程度不同的脊柱退行性变,故一般具有椎间盘突出和椎管狭窄的双重临床表现。

(4)常合并心血管、呼吸系统疾病和糖尿病等慢性病,在治疗前应全面检查,治疗中应加以兼顾。

2.检查

(1)直腿抬高试验:70°以内为阳性,加强试验阳性,单侧或双侧下肢有皮肤痛、温、触觉减退区,不是呈"袜套"状分布,多为小腿内侧,外侧或足背外侧,第Ⅰ第Ⅱ足趾间、足底,单侧或双侧下肢部分肌力减退,长时间发病有肌萎缩,或足下垂,足拇指下垂。

(2)X线平片提示腰椎生理前凸变小,病变椎间隙变窄或前窄后宽(侧位),腰椎出现侧弯,两侧椎间隙不等宽,病变侧变窄(正位)。

(3)腰椎CT提示软组织向后突入椎管,偏一侧多见,挤压神经根,偶有钙化影出现。

（4）腰椎 MRI 提示病变阶段椎间盘脱水变性，向后突出压迫硬膜囊、神经根，可基本确诊为腰椎间盘突出症。

（五）治疗

1. 非手术治疗

（1）卧床休息：急性期让患者绝对卧床休息，一般卧床 2～6 周或至症状缓解。卧床能解除体重对椎间盘的压力，从而加速炎症消退及椎间盘回缩。老年患者往往病程较长，有长期保守治疗史，反复发作病情逐渐加重。

（2）骨盆牵引：减少椎间隙内压，拉紧黄韧带及关节囊，扩大椎管容量。一般采用骨盆水平牵引，牵引重量为 7～15kg，牵引时抬高足端床脚作为反牵引力，每天 2 次，每次 1～2h，持续 3～4 周。部分患者因牵引按摩会加重病情。老年患者腰椎间盘突出常伴有钙化及腰椎管狭窄，对病程长、症状重者应尽早手术，以免贻误时机。

（3）药物治疗：目的是止痛，减轻水肿、粘连及肌痉挛。但神经根性痛与马尾神经受损较顽固，不易缓解。①非甾体抗炎药：用于镇痛，常用的有阿司匹林及布洛芬等。②皮质类固醇：为长效抗炎药，可用于硬膜外封闭或局部注射。经硬膜外穿刺置管，常用醋酸泼尼松龙 75mg 加 2% 利多卡因至 20mL，分 4 次注药，每隔 5～10min 注药 1 次，每周 1 次，3 次为 1 疗程。③髓核化学溶解法：将胶原酶注入椎间盘或硬脊膜与突出的髓核之间，以达到选择性溶解髓核及纤维环，从而缓解症状的目的。但应用此法时需警惕发生患者对胶原酶的过敏反应和局部的出血、粘连。④中药治疗：中药口服或洗浴，据中医整体观念及辨证论治的原则，达到活血化瘀，通络止痛的目的。

（4）物理治疗：①局部按摩及热疗：局部按摩及热疗可促进血液循环，缓解肌痉挛，促进无菌性炎症消退，使髓核复位。但中央型椎间盘突出不宜推拿。②经皮电神经刺激疗法：将电极放在疼痛部位的皮肤表面，将电流输入体内，通过刺激神经达到减轻疼痛的作用。

2. 手术治疗　经严格非手术治疗无效或有马尾神经受压症状者应考虑手术治疗。可根据椎间盘的位置及脊柱的稳定性选择手术类型。

（1）椎板切除术及髓核摘除术：将 1 个或多个椎板、骨赘及突出的髓核摘除或切除，可减轻神经受压，是最主要的一种手术方式。

（2）椎间盘切除术：将椎间盘部分切除。

（3）脊柱融合术：在椎体间插入一楔形骨块或骨条以稳定脊柱。

（4）经皮穿刺髓核摘除术：经皮椎间孔镜腰椎间盘摘除术（Percutaneous Endoscopic Lumbar Discectomy，PELD）、椎间盘镜下髓核摘除术（Microendoscopic Discectomy，MED），以达到减轻椎间盘内压力和缓解症状的效果。

（六）护理

1. 术前护理

（1）评估：①患者的一般情况：如年龄、身高、职业和患者对运动的喜好等。②外伤史：评估患者有无急性腰扭伤或损伤史。注意询问受伤时患者的体位、外来撞击的着力点、受伤后的症状和腰痛的特点和程度、致腰痛加剧或减轻的相关因素、有无采取制动和治疗措施。③既往史：患者以前有无类似外伤史、长期腰部劳损及其他疾病病史，如经常弯腰动作、搬运重物和慢性腰扭伤,有无腰椎退行性变、骨关节炎及肥胖等。④服药史:患者是否饮酒,是否用兴奋剂、麻醉性止痛药、激素及肌肉松弛剂。

（2）了解全身及腰部活动情况:患者的生命体征、下肢感觉、运动和反射情况、行走姿势、步态;患者的生活自理能力和程度。患者有无大小便失控或失禁现象。患者腰痛或放射性疼痛的部位和范围,局部有无压痛和肿胀;腰部活动情况,有无侧凸畸形。

（3）X线、CT、MRI检查有无阳性结果。

（4）心理和社会支持状况:患者的心理状态,对本次治疗有无信心。患者所具有的疾病知识和对治疗、护理的期望。家属对患者是否关心,等等。

（5）一般术前护理:完善术前各项检查,如肝功能、血糖、心电图、胸片等,对于老年患者的常见病如糖尿病、高血压病、心脏病等,应积极治疗,排除不利手术的因素。指导患者术前戒烟戒酒,教会患者做深呼吸和有效咳嗽,预防肺部感染,加强营养支持,以增强体质。术前常规备皮、备血、抗生素皮试等。

2.术后护理

（1）生命体征观察:术后监测体温、血压、脉搏、呼吸及面色等情况,持续心电监护,每小时记录1次,发现异常立即报告医生。观察患者双下肢运动、感觉情况及大小便有无异常,及时询问患者腰腿痛及麻木的改善情况。如发现患者体温升高同时伴有腰部剧烈疼痛是椎间隙感染的征兆,应及时给予处理。

（2）切口引流管的护理:观察伤口敷料外观有无渗血及脱落或移位,伤口有无红肿、缝线周围情况。保持引流管通畅,防止引流管扭曲、受压,记录引流液的颜色、引流量。若引流量第1天<400mL,第3天<50mL,即可拔除引流管,一般48~72h拔管。若引流量大,色淡,且患者出现恶心、呕吐、头痛等症状,应警惕脑脊液漏,及时报告医生。

（3）体位护理:术后尽量平卧4~6h,以减少切口疼痛和术后出血,但要注意骶尾部和其他骨突部位,防止压疮发生;侧卧位时注意防止腓骨小头受压导致的腓总神经瘫。

（4）饮食护理:术后给予清淡易消化富有营养的食物,如蔬菜、水果、米粥、汤类。避免食辛辣油腻食物。产气的豆类及含糖较高的食物,待大便通畅后可逐步增加肉类及营养丰富的食物。

（5）尿潴留及便秘的护理:了解产生尿潴留的原因,给予必要的解释和心理安慰,给患者创造良好排便环境。注意腹部情况,发现有膀胱充盈及时导尿,避免膀胱充盈过度所致的膀胱肌无力。指导患者床上排便的方法,术后3天禁食辛辣及含糖高的食物,多食富含粗纤维蔬菜、水果。顺结肠走向按摩腹部,每晨空腹饮冷盐水1杯。必要时用缓泻剂解除便秘。

（6）心理护理:有研究表明,对腰椎间盘突出症康复治疗患者进行自我效能干预,可提高患者自我效能及自我管理能力,减轻患者焦虑、抑郁的情绪,有效缓解其疼痛程度。

3.并发症的护理

（1）脑脊液漏:由多种原因引起,如锐利的骨刺、手术时硬膜损伤。多在术后3~4d时发生,表现为恶心、呕吐和头痛,伤口负压引流量达250mL以上,色淡。采取去枕平卧,伤口局部用1千克沙袋压迫,同时减轻引流球负压。遵医嘱静脉输注林格液。必要时探查伤口,行裂口缝合和硬膜修补术。

（2）椎间隙感染：椎节深部的感染，多见于椎间盘造影、髓核化学溶解或经皮椎间盘切除术后。表现为背部疼痛和肌肉痉挛，并伴有体位升高，MRI 是可靠的检查手段。一般采用抗生素治疗。

4.健康教育

（1）功能训练指导：术后功能的恢复有赖于正确的功能康复训练。术后第 2 天开始指导患者在床上做直腿抬高活动，以防止神经根的粘连和锻炼下肢的肌力，防止废用性肌萎缩。术后第 5 天开始行背伸肌功能练习（行全椎板减压、短节段内固定者除外），加强腰背部的肌力，为患者离床活动做好准备。

（2）指导老年患者保持正确的姿势，维持脊柱正常曲线。脊柱和躯干肌肉处于平衡状态，对于防止腰腿痛的发生和复发具有重要意义。

（3）床能支持身体的重量，使身躯不致下坠。仰卧时，可用卷起的毛巾垫腰部下方，保持腰部的生理弧度。

（4）坐位时腰挺直，双脚着地，臀部后靠，可利用软垫保持腰的弧度。不宜坐太软太深太低太高的椅子，避免背部过分弯曲。坐立时均应避免弯腰弓背，防止脊柱产生应力性损伤。不宜长时间维持某一体姿，适时改变体姿和动作方式，或做放松运动。

（5）站立时，宜抬头，下颌稍内收，胸微前倾，下腹内收，腰后微凹，以避免背部肌肉持续处于紧张状态，不宜穿高跟鞋。

（6）减少腰部受力，上下床时不可只用腰力。上床时应先坐床边再躺下，下床时先转身，双脚放床边，用手力撑起身体。

（7）生活中尽量避免弯腰取物，可以屈膝下蹲动作代之，减轻脊柱负荷。避免弯腰或转腰时突然用力。提物时避免损害腰背部，应将物体尽量贴于躯干，减少脊柱负担，多用腿部和肩部的力量，转身时，应以踏步改变方向，以避免扭腰。

二、老年性腰椎管狭窄症

（一）概述

1949 年英国 Verbiest 提出椎管、神经根管和神经孔狭窄的概念，称为腰椎管狭窄。腰椎管狭窄症（Lumbar Spinal Stenosis,LSS）临床上以退行性椎管狭窄最为多见，发生年龄一般为老年人，发生部位多见于腰椎，如并发腰腿痛、神经性跛行、神经根压迫症状，称为老年退变性腰椎管狭窄。LSS 典型症状是神经源性间歇性跛行（休息后可缓解），通常呈体位性改变，即站立或背伸时加重，坐位或弯腰前屈后缓解。

（二）危险因素

老年性腰椎管狭窄症与退行性椎管狭窄有关，也与以下因素有关：

1.骨质增生　椎间盘在各种反复劳损或者损伤刺激下，易发生劳损造成椎体不稳，继而出现椎体边缘的骨刺。椎体后缘骨质增生，引起椎管前后呈不同程度的狭窄。

2.椎间盘突出　腰椎间盘突出合并椎管狭窄在临床上常见，椎管狭窄本身就可引起较顽固的坐骨神经痛等症状。

3.后纵韧带骨化和黄韧带肥厚　椎体后面有后纵韧带附着，其韧带骨化后，由于体积增大，可使椎管前后径狭窄。由于椎间盘退变、韧带松弛、椎体间活动度增大，可以使关节突关节活动过度而出现不稳定,以致关节突的骨刺形成;另外,黄韧带也可因过度牵拉而变性、肥厚,弹性减退,肥厚的黄韧带可突向椎管内,也可导致椎管容积变小。

4.损伤移位、碎骨块 腰椎骨折脱位后,移位的骨质与新生骨,可造成椎管狭窄。

5.医源性 后路脊柱融合术后形成的骨痂、椎板切除或腰椎间盘突出行注射疗法后的粘连与形成的瘢痕也可造成椎管狭窄。先天或后天所致的脊椎峡部不连,继发脊椎滑脱也可导致椎管狭窄。

(三)病理生理

老年性腰椎管狭窄病理特点:年龄因素与腰椎退变性疾病发生发展有着密切关系。椎管壁各组织退变引起增生、肥厚,使管腔容积减少。尤其是在椎间盘退变的基础上,椎间隙变窄,椎体间活动度增大,致相应关节压力增高,摩擦力增大,长时间反复损伤与修复致小关节肥厚松弛,小关节增生肥大,发生小关节骨性关节炎;另外,早期由于椎间盘退变、髓核脱水膨胀力减小,椎体后缘骨质增生,椎体后部结构应力增加还导致椎板增厚、黄韧带退变,肥厚,突出的间盘钙化,椎体后缘骨赘形成、关节突关节增生、内聚等,使椎管容积缩小,导致椎管内压力增加,马尾缺血。神经根受压或腰椎活动时,使神经根与增生组织摩擦充血,同时椎管内硬膜外静脉丛回流障碍和椎管内无菌性炎症,引起马尾神经症状或神经根症状。这些病理变化使患者椎管、侧隐窝及神经根管发生程度不等的狭窄,致使脊髓及神经根受压。

(四)临床特点

症状多、体征少是本病的特征之一,主要症状是长期的腰痛、腿痛及间歇性跛行。

1.间歇性跛行 以间歇跛行为重要表现,当患者行走不超过500米,出现难以忍受性单侧或双下肢麻痛,活动后疼痛、麻木、无力症状可因休息、下蹲而缓解,再度活动又复出现,称为间歇性跛行。中央型椎管狭窄症状为腰骶疼痛、双下肢疼痛、麻木、会阴麻胀感,排尿费力。患者为了缓解疼痛常前屈位行走,从而减少伸直位腰椎黄韧带突入椎管的程度,使腰椎管容积增加,称为姿势性跛行。另表现行走活动中肌肉痉挛性疼痛,多为小腿前外侧肌肉,而不因体位姿势改变有所缓解,这与下肢血氧浓度降低有关,称为缺血性跛行。

2.腰腿痛 有腰背痛、腰骶部痛和(或)下肢痛。下肢痛为单侧或双侧,多在站立、过伸或行走过久时加重;前屈位、蹲位及骑自行车时症状减轻或消失。

3.马尾神经受压症状 表现为双侧大小腿、足跟后侧及会阴部感觉迟钝,大小便功能障碍。

4.老年腰椎管狭窄症患者病程较长,可由不良诱因而突然加重。合并其他疾病率高,很多患者伴有心血管、糖尿病等。

5.感觉、运动和反射改变 神经根张力试验阳性率低,皮肤感觉定位不明确,生理反射减弱发生率高。

6.腰部后伸受限及压痛 患者常取腰部前屈位。腰椎生理前凸减少或消失,下腰椎棘旁有压痛。

7.影像学检查 X线片显示腰椎退行性改变,如骨赘形成、椎间隙狭窄、腰椎生理前凸减小或反常。MRI检查可评价腰椎管狭窄患者脊髓和马尾神经形态、走行情况,可多节段成像而提供非常详细的脊髓、马尾、神经根及椎管内组织图像。

（五）治疗

1.非手术治疗　患者首先应采用非手术治疗,相当多的患者经卧床休息、理疗和药物治疗症状缓解。

（1）卧床休息及腹肌训练,腹肌训练是为了增加脊柱的稳定性。腰部保护,用腰围保护,同时避免外伤,不剧烈运动。

（2）药物治疗,服用非甾体抗炎药是保守治疗老年退变性腰椎管狭窄症的重要方法。

（3）理疗具有消炎、镇痛、缓解痉挛、松解粘连、促进组织再生及兴奋神经肌肉等作用。

2.手术治疗　手术的目的并不是治愈,也不是治疗腰背痛而是改善腿痛、间歇性跛行、神经功能缺失等压迫症状,目的是对受压的马尾神经和神经根组织进行充分、有效的减压。

（1）手术适应证:①患者腰腿痛症状明显,影响日常生活者。②间歇性跛行,进行性行走距离受限。③大部分或进行性神经功能缺失,出现马尾神经症状。④合并腰椎不稳或椎间盘突出。⑤经正规保守治疗4～6周无效。⑥无明显手术禁忌证且经影像学证实者考虑手术治疗。

（2）手术的方式:全椎板切除减压术、多节段椎板开窗减压术、腰椎棘突劈开椎管减压术、植骨融合术、关节突关节部分切除减压术、内固定术、微创椎管减压术、腰椎椎弓根延长术等。

（六）护理

1.术前护理

（1）心理护理:老年患者病情往往较重,病程长,发病后生活难以自理,且易反复发作,逐渐加重,易出现焦虑、悲观情绪,又缺乏医学知识,对手术持怀疑态度,担心手术及预后。护士要针对老年患者不同的心理特点,多与患者交谈,给予关心、理解和安慰;向患者讲解腰椎管狭窄的有关知识、手术疗效及目前对此病的治疗水平,以典型病例作现身说法,让患者与术后患者交流,了解手术的可靠性,消除患者紧张焦虑情绪,使患者增加战胜疾病的信心,以最佳的心态配合手术。

（2）床上排便训练:术前2～3d指导患者在床上练习排便,讲解床上训练排便的重要性,使其自觉接受,以减少术后便秘和排尿困难的发生。

（3）体位和翻身的训练:腰椎管狭窄术中多采用俯卧位,术前2～3天指导患者在床上练习俯卧位,练习3～4次/d,时间从1h延长至3～4h,使全身肌肉松弛,呼吸平稳。同时术前要指导患者练习轴线翻身,以适应术后翻身需要。

（4）一般术前护理:完善术前各项检查,如肝功能、血糖、心电图、胸片等,对于患有老年常见病如糖尿病、高血压病、心脏病等患者,应积极治疗,排除不利手术的因素。指导患者术前戒烟戒酒,教会患者做深呼吸和有效咳嗽,预防肺部感染,加强营养支持,以增强体质。术前常规备皮、备血、皮试及抗生素应用等。

2.术后护理

（1）生命体征观察:术后予心电监护,密切观察患者生命体征的变化,每小时记录1次,发现异常立即报告医生。同时应注意观察患者的神志、面色、口唇颜色、尿量,询问患者有何不适。每 4 小时测体温 1 次,术后 3d 内体温可升高达 38.5℃左右,是外科吸收热所致,如体温持续 39℃以上数天,应警惕感染的可能,要及时通知医生。

(2)脊髓神经功能的观察:腰椎管狭窄症若在融合时使用内固定,神经根损伤较常见,而伤口负压引流不畅,血留于伤口内致血凝块压迫神经根或硬脊膜,亦可加重术后粘连;术中因神经牵拉,可致术后神经水肿。因此,术后应密切观察患者神经功能恢复情况。早期发现神经功能异常非常重要,脊髓功能的恢复与症状出现的时间有直接关系,若去除内固定 3h 内恢复良好,6h 后恢复效果差。如神经根水肿致肢体酸胀不适等症状,严重者给予激素静脉给药以减轻神经根水肿。

(3)切口引流管的护理:观察伤口敷料外观有无渗血及脱落或移位,伤口有无红肿、缝线周围情况。保持引流管通畅,防止引流管扭曲、受压,记录引流液的色、量。引流量应为暗红色血性液,术后当天 100～300mL,24h 后引流量明显减少或无引流液,最多 20～40mL,一般引流管放置 24～48h,48h 后引流液逐渐减少,可拔除引流管。如引流液 24h 多于 500mL,呈粉红色,患者诉头痛头晕应警惕脑脊液漏,应及时报告医生。

(4)体位护理:术后尽量平卧 4～6h,以减少切口疼痛和术后出血,但要注意骶尾部和其他骨凸部位,防止压疮发生。由护士协助患者翻身,一手置患者肩部,一手置患者臀部,两手同时用力,做滚筒式翻身,动作应稳而准,避免拖、拉、推动作。翻身时要保持整个脊柱平直,勿屈曲扭转,避免脊柱过度扭曲造成伤口出血,一般平卧 2～3h,侧卧 2～3h,左右侧卧位及平卧位交替使用。

(5)饮食护理:术后给予清淡易消化富有营养的食物,如蔬菜、水果、米粥、汤类;禁食辛辣油腻产气的豆类及含糖较高的食物,待大便通畅后可逐步增加肉类及营养丰富的食物。

(6)排泄的护理:术后向患者讲明及时排便可消除腹胀、尿潴留,减轻腹内压以减少切口出血,有利于伤口愈合。术后 4～6h 要督促患者自行排尿,1～3 天内排便 1 次,不能自行排尿者,经诱导排尿无效采用无菌导尿术保留尿管,置管期间做好会阴护理,保持清洁,以防止泌尿系感染,3 天无大便者要及时通知医生,采用开塞露或缓泻剂通便治疗。

3.并发症的护理

(1)脑脊液漏:由多种原因引起,如锐利的骨刺、手术时硬膜损伤。表现为恶心、呕吐和头痛,伤口负压引流量达 250mL 以上,色淡。采取去枕平卧,伤口局部用 1kg 沙袋压迫,同时减轻引流球负压,遵医嘱静脉输注林格液。必要时探查伤口,行裂口缝合和硬膜修补。

(2)硬膜外血肿:脊柱手术创面大、剥离深,术后渗血较多,若引流不畅,易造成硬膜外血肿。术后密切观察患者双下肢运动、肌力及感觉情况,如发现双下肢感觉、运动功能较术前减弱或出现障碍应及时报告医生。据医嘱行 CT 及 MRI 检查,如诊断明确,应立即行血肿清除术。

4.健康教育

(1)向患者说明术后功能锻炼对防止神经根粘连及恢复腰背肌功能的重要性,以争取患者的配合。在术后第 1 天开始指导患者在床上练习股四头肌收缩及直腿抬高训练,一方面运动可以防止神经根的粘连,另一方面还可锻炼下肢的肌力,防止废用性肌萎缩。方法是膝关节伸直,踝关节为功能位,下肢抬起坚持 5～10s,两腿重复此动作,锻炼次数以患者能耐受为宜。术后 1 周进行腰背肌功能训练,提高腰背肌肌力,增加脊柱的稳定性。指导患者仰卧做腰背肌功能锻炼,根据病情及患者体质,循序渐进,由腰背半弓直至全弓,由五点支撑到四点、三点支撑,还可采用飞燕点水法:患者取俯卧位,颈部后伸,形似飞燕点水。术后 12～14 周在支具保护下下床活动。

(2)出院后卧床休息 1 个月,尽量少做弯腰及扭腰动作,注意腰部保暖,避免受凉。

(3)其他与老年性腰椎间盘突出症健康教育内容(3)(4)(5)(6)(7)(8)相同。

第三节　老年肩周炎

一、概述

肩关节周围炎简称肩周炎,是指肩关节周围软组织的退行性改变而致肩部疼痛,肩关节活动逐渐受限的慢性炎症。该病多发于 40 岁以上,女性多于男性。肩关节周围炎广义的概念包括肩峰下滑囊炎、冈上肌肌腱炎、肩袖破裂、肱二头肌长头腱及其腱鞘炎、喙突炎、肩锁关节病变等多种疾患;狭义的概念仅指冻结肩(或称五十肩),中年以后突发性的肩关节疼痛及关节痉挛症。

二、危险因素

肩关节周围炎致病原因较复杂,主要有肩部原因和肩外原因。

1.肩部原因:①肩关节本身变性性疾病,尤其是局部软组织退行性改变,可由于疼痛限制肩关节运动而造成肩周炎。最常见导致肩周炎的软组织退行性疾病是肌腱炎和腱鞘炎,其次是撞击综合征和肩峰下损害,如肩峰下滑囊炎、冈上肌肌腱炎、肱二头肌长头腱鞘炎等。这些疾病可因为进一步造成肌腱、肩袖、滑囊及关节囊的损害、粘连、挛缩等病理改变而导致肩周炎的发生。②肩部外伤史。③慢性劳损。

2.肩外原因:①颈椎病、颈神经根炎、颈背部肌肉筋膜炎可引起肩臂痛和肌肉痉挛,致使肩活动受限,久之,肩周围软组织粘连。②神经系统疾病:有较多的临床观察结果表明,患偏瘫、神经麻痹等神经系统疾病的患者,肩周炎发生率较高,这可能与肌肉力量降低,运动减少有关,如帕金森病患者肩周炎的发生率高达 12.7％,高发的原因明显地与运动减少有关。③内分泌系统疾病:糖尿病、甲状腺功能亢进或甲状腺功能减退等内分泌系统疾病也与肩周炎关系密切,尤其是糖尿病患者合并肩周炎的发生率可达 10％～20％。

三、病理生理

肩关节周围的病变主要发生在盂肱关节周围,其中包括:①肌和肌腱:可分两层。外层为三角肌,内层为冈上肌、冈下肌、肩胛下肌和小圆肌四个短肌及其联合肌腱。联合肌腱与关节囊紧密相连,附着于肱骨上端如袖套状,称为旋转肩袖或肩袖。肩袖是肩关节活动时受力最大结构之一,易于损伤。肱二头肌长腱起于关节盂上方,经肱骨结节间沟的骨纤维隧,此段是炎症好发之处。肱二头肌短头起于喙突,经盂肱关节内前方到上臂,受炎症影响后肌肉痉挛,影响肩外展、后伸。②滑囊:有三角肌下滑囊、肩峰下滑囊及喙突下滑囊。其炎症可与相邻的三角肌、冈上肌腱、肱二头肌短腱相互影响。③关节囊:盂肱关节囊大而松弛,肩活动范围很大故易受损伤。上述结构的慢性损伤主要表现为增生、粗糙及关节内、外粘连,从而产生疼痛和功能受限。后期粘连变得非常紧密,甚至与骨膜粘连,此时疼痛消失,但功能障碍却难以恢复。

四、临床特点

(一)症状和体征

1.疼痛　初为轻度肩痛,逐渐加重。疼痛的性质为钝痛,部位深邃,按压时反而减轻。严重者稍一触碰,即疼痛难忍。夜间疼痛尤重,夜不能眠,或半夜疼醒,多不能卧向患侧。疼痛可牵涉到颈部、肩胛部、三角肌、上臂或前臂背侧。

2.活动受限　肩关节活动逐渐受限,外展、上举、外旋和内旋受限,严重者不能完成提裤、扎腰带、梳头、摸背、穿衣和脱衣等动作,以至于影响日常生活。

3.怕冷、有压痛、肌肉痉挛与萎缩。

(二)病程分期

肩周炎的病程传统上分为三期:凝结期、冻结期、解冻期。凝结期:主要病变位于肩关节囊,关节囊紧缩,关节囊下皱褶互相粘连而消失,肱二头肌长头腱与腱鞘间有粘连。随后进入冻结期,此期除关节囊严重萎缩外,关节周围软组织均受累,退行性变加重,滑囊充血、增厚,组织缺乏弹性,喙肱韧带挛缩限制了肱骨头外旋,冈上肌、冈下肌、肩胛下肌挛缩,肱二头肌长头肌腱炎,使肩关节活动明显受限。经 7～12 个月进入松动期,炎症逐渐消退,疼痛消失,肩关节活动功能逐渐恢复。

(三)检查

拍摄 X 线片的目的之一,是作为与肩部骨折、脱位、肿瘤、结核以及骨性关节炎等疾病的鉴别诊断手段。肩关节造影是向肩关节腔注入造影剂后摄 X 线片,以定位确诊肩部疾病的辅助检查方法。临床上有时将中老年人的肩痛长期以肩周炎或颈椎病治疗,从而延误诊断。因此,凡疼痛进行性加重,不能用固定患肢方法缓解疼痛,并出现轴向叩痛者,均应摄片检查。

五、治疗

(一)分期治疗

由于肩关节的活动度较大,参与活动的肌肉较多,肩周炎的治疗应根据不同的病程进行相应的治疗。

1.凝结期的治疗　在凝结期,治疗的目的主要是缓解疼痛。通常可以使用非甾体抗炎药物镇痛,必要时也可使用其他镇痛药物,同时还可进行理疗。在病变早期进行肩关节内类固醇激素的注射,可以减轻滑膜炎,从而缩短肩周炎的自然病程。

2.冻结期的治疗　在镇痛后进行肩关节功能锻炼治疗。由于在冻结期肩关节的炎症反应阶段已经消退,不适合关节内注射类固醇激素,需要在更大范围内进行肩关节活动以恢复肩关节的活动功能,这是此期治疗的重点。患者应进行较长时间的低阻抗功能锻炼,除此之外还可进行麻醉状态下的手法松解和关节镜下关节囊松解术。

3. 解冻期的治疗　解冻期应该主动运动,产生一定的牵拉张力,使患肩周围肌肉收缩,韧带拉伸,关节囊同时受到牵张,关节腔内滑液流动增加,不仅改善关节囊外运动,更使关节囊内运动得到改善,使肩关节周围、多方向的活动范围明显增加。

(二)现代康复治疗

1. 运动疗法(循序渐进,制订个体化锻炼方案)

(1)主动运动:包括指导患者进行肩外展、屈曲、后伸、绕环、耸肩、旋肩、扩胸、展翅、体后拉手和爬墙练习等。

(2)助力运动:助力运动多借助器械,可以完成一些徒手难以做到的动作并且增加运动治疗的趣味性,例如,引入体操棒和吊环练习配合其他方案治疗。

(3)被动运动:①做肩关节外展、外旋、后伸运动;②前屈、外展、后伸等全方位被动运动;③旋转运动,顺逆时针交替;④内收、上举和摇肩等。

2. 药物疗法

(1)口服药或外用药:消炎镇痛药、舒筋活血药、外用止痛剂。

(2)注射:①局部或痛点封闭;②神经阻滞;③关节腔内注射。

3. 物理疗法　关节松动术、持续性牵伸疗法、本体感觉神经肌肉易化技术(Proprioception Neuromuscular Facilitation,PNF)、肌肉能量技术、Thera-Band训练以及超声波疗法、经皮神经电刺激疗法、冷疗、热疗等。

4. 开放性手术或关节镜下松解　开放性手术损伤大、术后恢复困难、易再粘连,目前多选择关节镜下松解术。

(三)传统康复治疗

针灸、中药熏蒸、推拿、穴位点按、拔罐、刮痧。

六、护理

1. 心理护理　患者若对疾病知识缺乏,会表现出焦虑、紧张、烦躁,为疾病的预后担忧。

护士要有针对性给患者以精神安慰,进行卫生知识的宣传,提高患者对疾病的认识,从心理上配合治疗与护理;向患者介绍治疗成功的病例,消除因治疗怕疼痛而引起的紧张心理。

2. 生活护理　协助患者穿衣、梳头、系腰带等。关心、体贴患者,协助患者解决生活中的困难。鼓励患者主动进行锻炼,尽快恢复生活自理能力。

3. 饮食　加强营养,补充钙质,如牛奶、鸡蛋、豆制品、骨头汤、黑木耳等,或口服钙剂。

4. 注意肩关节局部保暖　随气候变化随时增减衣服,避免受寒受风及久居潮湿之地。

5. 肩关节的锻炼方法　患者站立,前、后、内、外摆动,通过画圈法和手指爬墙法练习肩关节活动,一日可进行数次,每次活动50～100次。活动范围由小到大,要忍着轻痛坚持锻炼,但忌强力被动活动,以免损伤或撕裂组织。肩关节环转活动(即画圈法)是患者向前弯腰,使上臂自然下垂,与地面相垂直,然后活动上肢,使肩关节做顺时针或逆时针的环转运动（画圈），或做钟摆样前后、左右运动。患者也可利用滑轮练习器，做肩关节的上举、外展、内旋等活动。

6.健康宣教　定期为患者按摩上肢及肩部肌肉，主动加强上肢各关节活动。鼓励患者做手指关节的各种活动，捏橡皮球或健身球，并做主动性的肩关节功能锻炼，以防止肌肉萎缩及关节粘连。

第四节　老年骨关节炎

一、概述

骨关节炎（Osteoarthritis，OA）多见于老年人，女性多于男性，是一种由多种因素引起关节软骨纤维化、轵裂、溃疡、脱失的关节疾病，多累及负重大，如髋、膝、手及脊柱等，临床上以受累关节疼痛、畸形和活动受限为特点。

1994年美国骨关节炎研讨会上对骨关节炎作了较为明确的定义：骨关节炎是一组不同病因但有相似的生物学、形态学和临床表现的疾病。该病不仅发生关节软骨损害，还累及整个关节，包括软骨下骨、韧带、关节囊、滑膜和关节周围肌肉，最终发生关节软骨退变、纤维化、断裂、溃疡及整个关节面的损害。髋、膝关节出现的大关节炎是老年人骨性关节炎中常见的一种类型，也是促使患者就诊的重要因素，其病因、临床表现和治疗方法等各方面都有其自身的特点。

二、危险因素

（1）本病患病率随年龄增长而增加，年龄增加使肌肉功能减低、神经反射减弱、传导变慢，造成反应不协调，使关节易受损伤。

（2）异常生物力学　正常关节软骨光滑，富有弹性和耐磨损特性及一定的机械性能，使关节软骨具有应力传导、吸收震荡及润滑关节等功能。关节软骨表面适当负荷有助于关节软骨蛋白多糖的合成，促进液压交换。但关节软骨所能承受的强度及频率具有一定限度，超过或低于此限度均将导致关节软骨的退行性变。

（3）遗传与性别　遗传因素在先天性髋脱位、髋臼发育不良等疾病中也有一定作用。可以说，骨性关节炎是内在遗传因素和外在环境因素共同作用的结果，并可能最终决定发病年龄和病情严重程度。骨关节炎的发病存在明显的性别差异。雌激素水平相对过高可能引起全身的骨性关节炎表现，一般女性多于男性。

（4）高体重指数及软骨异常：非力线负重，如肥胖与关节超负荷有关。代谢异常使软骨变性，如褐黄病、血色病、Wilson病。创伤后如关节内骨折、脱位、半月板损伤及机械性磨损，关节损伤及关节内感染致软骨磨损。

（5）骨密度及骨量　近年来的研究发现骨密度与骨性关节炎有一定关系。骨量减少者特别易诱发股骨颈骨折，而骨量的增加则与骨性关节炎的发生呈正相关。

（6）反复过度性应力　本病与长期职业性及运动性应力过度有关。长期慢性使用某些关节,可引起这些关节的骨性关节炎患病率增加。

(7)基质金属蛋白酶(MMPs)与一氧化氮(NO) MMPs 含量的异常增高及其自然组织抑制物(TIMPs)水平的相对下降与骨性关节炎的软骨退变过程有关。一氧化氮是引起骨关节炎中软骨细胞凋亡的重要介质之一,关节炎后的很多病理过程与一氧化氮的过量有关。

三、病理生理

骨性关节炎可以分为原发性和继发性两种,是关节损伤或软骨基质及软骨下骨质成分改变的结果。关节软骨的变形发生最早,骨关节炎的主要病理改变为软骨退行性变性和消失,软骨基质内糖蛋白丢失时关节表层的软骨软化,在承受压力的部位出现断裂,使软骨表面呈细丝绒状物,之后软骨逐渐片状脱落而使软骨层变薄甚至消失。软骨下的骨质出现微小的骨折、坏死,关节面及周围的骨质增生构成 X 线上的骨硬化、骨赘及骨囊性变。关节滑膜可因软骨和骨质破坏,代谢物脱落如关节腔而呈腔轻度增生性改变,包括滑膜细胞的增生和淋巴细胞的浸润,其程度远不如类风湿关节炎明显。严重的骨性关节炎的关节囊壁纤维变性和增厚有纤维化,限制关节的活动,周围肌肉因疼痛产生保护性痉挛,周围肌腱亦受损,并由此引起关节疼痛、僵直畸形和功能障碍。

四、临床特点

(一)症状和体征

(1)疼痛为本病的主要症状。该病初期为轻、中度间断性隐痛,休息后好转,活动后加重,常与天气变化有关;后期出现持续性疼痛或夜间痛。关节局部有压痛,在伴有关节肿胀时尤其明显。

(2)其次是缓慢进展的关节活动受限,早期表现为晨僵,活动后可缓解。僵硬持续时间一般较短,很少超过 30min。病情进展逐渐出现关节僵硬、活动受限。早期关节活动可触及轻度摩擦感,晚期则可触及明显的沙粒样摩擦感,且伴有明显的疼痛。

(3)关节畸形和关节内游离体:可发生膝关节屈曲或内、外翻畸形,尤以内翻畸形为多。关节内游离体,表现为关节活动时发生交锁现象,尤以膝关节为甚。继发性滑膜炎,可发生关节中度积液。

(4)膝:疼痛程度与活动相关,不活动则引起关节僵硬,活动受限。疾病后期会出现关节半脱位。随着病情进展,许多患者可以出现关节肿胀、内翻或外翻畸形。

(5)髋:疼痛发展缓慢,但进行性加重,最终可出现痛性跛行,患者需服止痛药治疗,可引起髋关节外侧、腹股沟区、大腿内侧、臀部及膝关节的牵涉性痛。牵涉性痛常会掩盖疾病的真相。典型患者患肢呈屈髋外旋位。关节活动受限使坐下和站立十分困难。随疾病的发展,可出现由于股骨头向近侧半脱位造成的髋内翻和肢体短缩。

(二)检查

(1)评估年龄,受累关节的数目、部位、程度,疼痛性质,有无晨僵及与活动的关系等。体检包括受累关节局部压痛,有无关节肿胀,大关节有无摩擦感,畸形、活动受限甚至半脱位等。

（2）X线检查无法反映软骨早期的病变,在中晚期可表现为关节间隙狭窄、软骨下骨囊性变、关节边缘骨赘形成等,晚期可出现关节游离体甚至关节半脱位等。

（3）关节镜检查是骨性关节炎诊断的金标准,可以直接观察关节软骨的肿胀、磨损情况,明确半月板的破裂部位及退变程度,以及滑膜增生程度等。

（4）MRI可显示早期关节软骨退变、软骨下骨硬化、小的囊性变、膝关节交叉韧带松弛变细、半月板变性、撕裂及滑囊病变、关节腔积液等病变情况。

五、治疗

治疗的目的是缓解或解除关节疼痛,矫正畸形,改善或恢复关节功能,改善生活质量。轻、中度骨关节炎可以采用非手术治疗;非手术治疗无效,疼痛持续或加重,关节功能受限、畸形时可采用外科手术治疗。

（一）非手术治疗

1.患者教育　采用自我行为疗法,如减肥、有氧锻炼、关节功能锻炼、肌力训练等。

2.物理治疗　主要增加血液循环、减轻炎症反应,包括热疗、水疗、超声波、针灸、按摩、牵引、经皮神经电刺激（TENS）等。

3.辅助支持　主要减少受累关节负荷,可采用手杖、拐杖、助行器等。

4.纠正肢体不良力线,伴有内翻或外翻畸形采用矫正支具或矫形鞋,以平衡各关节面的负荷。

（二）药物治疗

镇痛药、NSAIDs和关节内注射药物是当今对于骨性关节炎的主要药物治疗方法。

（1）镇痛剂:轻、中度关节痛使用镇痛剂是有效的。

（2）NSAIDs:常规用于治疗骨性关节炎的疼痛和关节僵硬,能抑制炎症反应。

（3）关节内注射药物:可以在关节腔内注入激素或透明质酸等药物治疗。

（4）改善病情类药物及软骨保护器。

（三）外科治疗

外科手术的目的是减轻或消除疼痛和改善关节功能。

（1）关节镜手术:镜下可以对关节进行清洗和清理,可清除关节内游离体和骨赘、修整磨损的半月板及韧带结构等。对一些病变较轻的患者能够缓解疼痛、改善关节功能,但对于病情较重者则无明显疗效。

（2）截骨术:截骨术能矫正下肢力线,将压力重新分布到关节软骨尚存区域,刺激形成一个新的负重关节面并矫正畸形。本方法常用于关节稳定性良好、活动度好、肌力好、有部分残存软骨的年轻、活动量大的患者。

（3）关节融合:此手术消除了关节活动,适用于严重骨性关节炎的患者,关节融合能缓解疼痛、恢复关节稳定性和对线。然而,关节融合后增加了其他关节的受力,并加重了其他关节的退变。例如髋关节融合增加了腰椎和同侧膝关节发生骨性关节炎的危险。

（4）关节置换:手术效果十分明确,是治疗中晚期骨性关节炎,尤其是关节破坏者最主要的方法之一。关节置换能有效地缓解疼痛,维持和增加关节的稳定性和活动度。人工髋、膝关节置换术已成为一种相当成熟的手术,主要适用于严重的关节疼痛、不稳、畸形,日常生活活动严重障碍、保守治疗无效或效果不显著者。

六、护理

(一)非手术治疗护理

1.心理护理　因该病老年人居多,护士应利用语言技巧向患者做好教育,增强患者的信任感,消除患者的焦虑、恐惧心理。针对患者的个体差异进行不同护理,满足不同老年患者的心理需要。

2.疼痛护理

(1)局部制动:患者需多卧床休息,减少患肢负重活动,减轻关节负荷,使局部得以充分休息。

(2)理疗和按摩:①物理治疗如热疗、超声波等。每次关节运动前15～20分钟,进行热疗有助于减轻发僵或缓解疼痛。②按摩时对肿痛的关节尽量不按或轻按,以防刺激使骨刺增大或增强其敏感性。对于疼痛周围的肌肉可轻轻按压,以改善肌肉的血液循环,防止肌肉萎缩。

(3)药物治疗护理:使用镇痛药物,以减轻疼痛。关节腔内注射的透明质酸钠制剂,具有独特的黏弹性、保水性及润滑作用,能覆盖和保护关节软骨表面,改善关节挛缩,抑制软骨变性,改善病理性关节液,增加润滑功能,缓解疼痛,改善患者日常生活动作及关节活动范围,操作时需注意无菌操作,避免感染。

3.关节腔注射的护理　嘱患者注射后24h内注意休息,尽量避免走路、爬楼梯等活动。告诉患者如出现局部酸胀感,属正常反应,1d或2d后可自行缓解。

(二)手术护理

1.术前护理

(1)患者身体状况准备:高血压、心脏病、糖尿病等经系统的内科治疗,病情平稳,全身隐匿性感染性病灶,如龋齿、中耳炎、尿路感染等经治疗已控制,停用波立维1周,避免术中及术后出血量增加。高血压患者有效控制血压。

(2)患者心理状况准备:向患者提供有关手术及康复训练的资料,使其了解手术的意义及术前应做的各项准备,以缓解紧张心理,树立信心。

(3)制订功能锻炼计划:指导患者进行功能锻炼,包括关节活动、肌力、步态的训练及拐杖或助行器的使用方法,使患者认识锻炼的重要性,提高依从性。

(4)术前训练:术前患者要练习体位的摆放、深呼吸、有效咳嗽、床上大小便,这有助于避免术后髋关节脱位,预防坠积性肺炎、尿潴留、便秘等的发生。

(5)完善术前常规准备:根据患者年龄、全身状况,评估患者对手术的耐受情况,完善术前常规检查,包括血、尿、粪常规,糖、脂生化,电解质、凝血谱、乙肝三系、血型等。

2.术后护理

(1)生命体征观察:术后床边心电监护,根据病情0.5～1h监测生命体征、氧饱和度。持续吸氧3～5L/min,术后24h密切观察意识、面色、生命体征、尿量变化,如有异常及时通知医生。

(2)切口引流管观察:引流管妥善固定,术后4h先夹管,4h后改伤口负压引流24～

48h,保持引流管引流通畅,防止扭曲、折叠和堵塞,如发现引流液流速过快＞100mL/d时,应通知主管医生。保持切口敷料清洁干燥,一旦污染及时更换,当引流液＜50mL/d,即予拔管。按医嘱正确合理使用抗生素。

(3) 术后体位:术后垫枕平卧位,行全髋置换术患者,患肢保持外展 15°～30°中立位,膝部垫一薄软枕,防止髋关节脱位,避免皮肤和神经的不必要的压迫。避免患侧卧位,健侧卧位时双腿间夹一定位枕,避免过度屈髋内收。行全膝置换术患者,患肢予伸膝抬高位,避免小腿腓肠肌和腓总神经因过度受压而造成静脉血栓形成和神经损伤。

(4)患肢肢端血运观察:密切注意观察患肢感觉,肢端皮温,肤色,足背动脉搏动和足背伸等状况,一旦出现异常及时处理。

(5)疼痛护理:术后联合应用不同作用机制的镇痛药物和/或多种镇痛方法,降低副作用,镇痛作用相加或协同以最大限度发挥镇痛作用。入院时即向患者做好疼痛评分宣教,使患者能正确评估疼痛分值,这有利于及时给予镇痛措施,改善术后镇痛效果。将患者的疼痛程度控制在无痛或相对无痛状态。

3.并发症护理

(1)并发症的观察和护理:密切观察患者的体温、呼吸、心律、氧饱和度变化,按医嘱正确及时使用抗生素。做好饮食护理,在病情允许的情况下可进食高维生素、高蛋白、高热量、粗纤维食物,以补充术后体能消耗。保持大便通畅,对老年患者,严格掌握和控制液体速度,鼓励患者多饮水 2000～3000mL,记 24h 尿量、动态监测血电解质的变化,保持出入量及水电解质的平衡。预防肺不张、坠积性肺炎、充血性心力衰竭、电解质紊乱、尿潴留和尿道感染。

(2)深静脉血栓形成的观察与护理:深静脉血栓形成为最常见的并发症,术后应密切注意观察肢体有无肿胀情况、肢端皮肤颜色、温度及有无异常感觉、有无被动牵拉足趾痛、有无胸闷、呼吸困难,若发生如上情况应警惕下肢深静脉血栓形成。要做好预防,用药期间要注意观察皮肤黏膜的出血情况,定时检测凝血谱,预防突发性出血。

(3)感染的观察与护理:感染是关节置换术后具有灾难性的并发症,术后要密切观察切口有无红、肿、热、痛等局部感染症状,保持敷料清洁干燥,如有污染及时更换,围手术期使用抗生素,尽量缩短留置导尿管时间,出院时要告知患者,防止关节远期感染,及时治疗牙周炎、扁桃体炎、呼吸道感染,泌尿生殖和皮肤感染。

(4)血管和神经损伤观察与护理:术后要密切观察患者肢体感觉及活动情况。尽早给予营养神经等对症处理,必要时给予手术松解。

(5)关节脱位的观察与护理:搬运患者及使用便盆时要特别注意将整个骨盆托起,切忌屈髋动作,指导患者翻身、取物、下床等动作应遵循一个原则,即避免内收屈髋。注意观察双下肢是否等长,肢体有无内旋或外旋,局部有无疼痛的异物突出感,如有上述异常,及时报告医生明确有无脱位,及时给予复位。

4.健康宣教

(1)功能锻炼:主要以肌力关节活动度和步态训练为主,分三个阶段进行:①第一阶段,术后 0～2 天,主要以患肢肌肉的静力收缩及远端关节的活动为主,如踝关节主动背伸、跖屈运动及股四头肌、腘绳肌的训练,臀肌收缩运动,目的是促进血液循环,防止下肢深静脉血栓形成。②第二阶段:术后 3~5d,主要以患肢的髋、膝关节活动度的锻炼为主,全髋置换患者进行直腿抬高、髋关节伸直、髋部外展及屈髋屈膝练习,屈髋<90°。全膝置换术进行患肢直腿抬高、膝关节持续被动行动及膝关节的伸屈活动。③第三阶段:在继续加强患肢肌力和膝关节活动度的同时进行步态训练,加强患肢负重训练及行走训练。

(2)出院指导:①休息:接受全髋关节置换术后 3 个月内避免屈髋>90°,患肢避免过度内收外旋,防止脱位,接受全膝关节置换者患肢 4~6 个月内不能做主动下蹲动作,避免深蹲爬山等以延长膝关节使用寿命。②饮食:指导患者加强营养,多食含蛋白质、维生素、钙、铁丰富的食物,增加自身抵抗力,适当控制体重的增加,以减少对关节的负重。③复查:按时到医院复查,6 个月内,每月复诊一次。患肢出现胀痛,局部切口出现红、肿、热、痛要及时治疗,全身性隐匿病灶,如呼吸道感染、泌尿系感染、扁桃体炎、牙痛等,防止髋、膝关节远期感染应及时就诊。

第五节　老年骨折

老年人因骨质疏松,在外力作用下,很容易发生骨折,导致老年人致残,影响生活质量。常见的骨折有桡骨远端骨折、股骨粗隆间骨折、股骨颈骨折、腰椎压缩骨折等。本节重点介绍桡骨远端骨折及股骨粗隆间骨折。

一、Colles 骨折

(一)概述

1783 年 Poutea 论述 colles 骨折,1814 年时 Abraham Colles 加以详细描述,此后称此为 colles 骨折,而沿用至今。colles 骨折为最常见的骨折之一,多发生于老年人,女性多于男性。colles 骨折是指发生于桡骨远端的松质骨骨折,且桡骨向背侧移位。发生骨折的内因是老年性骨质疏松,外因是跌倒。患者跌倒时肘部伸直位,前臂旋前,腕关节背伸,手掌撑地压力传至桡骨远端而发生骨折。当所受到的暴力轻时骨折嵌插而无明显移位;暴力大时骨折远端桡侧和背侧移位,而且常伴有尺骨茎突和下尺桡关节分离。老年患者的骨折常呈粉碎并波及关节面。

(二)危险因素

发生 colles 骨折与许多因素相关,包括年龄、性别、合并疾病等。外在因素是滑倒、失足和其他环境因素导致平衡失调。内在因素是平衡性不足、认知不足、灵活性不足或感觉功能不全等原因,如起床后跌倒。另外如平衡或步态障碍、头晕眼花、体位性低血压等多个因素综合作用所致。内在因素、个人特点、伴随药物作用和行为因素可以影响静止时的平衡,影响老年人对于环境的反应或者仅仅是对于活动行走的姿势反应。如老年人肌力严重衰退,走路不稳,下肢无力,反应迟钝,加上骨质疏松,在外力直接作用于疏松的骨质极易发生骨折。

(三)病理生理

通常骨折发生在张力侧,即掌侧。产生的压力使骨折向背侧延伸,造成背侧骨皮质粉碎性骨折。桡骨远端骨折只有在剪切力和应力的共同作用下才能造成关节内骨折，常伴有韧带损伤。损伤的范围和程度还受到撞击时的速度、手和腕所处的位置、前臂旋转的角度、骨与韧带的强度及弹性的影响。关节内骨折较干骺端成角的关节外骨折更加不稳定。腕关节处于背伸 40°～90°状态，背伸角度越小造成骨折的外力也越小。

老年患者常常伴有全身性骨量减少或骨质疏松，致使轻微外力即可发生骨折，使桡骨远端骨块向背侧移位，骨折处向背侧成角，桡骨短缩，骨折处背侧骨质嵌入或粉碎骨折，而骨折处常伴有骨折缺失，骨质压缩，使复位固定困难，导致患者腕部畸形，手握力下降，腕关节疼痛，功能下降。

（四）临床特点

患者腕背伸位跌倒，手掌着地后，感腕部剧痛，不敢活动，局部肿胀，尤以腕关节肿胀明显，常可波及前臂之下 1/3。桡骨远端有压痛，腕关节及前臂旋转运动和手指活动因疼痛而受限。有时可见皮下瘀血，手指处于半屈曲休息位，不敢握拳，需要健手托扶患手方能减轻些疼痛，如为正中神经受压则有手指麻木等正中神经功能障碍表现，如系粉碎骨折则可触及骨擦音。Colles 骨折的典型畸形姿势如下：

（1）侧面看呈"银叉"状畸形，骨折远端连同手部向背侧移位，其近侧有凹陷。

（2）正面看呈"枪刺"状畸形，骨折远端连同手部向桡侧移位，中指轴线与桡骨轴线不在同一平面上。

（3）X 线检查：桡骨在距关节面 3.0cm 左右处横断。正位片远折段向桡侧移位，可与近折段有嵌插，下尺桡关节距离增大（分离）。桡骨下端关节面向尺侧倾斜度减少，正常为 20°～25°，骨折后可减小到 5°～15°甚至消失；侧位片上，桡骨远端向背侧移位，关节面掌侧倾斜角度减少或消失，正常为 10°～15°。

（五）治疗

无移位的 Colles 骨折不需整复，直接夹板或石膏固定。对移位较轻、无明显骨缺损的骨折先整复再用石膏或夹板固定。对于骨折累及关节面、骨折粉碎者，肘关节屈曲 90°，前臂中立位石膏托固定 4～6 周。对于闭合复位失败及骨折累及桡腕或下尺桡关节，干骺端背侧存在严重缺损的骨折粉碎者绝大多数均采用闭合复位内固定及外固定治疗。

（六）护理

1. 非手术治疗护理

（1）心理护理：因骨折固定而限制了手的活动，给生活带来不便，患者易产生焦虑和烦躁心理。应主动关心患者，帮助其完成部分自理活动。

（2）饮食：宜高蛋白、高热量、含钙丰富的、易消化饮食，多饮水，多食蔬菜和水果，防止便秘。

（3）骨折经整复固定后不可随意移动位置，以维持有效的固定。注意维持远端骨折段掌屈尺偏位。夹板和石膏固定松紧适宜，特别是肿胀高峰期和肿胀消退后，应随时加以调整，过紧影响患肢的血液循环，过松起不到固定的作用。

（4）石膏或夹板固定的患者，卧位时将患肢垫高，以利淋巴和静脉回流，减轻肿胀。离床活动时用三角巾将患肢悬挂于胸前，勿使患肢下垂或随步行而甩动，以免造成复位的骨折再移位。

(5)密切观察患肢血液循环,如出现手腕部肿胀和疼痛明显、手指感觉麻木、皮肤颜色发紫发青、皮温降低、末梢循环充盈不足等情况应立刻处理。

(6)患肢固定后即可练习掌指关节伸屈活动,对老年患者应尽早活动肩肘关节,以免发生关节僵硬等并发症。

(7)对无移位的骨折或有移位的骨折经整复后,预约患者定期门诊复查。

2.手术护理

(1)对复位困难或复位后不能维持正常位置者,积极完善术前的准备工作。

(2)术后体位与固定:患肢前臂石膏托固定,平卧时以软枕抬高于心脏水平10cm,以促进静脉血回流,减轻肿胀。离床活动时用三角巾或前臂吊带悬挂于胸前。

(3)密切观察伤口和患肢指端血供、皮肤颜色、运动、感觉、肿胀等情况,如有异常及时通知医生对症处理。

(4)功能锻炼:①术后病情允许时,即应进行手指屈伸和握拳活动,肩部悬挂位摆动练习及肘关节活动。②术后2~3d,进行肩关节、肘关节主动运动,手指屈伸,对指对掌主动练习,逐步增加动作幅度与用力程度,尽可能多进行健侧肢体的抗阻练习,以促进血液循环。③术后2周起,患者手握拳做屈腕肌静力性收缩练习,幅度与用力强度由小到大。④第3周起,增加屈指、对指、对掌的抗阻练习,可捏橡皮泥或拉橡皮筋;开始做腕关节主动练习,如腕关节的医疗体操练习。⑤拆除固定后开始腕部的屈、伸主动练习,腕屈曲抗阻练习。3~4d后,增加前臂旋前、旋后练习,两手相对进行腕关节屈、伸练习,手掌平放于桌面向下用力做腕关节背伸抗阻练习。1周后增加前臂旋转抗阻练习和腕背伸活动。10d后增加前臂旋前活动。2周后增加前臂旋后活动。⑥当患者皮肤发绀或苍白,感觉异常,肿胀麻木,应及时就诊,如患者的石膏固定是维持在掌屈尺偏位,则自固定之日起,2~3周复诊,更换石膏托固定于功能位,4~6周拆除石膏。骨折后1个月、3个月、6个月复查,了解骨折愈合情况,以便早期发现异常,及时调整石膏固定,避免畸形愈合。

3.并发症的观察和护理

(1)腕管综合征:早期多为骨折未复位所致,较厚钢板内固定也可发生。应尽早复位并严密观察,如有异常及时切开减张。

(2)急性骨萎缩:典型症状是疼痛和血管舒缩混乱所致的皮肤改变,晚期可致手指肿胀、关节僵硬。一旦发生,治疗十分困难,应以预防为主。骨折后,早期应抬高患肢,加强功能锻炼。当出现疼痛、皮温升高或降低,多汗或脱毛等症状时,可进行对症处理,同时加强皮肤护理,防止溃疡形成。还可做理疗,必要时进行交感神经封闭。

(3)手指血运障碍:常因石膏包扎过紧所致。观察指端血运、感觉情况,如发现指端肤色变深、麻木,应及时松开过紧的石膏。

(4)骨折畸形愈合:长尺短桡、前倾角变负为常见畸形。解剖复位和牢固内固定可避免发生。石膏固定于功能位,防止松动和移位。

(5)关节功能障碍:未及时进行功能锻炼。无论采取何种固定方式,均应进行功能锻炼,预防关节功能障碍。

(6)拇长伸肌腱断裂:多由骨折导致腱鞘不光滑所致。

二、股骨粗隆间骨折

(一)概述

股骨粗隆间骨折,由股骨颈基底以远至小粗隆水平以上部位所发生的骨折,称为股骨粗隆间骨折,又名股骨转子间骨折,是老年人常见的骨折,多见于 60 岁以上的老年人,男性多于女性,约为 1.5∶1,属于关节囊外骨折。老年人骨质疏松,发生股骨粗隆间骨折的概率呈上升趋势。

(二)危险因素

股骨转子间骨折主要见于老年患者。其由于低能量创伤所致,如患者由于高龄、视力差、反应慢、血压不稳、肌肉骨骼系统退变等原因不慎跌倒,很容易发生股骨粗隆或股骨颈骨折。另外,老年人因内分泌失调,骨质脆弱,当受轻微的外力作用如下肢突然扭转、跌倒,或转子部受直接暴力的冲击,所造成的骨折多为粉碎性。

(三)病理生理

股骨上端包括股骨头、股骨颈及大小粗隆。粗隆间部位的骨质为海绵质骨,老年时这部分骨质脆而疏松,所以容易发生骨折。根据骨折线的走向与位置可分为四种类型。

1.顺粗隆间型　骨折线由大粗隆斜向内下方走行至小粗隆。此型髋内翻不严重,移位比较少,为稳定型。

2.顺粗隆间粉碎型　骨折位于粗隆间线,同时伴有皮质骨的多处骨折,移位能复位,后稳定。唯因暴力太大加上骨质脆弱,而使远近骨端发生粉碎骨折,因此,髋内翻严重,远端明显上移,患肢外旋。

3.反粗隆间型　粗隆下骨折,至少有一骨折线横过近端股骨干小粗隆或小粗隆以远部位,小粗隆也可能为游离骨片,为不稳定型,比较容易发生髋内翻畸形。

4.粗隆区和近端股骨干至少两个平面出现骨折,股骨干多呈螺旋形、斜形或蝶形骨折,骨折包括粗隆下部分,不稳定。

(四)临床特点

外伤后局部疼痛、肿胀、压痛和功能障碍均较明显,患肢呈内收、外旋、短缩畸形,大粗隆处明显压痛,有时髋外侧可见皮下瘀血斑,远侧骨折段处于极度外旋位,严重者可达 90°外旋。无移位的嵌插骨折或移位较少的稳定骨折,上述症状比较轻微。检查时可见患侧粗隆升高,局部可见肿胀及瘀斑,局部压痛明显。叩击足跟部常引起患处剧烈疼痛。往往需经 X 线检查才能确定诊断及分型。CT 明显降低了股骨颈基底或转子及粗隆间裂隙骨折的漏诊率,因其能显示骨皮质连续性及骨断层层面内部结构。MRI 扫描明显优于 X 线及 CT,如股骨颈基底或转子及粗隆间裂隙骨折中不完全性骨折、疲劳性骨折等无法为 X 线显示的骨折类型。

(五)治疗

骨折治疗目的是防止发生髋内翻畸形,具体治疗方法应根据骨折类型、移位情况、患者年龄和全身情况,分别采取不同方法。应预防由于骨折后卧床不起而引起危及生命的各种并发症,如肺炎、褥疮和泌尿系感染等。

1.非手术治疗　股骨转子间骨折非手术治疗适应证没有明确的统一。确定股骨转子间骨折手术与非手术的关键是患者骨折前的活动状态与内科情况。

（1）适应证：高龄患者，内科情况不稳定，不能耐受外科手术；合并严重的骨质疏松；存在晚期疾病，预期的存活时间在 1 年以下；粉碎性骨折，无法通过手术内固定获得骨折稳定者。

（2）治疗：①骨折后患肢单纯垫枕，丁字鞋固定，保持患肢在中立位，以便减轻患肢疼痛。1～2 周后鼓励患者坐起，开始无痛活动。②牵引疗法：适用于所有类型的粗隆间骨折，尤其对无移位的稳定性骨折并有重要脏器合并症不适合手术的患者。牵引的优点是可控制患肢外旋，对稳定性骨折，牵引 8 周，然后活动关节，用拐下地，但患肢负重须待 12 周骨折愈合坚实之后才行，以防髋内翻的发生。对不稳定性骨折牵引的要求是：牵引重量约占体重 1/7；一旦髋内翻畸形矫正后，需保持占体重 1/7～1/10 的牵引重量，以防髋内翻畸形再发；牵引应维持足够时间，一般均应超过 8～12 周，骨折愈合初步坚实后去牵引。

2. 手术治疗　由于主要发生于老年患者，围手术期病死率相当高。陈旧性粗隆间骨折，有严重髋内翻畸形的患者，可行粗隆下外展截骨术纠正。

（1）闭合复位：多数股骨转子间骨折都能采用闭合方法获得复位，然后行内固定术。

（2）开放复位内固定：只要有手术可能，应尽量手术治疗，可以使患者早期离床活动，避免卧床所致并发症，降低髋内翻发生率，使髋关节功能满意恢复。粗隆间骨折，乃老年人常见的骨折，骨折在大腿根部，该处肌肉丰富、很易移位，用手法复位、局部外固定，必定失败。这类骨折，应到医院用牵引治疗或手术治疗，否则会畸形愈合影响功能，或长期卧床，引起压疮等并发症。

（六）护理

1. 非手术治疗及术前护理

（1）心理护理：建立良好的护患关系，关心和尊重患者。掌握老年患者的心理特点，老年患者生理功能逐渐衰老，各系统的器官功能退化，感觉及反应比较迟钝，生活能力较低下，因此对老年患者必须关心和尊重。注意观察老年患者的全身情况，对不能很好地配合治疗者，要做耐心、仔细的劝说工作，帮助和指导患者进行活动锻炼，对体位和卧位姿势不正确者，要认真耐心给予纠正。讲清手术目的，介绍同种病例术后患肢功能情况，并讲明患者配合及术后主动功能锻炼的重要性。

（2）饮食护理：指导患者进食高蛋白、高维生素、高钙、粗纤维及果胶成分丰富的易消化食物。保持心情舒畅，增进食欲。在床上进行适当的活动，促进胃肠蠕动，必要时口服助消化药。

（3）体位：向患者及其家属解释保持正确体位是防止发生髋内翻畸形的最根本措施。指导与协助患者维持患肢于外展中立位，患侧用外展夹板固定，患足穿防旋鞋。卧床期间可坐起，但不能盘腿、侧卧及负重。6 周后，在夹板和双拐的保护下，可下地练习行走。骨折愈合后，患肢才能负重。

（4）维持有效牵引护理：①要随时保证牵引合力的方向与大腿在同一轴线上，经常观察枕垫是否移动位置，大腿抬高、屈膝的角度有无改变，应随时纠正牵引合力方向的改变。②将骨盆放正，做双侧牵引，两大腿间放一枕，把健腿和患腿分开，防止患肢内收。③腰后垫小枕或棉垫，维持生理性前凸，防止腰疼。④髋关节屈曲 45°、双下肢外展 30°中立位，大腿抬高与床面成 20°角,屈膝时使足跟离开床面而悬空。腿下的枕垫不可太软,以免塌陷后而改变屈髋、屈膝角度。⑤牵引重量视患者体重和大腿肌肉的丰厚程度而定,一般为体重的 1/10～1/7,时间约 8～12 周。⑥如只能做单侧牵引,应将床头桌放在患侧,以促使躯干向患侧倾斜,增加患肢外展。⑦防止腓总神经受压,经常检查局部皮肤有无受压、有无足下垂的症状,可在足部穿一防外旋的鞋,以保持踝关节的功能位置,防止足下垂。

(5)日常生活护理:为了方便患者在床上大小便及避免暴露隐私,可给患者穿方便短裤。指导患者用健足及双手撑床,悬空臀部,便于放置便盆。女性患者可用女式便壶或自制简易用可乐瓶改制的尿壶。

2.预防并发症的护理

(1)预防压疮的护理:牵引患者由于长期仰卧,骶尾部、足跟等部位受压过久,最易产生压疮,应建立翻身卡,每 2h 翻身 1 次。采用腰背部间断牵引加身下置海绵垫以减轻骶尾部的压迫是预防压疮的有效措施,早晚各用温水擦浴一次。会阴部有大小便污染时随时清洗。

(2)预防泌尿系统感染:对留置尿管者做好尿道口护理。鼓励患者多饮水,每日 2000～3000mL。每日尿量应保持在 1500mL 以上。

(3)预防坠积性肺炎:鼓励患者利用牵引床上的拉手抬起上身和臀部或坐起,促进深呼吸,预防呼吸道感染。

(4)预防血栓形成:60 岁以上的老年人脑血栓形成的患病率高,尤其是牵引卧床时间长的患者,因此适当应用血管扩张剂,如低分子右旋糖酐和抑制血小板凝集药物肠溶阿司匹林 50mg 口服,1 次/d。鼓励患者练习床上坐起、翻身,促进全身血液循环,预防血栓形成。同时,牵引中禁止提高床脚进行头低足高的对抗牵引。

3.伴发疾病的护理　大多数患者伴有其他疾病,应特别注意以下几方面:①高血压为临床多见,应注意观察患者的血压,每天早、晚测血压 1 次,并服用降压药物,控制血压稳定水平,防止诱发血压升高的因素,如疼痛、睡眠不佳,适当给予止痛和镇静剂。②对合并有糖尿病的患者要控制饮食,按时用药。由于外伤的应激反应,非糖尿病的患者,血糖也常常偏高,因此伤后 2 周内每日至少测血糖 1 次。糖尿病患者的抵抗力低,注意口腔及皮肤卫生,防止压疮发生。如有皮肤破损应及时处理。③预防肺部感染,鼓励患者有效咳嗽、咳痰,变动体位,每天给予扶起,叩背以促进排痰,必要时超声雾化吸入或口服祛痰剂,适当应用抗生素。

4.功能锻炼

(1)在牵引期间,指导患者有计划地进行踝关节背屈、跖屈运动,足趾的屈、伸活动,股四头肌的静力收缩运动。

(2)臀肌及腰背肌锻炼:用双肘或双手、健腿 3 点支撑抬高臀部 10～20s,缓慢放下,坚持做 20 次,每天三餐后 30min 进行。

(3)指导患者做深呼吸或咳嗽锻炼。

(4)去掉牵引及解除外固定后,教会患者用双拐,使患肢不负重下地行走,保护患者谨防跌倒。

5.术后护理

(1)观察生命体征、神志变化,以便及时发现心、脑血管等意外情况发生,并采取相应措施。

(2)注意伤口出血及引流情况,敷料如有渗湿及时更换。

(3)体位、饮食同术前。

6.术后功能锻炼除前面提及外,还应:

(1)术后1d:可做深呼吸,进行健肢和上肢练习,做患肢肌肉收缩,进行股四头肌等长收缩和踝关节屈伸,收缩与放松的时间均为5s,每组20～30次,每日2～3组。

(2)术后2～3d:继续进行以上练习,拔除伤口引流管后拍片复查显示复位良好,可协助患者在床上坐起,摇起床头30°～45°,2次/d。

(3)术后3d:继续做患肢肌力训练,在医生的允许下增加髋部屈曲练习。患者仰卧伸腿位,收缩股四头肌,缓缓将患肢足跟向臀部滑动,使髋屈曲,足尖保持向前,注意防止髋内收、内旋,屈曲角度不宜<90°,以免引起髋部疼痛和脱位。保持髋部屈曲5s后回到原位,放松5s,每组20次,每日2～3组。

(4)术后4d:继续患肢肌力训练,患者用双手支撑在床上坐起,屈曲健肢,伸直患肢,移动躯体至床边。护士在患侧协助,一手托住患肢的足跟部,另一手托起患侧的腘窝部,随着患者移动而移动,使患肢保持轻度外展中立位。协助患者站立时,嘱患者患肢向前伸直,用健肢着地,双手用力撑住助行器挺髋站起。患者坐下前,腿部应接触床边。注意安全,防止意外发生。

7.术后健康教育

(1)向患者及家属强调维持正确体位是预防髋内翻畸形的根本措施,使其在思想上充分重视,积极主动配合。

(2)去除外固定后,仍要防止髋内翻畸形的发生,不要侧卧于健侧,平卧时两腿间仍要夹一枕头。

(3)骨折愈合未牢固时,患肢应始终保持外展中立位,忌内收,以免发生再骨折;患足不论有无负重,均应全脚掌着地,顺序是足跟、跖外侧、第一趾骨头,不宜足尖着地,预防骨折成角畸形。指导患者继续进行功能锻炼,同时告诉患者股骨颈骨骨折愈合时间一般是4～6个月,为预防骨不连和股骨头缺血坏死,一定不能让患肢过早负重。伤后4个月经X光线复查确定骨折愈合后,才能开始逐步负重。

(4)嘱咐患者钙是构成骨质的重要物质,维生素D可促进钙吸收与骨形成。鼓励患者补充钙质,多食用牛奶及奶制品、豆类等含钙较多的食品,多晒太阳以增加骨密度。

(5)吸烟和饮酒可使骨量减少。成骨细胞功能下降,是造成骨折的重要危险因素,帮助患者主动戒烟、少饮酒,鼓励患者继续加强功能锻炼,介绍加强体育锻炼方法,增强体质,防止再跌倒发生骨折。

(6)2～3个月后复查X线,术后1年根据骨折愈合情况到医院取内固定。

第六节　老年骨质疏松

一、概述

骨质疏松症(Osteoporosis,OP)是一种全身性骨代谢疾病,以骨量减少、骨显微结构退化为特征,骨皮质和骨小梁变薄、变小,骨脆性增加,易于发生骨折。老年骨质疏松症是机体自然衰退、老化过程的组成部分,是一种与年龄相关的疾病,随着人类寿命的延长,骨质疏松的发生率在各国均有增高的趋势。

二、危险因素

1.内分泌因素

(1)雌激素:雌激素对骨的影响,一是影响成骨细胞,提高成骨细胞的数量,增加成骨细胞合成胶原,增加成骨细胞上的前列腺素受体数量;二是抑制破骨细胞对骨的吸收。雌激素还具有抑制甲状旁腺素活性,刺激降钙素分泌,促进胃肠道吸收钙及促进维生素 D 向活性方式转化等作用。雌激素水平低下是导致老年骨质疏松症的主要原因。

(2)甲状旁腺(PTH):甲状旁腺激素浓度常随年龄增加而增加,该激素能够提高破骨细胞与成骨细胞的数量和活性,增加骨皮质吸收。当甲状旁腺素分泌过剩时,骨更新加速,但只要破骨/成骨细胞维持活性平衡,骨量不会减少。

(3)维生素 D:维生素 D 的活性形式为 1,25-二羟维生素 D3。它的作用,一是促进肠道吸收钙、磷;二是在骨中增加骨骼更新部位破骨细胞的活性,参与骨基质的矿化。缺乏维生素 D 将导致类骨质矿化障碍,发生骨软化症,但维生素 D 过量反而发生骨丢失。老年人肾功能生理性减退,表现为 1,25-二羟维生素 D3 生成减少,使肠吸收钙减少,肾小管对钙磷的重吸收下降,血钙降低。老年人户外活动减少使日照不足,致维生素 D 合成不足。

(4)降钙素(CT):由甲状旁腺 C 细胞分泌降钙素,其主要生理功能为抑制破骨细胞活性,血降钙素的基础值与增高值均与年龄呈负相关。降钙素储备功能的降低可能参与骨质疏松症的发生。

(5)甲状腺素和糖皮质激素:T3、T4 能够通过直接或间接途径影响骨细胞功能,甲亢可导致骨吸收部位增多与骨吸收增强,引起骨矿物质丢失,骨细胞对外源性甲状腺素极为敏感。骨细胞上有糖皮质激素受体,过剩的激素活性将导致成骨细胞功能受抑制。

2.遗传因素　骨密度为诊断骨质疏松症的重要指标,骨密度值主要取决于遗传因素,其次受环境因素的影响。骨密度与维生素 D 受体基因型的多态性密切相关。人们对雌激素受体、维生素 D 受体等基因多态性与骨质疏松的关系已进行了长期、大量的研究,迄今已发现人体至少 67 个基因与骨质疏松有关。

3.活动因素　老年人活动减少,使肌肉强度减弱、机械刺激少、骨量减少。患严重骨关节病患者长期活动受限,不负重,对骨骼的机械刺激减弱,造成肌肉萎缩,骨形成减少,骨吸收增加,最终导致骨质疏松。老年人过量饮酒可致骨质疏松。

4.药物因素　长期服用糖皮质激素、肝素等,可造成骨质疏松。即使服用泼尼松剂量稍高于 2.5mg/d,超过 3 个月,骨质疏松和骨折的风险也增加,因而服用泼尼松≥7.5mg/d超过 3 个月者,必须服用抗骨质疏松药物;已服用泼尼松<7.5mg/d超过 3 个月者,须进行骨密度检测。

三、病理生理

骨骼主要有两部分组成,一是成为骨骼坚强外壳的皮质骨,另一是骨骼内腔的松质骨,也称为髓质量或小梁骨。骨骼不断地进行吸收与重建,用新的强力的骨代替老的脆弱骨。在重建过程中,是通过除去旧骨和形成新骨,维持骨的健康和强壮的连续性过程。前破骨细胞受粒巨细胞集落刺激因子激活,并在其他细胞因子和生长因子的影响下,分化成熟为活性破骨细胞。新形成的破骨细胞分泌酸性物质,溶解和消化旧骨的基质与矿物质。当吸收形成的腔隙达到了预计的深度时,吸收即告结束。成骨细胞被吸引进入吸收形成的腔隙,在生长因子和多种激素的影响下成熟,并形成新骨充填于吸收腔中。骨的吸收相与再建相维持平衡状态,即由破骨细胞正常溶解和吸收旧骨所留下的腔隙,由成骨细胞分泌的类骨质完全充填并进一步矿化,这一过程是保证骨量维持正常平衡状态的根本条件,破骨细胞活性过度增强时,骨的溶解和吸收增多,导致吸收后腔隙的深度增大,当成骨细胞受损时,又会不适当地分泌类骨质于正常吸收的腔隙内,与年龄增长有关骨的缓慢丢失是由于成骨细胞活性降低。人在 35 岁左右,骨量达高峰,以后骨重逐渐下降,女性在 50 岁以后丢失较多,男性则在 70 岁以后,随年龄增加,骨细胞逐渐减少。正常骨量的维持有赖于骨形成与骨吸收的平衡。骨质疏松时,这种平衡受到破坏,表现为骨形成低下和/或骨吸收增加。

四、临床特点

老年性骨质疏松症是临床上常见的一种疾病,临床表现也是多种多样,诊断依据临床表现、骨量测定、X 射线照片及骨转换生物化学的指标等综合分析判断,常见的临床表现有疼痛、身长缩短、骨折等。

1.症状体征

(1)疼痛:老年骨质疏松症以腰背痛最为多见,占疼痛患者中的 70%～80%。疼痛沿脊柱向两侧扩散,仰卧或坐位时疼痛减轻,直立后伸或久立、久坐时疼痛加剧,日间疼痛轻,夜间和清晨醒来时加重,弯腰、肌肉运动、咳嗽、大便用力时加重。一般骨量丢失 12%以上时即可出现骨痛。患有老年骨质疏松症时,椎体骨小梁萎缩、数量减少,椎体压缩变形,脊柱前屈,腰背肌为了纠正脊柱前屈,加倍收缩,肌肉疲劳甚至痉挛,产生疼痛。新的胸腰椎压缩性骨折,亦可产生急性疼痛。相应部位的脊柱棘突可有强烈压痛及叩击痛,一般 2～3 周后可逐渐减轻,部分患者可呈慢性腰痛。若压迫相应的脊神经可产生四肢放射痛、双下肢感觉运动障碍、肋间神经痛、胸骨后痛类似心绞痛,也可出现上腹痛类似急腹症。若压迫脊髓、马尾还可影响膀胱、直肠功能。

(2)身长缩短、驼背:这是老年骨质疏松症的重要临床表现,多在疼痛后出现。脊椎椎体前部几乎多为松质骨组成,而且此部位是身体的支柱,负重量大,尤其第 11、12 胸椎及第 3 腰椎,负荷量更大,容易压缩变形,使脊椎前倾,背曲加剧,形成驼背。随着年龄增长,骨质疏松加重,驼背曲度加大,致使膝关节挛拘显著。正常人每人有 24 节椎体,每一椎体高度约 2cm,老年人骨质疏松时椎体压缩,椎体每缩短 2mm 左右,身长平均缩短 3～6cm。

(3)骨折:骨质疏松性骨折在老年前期以桡骨远端骨折多见,老年期以后以腹椎和股骨上端骨折多见。由于骨折后丧失生活自理能力,长期卧床易产生压疮、坠积性肺炎、尿路感染等并发症。

(4)呼吸功能下降:胸、腰椎压缩性骨折,脊椎后弯,胸廓畸形,可使肺活量和最大换气量显著减小。老年人多数有不同程度肺气肿,肺功能随增龄而下降,若再加上骨质疏松所致胸廓畸形,患者往往可出现胸闷、气短、呼吸困难等症状。

2.检查

(1)生化检查:碱性磷酸酶(AKP)变化不显著,骨钙素(BGP)轻度升高,尿羟赖氨酸(HOLG)可升高,血清镁下降。

(2)X 线:皮质变薄、骨小梁减少变细、骨密度减少、透明度加大、晚期出现骨变形及骨折,以第 3 腰椎为中心的正、侧位 X 线片,可观察到骨质疏松演变的过程。Ⅰ期见椎体变形、边缘改变。Ⅱ期见骨密度降低,小梁骨变薄纤细,终板变薄形。Ⅲ期见骨密度进一步降低,中板内凹,椎体楔形改变。Ⅳ期见骨密度明显降低,中板双凹,椎体塌陷。X 线可发现骨折以及其他病变,如骨关节炎、椎间盘疾病以及脊椎前移。双能 X 线吸收测定法(DEXA)可计算骨矿物质含量、面积,测量全身任何部位的骨量,方法较准确。

(3)骨密度检测:骨密度检测(Bone Mineral Density,BMD)是骨折最好的预测指标。测量某一部位的骨密度,可评估总体的骨折发生危险度;测量特定部位的骨密度可以预测发生局部骨折的危险性。参照世界卫生组织(WHO)推荐的诊断标准,基于 DXA 测定:骨密度值低于同性别、同种族健康成人的骨峰值不足 1 个标准差属正常;降低程度在 1～2.5 个标准差之间为骨量低下(骨量减少);降低程度等于和大于 2.5 个标准差为骨质疏松;骨密度降低程度符合骨质疏松诊断标准同时伴有一处或多处骨折时为严重骨质疏松。通常用 T-Score(T 值)表示,即 T 值大于 -1.0 为正常,介于 -1.0 和 -2.5 之间为骨量减少,T 值低于 -2.5 为骨质疏松,低于 -2.5 和有骨折史为严重骨质疏松。

(4)骨活检及骨计量学检查:一般由髂骨取材,做切片后测量小梁骨量、相对吸收表面、相对骨量、相对骨表面等。但该检查有损伤性及局限性,需专人观察,仅在诊断不明时才能采用。

五、治疗

(一)急性期治疗

椎体一旦发生骨折,即需卧硬板床休息,膝下垫一枕头以减轻下腰部的应力,注意压疮护理。疼痛可用止痛药,待疼痛消失后开始锻炼,并逐日增加活动量,疼痛剧烈者可佩戴支架。

(二)增加骨组织的方法

(1)口服钙剂:碳酸钙、磷酸钙、乳酸钙、葡萄糖酸钙都可应用,口服钙剂后应鼓励多饮水,以防止尿路结石。

（2）补充维生素 D：合并有骨软化、肠钙吸收障碍及维生素 D 代谢产物生成减少者，可给予维生素 D。维生素 D 用于骨质疏松 400～800IU/d。老年人有肝肾功能不全时，需要使用活性维生素 D，骨化三醇剂量为 $0.25～0.5\mu g/d$。维生素 D 连续长期使用后会出现明显的血钙升高，需经常监测血钙，若血钙 24h＞200mg 应减量，若血钙 24h＞300mg 应暂停药。

（3）抑制骨吸收药物：有双磷酸盐，降钙素与促进合成代谢的皮质醇如司坦唑醇（Stanozolol）。降钙素一般剂量为 50～100IU/d，可减少骨吸收，应与钙剂联合使用，其副作用较小，偶有恶心、呕吐。用降钙素时应补足钙量，起到治疗骨质疏松的作用。

（4）氟化物治疗：每天口服氟化钠 30～50mg，必须同时加用钙剂。过量服用会出现氟中毒，应用后 18 个月 90% 病例不再有骨折。

（5）运动：每天至少需做 30min 的散步，既可锻炼，又可吸收光照。

（三）手术治疗

骨质疏松椎体骨折日益受到人们的重视，经皮椎体成形术（Percutaneous Vertebroplasty，PVP）是近年兴起的脊柱微创治疗新技术，是骨质疏松性椎体骨折治疗一种新的有效的微创方法。该技术能使患者迅速缓解疼痛，创伤小。通过经皮穿刺向椎体内填充增强材料，可以达到稳定骨折、恢复椎体力学强度、防止椎体进一步塌陷和缓解疼痛的目的，使患者能恢复正常活动。

（四）促进骨质疏松骨折愈合的物理疗法

随着现代医学的不断发展，物理疗法防止骨丢失和促进骨质疏松骨折的愈合已逐渐受到重视。

（1）力学振荡：研究指出低频高幅的力学刺激可有效防止骨丢失。振荡引起的骨质密度增加是通过骨小梁增粗及数目的增加而实现的，这提示振荡主要是促进骨合成代谢的作用，有助于正常骨折的愈合。

（2）脉冲电磁场疗法：脉冲电磁场刺激，可以促进成骨细胞中钙离子的内流，使成骨作用显著增强，从而改善骨代谢机能；同时加速骨组织的生长，提高骨矿物质含量和骨密度，可以加速骨折的愈合。

（3）低强度脉冲超声波：目前由于受低强度脉冲超声波的脉冲发射头的尺寸限制，只适用于肢体局部治疗。

（4）体外冲击波：目前专门用于骨骼肌肉系统的 ESW 设备产生的冲击波，通常有液电冲击波、电磁冲击波和压电冲击波三种形式。液电冲击波可产生较高强度冲击波，更适用于骨折不愈合的治疗，而电磁冲击波和压电冲击波产生冲击波强度较低，多用于软组织治疗。

（5）高频电疗：骨痛是骨质疏松的常见临床表现，高频电疗可减轻疼痛，有止痛、改善组织的血液循环、消炎、降低肌张力及结缔组织张力作用。

（五）其他治疗方法

骨质疏松的细胞治疗和基因治疗：骨髓间充质干细胞（Mesenchymal Stem Cells，MSCs）具有多向性分化潜能，可以在一定条件下分化成骨、软骨、脂肪、肌肉、肌腱、皮肤等。

（1）细胞治疗：将 MSCs 结合在有骨诱导活性的载体材料上或通过基因治疗使细胞能够表达成骨诱导因子，通过自分泌方式诱导 MSCs 分化成成骨细胞，才可能达到显著的骨再生效果。

（2）基因治疗：基因治疗有两条技术路线，即直接体内法和间接体内法。目前研究最多的是后者，是将实验对象的靶细胞取出，体外培养后导入外源基因，而后将这些经遗传修饰后的细胞重新输回试验个体体内，使携有外源基因的载体细胞在体内表达目的蛋白以达到治疗目的。

六、护理

（一）心理护理

老年人患骨质疏松尤其在合并骨折后，生活质量明显降低，特别是对长期卧床的患者，要加强其心理护理，对于疾病的治疗以及预防并发症都有着重要的作用。首先要帮助患者认识骨质疏松合并骨折的主要原因是骨质疏松，从心理上不要急躁，从饮食、运动上积极配合治疗。家属应积极配合，给患者精神上以支持、鼓励，树立战胜疾病的信心。并使未发生骨折的患者认识到骨质疏松的危险性，积极配合治疗。

（二）用药护理

患者大剂量补充维生素 D 和钙剂会引起高血钙症，应鼓励其多饮水，以防尿路结石。血液中钙的含量必须保持在一定水平。过量补钙，血液中血钙含量过高，可导致高钙血症，如肾结石、血管钙化等。因此，一般要监测血钙，每 2～4 周查血钙一次，必要时每周测一次，亦可查尿钙。最安全有效的补钙方式是在日常饮食中加强钙的摄入量。

（三）饮食护理

饮食要清淡，少盐，宜饮用强磁化水。注意节制饮食，防止过饱。多食新鲜蔬菜、粗纤维食物、蜂蜜等食品，多饮开水，保持大便通畅。恢复期多食高蛋白的食物和含钙较多的食物，以促进骨折愈合。多吃瘦肉、鱼虾、豆制品、牛奶、海带、紫菜、芝麻、花生、核桃、瓜子、芹菜、油菜、荠菜、苹果、香蕉等食品。

（四）运动疗法指导

可根据病情，有针对性地选择治疗部位、运动幅度、速度和肌肉收缩的强度。

（1）主动运动：主动运动可恢复肌力、增强活动范围、改善肌肉协调性以及增强肌力、耐力等。可根据需要进行单关节或多关节联合运动，单向或多向运动，不同幅度、速度的运动。对于有骨折的患者，在骨折愈合后，更应主动、积极地进行患肢功能锻炼，否则就会导致废用性骨质疏松。

（2）被动运动：被动运动适用于各种原因引起的肢体功能障碍，能起到放松痉挛肌肉、牵伸挛缩肌腱及关节囊、恢复或维持关节活动度的作用。被动运动应无疼痛，从远端开始至近端，肢体应放松置于舒适体位；被动活动关节时，治疗师一手固定关节近端，另一手活动关节的远端。治疗师在活动中对关节稍加挤压，手法缓慢柔和、有节律性，避免撞伤性动作，并逐步增加关节活动度。

（3）助动运动：助动运动主要加于活动范围的开始和结束时，中间部分由患者主动收缩，适用于创伤后无力的肌肉或不完全麻痹的功能练习及年老体弱患者。每次运动后给予休息,随着肌力不断恢复,可逐渐减少助动成分。

(五)经皮椎体成形术的护理

术后密切观察生命体征变化,注意伤口有无渗血、渗液及下肢感觉、运动、反射情况,发现异常及时报告医生。术后 6h 可摇高床头,24h 可扶助行器下地行走,注意循序渐进,防止体位性低血压。

(六)健康教育

(1)坚持功能锻炼,以利骨折愈合:伤后 3～5d,开始在医生指导下做功能锻炼,包括四肢运动、呼吸练习、背肌练习,全过程注意保持脊柱固定,避免前屈和旋转;伤后 3～4 周,可增加翻身练习,并逐渐增加腰背肌过伸运动;伤后 2～3 个月,可起床活动,注意避免脊柱前屈的姿势和动作;恢复期可坐位做脊柱后伸、侧屈、旋转等主动运动。适当参加体育锻炼,循序渐进增加运动量,常做载重式的运动,如慢跑、骑自行车等,3～4 次/w,30min/次。

(2)防跌倒、防意外伤害:如果骨质疏松较严重,即使轻微的外力也会导致骨折,即使是自身的重力、肌肉的牵引力,也会导致椎体压缩性骨折,所以应加强劳动安全卫生教育。做重活时注意腰肌及脊柱的保护,防止脊柱压缩性骨折。如发生腰椎压缩性骨折,应立即去医院诊治,绝对卧硬板床,防止重复受伤,身体不能做扭曲、旋转运动,防止外伤性截瘫。

(3)日常生活指导:老年人多到户外活动,经常晒太阳有利于钙的吸收和利用。每天坚持喝两杯牛奶,多吃奶制品、虾皮、黄豆、青豆、豆腐、芝麻酱等含钙丰富的食物。选择健康的生活方式,戒烟、戒酒、戒饮浓茶,少喝咖啡和可乐,不吸烟,否则会造成骨量丢失。已绝经的妇女要在医生指导下服用少量雌激素,遵照医嘱服维生素 D 和钙剂,老年人要慎用利尿剂、异烟肼、泼尼松等药物。

(4)早期发现并发症:骨折是骨质疏松常见的并发症,多发于脊柱椎体、股骨近端、桡骨远端等部位。骨质疏松往往来得无声无息,很多患者因腰酸腿疼、全身骨头疼、身高变矮等症状就医时,基本上已经发展到了严重阶段。老年人弯腰驼背,往往被当作正常现象不予理会,但很有可能就是骨质疏松的信号。因此发现有下列症状,一定要引起警觉,及时到医院检查诊治:①身体移动时,腰部感到疼痛;②初期背部或腰部感觉无力、疼痛,渐渐地成为慢性痛楚,偶尔会突发剧痛;③驼背,背部渐渐弯曲,身高变矮等。

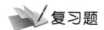复习题

一、单选题

1.女,66 岁,不慎跌倒时以手掌撑地,造成右手 Colles 骨折。该患者患处的典型表现是:

A.方肩畸形　　　　　　　　　　B.肘后三角关系失常

C.旋前、屈腕、尺偏位　　　　　　D.搭肩试验阳性

2.女,66 岁,不慎跌倒时以手掌撑地,造成右手 Colles 骨折。手法复位纠正该畸形时,应将骨折远端向何侧挤压?

A.向手背侧挤压　　　　　　　　B.向手掌侧挤压

C.向手臂尺侧挤压　　　　　　　D.向手臂桡侧挤压

3. Colles 骨折的典型体征：

A. 银叉状畸形　　　　　　　　　　　B. 爪形手

C. 垂腕　　　　　　　　　　　　　　D. 工兵铲样畸形

4. Colles 骨折最常见并发症是：

A. 腕部神经损伤　　　　　　　　　　B. 痛性骨质疏松

C. 拇长伸肌腱断裂　　　　　　　　　D. Sudeck's 骨萎缩

5. 女,75 岁,跌倒后感觉左髋部疼痛,不能站立及行走。首先考虑的诊断是：

A. 骨盆骨折　　　　　　　　　　　　B. 髋臼骨折

C. 股骨头骨折　　　　　　　　　　　D. 股骨粗隆间骨折

6. 女,82 岁,跌倒后感觉左髋部疼痛,不能站立及行走。可能出现的下列并发症为：

A. 髋内翻　　　　　　　　　　　　　B. 骨折不愈合

C. 股骨头坏死　　　　　　　　　　　D. 创伤性关节炎

7. 下列哪项不是股骨粗隆间骨折出现的症状、体征？

A. 下肢外旋 60°畸形　　　　　　　　B. 骨盆分离试验阴性

C. 下肢短缩畸形　　　　　　　　　　D. 髋部肿胀压痛

8. 男,80 岁,左股骨粗隆间骨折,牵引已 1 个月。应特别注意何种并发症？

A. 创伤性关节炎　　　　　　　　　　B. 尿路感染或结石

C. 骨缺血性坏死　　　　　　　　　　D. 坠积性肺炎

9. 脊髓型颈椎病最重要的诊断依据为：

A. 头晕头痛　　　　　　　　　　　　B. 双上肢麻木

C. 眼痛、面部出汗失常　　　　　　　D. 四肢麻木、无力,病理反射(＋)

10. 颈椎病发生的基本原因是：

A. 颈椎间盘退行性改变　　　　　　　B. 发育性颈椎管狭窄

C. 急性颈部损伤　　　　　　　　　　D. 颈椎不稳

11. 下列哪项不是椎动脉型颈椎病的临床表现？

A. 位置性眩晕　　　　　　　　　　　B. 阵发性头痛

C. 猝倒　　　　　　　　　　　　　　D. 突发性失明

12. 神经根型颈椎病的最主要的临床表现是：

A. 颈肩活动受限　　　　　　　　　　B. 闪电样锐痛和手指麻木

C. 头晕头痛　　　　　　　　　　　　D 持物不稳

13. 临床最常见的颈椎病类型是：

A. 神经根型颈椎病　　　　　　　　　B. 脊髓型颈椎病

C. 交感神经型颈椎病　　　　　　　　D. 颈型颈椎病

14. 腰椎间盘突出症出现鞍区麻木及二便功能障碍是因为突出的椎间盘压迫：

A. 脊髓腰旁大部　　　　　　　　　　B. 脊髓圆锥

C. 马尾神经　　　　　　　　　　　　D. 骶 1 神经根

15. 关于腰椎间盘突出症手术指征,错误的是：

A. 有明显神经损害表现　　　　　　　B. 腰痛,CT 检查发现有椎间盘突出

C. 马尾神经损害,出现大、小便障碍　　　　　D. 严格保守治疗无效

16. 根据 CT、MRI 所见,腰椎间盘突出症患者出现 Schmorl 结节是指:

A. 纤维环部分破裂,表层完整,髓核因压力,局限或一致性地向椎管隆起

B. 纤维环完全破裂,髓核突入椎管,仅有后纵韧带或一层纤维膜覆盖

C. 破裂突出的椎间盘组织或碎块脱入完全游离

D. 髓核经上下软骨板裂隙突入椎体松骨质内

17. 下列不属于腰椎间盘突出症术后腰背肌锻炼的是:

A. 飞燕式　　　　　B. 四点支撑法　　　　　C. 三点支撑法　　　　　D. 直腿抬高法

18. 骨关节炎的主要病变是:

A. 关节内化脓感染　　　　　　　　　B. 关节特异性炎症

C. 关节骨质疏松　　　　　　　　　　D. 关节软骨退变和继发性骨质增生

19. 肩周炎的诊断依据是:

A. 右侧多于左侧　　　　　　　　　　B. 男性多于女性

C. 肩部三角肌无萎缩　　　　　　　　D. 肩关节外展、后旋、后伸受限

20. 下列关于老年人退行性骨关节病的说法,哪项是错误的?

A. 好发于髋、膝、脊椎等负重关节

B. 高龄女性髋关节受累多于男性

C. 可出现各种功能受限

D. 表现为关节疼痛、僵硬、肿胀、畸形

21. 膝关节 OA 最主要的一项症状是:

A. 关节积液　　　　　B. 关节疼痛　　　　　C. 关节红肿　　　　　D. 关节僵直

22. 下列关于骨关节炎的疼痛最主要的特点是:

A. 静止痛　　　　　B. 运动痛　　　　　C. 寒冷痛　　　　　D. 不定时痛

23. 对降钙素的正确描述是:

A. 不参与钙及骨质代谢　　　　　　　B. 属多肽类激素

C. 甲状腺 β 细胞分泌　　　　　　　　D. 临床应用的均为鱼降钙素

24. 骨质疏松的定义是:

A. 骨矿含量降低

B. 骨组织微结构退化、破坏

C. 骨骼脆性增加容易引起骨折的全身性疾病

D. 以上均是

二、问答题

1. Colles 骨折患者术后常见的并发症有哪些?

2. 股骨粗隆间骨折患者行皮牵引后应如何护理?

3. 简述脊髓型颈椎病及神经根型颈椎病的区别。

4. 老年性腰椎管狭窄的临床特点有哪些?

5. 老年骨关节炎非手术治疗的措施有哪些?

6. 行关节置换术的手术患者出院后有哪些注意事项?

三、案例题

案例一

患者,女性,72岁,不慎跌倒,跌倒时,前臂旋前、腕关节背伸位,左手掌先着地,遂即感伤侧腕关节局部疼痛、肿胀,主动活动功能丧失。侧面观似餐叉样畸形,正面观呈刺刀样畸形。诊断可能是什么? 如该患者X线片示骨折移位不明显,该如何处理? 护士应如何护理?

案例二

患者,男性,60岁,出现放射性腰腿痛3年,加重3月,疼痛从下腰部向臀部、大腿后方、小腿外侧足背或足外侧放射,并伴麻木感。咳嗽、排便或打喷嚏时疼痛加剧。体检:小腿肌力减弱,直腿抬高试验及加强试验阳性。

(1)该患者最可能的诊断是什么?

(2)应采取哪些处理措施?

(3)若该患者行手术治疗,应如何护理?

(汪四花)

第十一章　老年感官系统疾病护理

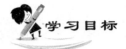学习目标

1. 陈述老年性白内障概念、临床表现和围手术期护理。
2. 陈述老年性青光眼概念、发病机制和临床分类。
3. 解释原发性闭角型青光眼的临床特点和治疗原则。
4. 陈述老年性青光眼用药护理、围手术期护理和健康教育。
5. 陈述高血压性视网膜病变概念、临床表现和临床分级。
6. 陈述老年性黄斑变性概念、临床表现和眼底表现。
7. 明确老年性聋概念、临床表现和治疗原则。
8. 陈述老年性聋的健康保健指导。

第一节　老年性白内障

一、概述

　　各种原因如老化、遗传、局部营养障碍、免疫与代谢异常、外伤、中毒、辐射等均可引起房水成分和晶状体囊通透性改变及代谢紊乱,晶状体蛋白变性,纤维间出现水隙、空泡、细胞上皮增殖等改变,透明晶状体变为混浊即形成白内障。晶状体混浊,随年龄增长发病率增高。由于本病主要发生于老年人中,所以又称老年性白内障。由于光线被混浊晶状体阻挠无法投射在视网膜上,因此患者不能看清物体。世界卫生组织对晶状体发生变性和混浊,变为不透明,以至影响视力,而矫正视力在 0.7 或以下者,才归入白内障诊断范围。

二、病因

　　老年性白内障形成主要是由于蛋白质的变性,不溶性蛋白、钠和钙等含量的增加,钾和维生素 C 减少和谷胱甘肽的缺乏。晶状体蛋白中 85% 为水溶性的白蛋白,水溶性白蛋

白可以转变为不溶性蛋白,年龄愈大,不溶性蛋白含量愈多,另外维生素 C 缺乏、晶体 pH 值的改变以及一些有毒物质渗入晶体都可引起晶体蛋白的变性,产生混浊。对于老年人来说,晶状体氧化损伤是白内障形成的最初因素,白内障形成的危险因素有饮酒过量、吸烟过多、妇女生育过多及某些全身性疾病等,但至今老年性白内障形成的原因尚不完全清楚。另外有青光眼、高度近视的并发性白内障,代谢障碍的糖尿病性白内障或全身长期大量使用皮质类固醇引起的皮质类固醇性白内障。流行病学研究表明,年龄、职业、紫外线照射、糖尿病、高血压、心血管疾病、机体外伤、过量饮酒、吸烟、遗传因素及晶状体营养代谢等均是老年性白内障的危险因素。

三、病理生理

晶状体位于虹膜、瞳孔之后,玻璃体之前,借助于悬韧带与睫状体相连,晶状体由晶体囊、晶体纤维组成,是无血管富有弹性的双凸面透明体,中央为晶体核,核与囊之间为晶体皮质,其营养主要来自房水,同时由于人类老化过程中,人体的营养、消化吸收功能与机体的代谢机能均逐渐减退,从而导致晶状体营养不佳,引起晶状体组织变性。

老年性白内障分为核性白内障和皮质性白内障。前者起始时胚胎核深层光密度增加,逐渐向周围扩大而累及整个成人核,发展十分缓慢,渐次加重,皮质中无空泡、水裂或板层分离,质地坚硬而含水量低。后者又称软性白内障,晶体皮质浑浊之前,先有皮质水化、空泡形成、板层分离及沿缝水裂等现象,此为物理性水肿,可以逆转,但当变化导致蛋白质变性及凝固,形成气质性浑浊时,即为皮质性白内障。

老年性白内障的诱因主要有:长期紫外线的照射、维生素缺乏、微量元素代谢紊乱、内分泌的影响(主要是糖代谢和钙代谢紊乱)、离子辐射等。氧化损伤与老年性白内障的关系十分密切。人晶状体中自由基的产生主要原因有:环境中的紫外光辐射量与人群中皮质性和后囊下白内障的发生率呈正相关,紫外光作用于人的晶体可以产生自由基。其次,还原性单糖发生的自氧化过程,也会产生自由基。再次,晶状体正常的生化过程中也会产生氧自由基。自由基对晶状体造成的损伤也是多层次的,对 DNA 的损伤是主要的,其次是脂质过氧化对细胞膜以及线粒体膜的损伤及功能蛋白和结构蛋白的损伤。老年性白内障晶状体表膜可见大量脂质过氧化物的堆积,由此损害晶状体的屏障功能,降低其膜上的相关酶的活性,造成晶体蛋白的减少,最终使晶状体光学性质及晶体内环境发生改变,脂质过氧化物还可以通过阻止谷胱甘肽的氧化还原作用,使晶状体失去保持还原型谷胱甘肽的能力,引起晶体混浊。$\alpha 2$ 晶体蛋白是水溶性晶体蛋白的重要成分,具有分子伴娘样活性,由 4 种多肽链组成,它能够抑制热诱导造成晶体蛋白的变性,对各种变性剂包括加热、紫外线(UV)照射和化学处理造成的蛋白质非特异性的凝聚具有抑制作用。随着年龄的增长,$\alpha 2$ 晶状体蛋白的分子伴娘作用显著下降,是否因为 $\alpha 2$ 晶体蛋白活性的下降,丧失了保护酶活性的作用,进而造成晶体代谢障碍正在研究。另外,钙、钙调蛋白与白内障含有巯基的 Ca^+-ATP 酶和 Na^+-K^+-ATP 酶受到氧自由基的进攻,会影响其对钙离子的转运以及生理代谢作用,钙在维持晶状体透明性方面也具有重要作用。在老年性白内障患者晶状体中钙浓度升高,而血清中的钙浓度低于正常水平,导致晶状体膜通透性被破坏。钙与晶状体蛋白的水解作用密切相关,使晶状体蛋白聚合,形成不溶性的高分子量蛋白,开始了核性白内障的过程。上述变化导致晶状体内结构改变,屈光指数波动,使通过晶状体的光线发生散射,晶状体发生混浊,由透明变成不透明,阻碍光线进入眼内,从而影响视力。早期混浊轻微或范围较小时不影响视力,而后逐渐加重至明显影响视力甚至失明。

四、临床特点

老年性白内障常为双眼患病,但发病可有先后,严重程度也不一致。该病主要表现为渐进性、无痛性视力减退,视物模糊不清。早期患者感觉眼前有固定不动黑影,可有单眼复视、多视和屈光改变。根据晶状体开始出现混浊的部位,老年性白内障常分为皮质性、核性和后囊下性三种类型。

1. 皮质性白内障　皮质性白内障是最常见的一种类型,其特点是混浊自周边部浅皮质开始,逐渐向中心部扩展,占据大部分皮质区。按其发展过程分为四期:初发期、膨胀期、成熟期和过熟期。

(1)初发期:最早期的改变在晶状体周边部皮质,呈楔形混浊,其底边位于晶状体赤道部,尖端向瞳孔中心,混浊条纹之间皮质仍然透明,散瞳后,用检眼镜彻照法检查可见晶状体的赤道部红色背景上出现黑色的楔形条状阴影,裂隙灯显微镜检查可见混浊位于周边部呈羽毛状,初期混浊发展甚慢,可达数月甚至数年,有的长期停留在此阶段而不发展。

(2)膨胀期:又称未熟期。晶状体混浊逐渐加重,皮质吸水肿胀,晶状体体积增加,虹膜向前推移,使前房变浅,可诱发急性闭角型青光眼发作。由于虹膜瞳孔缘部与混浊的晶状体皮质之间尚有一部分皮质是透明的,用斜照法检查时,光线投照侧的虹膜阴影投照在深层的混浊皮质上,在该侧瞳孔内出现新月形投影,称为虹膜投影。此期晶状体呈不均匀的灰白色混浊,患者视力明显减退,有时伴有眩光感,偶有单眼复视者,眼底难以窥入。

(3)成熟期:晶状体内水分溢出,肿胀消退,晶状体逐渐完全混浊至乳白色,前房深度恢复正常。裂隙灯检查仅能看到前面有限深度的皮质,呈无结构的白色混浊状态。此期晶状体完全混浊,虹膜投影消失,患者视力降至眼前手动或光感,不能窥入眼底。

(4)过熟期:晶状体内水分继续丢失,体积缩小,囊膜皱缩,前房加深,虹膜震颤。晶状体皮质液化呈乳汁状物,核随体位变化而移动,核下沉后可使视力突然提高。液化的皮质漏到晶状体囊外,可引起晶状体过敏性葡萄膜炎和晶状体溶解性青光眼,若晶状体核脱出可引起继发性青光眼。

2. 核性白内障　发病较早,一般40岁左右开始,进展缓慢,常数年至数十年。混浊开始于胚胎核或成人核,呈灰黄色,随着病情发展,逐渐加重而呈棕色、棕黑色。早期由于晶状体周边部仍保持透明,因此对视力影响不大,但后期视力极度减退,眼底不能窥见。

3. 后囊下性白内障　后囊下性白内障是皮质性白内障的一种表现,多在晶状体后极部囊下的皮质浅层发生盘状混浊,其进展虽很慢,但因病变一般从后囊膜下视轴区开始,故而早期即影响视力。

五、治疗

老年性白内障的治疗主要以手术为主。常用的药物有:局部眼滴吡诺克辛滴眼液,口服维生素 C、维生素 B₂、障眼明等药物治疗尚不能证实确切的疗效,对延缓其发展有一定作用。

手术时机选择:既往白内障成熟期为最佳手术时机。现在由于手术技术的进步,一般视力低于 0.1、0.3 或 0.4,即可行手术。

手术治疗方法:有白内障囊外摘除、后房型人工晶体植入术、白内障囊外摘除术、白内障囊内摘除术、超声乳化白内障吸出术、白内障针拨术。

1. 白内障囊内摘除术(Intracapsularextraction,ICCE)　是将包括囊膜在内的晶状体完整摘除的方法。该方式可不用手术显微镜完成手术,操作较简单。术后瞳孔区透明,不会发生后发性白内障;但发生玻璃体脱出和视网膜脱离等并发症的机会,较其他手术多,目前基本不采用。

2. 白内障囊外摘除术(Extracapsularextraction,ECCE)　是仅将晶状体皮质和核一起摘除,而保留后囊膜的方法。该手术方式可减少眼内结构的颤动,减少玻璃体脱出、视网膜脱离和黄斑囊样水肿等并发症的发生,并为后房型人工晶体的植入准备了条件。术后发生后发性白内障的可能性较大。

3. 超声乳化白内障吸除术　是采用小的角巩膜切口进行手术,利用超声乳化仪将白内障的核和皮质乳化后囊外摘除的一种方法。由于手术切口小,伤口愈合快,视力恢复迅速。

4. 人工晶状体植入术　这是目前为止矫正无晶状体眼的最佳方法。人工晶状体植入后可迅速恢复视力,具有物象放大倍率小、周边视野正常等优点。

5. 白内障针拨术　白内障针拨术是根据古代中医眼科金针开内障手法改进创新的中西医结合治疗白内障手术方法,拨障针将混浊的晶状体移位至玻璃体前下方,附贴于锯齿缘处。此法操作简便,手术时间短,伤口小,恢复较快,适应于老年性白内障成熟期或近成熟期,尤其是年老体弱或伴有某些慢性病不能接受其他白内障手术者。

六、护理

1. 术前护理

(1)心理护理:老年性白内障患者年龄大,对手术常会产生紧张、焦虑。要注意观察,耐心细致与患者沟通,及时给予心理上的支持,解释白内障手术的必要性、手术方式与注意事项。

(2)生活护理:评估患者的自理能力,主动巡视病房,对不能自理患者及时提供帮助。

(3)安全护理:患者年龄大及视力差,行动不便,有安全隐患,因此,需评估患者的安全状况,告知患者呼叫系统的使用,做好预防跌倒和坠床的安全护理。

(4)协助完成术前检查:如心电图、肝功能、生化、血常规等,出现术前发热、凝血功能异常、血压和血糖增高等症状应暂缓手术。

(5)眼部准备:①遵医嘱滴用抗生素眼液预防感染。②协助完成眼部检查:包括视力(光感、光定位,并查红绿色觉)、裂隙灯检查、眼压测量、眼部 A 超和 B 超、角膜曲率及眼轴长度、角膜内皮镜检查、人工晶体度数测量等。③术前一天常规准备:冲洗泪道、冲洗结膜囊、确认手术眼标识等,如遇到泪道阻塞或结膜囊有分泌物,需及时报告医生处理,必要时暂缓手术。④术前半小时滴用散瞳眼药水。

2.术后护理

(1)活动与休息:术后2～4h宜卧床休息,不需要绝对卧床,可进行一般的起居活动,活动时注意避免低头、摇头、剧烈运动。

(2)饮食护理:术后当天避免食用硬质食物、刺激性食物,避免吸烟、饮酒。多食新鲜蔬果,保持大便通畅。

(3)术眼的保护:术后用眼垫外加眼罩包眼一天,保持术眼敷料清洁,不松脱。术后第一天由医生取除眼垫,即可正常视物,但看电视、电脑及阅读时间不宜过久,宜多休息。日常可戴墨镜保护,遮挡强光和灰尘,避免碰撞术眼,不用力挤眼,不揉按术眼。

(4)术眼滴眼药水治疗:按医嘱规范滴用抗生素眼液,两种眼药水之间间隔至少5分钟,以保障结膜囊充分吸收。

(5)术后病情观察:术后注意视力、眼压情况,有无眼痛、头痛等症状。注意患者精神状态,糖尿病、高血压患者注意监测血糖、血压,以便及早发现术后出现的并发症。

(6)安全护理:注意安全,上下床时注意动作缓慢,散步时最好有人陪伴,防止摔倒。

(7)术后并发症观察:白内障术后主要并发症有:①高眼压:若患者发生术眼胀痛,伴同侧头痛、恶心、呕吐,应警惕高眼压的发生,需密切监测眼压,并及时遵医嘱给予降眼压药物治疗;②角膜水肿:若患者诉眼部异物感,视力提高不理想,发生角膜水肿的可能性大,应做好解释、安慰工作,遵医嘱给予相应处理;③感染:眼内炎是人工晶状体手术最严重的并发症,多在术后1～4d内急骤起病,伴有剧烈眼部疼痛和视力急剧下降。术后密切观察病情,一旦发生感染迹象告知医生处理。

(8)健康指导:①注意眼部卫生,术后一周内洗脸、洗澡时避免揉挤术眼、避免污水入眼。②饮食宜选择清淡、易消化食物,多食蔬菜,避免过敏性食物。保持大便通畅。③术后一个月内避免剧烈运动和负重,以免用力过猛、眶压过高而引起手术切口裂开,一旦有便秘和咳嗽宜用药物加以控制。④术后1个月内外出期间戴眼罩保护,避免揉按、碰撞术眼。前房型人工晶状体、带虹膜隔人工晶状体植入者需长期避免用手揉按眼睛,以免人工晶状体与角膜摩擦而损伤角膜内皮。⑤遵医嘱继续规范滴眼药水治疗,定期复查。

第二节　老年性青光眼

一、概述

青光眼是指病理性眼压升高导致特征性视神经损害和视野缺损的一组眼病或临床症候群。青光眼总人群发病率为1%,45岁以后为2%。该病有一定遗传倾向,在患者的直系亲属中,10%～15%的个体可能发生青光眼。眼压(Intraocular Pressure,IOP)是眼球内容物作用于眼球内壁的压力。正常人群中眼压平均为1.47～2.79kPa(10～21mmHg),双眼眼压差异≤5mmHg,24h眼压波动≤1.06kPa(8mmHg)。眼压的高低主要取决于房水循环中的三个因素:睫状突生成房水的速率、房水通过小梁网流出的阻力和上巩膜静脉压。如房水生成量不变,房水循环途径中的任何一环发生阻碍,眼压即可升高。眼压升高是引起视神经、视野损害的重要因素;眼压越高,高眼压持续时间越长,导致视神经损害的危险性就越大。持续的高眼压可以给眼球各部分组织和视功能带来损害,如不及时治疗,视野可以全部丧失而至失明。临床上部分患者眼压虽已超越统计学正常上限,但长期随访并不出现视神经、视野损害,称之为高眼压症。而眼压在正常范围,却发生了典型青光眼视神经萎缩和视野缺损,则为正常眼压青光眼。

二、病因

随着年龄增大,一般 40 岁以后人眼睛的晶体核会逐渐硬化、变大,前房会变浅,这样可能会造成房水外引流通道的阻塞,而导致眼压升高。劳累过度、睡眠不足、情绪波动、饮食不节或暴饮暴食等因素,可以影响血管神经调节中枢,使血管舒缩功能失调,一方面可使毛细血管扩张,血管通透性增加,造成睫状肌水肿、前移,堵塞前房角,使房水流出通道受阻;另一方面可使房水分泌过多,后房压力过高,周边虹膜受压向前移而使前房变浅,前房角变窄。这些因素均可引起眼压的急剧升高,最终导致青光眼急性发作。另外,外伤、屈光不正、晶体改变、玻璃体改变、视网膜病变等眼病及全身以心脑血管病、胃溃疡病、甲状腺疾病等多种病变或用药不当继发青光眼。

三、病理生理

青光眼是一组不断进展的视神经病变,特征是视网膜神经节细胞的进行性退化,从而导致视乳头产生特征性变化。这些中枢神经系统的神经元,在视网膜内有细胞体并有神经轴突,发生变性后会出现特征性的视杯,是青光眼发生在视盘造成视功能损失的特征性改变,神经节细胞的凋亡与眼压密切相关,但也不能除外其他因素的影响。原发性青光眼分为开角型青光眼和闭角型青光眼。开角型青光眼的眼压水平与视网膜神经节细胞凋亡密切相关。房水从睫状突产生经后房通过瞳孔到前房,通过小梁网通道和葡萄膜巩膜通道。睫状体房水分泌,与通过小梁网和葡萄膜巩膜房水引流之间的动态平衡决定了眼内压水平。开角型青光眼患者,经小梁网的房水引流阻力增加。与此相反,闭角型青光眼患者房水引流通路受阻常常是虹膜阻塞。眼内压可对眼球的后部结构(尤其是筛板及其邻近组织)产生机械应力和牵张。

正常视盘由神经、血管和结缔组织组成。视网膜节细胞的轴突在视盘处汇集形成盘沿,盘沿围绕视杯。视网膜节细胞轴突经筛板出眼球,形成视神经,并连接至左右侧外侧膝状体核(丘脑视觉中继核团)。青光眼性视神经病包括视盘组织和筛板损害、重构,引起视力丧失。由于眼内压升高,筛板向后移位,变薄,引起视杯加深,盘沿变窄。视网膜神经节细胞轴突在筛板内的变形可引发或导致其神经营养因子的轴突运输受阻,继而出现视网膜神经节细胞的凋亡变性。该部位的牵张也可引起视神经中固有细胞(如星形胶质细胞、小胶质细胞)的分子和功能改变、细胞外基质重构、微循环改变以及外侧膝状体核中靶中继神经元的固缩和萎缩。青光眼性视神经损害表现为上方神经纤维缺失(盘沿变薄),相应区域视杯扩大。视网膜神经纤维层缺失,外观为由视神经乳头发出的楔形暗区。上方的神经缺失对应于视野中所见到的下方缺损。下方还有一小处视网膜神经纤维层缺失。更广泛的青光眼视神经组纤维受损,伴有严重的视网膜盘沿色变淡、宽窄不一及视杯的改变,又眼杯大小、形态不对称,致上半视野和下半视野均有严重的视野缺损。

四、临床特点

(一)临床症状

老年性青光眼分为原发性青光眼和继发性青光眼。原发性青光眼分为开角型青光眼和闭角型青光眼。

1. 原发性闭角型青光眼　原发性闭角型青光眼有急性和慢性两种。慢性闭角型青光眼由周边虹膜与小梁网发生粘连,但粘连的过程是逐渐发生的,粘连的范围缓慢扩展,使眼压逐渐升高,一般很少超过 50mmHg(6.65kPa)。慢性闭角型青光眼没有明显的临床表现,往往在常规眼科检查或晚期有严重视野缺损时才被发现。急性闭角型青光眼是以不明原因突然出现眼压升高并伴有相应症状和眼前段组织改变为特征的眼病。瞳孔缘与晶状体前表面接触紧密,房水越过瞳孔时阻力增加,后房压力相对高于前房,推挤虹膜向前膨隆,前房变浅,房角进一步变窄。周边虹膜与小梁网接触,房角关闭,眼压急剧升高,引起急性发作。根据临床过程分为 6 期。

(1)临床前期:有家族史;一眼已确诊为本病,另一眼也有前房浅、虹膜膨隆、房角窄,激发试验阳性者,迟早会发病。

(2)先兆期:一过性或反复多次的小发作,傍晚时分,突感雾视、虹视,患侧额部疼痛,或伴同侧鼻根部酸胀,休息后自行缓解或消失,即刻查眼压常在 40mmHg 以上。眼局部轻度充血,角膜上皮雾状水肿,前房极浅。一般不留永久性组织损害。

(3)急性大发作:房角突然大部分或全部关闭,眼压急剧上升,患者剧烈头痛、眼痛、畏光、流泪、视力严重减退,常降到只能看指数或手动,可伴有恶心、呕吐等全身症状,出现"虹视"。检查:眼睑水肿,混合性充血,角膜水肿,角膜后色素沉着,前房极浅,周边部前房几乎完全消失;房水可有混浊,甚至出现絮状渗出物,瞳孔中等度散大,眼压常在 50mmHg 以上。高眼压缓解后症状减轻或消失,眼前段常留下青光眼斑。

(4)间歇期:发作后,经药物治疗后暂时缓解,房角大部分重新开放,眼压下降,甚至可低于健眼,但因基础条件没变,随时有可能再发作,不能认为是痊愈。

(5)慢性期:因房角关闭太久,虹膜前粘连,房水排出功能不能恢复正常,小梁功能遭受严重损害,眼压中度升高、眼底可见青光眼性视盘凹陷,视野缩小、视力减退、眼疼、眼瘀血减轻,视神经萎缩。

(6)绝对期(失明期):视功能降至无光感,透过水肿的角膜检查者看萎缩的虹膜和开大的瞳孔,可呈青绿色,偶尔可因眼压过高或角膜变性而剧烈疼痛。

2. 原发性开角型青光眼　原发性开角型青光眼眼压不稳定,比正常值略偏高,晚期也中等度升高。房角始终开放,房水流出阻力增大,受阻部位在小梁网-schlemm 管系统。原发性开角型青光眼早期无症状,部分患者表现为进行性近视,伴视疲劳;随着病情发展,眼压水平较高时,少数患者出现视力模糊、眼胀和头痛等症状,出现虹视和雾视;晚期时视功能障碍才被发现。

（二）检查

（1）眼压检查：测量时应记录测量前使用降低眼压药物的情况。眼压异常时应排除影响眼压的其他因素。

（2）眼底检查：在使用直接眼底镜检查的基础上，采用裂隙灯前置镜检查法和眼底图像记录技术进行眼底检查，以观察并记录视盘的盘沿、视网膜神经纤维层及杯盘比的改变。

（3）视野检查：在现有的各种视野检查方法的基础上，建议使用国际标准的计算机自动视野计进行视野检查。

（4）前房角检查：进行静态和动态观察，确定房角开放、关闭和周边前粘连的程度和范围。

五、治疗

根据患者的眼压、视野和眼底损害程度，结合医院的条件和医师的经验，可选择药物、激光和滤过性手术给予降低眼压治疗。控制眼压、挽救视功能和保护房角功能是青光眼治疗的主要目的。降低眼压治疗时，应尽可能为患者设定个体化目标眼压。中晚期为非药物治疗，针对药物治疗无效者，见表11-1。

1.激光治疗　目的是解除瞳孔阻滞，开大房角，增加房水外流。激光疗法有激光周边虹膜切除术、激光周边虹膜成形术、激光小梁成形术、选择性激光小梁成形术、准分子激光内路小梁切开术。选择性激光小梁成形术可作为部分开角型青光眼患者的首选治疗方法。若角膜水肿或前房极浅不能进行周边虹膜切除，可应用激光虹膜成形术。

2.手术治疗　对药物或激光治疗不能控制病情进展或不能耐受药物治疗的患者，应考虑滤过性手术治疗。手术方式包括小梁切除术、非穿透性小梁切除术、青光眼引流装置植入术、睫状体光凝术等。手术方式的选择应基于患者年龄、疾病程度、药物治疗反应等因素综合考虑。

（1）解除瞳孔阻滞的手术：通过切除或切开周边虹膜，沟通前后房，平衡前后房压力，解除瞳孔阻滞。周边虹膜切除术适应于急性或慢性前房角关闭、前房角粘连闭合范围累计小于180°、无视盘改变和视野损害者。

（2）解除小梁网阻塞的手术：小梁切开术。切开发育不良或通透性不够的小梁网，使房水经正常途径引流至静脉系统。急性或慢性前房角关闭、前房角粘连闭合范围大于180°、药物无法控制的眼压或视神经损伤较重者，应选择滤过性手术，推荐复合式小梁切除术。

（3）建立房水外引流通道的手术：小梁切除术、非穿透性小梁手术、房水引流装置植入术等。房水引流装置植入术适用于滤过性手术失败和（或）药物治疗无效的青光眼患者。

（4）减少房水生成的手术：睫状体冷凝术、透热术、光凝术。睫状体光凝术是治疗各种难治性青光眼的安全而有效的手术方法之一。

另外，角膜水肿不能进行周边虹膜切除的患眼，可采用前房穿刺联合降眼压药物治疗。还可采用房角分离或联合晶状体摘除和人工晶状体植入术、黏小管切开术的降压及内窥镜睫状体光凝术。

表 11-1　非药物治疗，针对中晚期药物治疗无效者

治疗方法	治疗细则	一般适应证
激光疗法	新的测试已显示激光疗法对广角性青光眼有效。其方法是利用激光照射虹膜，形成一个小洞，以舒解眼压	假使药物治疗仍无法控制病情，则在采取其他外科手术前采用此疗法
手术治疗 1	1. 建立新的眼内房水流出途径 2. 包括建立眼内前后房之间新的通路（如虹膜周切术）和建立新的眼外房水流出途径（滤过性手术如小梁切除术，房水引流物植入术）	中晚期的青光眼患者
手术治疗 2	1. 疏通原来的房水流出途径 2. 前房角切开、房角分离术、小梁切开	中晚期的青光眼患者
手术治疗 3	1. 减少房水生成 2. 睫状体冷冻、透热以及光凝术	中晚期的青光眼患者

3. 药物治疗　根据患者目标眼压的需要，选择单一或者联合药物治疗，见表 11-2。

表 11-2　常用的药物治疗

药物类型	常用药物	用法用量
前列腺素衍生物类药物	曲伏前列素（苏为坦）、拉坦前列素	推荐用量每晚 1 次，每次 1 滴滴入患眼。剂量不能超过每天 1 次，因为频繁使用会降低药物的降眼压效应
β-受体阻滞剂	噻吗心胺	用量一般为每天 2 次
碳酸酐酶抵制剂	滴眼液常用的是：1%布林佐胺（派立明）	滴眼剂的用量一般为每天 2～3 次
α-受体激动剂	溴莫尼定	用量一般为每天 2～3 次

（1）拟副交感神经药（缩瞳剂）：胆碱能拟似药：毛果芸香碱、氨甲酰胆碱；抗胆碱酯酶药：毒扁豆碱、新斯的明。作用是引起瞳孔括约肌和睫状肌收缩，房角开放，睫状肌牵引巩膜突，小梁网开大，增加房水流出。全身副作用：头痛、眶上神经痛、腹痛、流涎、出汗和精神错乱等。局部副作用：结膜充血，浅层角膜炎，瞳孔缩小在暗光下影响视力，调节性近视等。

（2）β 受体阻滞剂：非选择性：噻吗心胺、贝他根、美开朗；选择性：贝特舒。作用是减少房水产生。副作用是可引起心脏和呼吸系统的并发症。夜间眼压控制不良。

（3）α-受体激动剂：阿普可乐定、阿法根。作用是减少房水生成、增加房水从葡萄膜巩膜通道流出。为保持降压效果，必须每天 3 次用药。夜间无降压作用。副作用是口干、头痛、嗜睡。局部有过敏、痒、脱皮症状。

（4）前列腺素衍生物类药物：苏为坦（Travatan Alcon），目前首选药物，已逐渐替代 β 受体阻滞剂。前列腺素类药物副作用小，每日只用 1 次，效果稳定。增加睫状肌束周围基质金属蛋白酶的释放，这种酶可降解细胞外基质（胶原和层黏素），使葡萄膜巩膜流出通道的细胞外基质减少，降低流体阻力，促进房水外流，降低眼压。

（5）碳酸酐酶抑制剂：醋氮酰胺、醋氮磺胺。

药物治疗方案的选择：有效的一线用药为前列腺素类药物、非选择性β受体阻滞剂、拟副交感神经药物。联合二线用药进一步降低眼压，局部用碳酸酐酶抑制剂、选择性α受体激动剂、选择性β受体阻滞剂。联合使用降眼压药物，增强降眼压效果，更有效地控制眼压。

六、护理

（一）急救护理

急性闭角型青光眼急性发作期患者入院后，应密切观察患者对疼痛的反应，疼痛的部位、性质等。急性发作时常用 1% 毛果芸香碱滴眼液滴眼，每 15min 一次，眼压下降后或瞳孔恢复正常大小时逐步减少用药次数。青光眼急性发作对视神经的损害和预后与高眼压的水平及持续时间密切相关，如经足量的降眼压药物治疗数小时内仍不能有效控制眼压，即应立即行前房穿刺术降眼压以挽救和保护视功能。

（二）用药护理

（1）拟胆碱药（毛果芸香碱）：毛果芸香碱滴眼液用后注意观察瞳孔的大小及角膜水肿情况，每次滴后需压迫泪囊区 2～3min，以避免药物经鼻黏膜吸收物毒性反应。持续频繁滴用时，注意观察有无眩晕、气喘、胃肠道反应、脉快、流液、多汗等中毒症状出现。

（2）碳酸酐酶抑制剂（如醋氮酰胺片）：通过减少房水生成而降低眼压。一般要与等量的碳酸氢钠同服，宜在饭后半小时服用，避免尿路结石形成。注意观察药物的副作用，如四肢颜面口唇麻木、有针刺感、血尿、排尿困难、腹痛、肾区疼痛等，一旦发现结石症状要立即停药，肾功能不全者慎用。

（3）高渗脱水剂：通过增加血浆渗透压从而降低眼压。 20% 甘露醇 250mL 静脉输液应在 30min 内快速滴完，对年老体弱或有心血管疾病的人要严密观察血压、脉搏及呼吸变化，以防意外发生。肾功能不全者慎用。

（4）β受体阻滞剂：噻吗心胺使用后要观察患者心率、脉搏、呼吸。心率小于 60 次／min 则要报告医生停药。因为β受体阻滞剂可引起支气管平滑肌和心肌的兴奋性增高，对慢性支气管哮喘、窦性心动过缓、Ⅲ°房室传导阻滞、充血性心力衰竭及有心脏病史者禁用。

（5）禁用散瞳药：慎用口服或注射颠茄类药物（恶性青光眼除外），如误用散瞳剂应立即报告医生，积极采取措施减少损伤。

（6）其他药物：镇静药服用期间注意加强巡视和观察，避免直立性低血压发生。

（7）用药期间密切观察患者眼压、视力、视野等情况。

（三）抗青光眼手术前后护理

1. 术前护理

（1）向患者及家属解释手术治疗目的及如何配合治疗。

（2）原发性急性闭角型青光眼患眼往往伴随前段葡萄膜炎，术前按时点滴糖皮质激素眼剂，炎症严重者全身应用糖皮质激素或消炎痛，观察药物副作用。

（3）密切监测眼压：按时服用降眼压药物并监测眼压，以达到控压目标。在高眼压下进行手术危险性大,且术中术后并发症多,易致手术效果不理想。

2.术后护理

(1)活动与休息:术后当天卧床休息,可坐起进食和自行如厕。术后第一天即可下床步行,不需过分限制患者的活动和强调卧床休息。对前房出血者应采取半坐卧位或高枕体位。小梁切除术后当日采取半卧位或侧卧位。对于术后早期眼压低于 5mmHg 的患者,应限制活动,并避免咳嗽和擤鼻等易增加头部静脉压的动作,以避免有增加或引起前房出血的危险。

(2)术眼观察:术后主要观察眼压、前房的变化,滤过泡的形态和功能,观察有无眼痛,如有明显眼痛,要注意葡萄膜炎、高眼压、恶性青光眼、感染的发生。

(3)对侧眼的观察及治疗:青光眼术后不应只注意术眼而忽视对侧眼的观察,非手术眼应继续使用抗青光眼药物治疗。

(4)滴眼药:术后遵医嘱按时给予滴眼药,严格执行"三查七对",准确应用散瞳药,除了前房角切开术、小梁切开术和睫状体分离术术后早期应用缩瞳剂外,其他抗青光眼术后均应常规散瞳。

(5)并发症观察:小梁切除术后如发生术眼剧烈疼痛,应注意是否眼压急性升高,常见原因是滤过口阻塞、恶性青光眼、脉络膜渗漏、出血或感染。

(四)心理护理

青光眼属于心因性疾病,情绪因素可促使眼压急剧升高与波动,引起原发性闭角型青光眼急性发作。应告知患者不良情绪对疾病的影响,注意控制和调节情绪,加强心理疏导与心理支持,帮助患者树立信心,积极配合检查和治疗。

(五)健康教育

1.养成良好生活习惯　不吸烟、生活有规律、劳逸结合,保证充足的睡眠,睡眠时枕头高度适中;衣着不宜过紧,特别是衣领口、乳罩,以免影响颈部血液循环引起眼压升高。不宜在暗室或黑暗环境中久留,避免长时间看电视、电影,以免瞳孔散大,眼压升高。对严重的视力障碍、视野缺损者,指导其安全生活自理的方法,适应视力现状,做好安全护理。

2.用药指导

(1)青光眼用药三原则:不能主观用药,要遵医嘱用药,不可随意变更药的使用方法,如噻吗心胺、美开朗、贝他根等眼药,使用次数最多为每天 2 次,增加用药次数会带来副作用。

(2)用药前要清洁双手,用棉签或食指向下轻按下眼睑,暴露下方结膜囊,将滴眼液滴入下方结膜囊内。每次 1～2 滴。滴眼后轻闭眼约 1min,以防药水外溢。双眼滴药时,先滴健眼,后滴患眼。两种滴眼液需间隔 5～10min 以上。混悬剂滴眼液滴用前需摇匀,需另加溶媒溶解的滴眼液,使用前将主药加入溶媒中溶解摇匀后使用。

(3)滴用阿托品、毛果芸香碱、噻吗心胺滴眼液后应压迫泪囊区 2～3min。使用噻吗心胺滴眼液要注意脉搏变化,心率 60 次/min 以下要就诊,必要时停用。

(4)注意全身情况:如多次滴缩瞳药后出现眩晕、气喘、脉快、多汗等中毒症状,要注意保暖、及时擦汗,更衣,防止受凉,可饮适量热开水,症状未能缓解应及时就诊。

(5)眼药保存:滴眼液、眼药膏应放于阴凉避光处。

3.饮食指导　宜进食富含维生素、低脂食物,多吃鱼、蔬菜、水果,忌刺激性食物,如辛辣、浓茶、咖啡、酒等。忌暴饮暴食,保持大便通畅。避免在短期内喝大量的液体,宜分次少量饮用为佳,一次饮水量不宜超过 300mL,以免眼压升高,不饮用如咖啡、浓茶等有兴奋作用的饮品。

4.运动与休息　鼓励患者进行一些有益的活动(听音乐、缓慢深呼吸等),已有视野缺损的患者不宜骑自行车和开车,避免情绪激动。

5.自我监测　指导患者及家属进行自我监测,当发现有虹视现象、视力模糊,休息后虽有好转,也应尽早到医院就诊,不宜拖延;如有头痛、眼痛、恶心、呕吐,可能为眼压升高,应及时到医院检查治疗。所有青光眼术后患者要进行随访,定期监测眼压、视乳头损害和视功能损害(主要是视野缺损)的变化。

第三节　老年视网膜病

视网膜是一层对光敏感、精细的膜样结构,位于眼球壁的最内层,向内与玻璃体相邻,向外与脉络膜紧密相贴。视网膜组织由内向外分别为:内界膜、神经纤维层、神经节细胞层、内丛状层、内核层、外丛状层外核层、外界膜、视细胞层及色素上皮层(Retinal Pigment Epithelium,RPE)组成。视网膜后极部黄斑中心凹,是视网膜上视觉最敏锐的部位。视网膜具有内屏障和外屏障,分别由视网膜毛细血管和 RPE 构成。RPE、脉络膜最内层的玻璃膜以及脉络膜毛细血管,三者组成一个统一的功能整体,称为色素上皮—玻璃膜—脉络膜毛细血管复合体,对维持光感受器微环境有重要作用。老年视网膜病在临床上比较常见的有老年性视网膜黄斑变性、视网膜(中央)静脉阻塞、糖尿病视网膜病变、高血压视网膜病变等。

一、老年性黄斑变性

(一)概述

老年性黄斑变性(衰老性黄斑变性,Aging Macular Degeneration,AMD),也称年龄相关性黄斑变性(Age-related Macular Degeneration),是一种与年龄相关的黄斑区视网膜组织退行性变性疾病,是老年人致盲的重要原因。患者多为 50 岁以上,发病率随年龄的增长而增长,双眼先后或同时发病,其致盲的根本原因是视网膜色素上皮变性继之视细胞变性导致进行性视力损害。该病确切的病因尚未明确,大多数学者认为 AMD 发生的最主要危险因素为年龄,其次为种族。此外,可能与遗传因素、环境影响、慢性光损害、营养代谢失调、心血管疾病等有关。

(二)病因

50 岁的人患病率 2%,75 岁以上患病率几乎达到 30%,除高龄外,还与遗传因素、生活习惯、人种、肥胖等有关。吸烟者较非吸烟者发生老年性黄斑变性的危险增加数倍,有老年性黄斑变性家族史的人群有更高的患病率,男性比女性患病率高,其他因素有紫外线、药物、高度近视、外伤、眼球内感染、炎症等。

(三)病理生理

黄斑是视网膜后极部的一个中央无血管的凹陷区,由大量视锥细胞构成视觉中心,此处为无血管区,视锥细胞密度最高。该区直径约 2mm,为浅漏斗状,富含叶黄素。黄斑处视网膜最薄,只有视锥细胞,主管视力和色觉功能,光线到达黄斑时能直接照射到视锥细胞上,所以黄斑是中心视力最敏锐之处。AMD 分为干性(萎缩性)和湿性(渗出性)两种类型。大多数黄斑变性疾病是干性 AMD,以视网膜上出现脉络网小疣(Drusen)为典型性特点,Drusen 是细胞代谢产物堆积在视网膜上而形成的。早期干性 AMD 并无明显症状,随着病情逐渐发展,Drusen 数目增多、体积变大并引起视力模糊、图像变形、盲区扩大,致使中心视觉丧失。过量的 Drusen 将会损坏视网膜色素上皮细胞,被损坏的视网膜色素上皮细胞及其引起的慢性炎症异常反应会导致视网膜萎缩以及血管原性细胞因子使得新血管形成,干性 AMD 逐渐发展成湿性 AMD。湿性 AMD 与干性 AMD 不同之处在于脉络膜的新生血管化,异常血管发生于脉络膜并向视网膜下和视网膜内生长,占据黄斑的无血管处,损坏视觉细胞。另外,新生的异常血管并不成熟,极易破裂,渗透性增高,造成视网膜下出血及分泌物泄漏、脂质沉积、视网膜色素细胞与脉络膜分离、纤维瘢痕化,最终导致失明。

(四)临床特点

AMD 主要症状是中心视力下降,视野中心有黑影遮挡,双眼视物时可能不会出现这样的问题,但用单眼时,就会在视野中出现黑影;另外就是视物会变形、直线变弯、水平线变波浪形等,本来很规则的图像看起来也歪歪扭扭了;还有就是看东西的对比度会下降,眼前不是鲜艳、清晰的画面,而变成灰蒙蒙的难以辨别的图像。

AMD 早期可见黄斑区色素紊乱,中心凹反光不清,有散在的玻璃疣;发病晚期,黄斑部可有金属样反光,视网膜色素上皮萎缩呈地图状,可见囊样变性。

多有融合的边界不清的玻璃疣,黄斑有暗黑色图形,或不规则的病灶,隆起范围可在1~3 个 PD,大量视网膜下出血,伴随玻璃体出血,晚期病变区呈灰白色瘢痕。

(五)治疗

AMD 的治疗方法包括手术治疗法(如视网膜下新生血管膜的切除、黄斑转位术、视网膜移植等)、眼底激光法(用激光所产生的热能,摧毁黄斑区的异常新生血管)、光动力治疗法(Photodynamic Therapy,PDT)和药物治疗。

1. 光动力学治疗 维替泊芬(Verteporfin)是治疗脉络膜新生血管(Choroidal Neovascularization,CNV)型 AMD 的 PDT 药物。维替泊芬是一种光敏剂,经静脉注射于病灶部位,在 690rim 波长的冷激光连续照射下,激发态的光敏剂与分子氧发生光化学反应,产生单线态的氧及其他活性基团,与细胞中的不饱和脂、氨基酸残基、核酸等反应,导致靶细胞破损或死亡,闭塞脉络膜新生血管并破坏脉络膜新生血管膜,抑制 CNV 的发展。该方法不能根治 CNV,患者的视力,只能维持,不能提高;且在治疗过程中引发炎症反应,增加了 CNV 复发率,但维替泊芬 PDT 与甾体抗炎药联合使用可减少复发几率,且疗效优于单独用药。

2. 药物治疗

(1)哌加他尼钠是用于治疗 AMD 的血管生成抑制剂,可抑制 VEGF 诱导产生的畸形血管渗漏及视网膜的新血管化,能明显减缓失明的速度,病情发现越早,治疗效果越好。每 6 周玻璃体内注射 0.3mg/90pL 1 次,但经玻璃体内注射给药途径可引起感染。

(2)阿奈可他醋酸酯用于治疗典型 CNV 的 AMD。采用 560 钝端弯管在眼球后近巩膜处注射,在黄斑形成药物储库,缓慢释放,一次注射可维持 6 个月的有效浓度,阿奈可他可以有效预防另一只眼患 AMD 的风险,并且可以降低干性 AMD 发展成湿性 AMD 的风险。

(3)倍伐株单抗可以缓解 CNV 的泄漏并且改善患者的视敏度,对视网膜的毒副作用小。

(4)雷尼株单抗对湿性 AMD 的所有类型均有效,不仅能维持大多数患者视力水平的稳定,还能使有些个体的视力获得改善,安全性和耐受性在接受范围内,被认为是目前治疗 CNV 型 AMD 最有效的药物。雷尼株单抗抑制内皮细胞的增生,减少新血管的发生及泄漏事件。经玻璃体注射,该药可以快速分布于视网膜内,发挥药效。

二、高血压性视网膜病变

(一)概述

高血压性视网膜病变是指由于高血压导致视网膜血管内壁损害的总称。我国群体高血压发病的患者中约 70% 有眼底改变,年龄愈大、病程时间愈长,阳性率愈高。血压增高程度与眼底阳性率基本平行,舒张压增高对眼底病变作用更为显著。长期的高血压作用于动脉管壁而引起管壁的平滑肌肥厚、玻璃样变性,继之血管硬化,全身小动脉狭窄,是高血压病动脉压升高的基本因素,并出现视网膜及脉络膜血管代偿失调。视网膜中央动脉为全身唯一能在活体上直接观察到的小动脉。因此,高血压患者的眼底情况,常能反映机体心、肾、脑等脏器的受害程度。

(二)病因

老年人动脉管壁结构成分发生变化,主动脉和其主要分支动脉内膜增厚,胶原蛋白不断增多,弹力纤维发生变性和断裂,血管中层出现钙和脂质沉积,导致管壁硬度增高,血管顺应性及弹性降低,致使收缩压升高、舒张压下降。管壁功能改变,主要表现为大动脉弹性减退,脉搏波传导速度增快,反射波抵达中心大动脉的时相从舒张期提前到收缩期,出现收缩期延迟压力波峰,从而导致收缩压升高,舒张压降低,脉压增大。高血压病视网膜病变中心性浆液性脉络膜视网膜病变系色素上皮的连结复合体即外屏障病变,视网膜外屏障被破坏,而非色素上皮细胞死亡。脉络膜毛细血管内的液体,通过视网膜色素上皮层病变处渗漏,造成局限性视网膜神经上皮脱离。通过吲哚青绿脉络膜血管造影进一步认为可能原发病变部位在脉络膜毛细血管,视网膜色素上皮层病变可能是继发于脉络膜病变的结果。

(三)病理生理

1.分期 高血压性视网膜病变分为四级:Ⅰ级:视网膜动脉功能性狭窄或伴有轻度硬化。Ⅱ级:视网膜动脉硬化程度明显,动脉管径狭窄不均呈铜丝或银丝外观,并有动静脉交叉处压迹现象。Ⅲ级:除视网膜动脉狭窄与硬化外,尚有视网膜水肿、棉绒斑、硬性白斑及片状出血斑。Ⅳ级:除Ⅲ级改变外,并有视乳头水肿。

2.血管变化 在血压急剧上升时,经一种肌原性自我调节机制,刺激视网膜肌性动脉的血管张力,如血压持续升高,血管张力更为增加,且视网膜血管的管腔减小,发生血—视网膜屏障破坏,出现视网膜病变的渗出期,破坏了位于视网膜色素上皮的外血—视网膜屏障和位于视网膜血管系统的内层视网膜血管。与血管壁破坏同时发生的血流降低和缺血,棉絮状斑的出现为视网膜缺血的体征之一,棉絮状斑是神经纤维层内轴浆成分的积聚,由缺血区内轴突近端和远端中的线粒体,板层性致密小体和轴浆基质组成。

(1)血管收缩期:在血管收缩期,升高的血压刺激柔软和未硬化的视网膜动脉血管,经自我调节作用使其张力增高,视网膜血管愈年轻和富有弹性,这种反应愈大,临床检查可见视网膜动脉局限性狭窄,若病程持久则出现普遍性狭窄。

(2)硬化期:若升高的血压在血管收缩期经药物或手术治疗被迅速控制,视网膜血管可恢复正常而不发生永久性病变。若高血压持续一段时间则发生硬化改变,在临床上,硬化的血管具有的特征包括:①动脉普遍狭窄,小动脉普遍狭窄,有或无局限性收缩,是识别高血压的有用指标。②动静脉压陷,轻度压陷者,动脉下的静脉偏曲,中度压陷则动脉后的静脉变尖并缩窄和偏移(Gunn征),静脉在交叉外稍远处可现轻度膨胀,称为静脉"斜坡",分支静脉阻塞则在动静脉交叉的远侧端见静脉阻塞的出血和渗出。③血管壁硬化导致血管壁光反射改变,轻度光反射增加,血管呈磨光的"铜丝样""白色银丝样"外观。④血管迂曲,慢性高血压所见的动脉迂曲:管腔内压力增高,肌纤维渐有透明样变和纤维化,以致动脉长度增加。⑤动脉和小动脉分支角度增大。血压愈高则分支的角度愈大。

(3)渗出期:高血压视网膜病变的渗出期,可与高血压脉络膜病变或高血压视网膜病变的血管收缩或硬化期相伴或随后发生,此期的出现表明视网膜的灌注压已超越其生理性自我调节机制,导致了血—视网膜屏障破坏,从循环系统中漏出液体和血细胞,血管壁破损和血流异常,常发生缺血。在慢性修复期,血管重新恢复,无灌注的动脉再管道化,毛细血管重新开放,且在它们形成侧支时可出现平滑肌外膜围绕毛细血管,但即使有这些血管的复原,常不能恢复原来梗死。

(四)临床特点

高血压视网膜病变常有全身其他器官如心、脑、肾的功能损害,可出现头痛、恶心、呕吐、惊厥、昏迷和蛋白尿等。内分泌疾病所致者常伴有内分泌紊乱的全身体征。

患者早期无自觉症状,当视盘水肿开始则表现为鼻侧边界模糊,逐渐扩大至整个视盘,以至其周围视网膜发生水肿。视盘水肿隆起一般较明显,生理盲点扩大。由于血压急剧升高,视网膜血管屏障受损,致血液有形成分渗出,使视网膜产生水肿、渗出和出血。视网膜水肿开始位于视盘颞侧呈雾样灰白色,然后扩展至整个后极部视网膜,变细的动脉和肿胀的静脉隐没于水肿的视网膜之中。视网膜出血多位于神经纤维层,呈线状或火焰状,可很小;也可很大而排列成一簇放射状,提示小血管血栓形成。棉絮状斑位于后极部,沿视盘周围放射状毛细血管分布,开始呈灰白色,边缘不清,呈绒毛状外观;当被吸收时,失去绒毛状外观变成颗粒状。

高血压视网膜病变的体征包括硬性渗出有时出现,开始呈细小分布的黄白点,常位于黄斑区,当它们很致密时可在黄斑区排列成放射状或星状,也可位于视盘鼻侧或颞侧上下血管弓处,有时互相融合,形成大片渗出掩盖黄斑区。视网膜下尚可见有局灶性黄白色点状渗出,称为 Elschnig 斑。如果及时治疗,去除病因,降低血压,眼底病变可逐渐消退。如未得到及时或适当治疗,晚期眼底动脉可呈银丝状或完全闭塞呈白线样,视网膜由于缺血导致视盘和(或)视网膜新生血管形成。有的患者未等到眼底晚期改变,已因心、脑、肾疾患而死亡。

（六）治疗

(1)明确病因,尽快去除。

(2)原发性高血压患者,如果血压突然急剧升高,最好使舒张压缓慢稳定下降,急剧降低血压可造成器官缺血。因为长期高血压患者小动脉已部分或完全纤维化,血管壁对血压有很高的耐力,且丧失了一定的弹性和收缩力,只有在一定高度的收缩压下,才能维持器官的末梢循环。如果血压突然降得太多,反而出现末梢血液供血不足,而使器官血管出现闭塞现象。

(3)注意饮食,限制食盐摄入。

(4)眼部采取对症治疗,如活血化瘀以促进渗出和出血的吸收,口服维生素 C、E 和芦丁等。

三、糖尿病视网膜病变

（一）概述

糖尿病视网膜病变(Diabetic Retinopathy,DR)是老年人致盲性疾病。DR 的患病率逐年增加,致盲率也逐年升高。DR 定义是糖尿病导致的视网膜微血管损害所引起的出血、水肿、渗出、视网膜脱离等严重损害视力的一系列典型病变,是一种影响视力甚至致盲的慢性进行性疾病。

（二）危险因素

血糖、血压、血脂是视网膜病变发生的 3 个重要危险因素。糖尿病病程是视网膜病变最重要的发生因素。1 型糖尿病患者病程 5、10、15 年视网膜病变发生率分别为 25%、60% 和 80%。2 型糖尿病 5 年以内病程者,使用胰岛素与不使用胰岛素治疗的患者中发生视网膜病变的比例为 40% 和 24%,病程 5 年以下与 25 年以上发生增生型视网膜病变的比例分别为 2% 和 25%。糖尿病患者的控制血糖水平、糖化血红蛋白浓度的水平与视网膜病变的发生有直接关系。除此以外,视网膜病变的发生发展还与不良嗜好有关,例如吸烟、饮酒,吸烟会增加 DR 发生率,是 2 型糖尿病发生视网膜病变独立的可控风险因素。另外与高血压、肾病蛋白尿的出现密切相关,以及高血脂会引起 DM 患者硬性渗出沉积,是一种独立损害视力的危险因素。

（三）病理生理

长期、慢性高血糖导致的视网膜病变有 5 个基本病理过程:①视网膜毛细血管微动脉瘤形成,微动脉瘤最初表现为视网膜毛细血管周细胞丧失,管壁变薄,无细胞血管发育和囊性外突,随后出现细胞增长,基底膜增厚;②血管渗透性增加,由于组织缺血缺氧的程度不断加重,毛细血管发生器质性损害,渗透性增加,血—视网膜屏障破坏,血浆物质渗漏入视网膜,发生视网膜水肿和硬性渗出;③血管闭塞,当视网膜病变更严重时,视网膜毛细血管闭塞,导致神经纤维层的灶性梗死,成为白色絮状的软性渗出;④新生血管和纤维组织增生,当毛细血管闭塞逐渐广泛时,血管损害不断加剧,视网膜缺血缺氧更加严重,诱发新生血管生长;⑤纤维血管膜收缩,随着新生血管出现退化而变得不透明,长期存在的新生血管可逐渐发生退行性变,纤维膜大量增殖并发生收缩时,应力的牵扯常导致视网膜脱离,若牵引作用于新生血管,常导致玻璃体出血。视网膜病变是由于微血管系统的损害,主要病理改变为选择性的毛细血管周细胞丧失,微血管瘤和毛细血管基底膜增厚、视网膜缺血、缺氧,新生血管形成及牵拉性视网膜脱离等,其中周细胞病变机理是最为重要的,长期慢性的高血糖是其发病的基础。

(四)临床特点

1. 视网膜病变分期　非增生期(Nonproliferative Diabetic Retinopathy,NPDR)分为:Ⅰ期(轻度非增生期(Mild NPDR),仅有毛细血管瘤样膨出改变;Ⅱ期(中度非增生期),介于轻度到重度之间的视网膜病变,可合并视网膜出血、硬性渗出和/或棉絮斑;Ⅲ期(重度非增生期),每象限视网膜内≥20个出血点,或者至少2个象限已有明确的静脉串珠样改变,或者至少1个象限视网膜内微血管异常。无明显特征的增生性(Proliferative Diabetic Retinopathy,PDR)DR分为:Ⅳ期(增生早期),出现视网膜新生血管或视乳头新生血管,或伴视网膜前出血或玻璃体出血时称"高危增生型";Ⅴ期(纤维增生期),出现纤维膜,可伴视网膜前出血或玻璃体出血;Ⅵ期(增生晚期),牵拉性视网膜脱离,合并纤维膜,可合并或不合并玻璃体积血,也包括虹膜和房角的新生血管。

糖尿病黄斑水肿为黄斑区内毛细血管渗漏致黄斑中心视网膜增厚,糖尿病黄斑水肿有局灶性和弥漫性,局灶性黄斑水肿的黄斑区有出血点,弥漫性黄斑水肿的黄斑区毛细血管造影晚期广泛渗漏。

2. 评估

(1)评估糖尿病患者,早期多数患者没有任何临床症状;晚期时,严重视力下降,出现视网膜大片出血、玻璃体积血、牵拉性视网膜脱离、新生血管性青光眼、黄斑水肿。眼底表现有特征性:微血管瘤,出血斑,渗出,视网膜静脉扩张、动脉变细、小血管闭塞,新生血管,玻璃体积血,牵拉性视网膜脱离。

(2)首诊时应全面评估以了解双眼视力情况,DR的严重程度,是否伴有黄斑水肿以及黄斑水肿的分型。了解患者糖尿病的病史以及治疗情况,包括:糖尿病病程;血糖控制(糖化血红蛋白)和生化检查结果;用药情况、全身疾病病史。

(3)检查:视力、眼压,必要时行前房角镜检查、裂隙灯生物显微镜及眼底检查。眼底检查注意DR的诊断和分期;周边视网膜以及玻璃体;黄斑水肿;新生血管;玻璃体积血及白内障。

(五)治疗

(1)控制血糖、控制血压。良好的血糖控制,可以帮助阻止视网膜病变发生,减缓增生期病变发生进程,特别应注意在糖尿病早期进行良好的血糖控制。在控制血糖时应密切观察,以预防低血糖以及心血管事件风险。血压应控制在130/80 mmHg以下,建议患者自行监测血压。且降低血脂水平可以降低DR的发生发展,阿司匹林治疗可以延缓或加速DR进展,DR患者在心血管医师管理下依据心血管并发症决定是否需要服用阿司匹林。

（2）根据视网膜病变的程度以及是否合并黄斑水肿决策是否选行激光治疗。对于未合并黄斑水肿的 DR 不建议行全视网膜光凝（Panretinal Photocoagulation，PRP）治疗。

（3）DR 的玻璃体手术：玻璃体切割＋视网膜修复术，增生期进展性 DR 的玻璃体手术的适应证为不吸收的玻璃体出血，增生性 DR 纤维增生膜、视网膜前出血、视网膜被牵拉以及牵拉导致的视网膜脱离，牵拉孔源混合性视网膜脱离；玻璃体出血合并白内障，玻璃体出血合并虹膜新生血管等。

（4）糖尿病黄斑水肿的治疗方法包括激光治疗；抗血管内皮细胞生长因子（Vascular Endothelial Growth Factor，VEGF），阿柏西普、雷珠单抗、贝伐单抗是用于老年性黄斑病变（Age-related Macular Disease，AMD）的抗 VEGF 治疗药物，糖皮质激素治疗和 DME 的玻璃体切除术治疗。根据疾病特征选择适合的单独治疗或联合治疗方法。

国际标准将糖网病分为五级，具体叙述如下：

（1）无明显视网膜病变：眼底无异常，不需治疗，但应定期观察眼底，建议 6 个月～1 年检查一次。

（2）轻度非增殖性糖网病：眼底仅见微动脉瘤，需药物保守治疗，可以服用改善视网膜微循环的药物，抗氧化剂及维生素类，同时应定期观察眼底，建议 3～6 个月检查一次。

（3）中度非增殖性糖网病：中度非增殖性糖网病可发生眼底病变，可以服用上述药物进行治疗，同时应定期观察眼底，建议 1～3 个月检查一次；如病变进展迅速，应考虑接受眼底激光光凝治疗。

（4）重度非增殖性糖网病：眼底出现以下任一改变，但尚无增殖性糖网病期表现的，需要立刻接受眼底激光光凝治疗，以防止大规模的眼底出血：① 4 个象限任一象限出现多于 20 处视网膜内出血；② 2 个以上象限出现明确的静脉串珠样改变；③ 1 个以上象限出现明显的视网膜内微血管异常。

（5）增殖性糖网病：眼底出现以下 1 个或 1 个以上改变：① 新生血管形成；② 玻璃体内出血；③视网膜前出血。对于玻璃体没有或较少出血的患者，需要立刻接受眼底激光光凝治疗，以防止大规模的眼底出血；对于玻璃体出血较多或已有视网膜脱离的患者，应考虑接受玻璃体切除手术治疗，以便术中行眼底激光光凝，挽救一定的视力。

四、护理

（1）心理护理，老年视网膜病变患者存在不同程度的视力改变，其恐惧、紧张、焦虑等心理应激反应，会引起血管活性物质分泌增加，小动脉痉挛，从而加重视网膜缺血、缺氧，加重病情。医护人员需定期安抚患者、稳定情绪，保持镇静使患者明白不良心理会直接影响治疗效果，应坚持治疗。

（2）检查护理，向患者介绍检查的必要性，取得患者配合。定期做眼底检查。检查前遵医嘱充分散瞳，嘱患者压迫泪囊区，以防药液经鼻腔黏膜吸收而引起中毒症状，让患者放松，接受和配合检查。

（3）注意观察视力变化，注重用眼卫生，避免视疲劳。一旦视力改变时及时报告医生做好相应的处理。

（4）应用维生素 C 及扩血管剂，以促进视网膜水肿、渗出及出血的吸收。治疗过程中要注意观察药物副反应,特别要监测血压的情况,嘱患者卧床休息,避免低头、突然站起等动作,以防发生体位性低血压。

(5)相关疾病护理,应积极治疗高血压、冠心病、糖尿病和动脉粥样硬化等全身疾病,并做好相关护理。

(6)对患有糖尿病、高血压的患者,定期监测血糖、血压,控制血糖、血压在正常范围,戒烟、戒酒,养成良好的生活习惯。

(7)定期门诊随访,复查眼底病变状况,糖尿病患者一经确诊应马上做一次全面的眼科检查,以后每年做一次眼部常规检查。糖尿病病史在 5 年以上者应每半年检查一次,已有视网膜病变者,每 3 个月复查一次,在眼部出现异常表现时及时到医院就诊。

第四节　老年聋

一、概述

耳聋是指听觉系统的传音、感音功能异常所导致的听觉障碍或听力减退。老年聋是指听觉系统随年龄增长逐渐衰老退变而出现的双耳对称性的、缓慢进行的感音神经听力减退,是生理性老化的过程。老年聋多见于 60 岁以上的老年人,综合性特点包括:听力敏锐度降低;高频听力丧失;在噪声中了解讲话内容有困难;声音信息处理缓慢;声源定位受损。

二、病因

长期接触噪声、吸烟、遗传因素、药物不良反应和高度紧张等均是老年聋的危险因素。

1.年龄　随着年龄增长,全身组织趋于退化,因此内耳及听神经也发生退行性改变,耳蜗基底膜的柯蒂氏器即发生萎缩;同时支配基底膜的耳蜗神经发生萎缩。此外,老年人中枢神经发生萎缩,也导致了老年性耳聋。

2.老年性疾病　如糖尿病、高血压、高脂血症、冠心病、动脉硬化症等,动脉硬化引起听神经的组织变性,耳聋轻重与动脉硬化程度呈正相关。机体的代谢发生障碍,不能充分供给听觉器官营养物质,结果导致内耳感受器萎缩变性。

3.遗传　有听力损失家族史,老年聋与线粒体基因和染色体基因有关,语言识别率降低。

4.环境　噪声接触史,长期受噪声的损伤。

5.其他　饮食营养、药物毒性、精神压力等因素,均可能与老年聋的发生和发展密切相关。

三、病理生理

由于老年性聋是老年退行性疾病,故其病理改变除内耳特征性病理变化外,耳蜗神经及其中枢传导路径和皮层的整个听觉系统中都可有相应的退行性病变。

1.中耳老年性退变 如鼓膜肥厚,弹性减少,听骨关节韧带松弛或钙化,可造成传导性听力障碍。

2.内耳退变 老年内耳细胞变性表现为核分裂减少,核蛋白合成减少,细胞浆内色素及不溶性物质聚集,导致细胞变性萎缩。基底膜可出现增厚、钙化、透明变性;内、外毛细胞萎缩;血管纹萎缩;螺旋神经节细胞退变,耳蜗神经纤维变性、数量减少。

根据不同部位之病理改变,将老年聋分为四种:

(1)感音性聋:以毛细胞损失为主,多局限于蜗底基转数毫米的柯替器,早期扭曲变平,稍后支持细胞和毛细胞消失,仅残留基底膜,临床表现为高频听力突然下降,呈下降曲线,语言识别率尚好。

(2)神经元性聋:突出表现为耳蜗神经元数目减少,听神经系统神经元随着年龄增长而逐渐减少,基底转明显,可能向上累及更高中枢,早期不影响听力,至神经元破坏到无法有效传导信息为止。主要表现为语言识别率损害严重而纯音听力功能相对较好,两者不成比例。神经元细胞80岁后减少到20000,老年性聋者可减少到13000,这种现象可称之为老年性语言退化。

(3)血管纹性聋:血管纹萎缩为主要病理改变血管纹开始隐性进行性退变,呈斑点状萎缩,蜗尖处严重而且有囊性变,由于内淋巴循环障碍致血管纹三层细胞都萎缩变性,因此最大 dB 都听不到,呈低平听力损失曲线,在纯音损失 50dB 之后,语言识别率亦明显下降。

(4)耳蜗传导性聋:耳蜗基底膜上存在玻璃样变性、钙盐沉积、脂质沉积和纤维组织增生,主要是基底膜玻璃样变性和钙化,使膜变宽、变厚,运动僵硬而影响声波的传导。一生中如患过中耳炎、耳硬化和梅尼埃病等,则与老年性退变交织在一起,形成混合性严重耳聋。

3.中枢病变 老年听神经中枢亦发生退变。老年聋人的耳蜗核、上橄榄核、下丘及内膝状体神经节细胞都发生萎缩。此类耳聋为高频上升,语言识别率及辨音方向功能低下,并丧失回忆长句的能力。

四、临床特点

1.症状

(1)听力下降:双侧对称性听力下降,缓慢进行性加重,听力损失大多以高频听力下降为主,言语识别能力明显降低。

(2)耳鸣:多数患者均有一定程度的耳鸣,开始为间歇性,仅于夜深人静时出现,以后逐渐加重,可持续终日。耳鸣多为高调性,如蝉鸣声、哨声、机器声或多种声调的混合声,有些耳鸣呈搏动性,多与合并高血压,动脉粥样硬化有关。

(3)听力重振现象:约有 50%～70% 老年聋者有响度重振现象,讲话时低声听不清,提高嗓门又嫌声音太响。

(4)偶有眩晕或平衡障碍:老年聋本身无眩晕,如前庭随全身老化而功能衰退,可出现平衡功能障碍。

(5)语言分辨率与纯音听力不成比例:即称"音素衰退"。多数情况下纯音听力减退不及语言听力严重,年龄越大此种现象越明显,即在许多老年人尽管纯音听力基本正常,但仍不能理解讲话的内容。在嘈杂的环境中,老年人对语言的理解更差。

(6)心理障碍:由于耳聋患者听觉反应迟钝,与人交谈困难,常可导致心理创伤、情绪抑郁、误解别人词意,甚至怀疑别人在谈论自己,因而变得性格孤僻、多疑,脱离社会群体活动,从而给生活带来许多消极影响。

2.老年聋的听力学特点

(1)纯音测听显示双耳对称的感音神经性听力损失,听力图构型可有变异,以渐降型、陡降型和平坦型曲线多见。

(2)阈上功能测试,半数以上患者有重振现象。

(3)言语听力的减退程度比纯音听力大,言语识别率下降明显。

(4)声导抗鼓室图为 A 型,镫骨肌反射通常可引出。

(5)听性脑干反应(ABR)显示各波潜伏期延长,阈值升高。

(6)诱发性耳声发射(EOAE)存在或消失。

3.耳聋的分级　轻度耳聋:26～40dB 低声谈话困难;中度耳聋:41～55dB 近距离谈话困难;中重度耳聋:56～70dB 可闻大声;重度聋:71～90dB 可闻耳旁大声;极度聋:>91dB 听不到耳旁大声。

近年采用高频(10～ 20kHz)测听和畸变产物耳声发射进行检测,高频测听可发现常规测听方法无法查知的亚临床听力障碍,畸变产物耳声发射 (DPOAE)能精确反映听觉系统尤其是耳蜗外毛细胞的功能和细微变异,是较理想的客观听力检测方法。

五、治疗

老年聋的治疗原则:部分恢复已丧失的听力,尽量保存并利用残余的听力。目前老年聋尚无有效的临床治疗方法。

(1)处理可能与老年聋相关的老年性疾病如糖尿病、高血压、高脂血症、冠心病、动脉硬化症等,可适当使用能量合剂、血管扩张剂、维生素(如维生素 E 和 D_3)及微量元素(如锌、铁)等,有研究发现,葡萄籽提取物低聚原花青素对老年聋的发生具有延缓作用。

(2)助听器:多主张应用助听器来改善老年性聋患者的听力。助听器主要由微型传音器、放大器、耳机、耳模和电源等组成。助听器种类很多,有气导和骨导,盒式、眼镜式、耳级的耳背式和耳内式,单耳与双耳交联等。一般需要经过耳科医生或听力学家详细检查后才能正确选用。助听器有助于老年人生活质量的改善,同时还可减轻耳鸣,但助听效果因人而异。由于老年人多数存在听觉重振现象,而且助听器并不能改变听神经纤维的退变过程,因此助听效果整体上不如年轻人理想。佩戴助听器后的听觉康复训练对提高患者的言语理解能力至关重要,应逐步培养其聆听习惯,提高听觉察觉、听觉注意、听觉定位及识别、记忆等方面之能力。言语训练是依据听觉、视觉和触觉等互补功能,借助适当的仪器(音频指示器、言语仪等),以科学的教学法训练读唇、进而理解,灵活准确表达思想感情。

(3)耳蜗植入:多导人工耳蜗植入已在助听器无效或效果不佳的重度和极重度耳聋患者的听觉康复中发挥作用,但耳蜗植入仅用于替代耳蜗功能,而老年聋患者听觉系统的病理改变不但涉及内耳,还累及听神经纤维和听觉中枢,是否适合于老年聋的治疗尚待进一步的临床观察。

六、护理

（1）向患者讲解老年聋的相关疾病知识，让患者接受衰老的事实，学会适应，保持心情愉悦，注意劳逸结合，坚持体育锻炼，如散步、做操、打太极拳等，以增强体质，改善全身的血液循环，减慢衰老的过程。

（2）注意饮食卫生，减少脂类食物，戒烟、少酒，控制血脂与血糖，防治心血管疾病。

（3）保持环境宁静，避免或减少噪声刺激，防止噪声对听觉的损害。

（4）尽量避免应用耳毒性药物，严格掌握药物适应证，宜用最小的有效剂量，尽可能用短期治疗，耳局部用药尤须重视。

（5）遵医嘱给予改善内耳微循环、营养神经等药物，向患者宣教有关药物治疗作用与副作用。

（6）推荐患者佩戴合适的助听器。与患者交谈时避免大声喊叫，言语应尽量缓慢而清晰，必要时可借助面部表情或手势，以帮助患者了解语意。

（7）加强与患者家属的沟通，鼓励家属关心老人，多与患者进行听觉与言语训练，树立患者自我价值感。

（8）老年人一旦发现听力减退，应及时到医院检查，查明病因，确定病变性质，尽早治疗，防止耳聋的加重。

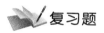 复习题

一、单选题

1. 眼压的正常范围为：

A. 5～8mmHg　　　B. 10～15mmHg　　　C. 10～18mmHg　　　D. 11～21mmHg

2. 正常人一般 24 小时眼压波动范围不应超过：

A. 5mmHg　　　B. 6mmHg　　　C. 8mmHg　　　D. 10mmHg

3. 老年性白内障术后，护士嘱其控制咳嗽、避免用力排便是为了防止：

A. 伤口感染　　　B. 眼内出血　　　C. 青光眼　　　D. 视网膜脱离

4. 多种滴眼液治疗时，2 种眼药水之间至少需间隔：

A. 2min　　　B. 3min　　　C. 4min　　　D. 5min

5. 老年性白内障患者术后第 1 天，主诉术眼胀痛，伴同侧头痛、恶心、呕吐，应警惕发生了：

A. 高眼压　　　B. 低眼压　　　C. 眼内炎　　　D. 胃肠道反应

6. 关于老年性白内障的叙述，准确的是：

A. 初发期视力即为光感　　　　　　B. 膨胀期可诱发急性闭角型青光眼

C. 膨胀期虹膜投影消失　　　　　　D. 成熟期出现新月形虹膜投影

7. 下列老年性白内障术后护理措施中，哪项不准确？

A. 术后需绝对卧床 1d　　　　　　B. 避免摇晃头部

C. 保持大便通畅　　　　　　　　　D. 术眼眼罩保护

8. 老年性白内障术后最严重的并发症是：

    A. 眼内炎　　　　　B. 出血　　　　　　C. 角膜水肿　　　　　D. 浅前房

9. 青光眼患者一次饮水不应超过：

    A. 100mL　　　　　B. 200mL　　　　　C. 250mL　　　　　D. 300mL

10. 急性闭角型青光眼的解剖学特征不正确的是：

    A. 眼轴过短　　　　B. 眼轴过长　　　　C. 前房浅　　　　　D. 房角窄

11. 原发性开角型青光眼的早期诊断有意义的是：

    A. 24 小时眼压波动范围　　　　　　　　B. 前房角检查

    C. 自觉症状　　　　　　　　　　　　　D. 暗室试验

12. 王某，女性，58 岁，前房较浅，因散瞳检查眼底，数小时后出现双眼雾视、虹视、头痛与呕吐。该病最可能的诊断是：

    A. 角膜炎　　　　　　　　　　　　　　B. 结膜炎

    C. 开角型青光眼　　　　　　　　　　　D. 闭角型青光眼急性发作

13. 对于闭角型青光眼急性发作的患者，需要立即采取的护理措施是：

    A. 广谱抗生素眼药水滴眼　　　　　　　B. 1%阿托品眼药滴眼

    C. 生理盐水洗眼　　　　　　　　　　　D. 1%毛果芸香碱滴眼液滴眼

14. 视觉最敏锐的部位是：

    A. 黄斑　　　　　B. 黄斑中心凹　　　C. 视乳头　　　　　D. 视网膜

15. 老年性黄斑变性最主要的危险因素是：

    A. 年龄　　　　　B. 遗传因素　　　　C. 高血压　　　　　D. 慢性光损害

二、问答题

1. 老年皮质性白内障按其发展过程可分几期？各期有何特点？

2. 原发性急性闭角型青光眼按临床过程可分几期？各期有何特点？

三、案例题

案例一

患者，女性，67 岁，既往有高血压病史，因剧烈头痛、视物模糊、伴有恶心、呕吐不适 1 天入院。入院时测血压 180/90mmHg，查右眼眼睑水肿，结膜混合性充血，角膜上皮水肿，瞳孔散大，查视力：右眼光感，左眼 4.0；测眼压：右眼 55mmHg，左眼 18mmHg。请问患者有可能发生了什么？依据是什么？如何进行急诊处理？

案例二

患者，男性，67 岁，既往有高血压病史。患者主诉右眼视力骤降伴视物变形一周。专科查体：视力：右眼 0.02，左眼 4.5；眼压：右眼 12mmHg，左眼 15mmHg；角膜透明，瞳孔圆，对光反射灵敏。请问该患者有可能发生了什么？你会建议患者进一步检查哪些项目？

（许　瑛　王美钗）

第十二章　老年人临终关怀

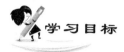

学习目标

1. 了解国内外临终关怀的发展概况。
2. 简述临终关怀概念、内涵。
3. 解释临终关怀模式及临终关怀的基本原则。
4. 陈述对临终患者的生理关怀及灵性关怀。
5. 陈述临终患者家属的心理特点、心理支持。
6. 明确丧亲者的心理反应及护理。
7. 明确护士在临终关怀中的压力调适。

临终关怀(Hospice Care)是近代医学领域中新兴的一门边缘性交叉学科,是社会的需求和人类文明发展的标志。人们对生命的生存质量和死亡质量提出了更高的要求,让患者在死亡时获得安宁、平静、舒适,让家属在患者死亡后没有留下任何遗憾和阴影。临终关怀院(Hospice、Hospitalpice)是提供临终关怀的场所。临终关怀是指对生存时间有限(6个月或更少)的患者提供护理,并辅以适当的医院或家庭的医疗及护理,以减轻其疾病的症状,减轻其生理痛苦和心理恐惧,其目的既不是治疗疾病或延长生命,也不是加速死亡,而是改善患者余寿的质量,体现了人类对生命质量的追求。临终关怀体现了医护人员的崇高职业道德,尊重患者的生命价值和人格尊严。做好老人的临终关怀,让临终老人能安详、有尊严地走完人生最后的历程,是医护人员的责任,也是开展临终关怀的宗旨。

第一节　概　述

临终关怀是对已失去治愈希望的患者在生命即将结束时所实施的一种积极的综合护理。临终关怀护理的核心是"关心",其目的是尽最大努力、最大限度地减轻患者痛苦,稳定情绪,缓和面对死亡的恐惧与不安,维护其尊严,提高尚存的生命质量。

一、临终关怀的发展

（一）国外临终关怀的发展

20 世纪 70 年代兴起的现代临终关怀起源于英国，西斯莉·桑德斯（Cicely Saunders）博士 1967 年 7 月在伦敦近郊锡典罕创建了世界上第一家现代临终关怀院——圣克里斯托弗关怀院（Saint Christo-pher's Hospice）。圣克里斯托弗关怀院以照顾（care）为基本理念，为那些治愈希望十分渺茫的患者提供生活照顾、疼痛控制和精神支持，提高生命品质，尊重生命、关怀生命。桑德斯开创了全球第一家有特殊照护服务方案的安宁疗护机构，以医护团队合作方式照顾晚期癌症患者，让他们无痛苦和无遗憾地走完生命的最后历程，同时还对其家属进行心理慰藉，帮助他们度过哀恸期。桑德斯是虔诚的基督教徒，将对垂危患者全面的照顾和关怀作为是自己的天职，将临终关怀理论付诸实践，使英国的临终关怀事业有了新的发展前景。桑德斯把自己的一生贡献给临终关怀事业，她被国际学术界誉为"点燃世界临终关怀运动灯塔的人"。

1988 年英国确立了临终关怀专科标准，提供临终关怀的医生、护士、社会工作者等都必须受过专职训练。提供临终关怀的单位，必须执行完整的照护模式，即住院、家庭及日间照护。目前英国有多家临终关怀机构，从初期的独立临终关怀院的模式发展到住院（Inpatient）、家庭照护（Home Care）、居家及日间照护（Daycare）多种形式并存。2004 年英国首先提出把 2005 年 10 月 8 日作为世界第一个临终关怀日。

随着临终关怀理念的不断深入，临终关怀逐渐发展到欧美各国，目前在世界 70 多个国家和地区相继发展，建立了临终关怀机构，对医疗、社会、文化的发展产生了巨大的影响。1974 年，美国开始实行第一个临终关怀服务项目，1983 年 10 月美国联邦政府和国会通过了临终关怀法案，将其纳入国家医疗保险法案。临终关怀被纳入西方社会医疗政策中，并为五六十个国家所接受，其蕴含的价值观也逐渐清晰：①最大限度地减轻疼痛。临终患者大多为严重的身体病痛所折磨，临终关怀对病痛的处理原则是主动防治，使病痛消失，不再出现，而不是被动的压抑或者控制。②增强患者本身的自主能力，也就是强调患者对自己死亡方式具有决定权，同时，临终关怀反对依靠延续生命的医疗器械来维持患者的生命。③让死亡的过程中充满善，即善终（Good Death）。

（二）我国临终关怀的发展

1982 年香港首先提出"善终服务"，在香港将"Hospice Care"译为"善终服务"、"宁养照护"。1992 年，香港第一所独立的临终关怀服务机构——白普理宁养中心成立。至今香港已有十余家公立医疗机构开展善终服务。

1990 年台湾马偕纪念医院成立安宁病房，同年 12 月成立安宁照顾基金会，开展安宁照护宣传指导、教育培训和学术研究。在台湾称临终关怀为"安宁照护"、"舒缓疗护（Palliative Treatment）"等，1995 年和 1999 年分别成立台湾中华安宁照顾协会和台湾安宁缓和医学会，2000 年台湾地区立法机构通过《安宁缓和医疗条例》，2001 年安宁疗护整合性照护纳入全民健康保险。

1988 年 7 月内地首家临终关怀机构天津临终关怀研究中心在美籍华人黄天中博士的支持下，由天津医科大学崔以泰教授主持建立，崔以泰教授被誉为"中国临终关怀之父"。同年 10 月我国第一家机构型临终关怀院"上海南汇护理院"成立。1990 年北京成立我国第一所民办临终关怀医院即松堂医院。目前,内地临终关怀机构已超过百家以上。继 20 世纪 90 年代中国心理卫生协会临终关怀专业委员会和临终关怀基金相继成立后,又成立了中国生命关怀协会。2004 年地区医院评审标准中新增了临终关怀的内容。

目前,我国的临终关怀事业取得了长足的进步,但由于传统观念束缚,全社会对临终关怀、死亡教育还未普遍开展,对"死"则知之甚少,由于不了解死亡的相关知识,许多人缺乏对死亡的精神准备。医护人员对临终关怀知识缺乏,大多数医务人员对临终关怀的概念并不熟悉,对临终患者仍采取治疗为主的服务方式,也未全面开展对临终患者家属的服务,整个医疗保健系统对临终关怀还没有形成一个统一的、积极的伦理大环境。服务机构和资金来源不足,政府没有专门的资金,绝大多数临终关怀机构没有纳入国家医疗保障体系当中。受诸多因素的影响,我国的临终关怀事业仍存在服务机构数量少、服务水平较低、服务范围窄、管理欠规范等问题。

二、临终关怀内涵和模式

(一)临终关怀的内涵

临终关怀的理念是当患者处于疾病无法治愈、死亡为不可避免的末期阶段时,受过严格专业训练的医护团队转为以照顾与提高患者生活品质为目的,考虑以患者家庭为单位,满足其身、心、灵等需要,使患者得到有尊严且平安的"善终",并重视家属的悲伤辅导与照顾,即所谓的五全照顾:全人、全家、全程、全队、全社会的整体性照顾。因此,临终关怀是一套人性化的高品质照护方式,结合医疗团队、社会资源与重要亲友的力量,提供心灵舒适和家庭般温暖气氛的善终环境,并依据个体的认知调适现况,使临终患者不会孤独地面对死亡的事实。

1.临终关怀的服务内容　护理人员根据临终患者的需求,常规地为他们提供符合临终关怀质量要求的临终生活护理、症状护理和心理护理,同时能够向临终患者的家属提供有效的社会支持。为临终患者及其家属提供临终心理咨询,有针对性地解除他们的心理痛苦,促进他们的心理康复,是临终关怀的基本目标之一。临终关怀服务不是单纯的医疗、护理服务,而是包括医疗、护理、心理咨询与辅导、健康教育、死亡教育、精神和社会支持、居丧照护等多学科、多领域的综合性服务,主要包括以下四个基本方面:①疼痛和其他症状的控制,②对临终患者和家属的心理安慰和灵性关怀,③呼吁社会各界对临终患者及其家属提供物质帮助和精神支持,④患者死后对家属的居丧照护。

世界卫生组织提出临终关怀六条标准:①肯定生命、认同死亡是一种自然的历程。②并不加速和延长死亡。③尽可能减轻痛苦及其他身体不适症状。④支持患者,使他在死亡前能有很好的生活质量。⑤结合心理社会及灵性照顾。⑥支持家属,使他们在亲人疾病期间及去世后的悲伤期中能做适当的调整。

2.临终关怀的服务对象　包括临终患者及临终患者的家属,医护人员在做好对临终患者关怀的同时,也要做好对临终患者家属的关怀照顾工作。特别是在患者死亡和死后的时期,要使家属能够加强自我护理,承受"丧失"的打击,接纳"丧失的自我",以适应新的生活。临终患者是指诊断明确且病情不断恶化,现代医学不能治愈不可逆转的慢性疾病终末期,预期存活期 3～6 个月的患者,包括晚期恶性肿瘤临终患者,80 岁以上高龄久病,心、肺、肾、肝等脏器持续衰竭,卧床 1 年以上丧失生活自理能力的临终患者,艾滋病终末期,系统性红斑狼疮末期临终患者,严重心肺疾病临终患者,不可逆转植物人。

3. 临终的时间　对于临终时间的限定,各国有不同的标准。在美国,将临终定为患者已无治疗意义,预期生命不到 6 个月为准;在日本,以预期生命 2～6 个月为准;在英国,以 1 年内为临终期;还有不少国家倾向于以垂危患者住院治疗至死亡平均 17.5 天为临终期。我国则以预期生命不超过 6 个月为临终期。

4. 临终关怀组织形式　临终关怀有着特殊的组织形式,临终关怀机构可以根据需要以临终关怀院型、临终关怀病房型、临终关怀社区型或临终关怀家庭型等多种形式存在,其执行者是由医生、护士、心理学家、社会工作者、神职人员和志愿者等多方人员组成的团队,在不同条件下从各个方面为临终者及其家属服务。当前国内外着重对临终关怀院(Hospice)、缓和疗法(Palliative Treatment)、临终护理(Terminal Care)三个方面进行研究,这三个方面从不同学科和侧面构成了临终关怀,缓和疗法的概念是淡化"治疗",强调"舒缓疗护",用临终"舒缓疗护"取代临终"治疗",淡化"治疗"是不必为临终患者的所谓"治疗"而焦虑,不必为强调"治疗"而侵犯临终患者的尊严与人格。

我国临终关怀的组织形式主要有以下三种:①临终关怀专门机构,如北京松堂关怀院。②附设的临终关怀机构,即综合医院内的专科病房或病区,这是目前最主要的形式,如中国医学科学院肿瘤医院的温馨病房、北京市朝阳门医院的老年临终关怀病区。③家庭临终关怀病床,它一般是以社区为基础、以家庭为单位开展临终关怀服务,如香港新港临终关怀居家服务部。

(二)临终关怀模式

临终关怀模式是指人们在临终关怀实践中发展起来的一种为临终患者及其家属提供照护的标准形式和总体看法。世界临终关怀运动的发展,在生物—心理—社会医学模式的基础上形成的临终关怀模式,是一种多学科—整体性—姑息照护模式(Interdisciplinary-holistic-palliative Care Model/Approach),具有以下三个显著的特征:

1. 多学科融为一体　临终关怀学是新兴的交叉学科,因与医学、护理学、心理学、社会学、管理学、经济学等学科的紧密联系,又分出临终医学、临终护理学、临终心理学、临终社会学、临终关怀管理学等分支学科,并最终以"临终关怀团队"为中介,将各学科融为一体,发挥临终关怀的整体效能。

2. 整体性照顾　即在整个社会的支持下,由一组受过专门训练的团队完整地照顾临终患者的生理、心理、灵性和社会四个层面的需求,以达到全人、全家、全程、全队、全社会的整体性照顾。

3. 以姑息治疗(palliative care)为基础　世界卫生组织对姑息治疗的定义是对于不能治愈患者的积极整体的照顾,包括疼痛和其他症状的控制,并着重解决患者心理、社会、心灵方面的问题。姑息治疗的目标是使患者和家属得到最好的生活质量。因此,医学界大多数学者认为临终关怀是以姑息治疗为基础的多学科综合照护。其主要特征有以下五方面:①重视生命的价值,接纳死亡为生命的自然过程;②提供疼痛和其他不适症状的缓解;③整合患者心理及灵性层面的照顾,维护患者尊严和权益;④提供适当的支持系统以协助患者在死亡前仍能积极生活;⑤提供支持系统以协助家属适应患者罹病过程并度过伤恸时期。

三、老年人临终关怀的意义

我国步入老龄化社会后,随着家庭规模的缩小、功能的弱化,老年人的照护尤其是临终关怀问题就凸显出来。老年人对临终关怀的需求更为普遍和迫切。发展老年人临终关怀事业具有重要意义。

1.满足人类追求生命质量的要求 人类已不仅仅满足于平均寿命的延长,而更加关注生命的质量和价值。临终关怀正是从这一愿望出发,通过淡化"治疗"、强调"照顾"的方法,使患者得到全身心、全方位照顾。临终关怀服务内容广泛,其目的就是提高和改善临终者的生命质量,减轻患者及其家属的痛苦,让他们在心灵上获得安宁、平静和舒适,也让家属在患者死亡后不留遗憾和阴影,为每一位逝者的人生画上一个圆满的句号。

2.促进医疗卫生资源合理分配 自我国正式进入老龄化社会以来,独生子女的普遍,丁克家庭的出现,心脑血管和恶性肿瘤等慢性病、多发病的加剧,使得社会卫生资源极度紧缺。而临终关怀不仅能够大大降低医疗费用,减轻国家、社会和家庭负担,还能使社会各界最大限度做到合理分工,使社会卫生资源得到公平公正分配,使临终患者能够得以"善终"。受传统孝道和不合理医疗消费观影响,医院和家属总是坚持要对救助无望的患者继续施以不必要的救治,这不仅给患者带来心理和生理上的巨大痛苦,也浪费了宝贵的医疗资源。而临终关怀坚持以疗护而非治疗为主,通过舒适的照顾来使患者获得生命质量、个体尊严的保护,这不仅大大避免了卫生资源的浪费和患者的痛苦,还使资源合理使用,从而使卫生资源的价值得到提升。

3.促进社会和谐 我国致力于和谐社会的构建,而其中最关键的问题就是民生,也就是关注人们的生存品质。大力提倡和发展临终关怀,既能做到珍视临终者生命质量,又能给予家属必要的安慰。与此同时,还能通过采用将临终关怀纳入社会保障体系的方法,照顾社会弱势群体在弥留之际的心理生理需求,真正实现每一个公民都能老有所医、老有所养,整个社会和谐大同。

四、临终关怀的基本原则

临终关怀是从生理、心理、社会等方面对临终患者进行综合的全方位的关怀照顾,旨在帮助其走完最后的人生,并对家属进行安慰和关怀,因此有别于一般的医护服务,有它的基本原则。

1.护理为主的原则 临终关怀的对象是晚期患者,疾病治愈无望,生命即将告终。因此对这类患者,应采用对症为主的照护(Care),而非以康复为目的的治疗(Cure)。通过全人、全程、全身心的照护,减轻患者的病痛,增进其舒适,以此提高临终患者的生命质量,维护其尊严。

2.适度治疗的原则 临终关怀不主张以延长生命过程为目的,使用昂贵的药品、生命支持设备及积极的治疗方法,给患者带来许多躯体和心理的痛苦,并给家属增加巨大的医疗费用负担;而是主张以控制症状,给予支持性、综合性姑息措施,以达到减轻或解除患者痛苦的目的,这也更符合人道主义精神。

3.注重心理的原则　临终患者由于受疾病的折磨,对死亡的恐惧、对亲人的牵挂等,其心理状态和行为反应极其复杂多变。因此,注重心理关怀和支持是临终关怀的重要特点。通过心理支持和关怀,使患者接受即将到来的死亡的现实,从而缓解或消除患者的焦虑和痛苦,使其能安详、平静地等待死亡的来临。

4.伦理关怀原则　随着医学技术的发展,可以运用各种医学设备维持临终患者的生命,甚至可以使其长期处于植物性生存状态,但无任何生命质量可言,延长生命未必是患者本人的意愿,甚至违背其意愿。因此,临终关怀除了为患者提供爱与理解外,更重要的是尊重患者的权利和人格,维护其尊严,体现符合生命伦理原则的关怀和照顾。

5.社会化原则　临终关怀是一个社会化的系统工程,需要全社会的共同参与。首先,必须大力开展临终关怀教育,普及临终关怀知识,使大众以科学的态度正确对待死亡,让全社会了解、支持临终关怀事业;其次,动员社会组织的力量,让他们参与到临终关怀事业中来,与临终关怀专业人员和专门机构共同建设临终关怀事业。

第二节　临终患者的关怀

日本安宁照顾之父柏木哲夫教授认为,确定死亡是躯体变性的一种结果,然而死亡过程则不仅是一种肉体的变化,如血压下降、尿量减少;它同时也是一种心理历程,如焦虑、愤怒、忧郁和孤独;它同时也是一种社会过程,如不能再工作,必须向家人告别;最后它也是一种灵性过程。因此,对临终患者的关怀应关注其生理、心理、社会和灵性的需求。

一、临终患者的生理关怀

处于生命终末期的患者各系统功能紊乱,脏器功能衰竭、机体代谢障碍,应根据各系统的变化,给予症状护理和疼痛护理。临终患者的生理关怀应将损伤减少至最低程度,促进疼痛的控制和身体的舒适,且尽力协助患者维持营养、清洁、排泄、活动与睡眠功能的满足。

(一)症状护理

临终期各系统发生生理功能性变化,出现各种不同的症状,根据不同症状给予合适的护理。

1.循环系统　心脏收缩无力,心排出量减少、脉搏快而弱、血压下降,皮肤苍白、湿冷。应密切观察患者生命体征和尿量变化,维持患者体温,备好治疗和抢救器材。

2.呼吸系统　由于呼吸肌收缩力减弱,导致分泌物潴留,呼吸困难,呼吸由快到慢,由深变浅,出现潮式呼吸和点头呼吸。应给予相应给氧护理,分泌物过多时应及时吸出,出现肺部感染时,给予抗感染治疗。

3.消化系统:胃肠蠕动减弱,出现腹胀、呃逆、恶心、呕吐,也可食欲不振及营养不良,应予以对症护理,观察患者电解质指标及营养状况,注意食物的色、香、味,少量多餐,向患者和家属解释恶心、呕吐的原因,必要时给药,以减轻恶心,增进食欲。吞咽困难者给予流质或半流质饮食,必要时采用鼻饲法或完全胃肠外营养（TPN）,最大限度地保证患者的营养。

4.肌肉运动系统　患者肌肉失去张力,全身软瘫,肛门及膀胱括约肌松弛,出现大小便失禁。便秘者给予通便治疗及护理。对大、小便失禁患者应做好会阴护理,及时清除排泄物,保持会阴清洁,对尿潴留或失禁患者给予留置导尿。

5.神经系统　患者可出现睡眠障碍或神志淡漠,临终末期受中枢神经系统影响,患者出现意识模糊,应做好保护,避免坠床。

6.面容及感知觉改变　临终患者常出现脸部外观改变,呈"希氏面容",面肌消瘦、面部呈铅灰色,双眼半睁呆滞,对光反射迟钝,视觉逐渐减退,开始只能视近物,到最后什么也看不见;即使临终者已经失去意识,但听力往往存在,听觉是最后丧失的。应适当照明,避免临终患者因视觉模糊产生害怕、恐惧心理,增加安全感。及时拭去患者眼部分泌物,如患者眼睑不能闭合,可涂金霉素眼膏或覆盖凡士林纱布,防止角膜干燥。避免在患者周围窃窃私语,以免增加患者的焦虑。可采用触摸患者的非语言交流方式,配合柔软温和的语调、清晰的语言交谈,使临终者感到即使在生命的最后时刻,也并不孤独。

（二）舒适护理

临终患者舒适感是指在轻松、安宁的状态下,临终患者所具有的一种满意、无痉挛、无焦虑的自我感觉,而提高临终末期生活质量。

1.一般护理　保持室内空气新鲜,定时通风换气。维持良好、舒适的体位,促进患者舒适,神志清醒者采用半卧位,改善呼吸困难;昏迷者采用仰卧位头偏向一侧或侧卧位,定时翻身更换体位,避免某一部位长期受压。加强皮肤护理,以防压疮发生。大小便失禁者注意会阴、肛门附近皮肤的清洁、干燥,必要时留置导尿。大量出汗时应及时擦洗干净,勤换衣裤。保持床单清洁、干燥、平整、无碎屑。重视口腔护理,晨起、餐后、睡前协助患者漱口,保持口腔清洁卫生;口唇干裂者可涂液状石蜡,有溃疡或真菌感染者酌情涂药,口唇干燥者可适量喂水,也可用湿棉签湿润口唇或用湿纱布覆盖 。

2.疼痛护理　护士是临终患者疼痛护理的关键人物,疼痛照护有赖于护士密切完整的评估,对应用止痛药恐惧的患者和家属,护士需评估他们对疼痛治疗的概念、认知程度和对疼痛意义的理解。要鼓励患者主动诉说疼痛的感受,教会他们一些疼痛自评工具的使用方法,帮助他们了解疼痛控制的方法、效果和副作用等,解除其担心止痛药物的耐药性和成瘾性。若是对成瘾恐惧,则应着重强调止痛药物使用的目的在于生理症状的解除而非心理上的快感。对于因考虑到药物所造成的镇定作用和自我控制力的降低而拒绝或要求降低剂量,医护人员应尊重患者的意愿。临终的癌症患者常有严重疼痛,许多老年人往往有不同程度的疼痛,疼痛能否得到有效的控制,直接关系到临终患者的躯体功能、心理状态和生活质量。正如桑德斯所建议,临终患者的疼痛护理需从身、心、社会各层面来综合考虑,只有这样才能针对患者的需要达成护理的目标。疼痛评估和疼痛护理详见第三章第三节。

二、临终患者的心理关怀

(一)临终心理发展理论

很多国内外学者对临终患者的心理发展进行了深入研究,提出了不同的理论,其中影响较为广泛的是罗斯的临终心理发展五阶段理论。

1. 否认阶段　多数患者在得知自己患了不治之症时,最初的反应多为持否认的态度。他们会说:"不,这不是我的诊断,这一切不会是真的。"他们认为是医生把诊断弄错了。即便经过复查证明最初的诊断是对的,仍希望找到更有力的证据来否定最初的诊断。此期老年人还没有接受自己有严重性疾病的心理准备,对即将来临的死亡感到恐惧和震惊,无法听取有关疾病的任何解释,不能理智地处理与疾病相关的问题。这一阶段是一个应对时期,是一种暂时的心理防卫反应。

2. 愤怒阶段　这一阶段的患者往往怨天尤人,想不通为什么会是自己而不是别人得这种绝症。由于病情加重,随之而来的心理反应是愤怒、暴躁,遇到不顺心的事会大发脾气,或迁怒于医护人员和亲属,经常无缘无故地摔打东西,抱怨饭菜不好,人们对他照顾不周,甚至无端地指责或辱骂别人。有些老年人固执己见,不能很好地配合治疗,有时甚至拒绝治疗。

3. 协议阶段　随着时间的延长,老年人逐渐开始接受事实,求生的欲望使得他们愿意配合治疗,以求延长生命。这一阶段持续时间很短,又称为讨价还价阶段,而且不如前两个阶段明显。临终患者与上帝、与神佛、与医护人员进行"讨价还价",例如到寺庙去烧香许愿,乞求命运之神给自己一个好运气,能够出现绝症消失自愈的奇迹;请求医护人员给自己用"好药",请权威专家给自己治疗,目的在于能够延长自己的生命,使其完成未竟的事业。协议阶段的心理反应实际上是一种延缓死亡的企图,是人的生命本能和生存欲望的体现。

4. 抑郁阶段　当进入临终期,临终老人身心承受着巨大的打击,疾病的恶化、身体功能的丧失、频繁的治疗、经济负担的加重、地位的失去、亲人的厌烦等,使得患者情绪极为低落,产生强烈的失落感,陷入深深的悲哀之中,出现对周围事物的淡漠,语言减少,退缩、沉默、哭泣等反应。

5. 接纳阶段　患者在经历了一切努力与挣扎之后,精神、体力极为疲乏,情绪变得平和、镇定,于是不得不接受死亡即将到来的现实。在这一阶段中,患者往往表现出惊人的坦然,此时患者喜欢独处,常处于昏睡状态,对外界反应淡漠,情感减退,静待死亡的到来。这种"接纳"与"无可奈何"的无助心理,具有本质的区别,因为它代表了人的心理发展过程最后一次对自我的超越,是生命的升华。

对于罗斯的临终心理发展理论,需要有清醒的认识。临终患者心理发展的个体差异很大,并不是所有的临终患者的心理发展都表现为上述五个阶段,即使有些患者五种心理表现都存在,但其表现顺序也不一定是按照上述顺序进行的,前后可能有所颠倒,也可能有反复。另外,这五个阶段的过渡转变,有的可能只需要几分钟,有的可能需要数月,视患者过去的生活经验及个性而定。在运用该理论观察和照护临终患者的时候,不要忽视临终患者的个体差异,如性别差异、个性差异、认知差异和文化环境差异等。不同的个体在不同的阶段有不同的体验,即使在同一阶段也有不同的体验。

（二）不同阶段的心理关怀

1.否认阶段的心理关怀　否认是介于知识与认知间的冲突,是一种情绪性的调试方法。所以在患者尚未准备好面对死亡时,切记不能直接打击或否定患者的否认行为。否认行为的背后有着莫名的焦虑和恐惧,以致患者需要隐藏于否认的保护下。所以,护士应满足患者的心理需求,对患者采取相应的回避态度,不必急于将实情告诉患者,以达到不破坏患者的防御心理的目的,但也不要有意欺骗患者。护士可利用倾听或其他治疗性沟通技巧,给患者提供表达内心疑惑、焦虑的机会,利用沉默、触摸、同理的方式,保持忠诚、忠实、感兴趣的态度,让患者有机会谈论自己的想法及感受,并让患者感受到他没有被抛弃。医护人员对疾病治疗和预后需达成共识,提供一致性的支持和同理,注意关心及支持患者的亲人及重要关系人,使他们也同临终关怀人员一起,共同满足患者的需要。

2.愤怒阶段的心理关怀　愤怒是人类在失去自我控制时最直接的反应。医护人员应视患者的愤怒、生气为一种健康的适应反应,不要对患者采取任何个人攻击性或指责性行为。医护人员应在面对患者的愤怒时,需认清其行为并非针对个人,而是患者对死亡的害怕、无助、悲哀的一种发泄,只是患者在面对疾病和死亡的失落时,因失去自我控制而产生的抗争反应。针对患者的愤怒行为,护士应尽量提供发泄机会,让患者表达及发泄其情感与焦虑。医护人员可以应用治疗性的沟通技巧,适时地聆听、沉默、触摸,以缓解患者的怒气。对有过激行为的患者,医护人员应采取安全措施,保护患者免受伤害。

3.协议阶段的心理关怀　协议行为的背后有着罪恶感和被处罚的需要。所以当患者有协议行为时(不论其行为是否合理),应鼓励患者尽量表达出他想做的弥补行为及弥补的意义;同时协助患者探寻协议背后的希望来源,若是不切实际的希望,应协助其调整至实际可行的范围。在倾听、了解患者协议行为的需要时,提供机会借由护理活动来肯定患者的价值,提高患者的自我价值感,并间接地协助患者稳定情绪。

4.抑郁阶段的心理关怀　当患者出现忧郁、哭泣、悲伤的行为反应时,仅以单纯的陪伴、尊重和沉默来互动,对患者是有莫大帮助的,在正常的悲伤反应中,当患者体会到死亡真实存在时,忧伤是正常的,此时,应为患者创造一个安静的环境,鼓励患者及时表达自己的哀伤与抑郁,使患者能顺利度过死亡心理适应期,护士和家属的支持、陪伴,能使患者在分离的悲伤中感受到希望和爱,并为余下的日子做好打算。在实施护理时应尊重老人的意愿,让老人有更多的时间和亲人在一起,减轻其孤独感。同时应帮助老人安排、处理未完事宜。指导家属安排亲朋好友见面、相聚,并让家属尽量多地陪伴患者。

5.接纳阶段的心理关怀　接纳阶段的患者已经从心理及行为上完全接受了将要死亡的现实。但患者也可能在一天内同时存在接受和否认行为。应给予患者一个安静、明亮、舒适、独处的环境,尽量减少外界的干扰。继续陪伴患者,并给予适当的支持,以维持患者安静、祥和的心境。尊重患者的宗教信仰,回顾、叙述过去的人生能协助患者肯定人生的意义,增进自我价值感。生命回顾通常在愉快、有效及治疗以外的情境下进行,如撰写自传,翻看日记、信件、相簿等,协助其完成余生的计划和人生意义的寻求。帮助患者做好家庭的安排,协助患者完成未了的心愿,让患者平和、安详地走完人生旅途。

6.对临终患者亲属的心理支持　重视对其亲属的心理护理。亲属的痛苦过程开始于心爱的人真正死去之前，而且在经过悲痛的各个不同阶段时，比患者本身度过的这几个阶段要慢些。如患者已达到接受期，而亲属可能还停留在否认、愤怒、讨价还价或忧郁的任何一个阶段。对于患者家属的悲痛心情应予以理解同情和心理支持。解释家属情绪与患者健康的关系，生与死的客观规律，以及临终阶段提高生命质量的重要性。提供家属与患者单独接触的时间，鼓励家属与患者交谈，并提前请家属准备后事，促进亲属的心理适应过程。

三、临终患者的灵性关怀

每个人都有精神意识，其中有许多都与现实生活息息相关，与世俗之事密切相关；在我们思想意识的深处，在我们精神观念的核心部分，有着一种超越肉体约束、超越世俗生活限囿的纯粹精神性的追求，这便称之为"灵性"。临终关怀中开展灵性关怀，患者与家属才能真正感到生死两无憾，生者善别，逝者善终。灵性照顾的先驱者伊丽莎白·库伯勒·罗斯把临终患者的灵性需求归纳为：寻求生命的意义、自我实现、希望与创造、信念与信任、平静与舒适、祈祷获得支持、爱与宽恕等。

现代的临终关怀，是在人们的疾病已无法治愈的情况下，放弃积极治疗，注重患者尊严和身、心、灵各方面的需要，减轻患者痛苦，提升患者的生死品质，并延伸到给患者家属以哀伤辅导及支持，以发展"四全照顾"的理念，即全人照顾、全家照顾、全程照顾、全队照顾，加上社会的照顾，成为五全照顾。

全人照顾是临终关怀中把患者看作具有身体、心理、社会及灵性各层面的需要及反应的"全人"，给其以身心灵的整体照顾，协助患者宁静尊严地走过临终期，这即"全人照顾"。全家照顾是在照顾患者的同时，也考虑患者家属所生发出的种种问题，对家属提供咨询、协助、哀恸等照顾，以及遗属的哀伤辅导；全程照顾是指从患者接受临终关怀照顾直到患者死后的延续性照顾；全队照顾是指临终关怀是一个团队，由医师、护士、营养师、志愿者、音乐师、药师、心理师、宗教人员等，共同合作来照顾患者及其家属。

随着现代医学的发展，临终关怀最重要的问题已不在医疗技术上，而是心理和精神的抚慰。患者得病绝不仅仅出现生理性疼痛，更会产生一系列的精神与心理的问题，尤其是已被确诊为患了不可治愈性疾病者更是会产生相当大的心理与精神的困扰。因此，现代的临终关怀应进一步去满足患者及家属的灵性需要，对"灵"的关注正体现着临终关怀与传统医学的重大差异及其人文关怀。

给临终患者灵性的抚慰包括两个层面：第一，必须是死得有尊严。有尊严的死指在死亡的过程中较少地受到生理性疼痛的折磨，其次临终患者能把所要交代的心事对有关的亲人和朋友完成倾诉，再安然瞑目。同时社会和有关人员能够尊重临终者的人格独立与自身的基本权利，让其能按自己的心愿、自我的意识去迎接死亡。不要忽视乃至无视临终者的需要和愿望，如果完全违背临终者意愿采取某种引发极大痛苦的医疗措施时，临终者是不可能获得尊严之死的。第二，是死得安详。临终者往往会出现一些负面的情绪和心理状态，如否认、愤怒、悲伤、孤独、悔恨、恐惧、不舍、绝望，等等。如何采取某些措施，让临终者在精神上、心理上、灵性上无牵挂、无恐惧、无害怕、无焦虑，这即是安详死。目前在全世界许多国家推展的临终关怀的实践中，实现尊严死，必须借助于高度发达的医疗科技，而实现安详死,则必须充分运用宗教及哲学的智慧。现实中,临终关怀中宗教人士的参与,关键是对临终者之"灵"与心理的层面进行细致的关怀,心理和灵性照顾在临终关怀的实践中占有核心的地位。

第三节 临终患者家属的关怀

一、临终患者家属的心理特点

在照顾临终患者期间,家属往往身兼数职,既要照顾患者,解决因为亲人生病带来的各种问题,又要克制自己的情绪给患者以精神支持,这使照料者无论在精神上还是体力、经济上都承受着巨大的压力,使其身心受到不良因素的刺激。因此,临终患者家属常表现出相似的心理特征。

(1)震惊和否认:当家属得知亲人病情无法医治后,会十分震惊,不知所措,难以接受现实,不相信会是这样的结果,表现为带患者四处求医,试图否定医生的诊断和预测。

(2)悲痛欲绝:朝夕相处的亲人即将离世,内心苦不堪言,又不能在患者面前流露悲伤的情绪,还要强打精神安慰患者。特别是当亲人承受剧烈而持续的疼痛以及治疗后的各种不良反应,而身体每况愈下时,亲属更是悲痛欲绝。

(3)愤怒怨恨:当亲属看到自己的尽心照护换来的不是疾病的好转,而是每况愈下,会产生怨恨自己无能的情绪;看到周围的人们幸福地生活,而自己的亲人却饱受折磨,往往产生愤怒与不平的心理。

(4)委曲求全:由于长期遭受疾病的折磨,有些患者的心理发生变化,对亲属百般挑剔,无故责骂,家属常感委屈,但又担心辩解会导致患者情绪更坏,加速病情恶化,只能默默忍受。

(5)害怕与恐惧:亲属们常因想到即将与亲人的生离死别、家庭不再圆满的可怕后果而产生恐惧不安的心理。

(6)渴望和幻想:临终患者的亲属一般对患者的病情都很清楚,在理智上知道无治愈希望,但在情感上还是心存幻想,盼望患者能绝处逢生,有奇迹发生,常带着患者到处求医,耗费了大量的精力和财力,结果往往令人失望,甚至加速了病情的恶化。

(7)对医护人员寄予厚望:希望医护人员多花时间陪伴患者,解除患者悲伤、恐惧等情绪,使患者看到曙光,增强治疗的信心;更迫切地要求尽快攻克医学难关,以拯救他们的亲人。

二、临终患者家属的心理支持

(1)给患者家属时间,让他们陪伴在临终患者身旁,适当指导家属照顾安慰临终患者,让家属和患者共同面对死亡,得到心理慰藉,有效减少由于亲人离世而带来的自责与不安。

(2)关注家属分离焦虑心理,协助度过痛苦时期。家属对患者病情的进展要有心理准备,医务人员要鼓励家属说出自己的感受和想法,为他们提供开放、接纳和正向回馈的环境,使其得到舒缓休息的机会,以便担负更长远的照护职责,家属也可以通过寻找专业的心理咨询机构人员来帮助处理如何面对将要死去的亲人。正视悲伤、烦躁、抑郁等负面情绪,使得家属与患者能共同面对疾病、面对死亡,一起走过最艰难的日子。

(3)营造良好氛围,使患者受到良好的照护。在日常工作中,护士可通过耐心的解释和细心的照顾让患者和家属感受到真诚的关爱。看到患者舒适、平安的身心状态,使家属放心。

三、丧亲者的心理反应

失去最亲近的亲人,是一个重大的生活事件,是最强的应急事件,直接影响丧亲者的身心健康。悲伤是丧亲者心理的必然反应,丧亲者因社会背景、宗教信仰及适应能力等的不同而产生不同的悲伤反应。心理学家派克斯认为个体悲伤过程可以分成四个不同的阶段,阶段转换是逐渐推进的,阶段与阶段间没有明显的界限,可以反复。

1.震惊与麻木阶段 这是丧失亲人后的第一个反应,特别是亲友突然或意外死亡。丧亲者产生麻木反应的时间可能会持续几分钟、几小时甚至几天,会有不真实和麻木的感觉。此时个体不能通过正常渠道发泄自己的悲伤,有的丧亲者表现为一些极端的情绪,如极度伤心、悲哀、抑郁或内疚,他们很难集中注意力;也有的丧亲者表现为极端的行为,如长久坐着不做任何事或者出现亢奋,不能安静就座,不能入睡。

2.渴望与思念阶段 丧亲者在震惊、麻木之后是强烈的思念之情,渴望见到已经逝去的人,幻想逝者奇迹般地复活,表现出对逝者遗物的珍爱,对逝者音容笑貌的思念,常常觉得亲人还在,有时仿佛看到他的样子、听到他的声音。

3.颓丧阶段 随着时间的流逝,丧亲者理智地承认既成的事实,但由于亲人逝世而带来常规生活的改变,对新的生活感到无所适从,觉得人生空虚没有意义,对一切事物都提不起兴趣。

4.复原阶段 随着时间的推移,悲痛削减到可以被接受的程度,丧亲者开始从悲哀中解脱出来,重新对生活产生兴趣,开始新的生活。但失去亲人的痛楚可以伴随终身,每逢节日、祭日,悲伤反应可重新发生。

派克斯研究表明,丧亲者经历上述四个阶段大体需要一年的时间。经历过上述悲伤发展阶段的居丧者,虽然在亲友去世后很长一段时间仍会触景生情,再度思念失去的亲友,并重新出现悲伤反应,但此时的悲伤已经融进了许多快乐的思念,常常会回忆起与逝者一起的幸福时光,或逝者对自己令人难忘的关怀和帮助,这种思念与感觉会成为居丧者新生活的一部分。

四、丧亲者的护理

临终关怀中的居丧照护服务,通常是由护士、社会工作者和志愿者完成的,从临终患者进入濒死期,即开始协助家属做好后事准备;在患者去世后,则协助办理丧葬事宜,并重点做好家属的居丧辅导工作。根据国外的经验,对家属的居丧辅导工作一般需持续一年的时间。

1.陪伴与聆听 丧亲者通常最需要的是一位理解力好的、有同情心的"听众"。因此，对于临终关怀居丧照护者而言，非常重要的工作内容是如何适时地引导他们说出内心的悲伤与痛苦。在居丧照护过程中做一名好的听众，比做一名好的劝导者更为重要。

2.协助办理丧事 协助办理丧事包括协助丧亲者组织、完成葬礼，这可以达到以下目的：帮助丧亲者接受"死者已逝"的事实；给予表达内心悲痛的机会；将亲朋好友聚在一起，向丧亲者表达爱与关怀，提供社会支持和帮助；丧亲者通常可以在办理丧事的过程中宣泄内心的悲痛。

3.协助表达内心的悲痛情绪 护士应协助居丧者表达出内心的悲痛、内疚、愤怒与罪恶感。哭泣是丧亲者最平常的表达方式，哭并不是懦弱的表现，也不是没有能力处理事务的表现，而是一种很好的缓解内心悲伤情绪的有效方式。护士应鼓励丧亲者将内心的悲痛宣泄出来，而不是压抑。

4.协助处理实际问题 亲人去世后，居丧者家中会有很多实际问题需要处理，护士应创造一个让居丧者感到被关怀的环境，并深入了解他们的实际困难，积极提供切实可行的支持和帮助。

5.促进适应新生活 当居丧者的悲伤反应逐渐减少，开始对周围现实生活投入注意力时，护士应鼓励其从旧有关系中解脱出来，并把重心放在现存亲友的身上，发展新的互动模式，开始全新的生活。

第四节 护士在临终关怀中的压力与调适

临终关怀，对于护士来说是一项极具挑战的工作。照顾临终患者时，护士承受巨大的心理压力。本节将介绍护士在照顾临终患者时可能面临的压力，以及如何运用内在或外在的资源来应对和调适。

一、护士在临终关怀中的压力

1.受到生命有限的冲击 在护士面对死亡的经验中，护士因照顾临终患者而接触到死亡，看到临终患者必须逐渐放下生命中曾经拥有的一切，最终连生命也将失去，护士可能会感受到生命中很多的事物都是短暂甚至毫无价值的，进而由对世俗功名的追求转向哲学生死的探讨，以期解答生命的意义。

2.征服疾病及对医疗情境控制的能力受到威胁 护士常因抱着助人、救人及使经历生死的人能更舒适更安宁的信念进入护理专业。在照顾临终患者的过程中，护士总是感觉到自己无能为力，眼看着自己与这些临终患者所建立的关系随死亡的到来而瓦解，所有的努力都化为虚无，因此常常感受到挫折、失落和无奈。

3.受到临终患者和家属强烈情绪的感染 护士面对患者和家属强烈的伤感情绪而感受到压力，如何让患者有尊严、无痛苦地走完人生最后一程。为了兑现这项允诺，护士必须怀着一颗敏感的心，并且愿意走入患者的痛苦情境中，这使得护士容易经历内心的冲击与压力，而这些压力来自于患者和家属跌宕起伏的情绪波动，以及背负了提供患者及家属更高生活品质的责任。然而许多时候,即使医护人员费尽了心力仍无法使患者有尊严地逝去时,护士可能会有罪恶感,怀疑自己是否已尽全力,是否仍可以为患者或家属做得更多。

4.死亡教育的匮乏　护理专业教育直到如今仍着重于技术层面的传授,而较少或完全没有涉及如何与临终患者互动的问题。若死亡教育仅局限于认知层面的内容,将无法真正帮助学习者去面对和处理因临终和死亡而引发的问题,只有护士亲自参与患者及家属的临终照顾才能体验如何面对死亡。

5.缺乏情绪表达和支持的空间　护士在临终关怀中,因自己个性的脆弱、无助而引发的情绪以及心理支持的需求,在医疗照顾体系中通常不被认为是一种合乎专业形象的表现。护士会发现不仅在医疗体系中无法找到情绪表达和支持的空间,能自由安全地抒发面对死亡时的情感反应,甚至也无法从家人朋友那里获得所需要的情绪支持。

当周围的环境都不允许护士公开表达或处理他们面对死亡的情绪时,这些感受就变得更无法公开,而必须刻意地隐藏。然而,隐藏、压抑面对死亡的情绪反应,却可能给护士带来潜在的危险,甚至降低护士对患者情绪及心理反应的敏感度。因为护士隐藏了真实悲伤的感受,表现得若无其事,在最需要别人支持的时候,反而隔离了别人的亲近及帮助。情绪上的孤立无援会导致否认、逃避及害怕,而这一切负向的调适会降低护士照顾临终患者的意愿和能力。

二、护士在临终关怀中的压力调适

为了在临终关怀中避免情感的耗竭,护士在完整地照顾患者及家属各方面需求的同时,也应努力满足个人被关爱的需求,及时调适压力,使自己的内心获得源源不断的能量。我们只有认清个人的极限及在临终关怀中可能面临的困境,才能给处于生命最脆弱时刻的临终患者提供真正的爱与关怀,并在这样的经历中得到内心的丰富与成长。

1.增加自我对压力的感知和探索　为了能在这一高情绪投入的照顾情境中持续不断地满足患者全人照顾的需要,护士需要感知和接受无论正向或负向的情绪反应,探寻这种情绪感受的来源,借由自我的探索和觉醒对原始的情绪反应进行过滤,之后再将这种经验合理地整合到临终关怀的过程中去。

2.控制性的情感隔离　护士在自己的工作和生活中预留一个使自己紧绷的情感获得缓解和重建的空间,人的心理防卫系统会做调节,可能出现否认、冷漠、退缩等情感耗竭的反应。为了使护士能在临终关怀中维持其自我情感的完整性,可以考虑控制性的情感隔离。

3.寻求支持　团队支持是临终关怀理念中为使医护人员在持续照顾临终患者的工作中纾解压力以免情绪耗竭的重要方式。团队支持能提供一个支持性的工作氛围,使护士能安全、自由地诉说个人对死亡的反应,通过彼此间的交流来宣泄情绪、分享经验以适应悲伤与压力,同时也能增加团队凝聚力。护士也可通过分享"成功"的照护经验来彼此激励,并去挖掘临终关怀的内在光辉。除了来自医护人员间的团队支持,临终患者及家属也是力量的来源。临终患者都被打上了弱者的烙印,而事实上,许多时候他们面对死亡的智慧与勇气是值得我们敬佩与学习的,他们的正向能量对于护士来说也是一种支持。

4. 加强死亡教育　死亡教育是引导人们理性地面对死亡、思考死亡,最终帮助自己乃至他人超越死亡恐惧,进而反思人生的意义、激发生命活力的教育。进行死亡教育可引导人们以死观生,重新审视生命完整性的意义,树立健康的生死观,为生命的最后一程画上圆满的句号。死亡教育的内容除了死亡基本概念、临床死亡判断标准、死亡心理基本理论外,还应包括死亡的社会文化、家庭居丧、悲伤与心理辅导、哲学与宗教死亡思想、死亡的道德法律以及死亡的超越等内容。死亡教育可以帮助护士应对和化解临终关怀中可能遇到的各种问题和压力。但是值得一提的是,接受死亡教育的人群并不单单局限于医务人员,还应包括社会大众,这样当他们需要经历自己或亲友的死亡时,便能调整情绪以尽可能积极的方式去应对。这同样也有利于临终关怀工作的开展。

5. 在临终关怀中找到护理的价值与意义　在临终关怀中护士对患者真心的关怀和与患者相处时的品质是最重要的。护士必须学着去陪伴患者,去听、去看、去了解在这个特定的时刻,发生在这个特定患者身上的事,以及这些事对这个患者及其家属的意义。护士应学习将控制权还给患者,不是掌控或操控患者的反应,而是在患者身上寻找做出适当反应的暗示与依据。如果能给予患者时间,耐心地等候,他们将会告诉护士什么是他最需要的,什么是对他来说最有意义的。护士留在患者或家属身边给予支持和关怀,与患者及家属在生命特殊时刻互放的人性光辉将照亮、温暖共同经历这一过程的每一个人,使死亡不那么孤单与痛苦,并使患者能舒适、平静、有尊严地走完最后一程。这也是呈现临终关怀的价值与意义,使护理的价值得到肯定和升华。

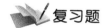 **复习题**

一、单选题

1. 被国际学术界誉为"点燃世界临终关怀运动灯塔的人"的是:

A. 桑德斯　　　　B. 马斯洛　　　　C. 崔以泰　　　　D. 南丁格尔

2. 以下不属于临终关怀模式特征的是:

A. 多学科融为一体　　　　　　　　B. 整体性照顾

C. 提供支持系统　　　　　　　　　D. 以姑息治疗为基础

3. 世界卫生组织提出的临终关怀标准不包括:

A. 肯定生命、认同死亡是一种自然的历程

B. 积极治疗,尽可能延长患者生命

C. 尽可能减轻痛苦及其他身体不适症状

D. 结合心理社会及灵性照顾

4. 我国对临终患者的界定以预期生命不超过多长时间为准?

A. 1 年　　　　　B. 6 个月　　　　C. 2 个月　　　　D. 17.5 天

5. 我国内地目前最主要的临终关怀组织形式是:

A. 临终关怀专门机构　　　　　　　B. 综合医院内的专科病房

C. 家庭临终关怀病床　　　　　　　D. 临终关怀民营机构

6. 受过专门训练的团队完整地照顾临终患者的四个层面的需求,以下哪项不是?

A. 生理　　　　　B. 心理　　　　　C. 社会　　　　　D. 康复

7.罗斯的临终心理发展阶段不包括：

　　A.否认阶段　　　　　B.压抑阶段　　　　　C.抑郁阶段　　　　　D.协议阶段

8.当亲属看到自己的精心照护换来的不是患者疾病的好转,而是每况愈下,亲属会产生何种心理反应?

　　A.震惊和否认　　　　B.悲痛欲绝　　　　　C.愤怒与怨恨　　　　D.害怕与恐惧

9.以下对临终关怀的服务对象描述正确的是：

　　A.临终患者及家属　　　　　　　　　　B.临终患者

　　C.居丧者　　　　　　　　　　　　　　D.照顾临终患者的护士

10.在"四全"照顾中,最能体现临终关怀特征的是：

　　A.全人照顾　　　　　B.全程照顾　　　　　C.全队照顾　　　　　D.全家照顾

11.以下哪项不属于丧亲者的心理反应?

　　A.震惊与麻木阶段　　　　　　　　　　B.愤怒怨恨阶段

　　C.渴望与思念阶段　　　　　　　　　　D.复原阶段

12.临终关怀的基本原则,以下哪项有误?

　　A.护理为主的原则　　　　　　　　　　B.治疗为主的原则

　　C.注重心理的原则　　　　　　　　　　D.伦理关怀原则

13.以下哪项不属于死亡教育的内容?

　　A.死亡基本概念　　　　　　　　　　　B.社会文化

　　C.临床死亡判断标准　　　　　　　　　D.心理理论

14.以下哪项不属于临终关怀的理念?

　　A.以照顾与提高患者生活品质为目的

　　B.使患者得到有尊严且平安的"善终"

　　C.考虑以患者家庭为单位,满足其身、心、灵等需要

　　D.以治愈患者症状为目的

15.临终关怀的服务内容主要包括四个基本方面,以下哪项有误?

　　A.疼痛和其他症状的控制

　　B.对临终患者最好的医疗、护理服务

　　C.社会各界对临终患者的支持和社会支援

　　D.患者死后对家属的居丧照护

二、问答题

1.请简述临终关怀的理念。

2.请简述罗斯的临终心理发展五阶段理论。

三、案例题

案例一

　　患者张某,男,70岁,胃痛十余年,反复发作。此次入院,经检查发现癌细胞已扩散至肝、结肠、直肠等处。腹部包块逐日增大,患者受癌痛折磨,不思饮食,夜不能寐,医生建议使用哌替啶止痛,患者和家属因担心药物成瘾断然拒绝,护士应如何宣教?

案例二

护士张某,28岁,参加护理工作4年,不久前被调入临终关怀病房,因每日面对临终患者和家属的悲伤和无望,感到情绪压抑;也因自己照顾过的患者最后都相继离世而感到自己的工作没有意义。您认为张护士应如何进行压力调适?

(许 瑛 楼高波)

参 考 答 案

第一章　绪　论

一、单选题

1. D　2. B　3. B　4. D　5. C　6. D　7. C　8. B　9. B　10. A　11. B　12. B　13. A　14. A　15. A

二、问答题

答案:(略)

第二章　老年人健康评估

一、单选题

1. A　2. B　3. D　4. C　5. D　6. D　7. D　8. B　9. B　10. C　11. A　12. C　13. D　14. A　15. C

二、问答题

答案:(略)

三、案例题

案例一

答:诊断:老年抑郁症。

依据:抑郁的主要三大症状即心境低落、思维迟缓、行为抑制。李某变得郁郁寡欢,不喜外出,对平时最喜欢的下棋也感到索然无味。

老年人抑郁症特点之疑病性:李某感到自己患了绝症,在多家医院做了详细的检查后得知自己身体一切正常,但并不相信这些结果。

老年人抑郁症特点之激越性:他经常担心自己和家人遭遇不幸,不敢走出家门,也强烈阻拦女儿外出,为一点小事乱发脾气。

护理诊断

老年抑郁症特点之迟滞性:他变得越来越消沉,行动迟缓,表情淡漠,对平时最喜欢的下棋也感到索然无味。

自杀的念头:他企图割腕自杀,但自杀未遂。家里人万分焦急。

主要的护理诊断

处理方案不当或无效:与无力解决问题,认为自己能力丧失且对将来丧失信心有关。

有自杀的危险:与严重的抑郁悲观情绪、有消极观念、存在无价值感和自杀企图有关。

睡眠形态紊乱:与抑郁不安、易烦躁、充满悲观情绪、入睡困难有关。

护理措施

日常生活护理:保持合理的休息和睡眠,加强营养。

用药的护理:严密观察药物疗效和可能出现的不良反应,并及时向医生反映,强调坚持用药。

严防自杀:环境明亮,色彩明快,识别自杀倾向,专人守护。

案例二

答:Barthel 指数:入院前 65 分,入院后 20 分。

护理问题：

自理缺陷：与骨折及长期卧床有关。

有皮肤完整性受损的危险：与长期卧床活动减少有关。

疼痛：与骨折有关。

护理措施：

自理缺陷

(1)鼓励协助患者坚持自我照顾的行为。

(2)协助患者入浴、如厕、起居、穿衣、饮食等生活护理,将日常用品放于患者伸手可及处。

(3)协助被动运动患肢,鼓励指导和协助患者进行肢体功能训练,肯定每一点滴进步,增强患者的信心。

(4)给患者创造或提供良好的康复训练环境及必要的设施。

有皮肤完整性受损的危险

(1)增加碳水化合物的摄入,保证营养支持,保持大便通畅。

(2)避免局部长期受压。若有条件可采用各种医疗器具减轻局部组织压力或使之交替受压,如气压垫,并协助勤翻身。

(3)保持皮肤清洁干燥,保持床面平坦、清洁、柔软。

(4)及时观察患者皮肤变化情况,预防压疮的形成。

疼痛

(1)严密观察患者疼痛的部位、性质、程度、原因,及时报告医生对症处理。

(2)做好心理护理。

(3)遵医嘱用药并观察药物的疗效及不良反应。

第三章　老年综合征评估及护理

一、单选题

1.D　2.C　3.B　4.B　5.C　6.C　7.C　8.A　9.D　10.A　11.D　12.B　13.D　14.B　15.D

二、问答题

答案:(略)

三、案例题

案例一

答:原因:(1)首先该患者有原发性高血压,考虑血压控制不稳定导致患者出现低血压或者高血压引发头晕症状而致患者跌倒;(2)其次患者有2型糖尿病,是否由低血糖引起;(3)患者有阵发性头晕症状,也是跌倒的危险因素;(4)患者有脑梗既往史,需评估该患者四肢活动情况是否正常。

危险评估:根据住院患者跌倒危险因素评估表,该患者属于高危险跌倒人群,需制订相应的护理计划及护理措施,防范患者跌倒的再次发生。

预防:首先需评估该老人的活动能力及可能的诱发因素。其次,改善居住环境,卫生间及厨房设施照明开关方便,坐便器高度适宜、有扶手。再次,积极防治易诱发跌倒的疾病,使老年人了解自身的健康状况和活动能力,克服不服老、不愿麻烦别人的心理。最后,向跌倒高危人群、家属及照顾者讲授跌倒的危险因素、不良后果及防治措施,不乱用药物,少饮酒。

案例二

答:诊断:粪便嵌塞。

原因:(1)患者老龄,胃肠蠕动及排便反射减弱;(2)患者长期应用缓泻剂。

处理:首先药物控制患者血压,遵医嘱给予取粪结石法或灌肠法,帮助患者解决排便困难,解除患者腹痛腹胀情况。

　　建议:指导患者建立正常的排便习惯,不要随意抑制便意,避免强制控制排便而造成便秘或形成粪石。排便时集中注意力。合理调配饮食,多食水果、蔬菜及富含纤维素的食物,少食刺激性辛辣食品;多饮水。积极参加力所能及的运动,定时翻身和腹部按摩。避免用力排便,以免引起心绞痛、急性心肌梗死等。必要时,排便时备硝酸甘油,以防发生意外。

第四章　老年呼吸系统疾病护理

一、单选题

1. A　**2.** D　**3.** A　**4.** D　**5.** A　**6.** C　**7.** D　**8.** C　**9.** B　**10.** D　**11.** A　**12.** B　**13.** D　**14.** B　**15.** A

二、问答题

答案:(略)

三、案例题

案例一

答:单纯型慢性支气管炎、肺气肿急性发作期。

护理:(1)协助患者取舒适的半坐卧位。

(2)监测患者呼吸的频率、节律和深度及呼吸困难的程度。监测生命体征,发热时定时监测体温。观察患者咳、痰、喘的发作,痰液的性质和量。观察缺氧及二氧化碳潴留的症状和体征。

(3)指导、协助患者有效排痰:教患者多喝水、有效咳嗽,帮助患者叩背。

(4)湿化和雾化疗法。

(5)机械吸痰,适用于无力咳出黏稠痰液、意识不清或排痰困难者。

(6)氧疗护理:鼻导管吸氧,氧流量为 $1.0\sim2.0L/min$。

(7)药物手术治疗护理:根据个体化所选药物,按要求使用,并密切观察不良反应和副作用,及时调整剂量,当病情需要行肺大泡切除、肺减容和肺移植手术治疗时进行术前术后的常规护理。

(8)教育与管理:通过教育与管理提高患者对疾病的认识,使其了解与慢阻肺疾病有关的知识并提高自身处理疾病的能力,学会自我控制病情的技巧、如何做腹式呼吸及噘嘴呼吸,了解赴医院时机。对患者定期随访管理,以加强预防,减少反复加重,维持病情稳定,提高生命质量。

案例二

答:(1)有效咳嗽:①患者坐位,身体稍前倾,吸气时用鼻吸气,呼气时缩唇同时腹部收缩。吸与呼的比例一般是 1∶2 或 1∶3,每次 10min,每天 3～4 次;②进行数次深而缓慢的腹式呼吸,再深吸一口气后,然后关闭声门屏气,当腹内压及胸内压达到一定高度时,打开声门,腹部收缩,形成爆破性气流用力咳出,使痰有效咳出。

(2)胸部叩击时,患者侧卧位,叩击者两手的手指指腹并拢向下,使掌侧呈杯状,以手腕力量,从肺底自下而上,由外向内、迅速而有节律地叩击胸壁,震动气道,每次可叩 5～10min,2～4h 一次,帮助分泌物从小支气管向大支气管排出,配合超声雾化吸入或空气压缩泵雾化吸入化痰消炎药。

(3)湿化和雾化疗法注意事项:①防止窒息;②避免过度湿化、湿化时间一般以 10～20min 为宜;③控制湿化温度,一般应控制湿化温度在 35～37℃;④防止感染,定期进行装置、病房环境消毒,严格无菌操作,加强口腔护理;⑤观察各种吸入药物的副作用。

第五章　老年心血管系统疾病护理

一、单选题

1. B　**2.** C　**3.** C　**4.** B　**5.** D　**6.** C　**7.** B　**8.** A　**9.** A　**10.** D　**11.** D　**12.** C　**13.** C　**14.** C　**15.** B

二、问答题

答案:(略)

三、案例题

案例一

答：（1）3级，极高危。（2）减轻体重；限制钠盐摄入；补充钙和钾盐；减少脂肪摄入；限制饮酒；增加运动；保持健康的心理状态。

案例二

答：（1）首先考虑心肌梗死。依据：症状，EKG，cTnI偏高。（2）年龄，甘油三酯增高，血糖偏高。

第六章 老年内分泌代谢疾病护理

一、单选题

1.B 2.D 3.D 4.A 5.D 6.D 7.C 8.C 9.A 10.A 11.A 12.D 13.A 14.C 15.B

二、问答题

答案：（略）

三、案例题

案例一

答：由于患者为2型糖尿病，并使用胰岛素降血糖，餐后出现心慌、手抖、出冷汗表现，考虑其可能出现了低血糖。

处理：（1）立即指测快速血糖，明确是否出现了低血糖。

（2）患者为意识清醒，所以立即让患者食用15～20g糖类食物。

（3）15min后复测血糖。血糖≤3.9mmol/L，再给予15～20g糖类食物口服；若血糖在3.9mmol/L以上，但距离下一次就餐时间在1h以上，给予含淀粉或蛋白质食物。

（4）低血糖纠正后要分析原因，必要时调整药物剂量。

（5）对患者进行健康宣教，使患者了解低血糖的症状、诱因及处理方法。

（6）加强血糖监测。

案例二

答：该患者身高160cm，体重45kg，为消瘦；一周内出现糖尿病典型的临床表现且测血糖29.5mmol/L；呼吸深快，可闻及烂苹果味，考虑为糖尿病酮症酸中毒。确诊需化验：静脉血糖、血酮体、血气分析，判断疾病的严重程度了解感染情况，还需化验血常规、血电解质肾功能等。若患者确诊为糖尿病酮症酸中毒，其处理原则为补液、小剂量胰岛素使用、纠正水电解质酸碱平衡紊乱、治疗诱因和伴随症状。

第七章 老年消化系统疾病护理

一、单选题

1.D 2.B 3.B 4.A 5.D 6.A 7.B 8.D 9.C 10.C 11.C 12.B 13.B 14.B 15.A 16.A

二、问答题

答案：（略）

三、案例题

答：（1）术后应根据患者恢复情况，制订周密的饮食和营养计划，从禁食、流质，逐渐过渡到半流质，量由少到多，并密切观察各个阶段的反应。术后患者一般需禁食3～4d，禁食期间注意经静脉补充营养；肠蠕动恢复以后可拔除胃管，胃管拔除后，可先试饮少量温水，如无不适可食少量流质，每次60mL，每2h一次，如无不良反应，再逐日增量；术后10～12d改无渣半流质饮食，但应注意少量多餐。

（2）应该是发生了倾倒综合征。处理：调整饮食，告诫患者少量多餐、细嚼慢咽、避免过甜及过热的流质、进餐后平卧10～20min。多数患者经调整饮食后，症状可以减轻或者消失，极少数症状非常严重而且长久的患者需要手术治疗。

第八章　老年神经系统疾病护理

一、单选题

1. D　2. C　3. D　4. B　5. C　6. B　7. C　8. C　9. C　10. A　11. B　12. A　13. A　14. B　15. D
16. C　17. C　18. D　19. B　20. C　21. D　22. A　23. D　24. C　25. D　26. A　27. C

二、问答题

答案:(略)

三、案例题

案例一

答:(1)诊断:脑梗死。急诊护士应立即做好溶栓准备,予吸氧、测量血压、评估心率、呼吸、体温、快速测量血糖,开通静脉通路将生理盐水 500mL ivgtt,同时准备好各种抢救设备及药品,氧气管道,连接好多功能心电监测仪。血压>185/110mmHg,切勿溶栓,使用拉贝洛尔。血糖>11mmol/L 时应给予胰岛素治疗,根据患者的体重及剂量表进行溶栓药物配置,必要时再开通一处静脉通路,配置好药物后,将总剂量的 10% 在 1min 内静推,剩余剂量在 60min 内微泵用完。因为溶栓:最新的循证医学依据提示溶栓治疗是目前治疗急性脑梗死唯一有效的手段。大多数急性脑梗死是动脉血管内血栓阻塞引起血液循环障碍,因而理想的方法是早期再通闭塞的血管,在缺血脑组织出现坏死之前恢复脑血液灌注水平。

(2)该患者溶栓后可能发生了颅内出血,如果在溶栓过程中应立即停止用药,即刻报告医生,紧急复查 CT 或 MRI 确认有无颅内出血。观察和记录生命体征、意识、头痛、瞳孔、肌力等神经系统的症状和体征的变化,先每 15min 1 次,持续 2h;随后 6h 内每 30min 1 次;再后每 1h 1 次,直至 24h。

(3)用药后半小时患者发生了过敏反应。立即停止输液,更换输液器,使用肾上腺素、氢化可的松等缓解过敏症状,保持气道通畅,维持足够的氧合,需要插管的立即电话联系麻醉科进行气管插管。

案例二

答:1.诊断:左基底节区脑出血。

存在的症状有:右侧肢体瘫痪、意识改变、嗜睡、头痛、右侧病理征阳性、洼田饮水试验 4 级、血压增高。

护理措施:(1)病情监测:意识、瞳孔、生命体征、肢体肌力、出入量及主诉等。

(2)保持呼吸道通畅:予吸氧,床头摇高 15°～30°,头偏一侧,床边备吸引器,必要时吸痰。

(3)做好基础护理:口腔护理 2～3 次/d、翻身每 2h 1 次、保持身体清洁,落实会阴护理。

(4)观察尿量和颜色,保持引流通畅。

(5)肢体被动活动、患侧肢体良肢位。

(6)饮食护理:该患者有意识障碍,需尽早留置胃管进行鼻饲,以保证营养,避免误吸的发生。

(7)安全护理:床边护栏,修剪指甲,不用热水袋,加强宣教,防止坠床、跌倒、压疮、烫伤等意外的发生。

(8)疼痛护理:了解头痛的部位、性质和程度,有无先兆及伴发症状(喷射性呕吐、血压升高、心率变慢、意识障碍加深、肌力下降、瞳孔的变化,尤其是双侧的比较),保持环境安静、舒适、光线柔和,避免各种诱因,指导减轻头痛的方法,如分散注意力、按摩等,按医嘱用药。

2.入院第二天上午发生了小脑幕切迹疝。

急救:(1)立即汇报医生。

(2)抬高床头 15°～30°。

(3)建立静脉通道,快速静脉滴注甘露醇等脱水药。

(4)给予吸氧、吸痰,保持呼吸道通畅,应用简易呼吸器或人工呼吸,气管插管,必要时行气管切开术。

（5）必要时做好手术准备，如：理发、备血等。

观察与监测：（1）意识、瞳孔及生命体征变化。

（2）GCS评分变化。

（3）伴随症状，如恶心、呕吐、消化道出血等。

（4）定期复查血电解质，维持水电解质平衡。

（5）记录出入量等。

第九章　老年泌尿系统疾病护理

一、单选题

1. A　**2.** B　**3.** C　**4.** A　**5.** C　**6.** D　**7.** B　**8.** A　**9.** A　**10.** C　**11.** B　**12.** B　**13.** D　**14.** C　**15.** D

二、问答题

答案：（略）

三、案例题

案例一

答：1.应严密观察生命体征、心电监护、常规持续低流量吸氧，严格控制输液速度。

2.管道护理：

（1）术后患者均留置三腔导尿管，应妥善固定，并防止受压、扭曲、滑脱。

（2）密切观察膀胱冲洗是否通畅，观察引流液的性质、色、量，根据引流液的颜色调节冲洗速度，色深则快，色浅则慢，防止血块堵塞，一般为80～100滴/min。冲洗液的温度约38～40℃。准确记录冲洗量、排出量和尿量。有血块堵塞尿管，应挤捏尿管，如无效则应用生理盐水低压冲洗。每天用0.5%碘附消毒尿道口2次，随时清洗尿道口分泌物；每日更换集尿袋1次，嘱患者多饮水，每日＞2500mL。

（3）嘱患者多饮水，使尿量增加，起到冲洗膀胱的作用。造瘘口愈合后可夹闭尿管，2～4小时定时开放。应注意保持造瘘口周围的皮肤清洁、干燥及时更换浸湿的敷料。

3.做好基础护理，保持臀部、会阴部皮肤清洁，预防湿疹及压疮发生。加强饮食护理，术后禁食6～8h。保持大便通畅，切忌用力屏气排便，以免出现前列腺窝出血。预防肺部感染。

4.并发症护理：

（1）注意防止汽化电切综合征（TURS）的发生　TURS指术中常规用尿道冲洗液5万～6万mL，大量冲洗液被吸收入血后血容量急剧增加，导致稀释性、低钠血症，患者可在几小时内出现烦躁、恶心、呕吐、抽搐、昏迷、甚至出现肺水肿，脑水肿等。患者在术后12h内易发生TURS，应及时准备好抢救物品，一旦发生，应立即予以吸氧、强心、利尿，必要时静脉滴注3%氯化钠300mL以补充血钠，5%碳酸氢钠150～200mL纠正酸中毒，如有脑水肿症状，给予20%甘露醇。

（2）出血护理　临床表现为持续膀胱冲洗液呈深红色伴有小血块，量多时易造成导尿管阻塞，应加快膀胱冲洗速度，防止膀胱内血块形成，并将气囊导尿管加压牵引压迫前列腺窝，防止前列腺窝血液反流到膀胱。一旦发生严重出血可给予冰盐水持续膀胱冲洗，并遵医嘱使用止血药。为防止术后出血，术前1周可应用己烯雌酚2mg口服，每晚1次，促使前列腺窝变硬，减少出血。若发生继发性出血，立即使用三腔气囊尿管压迫止血，静脉给予止血剂，加快持续膀胱冲洗速度。必要时重新放入电切镜，寻找出血点而止血。

（3）膀胱痉挛护理　患者常表现为耻骨区、会阴部及尿道外口不适，尿意急迫，肛门坠胀，部分患者表现为膀胱、尿道的阵发性和痉挛性收缩痛。轻者应心理护理，指导放松疗法，保持引流通畅，中重型可用镇痛泵、洛沃克或消炎痛等药物治疗；同时控制导尿管气囊注水量，在确保有效压迫前列腺窝创面前提下，应尽量减少气囊导尿管注水量，一般25～30mL即可，待冲洗液变亮即可逐渐分次减少气囊液体；保持膀胱冲洗通畅，避免因管道堵塞所致的引流不畅，以防膀胱痉挛发生，保持冲洗液温度，避免温度过低刺激膀胱平滑肌而膀胱痉挛。

(4)暂时性尿失禁护理 患者拔管后出现暂时性尿失禁,让患者有充分的心理准备,配合术后继续治疗,克服患者术后紧张、焦虑情绪。做盆底肌肉收缩训练,嘱患者做提肛收缩动作或在排尿过程做终止动作,提肛运动,4次/d,每次缩肛10下,每下不少于10s,记录患者产生尿急到排尿的时间,尽量忍耐以增加膀胱量,高龄患者提肛肌训练不宜过频。

(5)下肢静脉血栓形成

老年人血管硬化,血流迟滞,易呈高凝状态而发生栓塞,在可能的条件下应让患者尽早在床上活动或床下活动,鼓励患者做深呼吸、咳嗽和腿部活动,下床活动时,陪护人员应当予以帮助。

第十章　老年运动系统疾病护理

一、单选题

1. D　2. C　3. A　4. B　5. D　6. A　7. A　8. D　9. D　10. A　11. D　12. B　13. A　14. C　15. B　16. D　17. D　18. D　19. D　20. B　21. B　22. A　23. D　24. D

二、问答题

答案:(略)

三、案例题

案例一

答:诊断:colles 骨折。

对移位较轻无明显骨缺损的骨折先整复再石膏或夹板固定。

(1)心理护理　因骨折固定而限制了手的活动,给生活带来不便,患者易产生焦虑和烦躁心理。应主动关心、体贴他们,帮助其完成部分自理活动。

(2)饮食　宜高蛋白、高热量、含钙丰富的、易消化饮食,多饮水、多食蔬菜和水果,防止便秘。

(3)骨折经整复固定后,不可随意移动位置,维持有效的固定。注意维持远端骨折段掌屈尺偏位。夹板和石膏固定松紧适宜。特别是肿胀高峰期和肿胀消退后,应随时加以调整,过紧影响患肢的血液循环,过松起不到固定的作用。

(4)石膏或夹板固定的患者,卧位时将患肢垫高,以利淋巴回流和静脉回流,减轻肿胀。离床活动时用三角巾将患肢悬挂于胸前,勿下垂或随步行而甩动,以免造成复位的骨折再移位。

(5)密切观察患肢血液循环情况,如出现手腕部肿胀和疼痛明显、手指感觉麻木、皮肤颜色发紫发青、皮温降低、末梢循环充盈不足等情况应立刻处理。

(6)固定后即可练习伸屈掌指关节活动,对老年患者应嘱其尽早活动肩肘关节,以免发生关节僵硬等并发症。

案例二

答:(1)该患者最可能的诊断是腰椎间盘突出症。

(2)处理措施:包括卧床休息、骨盆牵引、药物治疗和手术治疗。

(3)护理措施:①减轻疼痛:急性期绝对卧床休息,必要时根据医嘱给予止痛药。②预防便秘发生。③功能锻炼:包括四肢关节的活动、直腿抬高练习、腰背肌锻炼和行走训练。④预防和护理并发症:术后的潜在并发症包括脑脊液漏、神经损伤导致的感觉运动障碍、尿潴留或感染。

第十一章　老年感官系统疾病护理

一、单选题

1. D　2. C　3. B　4. D　5. A　6. B　7. A　8. A　9. D　10. B　11. A　12. D　13. D　14. B　15. A

二、问答题

答案:(略)

三、案例题

案例一

答:原发性闭角型青光眼急性发作。依据:患者,女性,年龄大于 50 岁。主诉剧烈头痛、视物模糊、伴有恶心、呕吐不适;专科查体显示:右眼眼睑水肿,结膜混合性充血,角膜上皮水肿,瞳孔散大;查视力:右眼光感,左眼 4.0;测眼压:右眼 55mmHg,左眼 18mmHg。

急救处理原则:

卧床休息,密切观察患者对疼痛的反应,疼痛的部位、性质等,立即通知医生,争分夺秒采取有效措施迅速降低眼压:建立静脉通路,20%甘露醇 250mL 快速静滴;噻吗心胺滴眼液滴右眼;急性发作时常用 1%毛果芸香碱眼液滴眼,每 15min 一次,眼压下降后或瞳孔恢复正常大小时逐步减少用药次数;监测眼压变化,一旦经足量的降眼压药物治疗数小时内仍不能有效控制眼压,即应立即行前房穿刺术降眼压手术,以挽救和保护视功能。

案例二

答:有可能发生老年视网膜病变。建议患者进一步进行常规眼底检查、OCT、眼底血管造影检查。

第十二章 临终关怀

一、单选题

1. A 2. C 3. B 4. B 5. B 6. D 7. B 8. C 9. A 10. A 11. B 12. B 13. D 14. D 15. B

二、问答题

答案:(略)

三、案例题

案例一

答:对于对止痛药恐惧的患者和家属,护士需评估他们对疼痛治疗的概念、认知程度和对疼痛意义的理解。对于患者和家属对成瘾的恐惧,则应着重强调止痛药物使用的目的在于生理症状的解除而非心理上的快感。若患者和家属对药物治疗的目的、副作用等有了全面和清晰的认识,但因考虑到药物所造成的镇定作用和自我控制力的降低而拒绝或要求降低剂量,医护人员因尊重患者的意愿。

2. 护士张某,28 岁,参加护理工作 4 年,不久前被调入临终关怀病房,因每日面对临终患者和家属的悲伤和无望,感到情绪压抑;也因自己照顾过的患者最后都相继离世而感到自己的工作没有意义。您认为张护士应如何进行压力调适?

案例二

答:1. 控制性的情感隔离。张护士可在到达个人能忍受的最大极限之前,做适当的撤退、隔离、获得疏解,重新建构内心能量后,再度出发。控制性的情感隔离可表现为以客观的方式去了解所发生的一切;在某些情境中与其他的医疗照护者分担照顾临终患者的责任,这样既可以使张护士参与临终患者的照顾又有足够的空间来稀释情绪的反应强度。

2. 寻求支持。张护士可寻求团队支持,团队支持能提供一个支持性的工作氛围,使护士能安全、自由地诉说个人对死亡的反应,通过彼此间的交流来宣泄情绪、分享经验以适应悲伤与压力,同时也能增加团队凝聚力。张护士也可通过分享"成功"的照护经验来彼此激励,并去挖掘临终关怀的内在光辉。除了来自医护人员间的团队支持,也可向临终患者及家属寻求支持,许多时候他们面对死亡的智慧与勇气是值得我们敬佩与学习的,他们的正向能量对于护士来说也是一种支持。

3. 在临终关怀中找到护理的价值与意义。张护士需要认识到临终关怀中护理的价值与意义并非是留住患者的生命。或许我们的全力照顾也无法挽回患者的生命,但我们"敢"留在患者或家属身边,给予他们支持和关怀。我们与患者及家属在生命特殊时刻的邂逅中,互放的人性光辉将照亮、温暖共同经历这一过程的每一个人,使死亡不那么孤单与痛苦,而这也是临终关怀,或者护理的价值与意义。

图书在版编目（CIP）数据

老年疾病护理学／姚蕴伍主编. —杭州：浙江大
学出版社，2017.7（2018.6重印）
ISBN 978-7-308-17063-5

Ⅰ.①老…　Ⅱ.①姚…　Ⅲ.①老年病—护理　Ⅳ.
①R473

中国版本图书馆 CIP 数据核字（2017）第 154817 号

老年疾病护理学

姚蕴伍　主编

责任编辑	徐素君
责任校对	陈静毅　丁佳雯　王安安
封面设计	杭州隆盛图文制作有限公司
出版发行	浙江大学出版社
	（杭州市天目山路 148 号　邮政编码 310007）
	（网址：http://www.zjupress.com）
排　　版	杭州隆盛图文制作有限公司
印　　刷	嘉兴华源印刷厂
开　　本	787mm×1092mm　1/16
印　　张	24.5
字　　数	581 千
版 印 次	2017 年 7 月第 1 版　2018 年 6 月第 2 次印刷
书　　号	ISBN 978-7-308-17063-5
定　　价	60.00 元